AF666450

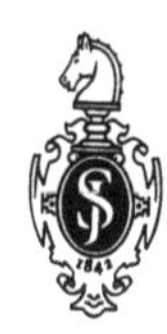

Frank-M. Köhn
Johannes Ring

Fallstricke und Fehlerquellen in der Dermatologie

Springer-Verlag Wien GmbH

Priv.-Doz. Dr. Frank-M. Köhn
Klinik und Poliklinik für Dermatologie und Allergologie, Technische Universität München

Prof. Dr. med. Dr. phil. Johannes Ring
Klinik und Poliklinik für Dermatologie und Allergologie, Technische Universität München

Ursprünglich erschienen bei Springer-Verlag Wien New York 2004
Softcover reprint of the hardcover 1st edition 2004

Lektorat: Gudrun Scharfe
Satz: Thomson Press Ltd., Chennai, India
Druck und Bindearbeiten: Holzhausen Druck & Medien GmbH, A-1140 Wien
Gedruckt auf säurefreiem, chlorfrei gebleichtem Papier – TCF

SPIN: 10859249

Mit 117 Abbildungen

Bibliografische Information der Deutschen Bibliothek
Die Deutsche Bibliothek verzeichnet diese Publikation in der Deutschen Nationalbibliografie; detaillierte bibliografische Daten sind im Internet über http://dnb.ddb.de abrufbar.

ISBN 978-3-7091-7197-4 ISBN 978-3-7091-0577-1 (eBook)
DOI 10.1007/978-3-7091-0577-1

Vorwort

Wohl kein Begriff hat alle Bereiche der klinischen Medizin in den letzten Jahren so durchdrungen wie „evidence based medicine".

Gewohnte Behandlungskonzepte sind verworfen worden, da sie kontrollierten Studien nicht standhalten konnten. Persönliche Erfahrungen im Umgang mit Patienten und deren Erkrankungen haben einen anderen (geringeren) Stellenwert erhalten als Ergebnisse aus „**evidence** based medicine"-gestützten Untersuchungen. Das ist z.T. gerechtfertigt, da jahrelang unverändert praktiziertes Vorgehen in der Medizin alleine noch keine Qualität bedingt.

Andererseits treten in den großen kontrollierten Studien individuelle Erfahrungen in den Hintergrund. Die Bedeutung der „**empiric** based medicine" hat daher wieder Einzug in die Diskussion um die Qualitätssicherung erhalten.

Erfahrung und Beweis müssen dabei keine Gegensätze sein, sondern können sich ergänzen. In diesem Sinne soll auch dieses Buch verstanden werden. Verschiedene Autoren aus unterschiedlichen Kliniken haben Erfahrungen aus ihren Schwerpunkten beigesteuert. Ein solches Buch kann und soll damit nicht wie aus einem Guss erscheinen oder den Anspruch auf Vollständigkeit erheben. Es dokumentiert vielmehr den persönlichen Erfahrungsschatz und die darauf basierende Sichtweise bei der Diagnostik und Therapie dermatologischer Erkrankungen. Dabei liegt der Schwerpunkt in der Berücksichtigung von Fallstricken und Fehlerquellen. Das Buch ist also als Ergänzung zu Erkenntnissen der „evidence based medicine" in der Dermatologie und angrenzenden Fachgebieten zu sehen.

Es richtet sich an Fortgeschrittene wie Anfänger in der Dermatologie gleichermaßen und soll Hilfe und Anregung in der täglichen klinischen Routine bieten.

Unser besonderer Dank gilt allen beteiligten Autoren, die für dieses neuartige Konzept eines Buches bereit waren, über das Lehrbuchwissen hinaus ihre individuellen Erfahrungen mitzuteilen.

München, im September 2003

Frank-Michael Köhn

Johannes Ring

Inhalt

1 Onkologische Dermatologie

1 Onkologische Dermatologie

Alexander Konstantinow und **Rüdiger Hein**

1.1 Gesprächsführung und psycho-soziale Betreuung in der Onkologie

Der Arzt ist nicht nur Erbringer von apparativen und operativen Leistungen, sondern auch Vertrauensperson und psychologischer Begleiter des Patienten. Gespräche mit onkologischen Patienten über Dignität, Therapiemöglichkeiten und Prognose der Erkrankung bereiten vor allem jüngeren Kollegen Probleme, da sie oft weder über das erforderliche Fachwissen noch über genügend Erfahrung in Patientenführung verfügen. Die Aufklärung sollte weitgehend individuell dem Persönlichkeitsprofil des Patienten angepasst werden und in der Regel dem Grundsatz „Die Wahrheit, aber nicht die Realität vermitteln" folgen. So hat zum Beispiel ein Patient mit Melanommetastasen das Recht, über Ausmaß der Erkrankung und Therapieoptionen genau informiert zu werden (zum Beispiel „Es finden sich einzelne neue Herde in der Lunge. Die Computertomographie lässt vermuten, dass zumindest einer von ihnen vom ursprünglichen Melanom stammen kann. Insgesamt muss man die Lage als sehr ernst bezeichnen. Wir müssen einige diagnostische und therapeutische Möglichkeiten besprechen. Im Übrigen möchte ich Sie auch den Kollegen von der Thoraxchirurgie vorstellen . . . "). Da der individuelle Verlauf einer Erkrankung nie exakt vorausberechenbar ist, wäre es absolut kontraproduktiv, demotivierend und zudem sachlich falsch, den Patienten mit Prognosezahlen zu konfrontieren („Sie haben noch sechs Monate zu leben!"), die einer Statistik entstammen und die enorme Variationsbreite der individuellen Entwicklung nicht wiedergeben.

Eine Unterlassung der suffizienten Aufklärung des Patienten führt über kurz oder lang unweigerlich zur Zerstörung des Vertrauens seitens des Patienten und/oder seiner Angehörigen dem Arzt gegenüber. Manche Patienten kommen mit einer – onkologisch betrachtet – relativ harmlosen Hautveränderung (z.B. Basaliom) zum Arzt, in der festen Überzeugung, an einem unheilbaren Tumor zu leiden. Solche Patienten gilt es zu beruhigen, indem man ihnen zeigt, dass man ihre Sorgen ernst nimmt, diese aber angesichts der Sachlage für unbegründet hält. Es ist allerdings unprofessionell, einen Patienten mit einem Basaliom in einer Problemregion allein mit den Worten zu beruhigen, es handele sich nur um einen nicht metastasierenden Tumor, wenn bei der nachfolgenden Sanierung etwa das gesamte Ohr abgetragen werden muss. Ärztliches Nichtwissen muss zugegeben werden und darf nicht durch Allgemeinplätze und Abwiegeln ersetzt werden. Eine behutsame und wahrheitsgemäße Aufklärung des Patienten stellt einen wesentlichen Bestandteil im Rahmen seiner Krankheitsbewältigung dar. „Unsicherheit, Unwissen, Fehlinformation und das Schweigen von Therapeuten verstärken . . . Angst, Hilflosigkeit, depressiven Rückzug, Fehlverhalten und Abkehr von schulmedizinischer Behandlung . . . " (Schmid et al., 2000). Eine insuffiziente Aufklärung schränkt das Selbstbestimmungsrecht des Patienten ein, zum Beispiel hinsichtlich der kompetenten Entscheidung für oder gegen eine Therapie oder bezüglich einer möglichen Änderung der persönlichen Lebensziele angesichts der möglichen Limitierung der Lebenszeit (Volkenandt, 1998). Dies kann etwa wie folgt zum Ausdruck gebracht werden: „ . . . Ihr Zustand ist sehr ernst, und auch wenn der Verlauf der Erkrankung bei Ihnen nicht genau voraussehbar ist, sollten Sie wichtige persönliche Angelegenheiten bald regeln . . . ". Die Annahme einer diagnosebedingten Suizidgefährdung ist keine Rechtfertigung für eine unzureichende Aufklärung. Die Sprachwahl bei der Darstellung eines Sachverhalts hat oft eine intensive Auswirkung auf die Psyche der Patienten. Durch die Sprachwahl darf aber der Sachverhalt nicht verzerrt werden. Beispielsweise könnte bei einem Patienten mit Organmetastasen, die unter Chemotherapie unverändert geblieben sind, betont werden, dass die Therapie erfreulicherweise zu einem Stillstand des Metastasenwachstums geführt hat (positiv), statt zu sagen, die Metastasen seien leider überhaupt nicht kleiner geworden (negativ) (Brewin, 1991; Volkenandt, 1998).

Neben der Mitteilung der Diagnose sollten stets auch die Konsequenzen bezüglich der weiteren Diagnostik, Prognose, Therapie (auch therapeutische Möglichkeiten bei Progredienz der Erkrankung) sowie Arbeits- und Berufsfähigkeit besprochen werden. Auf die verständlichen Ängste der Patienten vor Arbeitsunfähigkeit, Arbeitsplatzverlust und der Möglichkeit, nicht mehr für die eigenen Kinder sorgen zu können, muss verständnisvoll eingegangen werden. Entscheidend für das Vertrauensverhältnis ist das Gefühl des Patienten, dass der ihn behandelnde Arzt sich seiner Erkrankung als persönliche Angelegenheit angenommen hat.

Auch im fortgeschrittenen Stadium einer Tumorerkrankung mit infauster Prognose gibt es palliative Therapieoptionen, die zu einer merklichen Erleichterung und Verbesserung der Lebensqualität führen können. Die Aussage „Da kann man leider nichts mehr tun!" ist nicht nur unprofessionell, weil sie den möglichen individuellen Verlauf unberücksichtigt lasst, sondern auch unärztlich. Es ist ggf. notwendig, einen geschulten Seelsorger und/oder Psychologen bzw. Psychoonkologen in die Betreuung einzubeziehen. Gesprächsgruppen unter fachkundiger Leitung durch Ärzte und/oder klinische Psychologen, aber auch mit Gleichbetroffenen – zum Beispiel im Rahmen von Selbsthilfegruppen – bringen oft eine wesentliche seelische Entlastung und Stabilisierung (Schmid et al., 2000).

Die Erhaltung einer gewissen Lebensqualität spielt eine zentrale Rolle. Insbesondere muss eine adäquate Schmerztherapie sichergestellt sein, da allein schon die Vorstellung eines unbeherrschbaren krebsbedingten Schmerzes die allermeisten Patienten ängstigt. Auf unangemessene („heroische") Therapien sollte verzichtet werden. Entscheidend ist die Linderung belastender Symptome unter Ausschöpfung des palliativ-medizinischen Potentials.

Rehabilitationsmaßnahmen sind bei Patienten mit initialen malignen Neoplasien nur ausnahmsweise indiziert, da die Heilungsrate meistens sehr hoch ist. Bei fortgeschrittenen Tumorstadien stellt die Rehabilitation hingegen ein sehr wichtiges Hilfsinstrument dar, da hier die zahlreichen (erfolglosen) Therapieversuche in der Regel zu einer ausgeprägten Morbidisierung führen. Bei der Antragstellung für eine Rehabilitationsmaßnahme muss die Rehabilitationsbedürftigkeit durch eine eindeutige Formulierung der Rehabilitationsziele klar herausgestellt werden. Die Rehabilitation von Tumorpatienten beinhaltet i. allg. folgende Teilbereiche: medizinische Rehabilitation, psychische Betreuung sowie sozialmedizinische Beratung und berufliche Wiedereingliederung. Die Diagnose eines bösartigen Tumors bedeutet nicht automatisch eine deutliche Reduktion bzw. Aufhebung der Leistungsfähigkeit. Die sozialmedizinische Beurteilung hinsichtlich voraussichtlicher Dauer einer Leistungseinschränkung und Erfolgsaussichten von Rehabilitationsmaßnahmen hat sich ausschließlich am „Ist-Zustand" zu orientieren. Prognostische Faktoren sind hingegen nur von untergeordneter Bedeutung (Schmid et al., 2000).

1.2 Das maligne Melanom

Das maligne Melanom ist ein invasiver maligner Tumor, der von Melanozyten ausgeht und sich in über 90% der Fälle als ein Primärtumor an der Haut entwickelt. Darüber hinaus können Melanome aus zurückgebliebenen Pigmentzellen der Dermis, der Schleimhäute, der Leptomeningen, der Uvea, der Retina, des vestibulären Labyrinths des Innenohres sowie im Gastrointestinaltrakt entstehen. Melanome zählen zu den klinisch unberechenbaren und in den fortgeschrittenen Stadien prognostisch äußerst ungünstigen Neoplasien. Die Früherkennung bleibt nach wie vor der entscheidende Faktor für die Überlebensrate, weil die therapeutischen Optionen immer noch begrenzt sind.

Klinisch-histologisch werden mehrere Subtypen unterschieden. Die häufigsten von ihnen sind: Superfiziell spreitendes Melanom (SSM), noduläres Melanom (NM), Lentigo maligna-Melanom (LMM) und akrolentiginöses Melanom (ALM).

Nach den bisherigen Daten entwickeln etwa 3–5% der Melanompatienten im Laufe ihres Lebens ein weiteres (primäres) Melanom (Schmid-Wendtner et al., 2001a; Stuiber und Paul, 2001). Schon aus diesem Grunde müssen selbst Patienten mit sehr dünnen Melanomen über viele Jahre sorgfältig nachuntersucht werden.

1.2.1 Stadieneinteilung des malignen Melanoms

Die wichtigsten prognostischen Kriterien sind die Tumordicke des Primärtumors (pT), ein möglicher metastatischer Befall der Lymphknoten (N) sowie das Vorliegen von Fernmetastasen (M). Die Stadieneinteilung erfolgte in den letzten Jahren entweder nach den Kriterien der Union International Contre le Cancer (UICC) oder der Deutschen Dermatologischen Gesellschaft (DDG). Die UICC-Klassifikation berücksichtigt im Gegensatz zur DDG neben der

Tabelle 1. TNM-Klassifikation des malignen Melanoms

T-Klassifikation	DDG 1994	UICC 1987 und gleichlautend 1997	AJCC 2001
pTx		Primärtumor kann nicht beurteilt werden	
pT0		kein Primärtumor	
pTis		Melanoma in situ (CL I)	nicht vorhanden
pT1	TD ≤ 0,75 mm	TD ≤ 0,75 mm und CL II	TD ≤ 1,0 mm a: ohne Ulzeration; b: mit Ulzeration oder CL IV oder V
pT2	TD 0,76–1,5 mm	TD 0,76–1,5 mm und/oder CL III	TD 1,01–2,0 mm a: ohne Ulzeration; b: mit Ulzeration
pT3	TD 1,51–4,0 mm	a: TD 1,51–3,0 mm und/oder CL IV b: TD 3,01–4,0 mm und/oder CL IV	TD 2,01–4,0 mm a: ohne Ulzeration; b: mit Ulzeration
pT4	TD > 4,0 mm	a: TD > 4,0 mm und/oder CL V b: Satelliten innerhalb von 2 cm vom Primärtumor	TD > 4 mm a: ohne Ulzeration; b: mit Ulzeration

pT: primärer Tumor, N: Lymphknoten; M: Fernmetastasen; CL: Clark Level; TD: Tumordicke

N-Klassifikation	UICC 1987 und gleichlautend 1997	AJCC 2001
Nx	regionäre Lymphknoten können nicht beurteilt werden	regionäre Lymphknoten können nicht beurteilt werden
N0	keine regionären LK-Metastasen	keine regionären LK-Metastasen
N1	Metastase(n) 3 cm oder weniger in größter Ausdehnung in irgendeinem regionärem LK	1 LK a: Mikrometastase(n)[1]; b: Makrometastase(n)[2]
N2	a: Metastase(n) mehr als 3 cm in größter Ausdehnung in irgendeinem regionärem LK b: In-transit-Metastase(n) c: Metastase(n) mehr als 3 cm in größter Ausdehnung und In-transit-Metastase(n)	2–3 LK a: Mikrometastase(n)[1]; b: Makrometastase(n)[2] c: In-transit- /Satelliten-Metastasen ohne regionäre Lymphknotenmetastasen
N3	nicht vorhanden	≥ 4 LK-Metastasen oder Kombination von In-transit-Metastase(n)/Satelliten-Metastase(n) und LK-Metastase(n)

[1]Mikrometastasen: nach elektiver oder Sentinel-LK-Biopsie

[2]Makrometastasen: klinisch festgestellte LK-Metastasen durch therapeutische Lymphadenektomie bestätigt oder LK-Metastasen mit großer extrakapsulärer Ausdehnung

Tabelle 1 (Fortsetzung)

M-Klassifikation	DDG 1994 sowie UICC 1987 und gleichlautend 1997	AJCC 2001
Mx	Das Vorliegen von Fernmetastasen kann nicht beurteilt werden	Das Vorliegen von Fernmetastasen kann nicht beurteilt werden
M0	Keine Fernmetastasen	Keine Fernmetastasen
M1	a: Befall von Haut, Subkutis oder LK jenseits der regionären LK b: viszerale Metastasen	ferne Haut-, Subkutis- oder LK-Metastasen (normales LDH)
M2	nicht vorhanden	Lungenmetastasen (normales LDH)
M3	nicht vorhanden	alle anderen viszeralen Metastasen (normales LDH) oder Fernmetastasen (erhöhtes LDH)

Tabelle 2. Klinische Stadieneinteilung

Stadium	DDG 1994	UICC 1997	AJCC 2001 Staging einschließlich (histo)pathologischer Befunde
0	nicht vorhanden	nicht vorhanden	Tis, N0, M0
IA	pT1 (< 0,75 mm), N0, M0	pT1, N0, M0	T1a, N0, M0
IB	pT2 (0,76–1,5 mm), N0, M0	pT2, N0, M0	T1b-2a, N0, M0
IIA	pT3 (1,51–4,0), N0, M0	pT3, N0, M0	T2b-3a, N0, M0
IIB	pT4 (> 4,0 mm), N0, M0	–	T3b-4a, N0, M0
IIC	nicht vorhanden	–	T4b, N0, M0
IIIA	pTa, pTb, N0, M0	pT4, N0, M0	T1-4a, N1a, M0
IIIB	jedes pT, N1-2, M0	jedes pT, N1-2, M0	T1-4a, N1b-2a, M0
IIIC	nicht vorhanden		jedes T, N2b-3, M0
IV	jedes pT, jedes N, M1	jedes pT, jedes N, M1	jedes T, jedes N, jedes M

Tumordicke nach Breslow auch den Invasionslevel nach Clark, erfasst andererseits aber nicht Satelliten- und In-transit-Metastasen in einem gesonderten Stadium (DDG: Stadium IIIa), obwohl diese eine eigene Risikopopulation darstellen (Tabelle 1 und 2).

Eine wesentlich genauere Bestimmung des Lymphknotenstatus einschließlich apparativ nicht fassbarer Mikrometastasen ist erst seit der Einführung der Sentinel-Lymphknoten-Dissektion möglich. Der Sentinel-Status wird in der neuen Klassifikation des American Joint Committee on Cancer (AJCC; Balch et al., 2001; Kim et al., 2002) berücksichtigt, ebenso eine prognostisch relevante Ulzeration des Primärtumors. Damit Patientenkollektive und somit Therapieergebnisse besser miteinander verglichen werden können, sind die UICC-, DDG- und die neue AJCC-Klassifikation und -Stadieneinteilung in den Tabellen 1 und 2 wiedergegeben.

Das Vorliegen einer Ulzeration des Melanoms sowie der histologische Nachweis von Melanomzellen innerhalb von Blut- bzw. Lymphgefäßen bedeuten eine zum Teil deutliche Verschlechterung der Prognose. Bei Patienten mit Einbruch von Tumorzellen in Gefäßen wurde eine Überlebensrate von ca. 35% verglichen mit 74% bei Patienten ohne Gefäßeinbruch gefunden (Clark et al., 1989; Balch et al., 2001).

1.2.2 Diagnostische Methoden

1.2.2.1 Dermatoskopie

Sie erlaubt eine gute, aber keine hundertprozentige Differenzierung zwischen melanozytären und nicht-melanozytären Hautveränderungen. Der dermatoskopische Befund darf niemals isoliert von den übrigen klinischen und anamnestischen Daten gesehen werden (Hein et al., 2000).

1.2.2.2 Zytologie

Weist eine verdächtige Hautläsion eine Erosion bzw. Ulzeration auf, so kann bei unklarem klinisch-dermatoskopischen Befund ein Abklatschpräparat mittels Objektträger oder Feinnadelaspiration angefertigt werden (Schnellfärbung mit May-Grünwald-Giemsa- oder Hämacolor®-Schnellfärbekit (Diagnostika Merck, Darmstadt), (von Gizycki-Nienhaus et al., 1994; Schmid-Wendtner und Volkenandt, 2000).

1.2.2.3 Inzisionsbiopsie

Nach heutiger Datenlage muss man davon ausgehen, dass eine Inzisionsbiopsie beim Melanom die Prognose der Erkrankung nicht verschlechtert (Lederman und Sober, 1985). Gegen die Durchführung von Inzisionsbiopsien spricht jedoch die zum Teil stark eingeschränkte histopathologische Beurteilbarkeit der unvollständigen Präparate. Erstens kann die maximale Tumordicke anhand von Tumorteilen nicht zuverlässig festgelegt werden, zweitens sind zur Diagnosestellung vor allem Epidermisanteile wichtig, die bei einer kleinen Stanz-Biopsie möglicherweise nicht repräsentativ sind. Sollte dennoch wegen der Größe oder der Lokalisation des Tumors eine Gewebeprobe notwendig sein, so ist eine breite, oberflächliche Shave-Biopsie der kleinen, tiefreichenden Stanz-Biopsie vorzuziehen, weil dadurch diagnostisch relevante Tumoranteile besser erfasst werden. Nach einer Studie von Witheiler und Cockerell (1992) erlaubten Shave-Biopsien in etwa 80% eine vollständige und zuverlässige Beurteilung, während dies nur bei etwa 32% der Stanz-Biopsien der Fall war.

Etablierte Indikationen für Inzisionsbiopsien sind nach Hauschild et al. (2001):

Große Lentigo-senilis- oder Lentigo-maligna-artige Läsionen im Gesicht, pigmentierte Hautläsionen im Akral- und Schleimhautbereich, große Pigmentläsionen unklarer Dignität.

1.2.2.4 Sonographie

Die 7,5- bzw. 10-Megahertz-Sonographie der peripheren Lymphknotenstationen ist ein Standardverfahren im präoperativen Staging sowie im Rahmen der Tumornachsorge. Die Sonographie ist wesentlich sensitiver als die Palpation (Blum et al., 2000) und auch meist aussagekräftiger als die Computer- und Kernspintomographie, da sie bei vergleichbarer Auflösung (ca. 3 mm) eine bessere Beurteilung der Lymphknoten-Binnenstruktur und somit insbesondere eine Differenzierung zwischen intranodalen Metastasen und entzündlichen Veränderungen erlaubt. Bei Palpation bleiben etwa 29% der metastatisch befallenen Lymphknoten unentdeckt (falsch-negative Befunde). Hingegen finden sich im Rahmen sonographischer Untersuchungen etwa 6% falsch-positive Befunde (Blum et al., 2000).

Es gibt sonomorphologisch keine malignitätsspezifischen Einzelmerkmale. Eine Differenzierung wird erst durch die Kombination der sonographischen Befunde ermöglicht. Metastatisch befallene Lymphknoten sind rundoval bis kugelig, scharf begrenzt, meist ohne erkennbaren oder echoarmen Randsaum und mit einem echofreien Zentrum. Reaktiv entzündliche Lymphknoten haben eine ovaläre Form, sind teils unscharf begrenzt mit einem schmalen und echoarmen Randsaum und einem relativ homogen echoreichen Zentrum. Differentialdiagnostisch wichtige echoarme Strukturen sind Gefäße, postoperative Serome, Fettlobuli, Lymphome, Metastasen anderer solider Tumoren. Metastasen eines Plattenepithel-Karzinoms können sowohl echoarme als auch echoreiche Reflexmuster aufweisen. Als Differentialdiagnosen bei sonographisch echoreichen Strukturen sind vor allem Lipome, Fibrome, Lipofibrome und Kalzifikationen zu erwähnen. Die Sensitivität im Nachweis von Lymphknotenmetastasen wird in der Literatur mit Werten zwischen 85 und 97% angegeben, die Spezifität mit 80 bis 95% (Blum und Dill-Müller, 1999; Korting et al., 1999; Schmid-Wendtner et al., 2001b).

Die hochauflösende 20-Megahertz-Sonographie hat insbesondere seit Etablierung der Sentinel-Lymphknoten-Dissektion enorm an Bedeutung gewonnen, da sie zuverlässig eine präoperative Bestimmung der Tumordicke ermöglicht. Dies erlaubt in der Regel eine suffizientere Operationsplanung (Festlegung des Resektionsabstandes sowie eine frühzeitige Indikationsstellung für eine Sentinel-Lymphknoten-Dissektion). Strukturen bis zu einer Tiefe von maximal einem Zentimeter können dargestellt werden. Die hochauflösende Sonographie eignet sich weniger gut zur Abgrenzung von Melanomen gegenüber anderen differentialdiagnostisch relevanten

Hautläsionen. Insbesondere ist eine sichere Unterscheidung zwischen Melanomen und benignen Naevuszellnaevi wegen der sehr ähnlichen Sonomorphologie nicht möglich. Eine zuverlässige Diskriminierung zwischen Tumorparenchym und entzündlichem Begleitinfiltrat ist ebenfalls nicht möglich (Korting et al., 1999; Schmid-Wendtner et al., 2001b).

1.2.2.5 Immunhistologie

Gelegentlich – v.a. bei amelanotischen und desmoplastischen Melanomen wie auch bei Melanommetastasen – liefert die konventionelle Histologie (Hämatoxylin-Eosin-Färbung) keine eindeutige Diagnose. In solchen Fällen helfen immunhistochemische Methoden weiter. Für die Routine-Diagnostik stehen mehrere Antikörper zur Verfügung: **S-100, HMB-45, Melan-A (MART-1)** und **Tyrosinase**.

Das **S-100-Protein** (s. Kap. 1.2.2.6) weist eine annähernd hundertprozentige Sensitivität, jedoch eine niedrige Spezifität auf, weil es sowohl von benignen und malignen Melanozyten als auch von Nervenzellen, Langerhans-Zellen, viel seltener auch von epithelialen Tumorzellen, Chondrozyten und Fettzellen exprimiert wird.

Die Sensitivität des **HMB-45-Antikörpers** beträgt etwa 70 bis 90%. Positiv reagieren benigne und maligne Melanozyten, Schwannome und manche neuroektodermale Tumoren. In Gefrierschnitten zeigen benigne Melanozyten häufiger eine antigen-positive Reaktion als in Paraffin-Material. Desmoplastische Melanome sind in der Regel negativ. HMB-45 eignet sich als Bestätigungsmarker, weniger gut als Suchmarker (Fernando et al., 1994; Jäckel et al., 1999b).

Das **Melan-A oder MART-1-Antigen** („Melanoma antigen recognized by T cells 1") ist ein kleines membranständiges Protein, welches von benignen wie auch malignen Melanozyten exprimiert und sowohl von autologen wie auch von allogenen tumorinfiltrierenden Lymphozyten erkannt wird. Selektivität und Spezifität sind höher als beim HMB-45 (Fetsch et al. (1999)).

Tyrosinase ist ebenfalls ein membrangebundenes Glykoprotein und ein Schlüsselenzym der Melanin-Biosynthese. Es wird ausschließlich in neuroektodermalen Zellen (Melanozyten, Melanomzellen, Gliazellen) exprimiert (s. Kap. 1.2.2.6).

MART-1, MIA und Tyrosinase können auch mittels PCR bestimmt werden (Hochberg et al., 2002).

1.2.2.6 Zirkulierende Tumormarker des malignen Melanoms (Serum)

Seit einigen Jahren stehen drei kommerziell erhältliche Tumormarker zur Verfügung: **S-100-β, MIA** und die **Tyrosinase-PCR**.

S-100-Proteine sind eine Gruppe kalziumbindender Proteine. Von den mindestens 17 Subtypen ist für das Serum-screening das S-100B-Protein (S-100-β-Kette) am geeignetsten. Die S-100B-Serumspiegel bei Patienten im Primärtumorstadium unterscheiden sich nicht wesentlich von denen bei Gesunden. Die Bestimmung von S-100 im Serum ist insbesondere **nicht** geeignet zum Aufspüren von Mikrometastasen im regionalen Lymphabflussgebiet. So wurden in einem 39 Patienten umfassenden Kollektiv bei 9 Patienten mikrometastatisch befallene Sentinel-Lymphknoten gefunden, bei gleichzeitig normwertigem Serum-S-100-Spiegel (Acland et al., 2002). Patienten mit regionären Lymphknotenmetastasen und vor allem bei Fernmetastasierung weisen in der Regel zum Teil deutlich erhöhte Serumspiegel auf. Bei Verlaufsmessungen zeigen ansteigende S-100B-Werte recht zuverlässig und frühzeitig eine Tumorprogression an. Remissionen (zum Beispiel im Rahmen einer erfolgreichen Chemo-/Immuntherapie) waren hingegen von fallenden S-100B-Spiegeln begleitet, sodass sich die S-100B-Bestimmung im Serum als Verlaufsparameter vor allem im Stadium III und IV eignet (Jäckel et al., 1999; Hein et al., 2000). Bei merklicher Erhöhung des S-100B-Wertes sind eine umgehende klinische Inspektion sowie ein suffizientes Staging hinsichtlich einer möglichen Progression indiziert. Differentialdiagnostisch sind nicht melanom-assoziierte Erkrankungen des ZNS abzugrenzen, bei denen ebenfalls S-100B freigesetzt werden kann, so zum Beispiel bei vaskulären Schädigungen im Rahmen von Hirntraumen oder ischämisch bedingten ZNS-Schäden als Folge extrakorporaler Kreisläufe bei verschiedenen chirurgischen Eingriffen (z.B. Bypass-OP am Herzen). Djukanovic et al. (2001) beobachteten einen Anstieg der S-100-Konzentration in Blutproben, die länger als 3 Stunden bei Raumtemperatur aufbewahrt wurden. Dementsprechend wird von den Autoren eine rasche Proben-Lagerung bei etwa 4°C empfohlen.

Das Protein **MIA** (melanoma inhibitory activity) wird von Melanomzellen in den Extrazellulärraum sezerniert und fördert über die Regelung der Zelladhäsion die Metastasierung von Melanomen. Maligne melanozytäre Tumoren zeigen eine ausgeprägte, spezifische MIA-Expression. Im Normalgewebe wurde MIA nur in differenzierten Knorpelzellen gefunden, nicht jedoch in benignen Melanozyten, Fibroblasten oder Keratinozyten. Auch ein Anstieg der MIA-Konzentration im Serum korreliert gut mit der Progression der Melanomerkrankung. Somit eignet sich die MIA-Bestimmung zur Verlaufskontrolle und zum Therapiemonitoring. Bei den von uns im Rahmen der Tumornachsorge beobachteten Patienten mit erhöhten MIA-Serumwerten entwickelten bisher über 50% Metastasen, wohingegen keiner der Patienten mit normalem Serumspiegel Metastasen entwickelte. Bei Melanompatienten im Stadium I bzw. II wurde bisher keine Korrelation zwischen den gemessenen MIA-Serumwerten und der Tumordicke gefunden (Bosserhoff et al., 1998; Hein et al., 2000).

Nachweis von Melanomzellen im peripheren Blut mittels **Tyrosinase-mRNA-Polymerase Kettenreaktion (PCR):** Das Tyrosinase-Gen wird ausschließlich in Melanozyten und Melanomzellen exprimiert. Da Melanozyten nicht im Blut zirkulieren und freie Tyrosinase-mRNA sehr instabil ist, deutet die Anwesenheit des Gens auf zirkulierende Melanomzellen hin. Der indirekte Nachweis von Melanomzellen im Blut oder in Lymphknoten mittels PCR wird kontrovers diskutiert. Je nach Publikation gelang der Nachweis bei allen Patienten mit metastasiertem Melanom bzw. nur bei einer kleinen Gruppe wie auch in gesunden Kontrollgruppen (falsch-positiv). Mittels PCR lässt sich etwa eine Zelle in einem Milliliter Blut nachweisen (entsprechend etwa 5000 Melanomzellen in der Blutbahn). Dabei wird vermutet, dass nur etwa 0,05% der im Blut vorhandenen Tumorzellen (entsprechend einer absoluten Menge von 2 bis 3 Melanomzellen) fähig sind, die Blutbahn zu verlassen und Gewebsmetastasen zu bilden (Farthmann et al., 1998; Hein et al., 2000). Bei der PCR-Untersuchung von **Lymphknotengewebe** muss berücksichtigt werden, dass benigne Melanozyten und Nävuszellen ebenfalls Tyrosinase-mRNA exprimieren. So wurden in etwa 8% aller entfernten Sentinel-Lymphknoten histomorphologisch Nävuszellen, aber keine Melanomzellen gefunden. Dies hat zur Folge, dass bei jedem positiven Tyrosinase-mRNA-PCR-Befund angesichts der erheblichen Konsequenzen für den Patienten eine histopathologische Bestätigung erfolgen muss (Starz et al., 1999; Cochran et al., 2000).

1.2.2.7 Positronen-Emissions-Tomographie (PET)

Aufgrund der bevorzugten Glukoseutilisation von Tumorgeweben hat sich der Einsatz von 18F-markierter Glukose als diagnostisch sehr wertvoll erwiesen. Die Sensitivität der Methode ist höher als die konventionelle Röntgentechnik und wird mit 74 bis 93%, die Spezifität mit 77 bis 93% angegeben (Steinert et al., 1998; Weiss und Hahn, 2000). PET ist nach bisheriger Erfahrung indiziert bei Patienten mit so genannten Hochrisiko-Melanomen (TD > 1,5 mm) im Stadium I bzw. II zum Ausschluss von Lymphknoten- und vor allem Fernmetastasen sowie in der Tumornachsorge zur Abklärung unklarer Befunde. Bei einer Ganzkörperuntersuchung mittels 18F-FDG-PET beträgt die Expositionsdosis etwa 8 mSv und entspricht somit in etwa einer Computer-Tomographie des Thorax (Weiss und Hahn, 2000).

1.2.3 Melanom-Subtypen, die häufig diagnostische Schwierigkeiten bereiten

Dazu gehören das akrolentiginöse Melanom (ALM), amelanotische Melanome vom primärknotigen Typ, das spindelzellige und das desmoplastische Melanom, Melanome der angrenzenden Schleimhäute sowie Melanommetastasen.

1.2.3.1 Akrolentiginöses Melanom (ALM)

Während die Diagnose eines SSM, eines NM oder eines LMM durch einen erfahrenen Dermatologen in bis zu 80% der Fälle sicher klinisch gestellt werden kann, bereitet das ALM häufig diagnostische Schwierigkeiten, unter anderem auch weil ein hoher Prozentsatz dieser Melanome amelanotisch ist. Dadurch kommt es nicht selten zu einer deutlichen Zeitdifferenz zwischen dem Auftreten der Hautveränderungen und der Diagnosestellung und somit letztendlich zu einer Verschlechterung der Prognose. Definitionsgemäß entstehen ALM an Palmae und Plantae oder treten subungual auf, sodass die ersten sichtbaren Tumorzeichen meist als Lentigo, atypischer melanozytärer Nävus, kleine Hämorrhagien, initiale Nagelmykose, „black heel“ oder Verrucca vulgaris fehlinterpretiert werden. Das pigmentierte ALM ist klinisch charakterisiert durch unregelmäßig konfigurierte, unscharf begrenzte makulöse Veränderungen mit einer fleckigen, schmutzig-braun-schwärzlichen Farbschattierung (Abb. 1 und 2). Nach initialer radialer Wachstumsphase kommt es zur invasiven vertikalen Infiltration. Der Tumor kann dann eine Schuppung aufweisen und tastet sich meist weich. Aufgrund mechanischer Irritation an den Akren kommt es häufig zu oberflächlicher

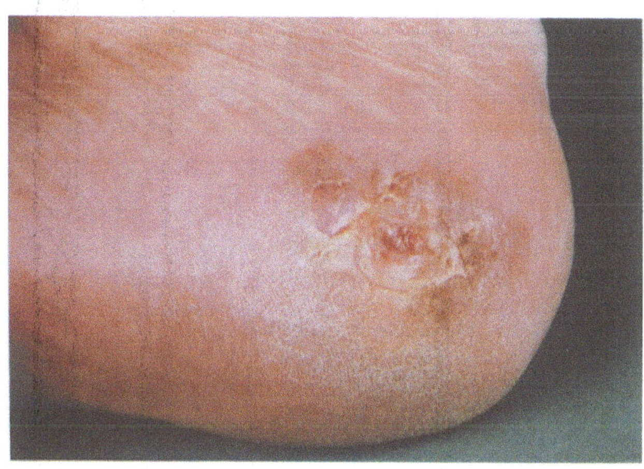

1

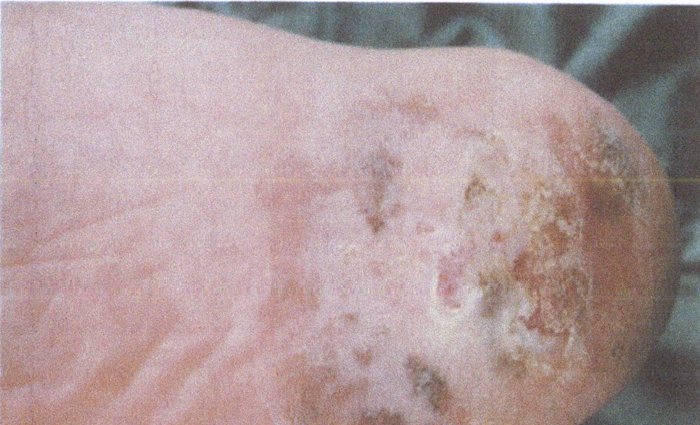

2

Abb. 1. und **2.** Akrolentiginöse Melanome

Erosion oder Ulzeration, wobei der Tumor am Rand von einem dicken Kallus umgeben sein kann. Mittels Auflichtmikroskopie kann die Sensitivität der klinischen Diagnosestellung auf ca. 90% angehoben werden. Besondere diagnostische Schwierigkeiten bereiten amelanotische und subunguale ALM, weil sie anfangs oft mit einem Granuloma teleangiectaticum, Glomustumor, Verrucca vulgaris, Klavus, Kaposi-Sarkom, Plattenepithel-Karzinom oder Morbus Bowen verwechselt werden. Hier gilt der Grundsatz, dass bei allen auffälligen, nicht pigmentierten Läsionen, die länger als 3 Monate bestehen, ohne abzuheilen oder gar bluten, ein amelanotisches Melanom in Erwägung gezogen werden muss (Hein et al., 2001). Das ALM weist wie auch das LMM häufig eine kontinuierliche subklinische – also nicht sichtbare – Ausbreitung des lentiginösen Anteils auf, die bis zu 40 mm vom klinisch sichtbaren Rand des Tumors reichen kann (im Median ca. 8 mm, Breuninger, 2001a). Dieser Umstand erfordert bei der operativen Sanierung den Einsatz der mikrographisch kontrollierten Chirurgie (lückenlose Schnittrandkontrolle). Vor allem beim ALM taucht als Besonderheit das Phänomen der sog. **Feldzellen** auf. Es handelt sich um histologisch unauffällige Melanozyten in der unmittelbaren Umgebung des In-situ-Anteils des Melanoms, die auf Genebene bereits eine onkogene Aktivierung aufweisen. Der Zusammenhang zwischen Feldzellen und lokalen Tumorrezidiven ist jedoch unklar (Bastian, 2002).

Histologisch zeigt sich meist ein lentiginöses Wachstumsmuster, und ähnlich wie beim LMM finden sich manchmal atypische Melanozyten in den Schweißdrüsenausführungsgängen. Die junktionalen und dermalen Zellformationen sind zwar überwiegend pigmentiert, es finden sich aber nicht selten amelanotische Anteile im Tumor oder gänzlich amelanotische Tumoren.

Sonderfall **(sub-)unguale Melanome:** In der Nagelmatrix wie auch (in wesentlich geringerer Dichte) im Nagelbett finden sich Melanozyten, die in der Regel inaktiv und dabei häufig HMB-45-positiv sind. Durch Aktivierung können sie zu Lentigines oder gar Melanomen proliferieren. Die Inzidenz ungualer Melanome differiert je nach Bevölkerungsgruppe beträchtlich: sie machen bei nordamerikanischen Indianern etwa 33% aus, 10–30% bei Japanern, 15–20% bei Afroamerikanern und Mexikanern, aber nur 1–3% bei hellhäutigen Melanom-Patienten. Nur etwa 65–75% der ungualen Melanome sind pigmentiert (Abb. 3 und 4). Bei Lokalisation in der Nagelmatrix bilden sie eine Melanonychia longitudinalis. Ein striärer Pigmentstreifen im Nagel ist stets suspekt, wenn er plötzlich auftritt und mit der Zeit breiter und dunkler wird und/oder mit einer Nageldystrophie einhergeht, außerdem wenn der Patient einer der o.g. Populationen angehört. Eine auf die Nagelumgebung übergehende, anfänglich (sub-)ungual lokalisierte Pigmentierung (**Hutchinson-Zeichen**) deutet mit großer Wahrscheinlichkeit auf ein Melanom hin. Erreicht eine melanozytäre Hyperpigmentierung nicht den freien (distalen) Nagelrand, so kann dies ein Zeichen für ein Melanom im Nagelbett sein (Haneke, 2000).

1.2.3.2 Spindelzelliges Melanom (SM) und desmoplastisches Melanom (DM)

Das klinische Bild dieser seltenen Melanomvarianten ist eher unspezifisch und kann einem SSM oder LMM ähneln. In der Regel findet sich jedoch ein langsam wachsender, kaum pigmentierter bzw. amelanotischer Knoten, der selbst erfahrene Kliniker narren

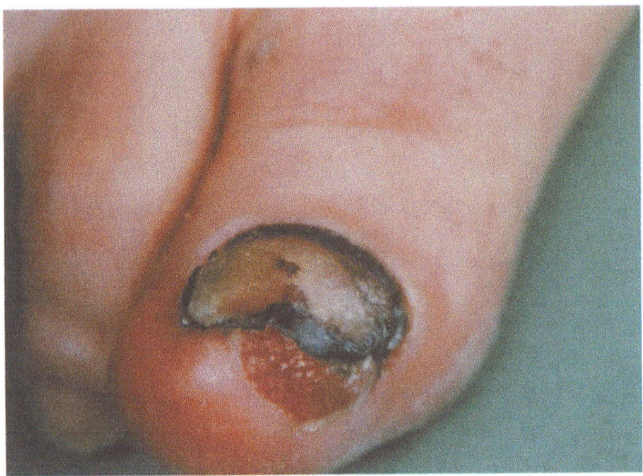

3

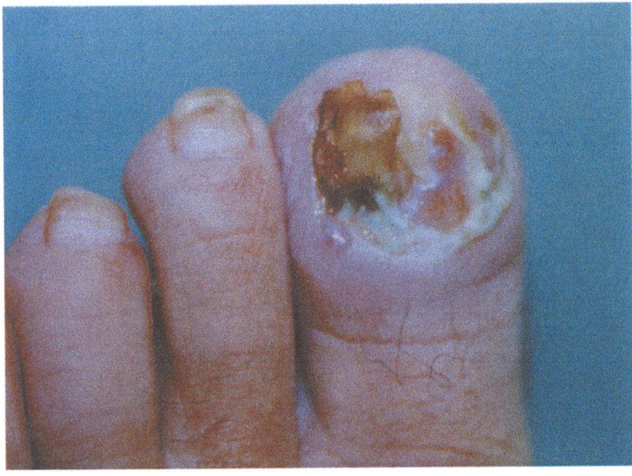

4

Abb. 3. und **4.** Beispiele für weitgehend amelanotische subunguale Melanome

kann, sodass die richtige Diagnose im Durchschnitt erst relativ spät erfolgt. Bei etwa 40–50% der Patienten beträgt die Tumordicke bei Diagnosestellung über 4 mm (Jaroszewski et al., 2001). Mit Abstand am häufigsten sind die sonnenexponierten Hautareale befallen, mit deutlicher Bevorzugung der Kopf-/Hals-Region (ca. 60%). Trotz der durchschnittlich merklich größeren Tumordicken bei Diagnosestellung zeigen spindelzellige und desmoplastische Melanome im Vergleich zu anderen Melanomsubtypen eine deutlich geringere Neigung zur lymphogenen und hämatogenen Metastasierung sowie zu Lokalrezidiven. So wurde in einem Kollektiv von 29 Patienten mit einer Tumordicke zwischen 1,6 und 8,0 mm (Mittelwert: 3,5 mm) nur bei einem einzigen Patienten ein mikrometastatisch befallener Sentinel-Lymphknoten gefunden (Thelmo et al., 2001). Jaroszewski et al. (2001) fanden bei 59 DM-Patienten ebenfalls eine moderate Metastasierungsrate mit deutlicher Bevorzugung der Lunge (81%). Insgesamt ähnelt das biologische Verhalten der DM eher Weichteil-Sarkomen: hohe Lokalrezidivrate, niedrige Inzidenz von Lymphknotenmetastasen sowie Bevorzugung der Lunge im Falle einer Metastasierung.

1.2.3.3 Amelanotische Melanome

Insbesondere Melanome vom primär knotigen Typ können wenig oder gar kein klinisch sichtbares Pigment aufweisen und sich deshalb außerordentlich schwer als Melanome zu erkennen geben. Sie erscheinen oft als hautfarbene oder auch als rötliche Knoten, und nur kleine Reste pigmentierter Anteile an der Tumorbasis deuten auf eine melanozytäre Herkunft hin (Abb.5). Die Diagnose wird histologisch bzw. immunhistochemisch gestellt. Eine prognostische Relevanz des Fehlens der Pigmentierung besteht nicht.

1.2.3.4 Lokalrezidive

Der im anglo-amerikanischen Schrifttum verwendete Begriff „local recurrence" umfasst gewöhnlich neben Lokalrezidiven im eigentlichen Sinne auch Satelliten- und In-transit-Metastasen, selten sogar Lymphknotenmetastasen. Nach Balch et al. (2000) ist ein Lokalrezidiv jede Tumormanifestation, die innerhalb eines zirkulär bis zu 2 cm breiten Areals um die Narbe des zuvor mit Sicherheitsabstand exzidierten Melanoms

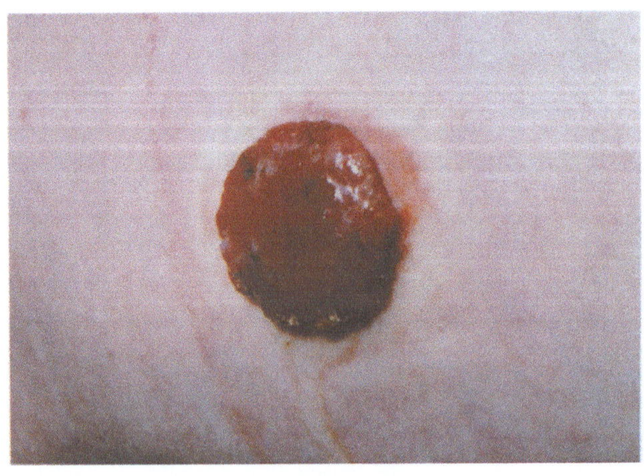

Abb. 5. Amelanotisches knotiges Melanom

auftritt. Als „Satellitenmetastasen" werden neu entstandene kutane Metastasen in bis zu 2 cm Abstand zum Primärtumor bezeichnet. In-transit-Metastasen sind Ausdruck einer subklinischen lymphogenen Ausbreitung und mehr als 2 cm vom Primärtumor entfernt, liegen jedoch noch vor der regionären Lymphknotenstation. Lokalrezidive, Satelliten- und In-transit-Metastasen werden als Indikatoren einer ungünstigen Prognose angesehen, da zum Diagnosezeitpunkt gelegentlich weitere Metastasen gefunden werden. Lokalrezidive allein sind nicht mit einer schlechteren Prognose verbunden und nicht als Ausgangspunkt einer prognostisch relevanten Metastasierung zu werten, wenn sie rasch entfernt werden (Hauschild et al., 2001).

1.2.3.5 Melanommetastasen bei unbekanntem Primärtumor und extrakutane maligne Melanome

Bei einem Teil der primär okkulten Melanome muss vermutlich aufgrund immunologischer Mechanismen eine vollständige Rückbildung des Primärtumors zum Diagnosezeitpunkt angenommen werden. Wahrscheinlicher sind allerdings primäre Melanome innerer Organe (extrakutane Melanome). Dies ist insofern von Bedeutung, als dass bei über 5% der Patienten mit Melanommetastasen ein Primärtumor nicht gefunden werden kann. Andererseits ist bekannt, dass etwa 5% aller Melanome primär von extrakutanen Lokalisationen ausgehen. Am häufigsten betroffen sind die Aderhaut (Chorioidea) und die Uvea (ca. 2% aller Melanome; Stefani und Müller, 2000), gefolgt von den Melanomen der Mund- und Nasenschleimhäute einschließlich der Nebenhöhlen und des Verdauungstraktes (vor allem Analkanal und Ösophagus). Seltener finden sich Melanome auch im Urogenitalsystem und in den Hirnhäuten. Die klinische Symptomatik der extrakutanen Melanome ist uncharakteristisch und eher lokalisations- als tumorspezifisch. Die Prognose ist in der Regel ungünstiger als die der primär kutanen Melanome, da sie oft erst im Spätstadium erkannt werden.

1.2.3.6 Vulvamelanome

Sie stellen etwa 3 bis 5% aller Melanome bei Frauen bzw. 8 bis 10% aller Malignomerkrankungen der Vulva dar. In abfallender Häufigkeit sind die kleinen und großen Labien sowie die Klitoris befallen. Urethra, Vagina und Cervix sind wesentlich seltener befallen (Kuhn, 2000). Eine häufig unspezifische klinische Symptomatik sowie eine ausgeprägte Genitalbehaarung erschweren eine frühzeitige Diagnose. Orientierend ist bei blutenden und erodierten Läsionen ein Abklatschpräparat (Zytomorphologie) sehr zu empfehlen. Für die Beurteilung der Tumorinvasion wird in enger Anlehnung an die Clark-Einteilung eine Klassifizierung nach Chung et al. (1975) vorgenommen. Zur Gesamtbeurteilung des Krankheitsstadiums ist jedoch – analog zu den kutanen Melanomen – die Tumordicke entscheidend (TNM-Klassifizierung). Die Resektionsabstände werden – mangels kontrollierter Studien bei dieser seltenen Melanomform – in Analogie zu den kutanen Melanomen gewählt (TD < 1 mm: RA: 1 cm; TD > 1 mm: RA: 2–3 cm). Bei unvollständiger Entfernung oder Inoperabilität empfiehlt sich eine Strahlentherapie. Analog zu den kutanen Melanomen ist bei Vulvamelanomen mit einer Tumordicke über 1,5 mm eine postoperative adjuvante Therapie mit IFN-α in Erwägung zu ziehen (Kuhn, 2000).

1.2.3.7 Anorektale Melanome

Diese sind sehr selten (0,4 bis 1,6% aller primären Melanome). Sie entstehen aus Melanoblasten der Analhaut und treten meistens im Bereich der Linea dentata oder etwas unterhalb davon auf. Führende klinische Symptome sind oft Spätsymptome: Rektale Blutungen, Nässen, Schmerzen, Fremdkörpergefühl, Defäkationsschmerz. Differentialdiagnostisch müssen vor allem Hämorrhoidalknoten sicher abgegrenzt werden. Auffällige, vor allem blutende polypoide anale Läsionen sind zu exzidieren und histologisch abzuklären, da nicht wenige der bisher gefundenen anorektalen Melanome erst im histologischen Präparat eines Hämorrhoidalknoten-Resektats gefunden wurden. Bei äußerlich zugänglichen Tumoren sollte präoperativ ein Abklatschpräparat zur zytologischen Diagnostik gewonnen werden. Zwischen einer erstmaligen Blutung und Diagnosestellung vergehen im Durchschnitt sechs Monate. Der Anteil amelanotischer Tumoren ist hoch (bis zu 40%). Die Prognose hängt wie bei den kutanen Melanomen von der Dicke des Primärtumors und dem Krankheitsstadium ab. Patienten mit einer Tumordicke über zwei Millimeter haben eine schlechte Prognose, da anorektale Melanome frühzeitig lymphogen und hämatogen metastasieren. Wegen der meist späten Diagnosestellung liegt zum Zeitpunkt der Diagnose bereits bei 40 bis 70% der Patienten eine Metastasierung vor. Zur Bestimmung der Infiltrationstiefe und der Beziehung des Tumors zum

Sphinkterapparat bietet sich die endorektale Sonographie an, gegebenenfalls auch die Magnetresonanztomographie (Ross und Stern, 1998; Trupka et al., 2000).

1.2.3.8 Schleimhautmelanome im Kopf-Hals-Bereich

In der Nase, den Nasennebenhöhlen sowie in der Mundhöhle finden sich reichlich Melanozyten mit unterschiedlichem Pigmentgehalt, wobei die Melanome im Vergleich zu den kutanen Melanomen seltener pigmentiert sind (55% vs. 79%, Richtig et al., 2002). Die kranio-zervikalen Schleimhautmelanome treten selten auf (ca. 0,2% aller Melanome bzw. ca. 1% aller Kopf-Hals-Melanome. Am häufigsten sind die Melanome in den Nasennebenhöhlen (50–80%) und in der Mundhöhle (30–60%) zu finden. In der Mundhöhle sitzt der Tumor meistens am Gaumen sowie am Alveolarfortsatz. Die subjektiven tumorbedingten Beschwerden stellen aufgrund der meist versteckten Lokalisation zugleich oft Spätsymptome eines fortgeschrittenen Lokalbefundes dar: Nasenbluten und Behinderung der Nasenatmung (Wollenberg und Kastenbauer, 2000).
Therapie der Wahl ist die radikale Exzision des Tumors mit nachfolgender Strahlenbehandlung. Die Wertigkeit adjuvanter sowie palliativer systemischer Immun- und Chemotherapien wird kontrovers diskutiert (Richtig et al., 2002).

1.2.4 Chirurgische Therapie

1.2.4.1 Exzision des Primärtumors

Die Prognose der Melanomerkrankung zum Zeitpunkt der Erstbehandlung wird (nach Ausschluss einer Makrometastasierung) entscheidend durch zwei Parameter bestimmt: die Tumordicke sowie den Status des sogenannten Wächter-Lymphknotens. Drei prospektive, randomisierte Studien zeigten keinen signifikant feststellbaren Zusammenhang zwischen der Größe des **Resektionsabstandes (RA)** und der Verlängerung der Überlebenszeit vom Melanompatienten. Auch Lokalrezidive traten ohne signifikanten Unterschied sowohl in der Gruppe mit kleinem als auch in der Gruppe mit großem RA bei etwa einem Prozent der Patienten auf (Veronesi und Cascinelli, 1991; Ringborg et al., 1996; Balch et al., 1998).
Die Beurteilung der Exzisate hinsichtlich der Tumorausdehnung mittels Gefrierschnitt-Technik (intraoperativer Schnellschnitt) ist insbesondere beim ALM und LMM deutlich eingeschränkt und der Paraffinschnitt-Technik unterlegen. Eine etwas bessere Beurteilung der Gefrierschnitte wird durch Färbung mit MART-1 erreicht (Barlow et al., 2002; Kelley und Starkus, 2002).
Abgesehen von der Prognose haben histologische Untersuchungen ergeben, dass bei einem RA von sechs Millimetern in 83 bis 92% eine vollständige Entfernung aller Melanomanteile gelang, bei einem RA von zwölf Millimetern sogar in 97% (Breuninger et al., 1999; Zitelli et al., 1997). Für Melanome im klinischen Stadium I und II werden von der Deutschen Dermatologischen Gesellschaft und der Deutschen Krebsgesellschaft folgende RA empfohlen (Tabelle 3, Kaufmann et al., 1998):

Tabelle 3

TD	RA
In situ	0,5 cm
<1 mm	1 cm
>1 mm–<4 mm	2 cm
>4 mm	3 cm (?)

Bisher sind keine prospektiv-randomisierten Studien zum RA bei Melanomen >4 mm sowie bei Melanomen des Kopf-Hals-Bereiches, der Hände und Füße bekannt. Retrospektive Analysen unterschiedlicher RAs >2 cm zeigen jedoch keine Unterschiede bezüglich 5-Jahres-Prognose, erscheinungsfreier Intervalle und Lokalrezidivhäufigkeit (Healton et al., 1998; Ross und Balch, 1998). Bei Vorliegen zusätzlicher Risikofaktoren (vor allem Ulzeration, deutliche Regression) sollte der nächsthöhere Sicherheitsabstand gewählt werden. Bei LMM und ALM sind die Tumorzellen häufig in der weiten Umgebung des Tumors zu finden, sodass bei diesen beiden Melanomsubtypen prinzipiell eine mikrographisch kontrollierte Chirurgie empfohlen wird (Konz und Wörle, 2001; Breuninger, 2001; Hein et al., 2001). Die speziell beim ALM zahlreich vorhandenen randständigen „Feldzellen" könnten möglicherweise zu einem ALM-spezifischen Therapiekonzept führen (vgl. Kap. 1.2.3.1.).
Exzisionstiefe: Die Exzision sollte stets bis zur Muskelfaszie erfolgen, u.a. weil mit zunehmender Tumordicke (= vertikale Wachstumsphase) Klone von Zellen mit höherem Metastasierungspotential entstehen. Eine zusätzliche Resektion der Muskelfaszie führt jedoch zu keiner Prognoseverbesserung (Hauschild et al., 2001).

Nachexzision bei inadäquatem RA: Bei einer Auswertung von 986 Patienten durch McKenna et al. (2002) zeigte sich erstaunlicherweise keine Relation zwischen Überlebens- sowie Lokalrezidivrate einerseits und der Zeitspanne zwischen der Erstexzision und der endgültigen „weiten" Nachexzision andererseits. Die Ursache für die fehlende statistische Abhängigkeit ist noch unklar. Die Nachexzision erfolgte bei 72% der Patienten innerhalb von 6 Wochen, bei 26% innerhalb von 12 Wochen; bei etwa 2% der Patienten wurde nach mehr als 12 Wochen nachexzidiert. Dennoch sollte eine suffiziente Nachexzision vorerst so bald wie möglich innerhalb von 6 Wochen durchgeführt werden, bis weitere Daten vorliegen.

Das Auftreten von **Mikrometastasen** in der Tumorumgebung ist Ausdruck einer meist lymphogenen Ausbreitung des Primärtumors. Die Erkrankung entspricht somit dem Stadium III. Obwohl die Prognose in diesem Stadium vom Resektionsabstand nicht abhängig ist, wird dennoch eine Exzision des Primärtumors mit üblichem Sicherheitsabstand sowie eine vollständige operative Entfernung der Metastasen empfohlen (Konz, 2000). Im Stadium III (regionäre Lymphknoten-Metastasen) sollte der Primärtumor ebenfalls mit entsprechendem RA exzidiert werden. Werden zum Zeitpunkt der Erstdiagnose zugleich Fernmetastasen festgestellt (Stad. IV), wird der Primärtumor mit kleinem Sicherheitsabstand (ca. 1 cm) exzidiert (Konz, 2000).

Bei **(sub-)ungualen** Melanomen sprechen die Daten für ein schonendes Vorgehen mit weitgehendem Erhalt der Gliedmaßen. Die mikrographisch kontrollierte begrenzte Exzision mit lückenloser dreidimensionaler Schnittrandkontrolle hatte bei einer relativ kleinen Population die gleiche bzw. sogar eine etwas bessere 5-Jahres-Überlebensrate zur Folge, im Vergleich zur Patientengruppe, bei der eine Amputation durchgeführt wurde (vollständige oder Teil-Amputation der entsprechenden Phalanx, Breuninger, 2001; Haneke, 2000). Bei noch relativ dünnen Melanomen werden Matrix, Nagelbett, Hyponychium und Nagelwälle vollständig entfernt. Die Defektdeckung erfolgt z.B. mittels gekreuztem Fingerlappen oder „Muffplastik" vom Abdomen. Bei nicht zu tiefen und gut vaskularisierten Defekten kann auch ein umgedrehtes Korium- oder Vollhauttransplantat erfolgreich sein (Haneke, 2000). Ist die Gliedamputation eindeutig indiziert, so ist auf die Möglichkeit der Rekonstruktion hinzuweisen, z.B. die Wiederherstellung des Daumens durch Zehentransplantation oder die Pollizisation (Rotation des Zeigefingers in die Daumenposition). Diese Rekonstruktionsmöglichkeiten mildern den Schrecken der Amputation funktionell unverzichtbarer Finger.

Bei der Exzision eines über ein Millimeter dicken Melanoms im Gesicht muss hinsichtlich des Sicherheitsabstandes ein Kompromiss zwischen Ausmaß der Exzision und Schonung wichtiger funktionell-anatomischer Strukturen (Augenlider, Nase, Mund, Ohren) gefunden werden (Fisher und O'Brien, 1998). Am äußeren Ohr ist nur in seltenen Fällen eine totale Ablation erforderlich, an der Nase ist nur bei einer ausgedehnten Invasion des subkutanen Gewebes eine Resektion des Perichondriums von Flügel- und/oder Dreiecksknorpel indiziert (Wollenberg und Kastenbauer, 2000).

1.2.4.2 Sentinel-Lymphknoten-Dissektion (SLND): Therapie oder „nur" Diagnostik?

Melanome bis zu einer Breslow-Tumordicke von etwa 4,0 Millimetern metastasieren vorwiegend lymphogen. Bei einer Auswertung von ca. 3000 Patienten im Stadium I und II (Meier et al., 2002) traten bei über 50% der späteren Stad. III/IV-Patienten die ersten Metastasen in den regionalen Lymphknoten auf (durschnittlich 16–18 Monate nach Diagnose des Primärtumors). Bei weiteren 22% wurden die ersten Metastasen vor der lokalen Lymphknotenstation (Satelliten- oder In-transit-Metastasen) vorgefunden. Etwa 28% der Patienten entwickelten postoperativ zunächst Fernmetastasen.

Bei der noch vor Jahren üblichen elektiven regionären Lymphknoten-Dissektion (ELND) wurden bei etwa 20–25% der Melanompatienten im klinischen Stadium I und II (AJCC) Mikrometastasen im regionären Lymphabstromgebiet gefunden. Dabei zeigen Patienten mit Mikrometastasen in den im Rahmen der ELND entfernten Lymphknoten eine höhere 5-Jahres-Überlebensrate als Patienten mit palpatorisch auffälligen Lymphknoten (Makrometastasen) nach ELND (48,2% vs. 26,6%, Cascinelli et al., 1998). Diese Ergebnisse rechtfertigen eine frühzeitige Exzision relevanter Lymphknoten. Eine entscheidende Rolle bei der lokalen lymphogenen Ausbreitung spielt der so genannte „Wächter"-/„Vorposten-" oder „Sentinel"-Lymphknoten (SLN). Der SLN einer Lymphknotenstation ist der erste Lymphknoten, der von den afferenten Lymphbahnen des betroffenen Hautareals drainiert wird. Die exakte Position des SLN bei einem bestimmten Patienten kann nicht ohne spezielle Untersuchungsmethoden angegeben werden, da das lymphatische Netz eines jeden

Patienten wie ein Fingerabdruck ein individuelles Muster aufweist. Nicht selten liegt der SLN außerhalb des Areals, in dem er aufgrund anatomischer Kenntnisse und klinischer Erfahrung vermutet wird. Das bedeutet zugleich, dass die SLND keine Minimalversion der früher gängigen ELND darstellt. Letztere beinhaltet ein standardisiertes Vorgehen, bei dem bestimmte Lymphknotenstationen routinemäßig entfernt werden. Medial gelegene Rumpfhautmelanome und Melanome im Kopfbereich können aber mehrere Lymphknotenstationen drainieren (im Extremfall z.B. beidseits inguinal und axillär und somit vier Stationen). Dieser Umstand findet nur im Rahmen der SLND eine suffiziente Berücksichtigung (Abb. 6).

Ziel der SLND ist die frühzeitige Aufdeckung von Mikrometastasen im regionären Lymphabstromgebiet. Nach den bisherigen Daten erweist sich der Metastasen-Status eines SLN als der wichtigste prognostische Faktor für die Überlebenszeit eines Melanompatienten nach Diagnosestellung, falls keine weiteren, lebensbedrohenden Grunderkrankungen vorliegen (Dubois et al., 2001). Drei große Studien lieferten recht einheitlich eine gravierende, etwa 30% betragende Differenz zwischen SLN-positiven und SLN-negativen Melanompatienten hinsichtlich Gesamtüberlebenszeit und postoperativen krankheitsfreien Intervallen (Morton et al., 1999; Gershenwald et al., 1999, 2000; Jansen et al., 2000b). Die Häufigkeit des SLN-Tumorbefalls steigt mit zunehmender Dicke des Primärtumors. Auch bei Patienten mit einer TD ≤ 0,75 mm kann der SLN befallen sein (ab 0,35 mm; ca. 1,5% (!)). Patienten mit einem tumorbefallenen SLN zeigen keine Erhöhung der Melanom-Serummarker (v.a. S-100), sodass die serologische Diagnostik für die Suche nach SLN-Mikrometastasen ungeeignet ist und die SLND nicht ersetzen kann (Acland et al., 2002). Bei Patienten, bei denen mittels **MART-1**-PCR Mikrometastasen im SLN gefunden wurden, verstarben 3 von 4 im Rahmen einer Progression der Melanomerkrankung. Die prognostische Bedeutung MART-1-positiver SLN wird deshalb diskutiert (negative Korrelation zwischen Überlebenszeit und dem Nachweis von MART-1-positiven SLN-Metastasen (Hochberg et al., 2002).

Der **therapeutische Wert** der SLND wird noch kontrovers diskutiert. Eine große retrospektive Analyse von ca. 15.000 Melanom-Patienten (Dessureault et al., 2001) ergab einen deutlichen Unterschied in der 5-Jahres-Überlebensrate zwischen SLND-Patienten (90,5%) und ELND-Patienten (77,7%). Die niedrigste 5-Jahres-Überlebensrate in dieser Studie zeigten Patienten, deren Lymphknotenstatus lediglich klinisch (palpatorisch) erfasst wurde (69,8%).

Indikation und Einschlusskriterien: Grundvoraussetzung sind Melanome im Stadium I und II, das heißt ohne eine wie auch immer nachweisbare Metastasierung. Dies erfordert ein suffizientes präoperatives Staging. Insbesondere müssen Lymphknotenmetastasen apparativ (sonographisch) ausgeschlossen werden. Hinsichtlich der Tumordicke ist die SLND aufgrund der bisherigen Erfahrungen ab einer TD von 0,76 mm und/oder Clark-Level III indiziert. Im eigenen Patientengut wurden bei 3 von 23 Patienten (13%) mit einer TD zwischen 0,76 und 0,99 mm mikrometastatisch befallene SLN gefunden. Der Eingriff ist auch bei einer Tumordicke >4 mm trotz der höheren hämatogenen Metastasierungsrate i.d.R. indiziert, da sich die 5-Jahres-Überlebensraten der Stadien II und III unterscheiden (ca. 48% vs. ca. 40%; Volkenandt et al., 1999).

Methodik: Etwa 6–24 h präoperativ wird eine dynamische Lymphabflussszintigraphie durchgeführt. Als lymphgängiger Tracer eignet sich am besten 99 mTc-markiertes Albumin (weniger gut: 99 mTc-markiertes Schwefelkoloid, Weiss et al., 2000).

Der Tracer muss streng intradermal peritumoral (oder in der Umgebung der Operationsnarbe) appliziert werden, die Gesamtdosis beträgt 100–150 MBq. Im Rahmen der dynamischen Lymphabflussszintigraphie werden planare Szintigramme in mehreren Ebenen angefertigt und die Position des/der SLN (maximale Tracer-Anreicherung) auf der Haut markiert. Unmittelbar präoperativ wird peritumoral ebenfalls streng intradermal ein ebenfalls lymphgängiger Vitalfarbstoff (Patentblau V, Isosulfanblau) injiziert, um die afferenten Lymphbahnen einschließlich SLN für den Operateur deutlich sichtbar zu machen. Intraoperativ werden der/die SLN unter der Hautmarkierung entlang der blau gefärbten Lymphbahnen mit Hilfe einer handlichen Gammasonde aufgesucht. Der SLN ist in der Regel (ca. 80%) blau gefärbt (in Kopf- und Halsbereich sind nur etwa 50–60% der SLN gefärbt) und weist die höchste Radioaktivität auf. In etwa 25% zeigen weitere Lymphknoten im Operationsgebiet eine ähnlich hohe Radioaktivitätsanreicherung. Sie sollten ebenfalls exzidiert und genau protokolliert werden. Nur die Kombination von präoperativer dynamischer Lymphabflussszintigraphie (einschließlich Hautmarkierung), Vitalblaufärbung und intraoperativer Detektion mittels Gammasonde erlaubt ein zuverlässiges Auffinden des/der SLN (Detektionsrate 96–99%).

Eine ganz entscheidende Bedeutung im Rahmen der SLND-Methode spielt die histologische Aufarbeitung der gewonnenen SLN (Cochran et al., 2000). Die Kryostatschnellschnitttechnik erweist sich für den Nachweis von Melanom-Mikrometastasen in den meisten Fällen als ungeeignet und sollte nicht angewandt werden. Die ersten Paraffinschnitte werden routinemäßig mit Hämatoxylin-Eosin (H&E) angefärbt. Sollten mittels H&E keine Mikrometastasen nachweisbar sein, werden weitere Schnitte immunhistochemisch mit Antikörpern gegen S-100 Protein, HMB-45 und MART-1 (Melan A) angefärbt und untersucht. Nach der zusätzlichen immunhistochemischen Diagnostik erweisen sich etwa 18% der H&E-negativen Gewebeproben als tumorpositiv (McMasters et al., 2002). Liefern H&E-Färbung und Immunhistochemie ein negatives Ergebnis, so ist bei Hochrisikopatienten eine Tyrosinase- und/oder MART-1-mRNA-RT-PCR durchzuführen (Blaheta et al., 2000).

Behandlung von SLN-positiven Patienten: Bei bis zu 16–28% der Patienten mit tumorbefallenen SLN werden in den nachgeschalteten Lymphknoten weitere metastatisch befallene Lymphknoten gefunden. Deshalb wird bei metastatischem Befall des/der SLN und Fehlen schwerwiegender Begleiterkrankungen in der Regel eine vollständige Entfernung aller Lymphknoten der zugehörigen Lymphknotenstation nachdrücklich empfohlen (McMasters et al., 2002). Darüber hinaus können Patienten einer adjuvanten mittelhoch-dosierten, systemischen Therapie mit IFN-α zugeführt werden.

Probleme und Fallstricke im Rahmen der SLND: Bei über 10% der Patienten (insbesondere Patienten mit medial gelegenen Rumpfhaut- sowie Kopf- und Hals-Melanomen) drainiert das kutane Tumorareal mehrere (2–4) regionäre Lymphknotenstationen (Abb. 6). Außerdem müssen bei ca. 25% der Patienten in einer Lymphknotenregion zwei oder gar drei SLN entfernt werden, wenn diese eine annähernd gleiche Radioaktivität zeigen. Bei bereits exzidierten Melanomen können aufgrund des operativen Eingriffes die Lymphbahnen verlegt sein. Diesbezüglich gibt es keine eingehenden Untersuchungen. Unsere Strategie lautet wie folgt: Nach spindelförmiger Tumorexzision mit kleinem Sicherheitsabstand (<5 mm) und Primärverschluss erwarten wir in den meisten Fällen keine wesentliche Veränderung des Lymphabflusses. Bei Exzisionen mit größerem Sicherheitsabstand und Wundverschluss mittels Nahlappenplastik oder freiem Hauttransplantat ist hingegen mit einer dramatischen Veränderung des Lymphabflusses zu rechnen, sodass hier die SLND-Technik in den allermeisten Fällen zu falschen Ergebnissen führt. Wird nach der Exzision des Tumors der entstandene Hautdefekt bis zur SLND offen gelassen bzw. nur provisorisch (artifizieller Hautersatz) verschlossen, so ist aufgrund der Wundheilungsprozesse mit einer unspezifischen Aktivitätssteigerung sowie Lokalinfektionen und folglich mit einer entzündlich bedingten Vergrößerung einzelner oder mehrerer regionärer Lymphknoten zu rechnen. Dies wiederum kann die Identifikation des/der SLN ganz erheblich erschweren.

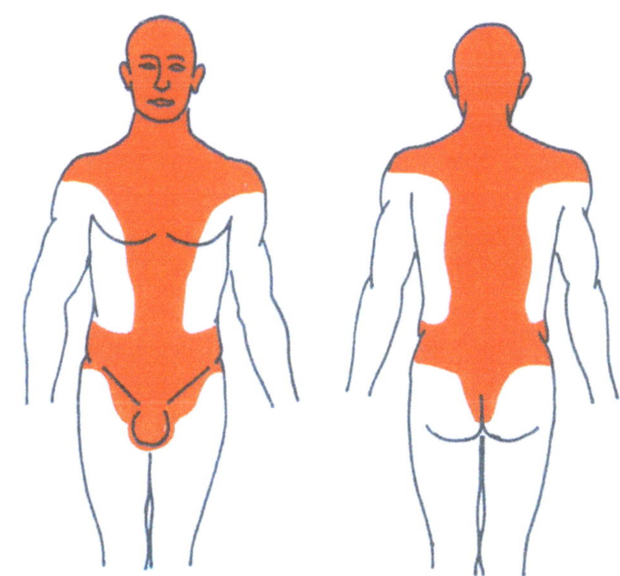

Abb. 6. Die Einzugsgebiete der regionalen Lymphknoten variieren interindividuell beträchtlich. Sie überschneiden sich sowohl mit denen der Gegenseite als auch innerhalb einer Körperhälfte. Melanome im roten Bereich können gleichzeitig bis zu vier Lymphknotenstationen (Axillen und Leisten bds.) drainieren.

Bei **Melanomen in Kopf- und Halsbereich** ist sowohl die Suche nach dem SLN als auch dessen Dissektion relativ schwierig und erfordert sehr viel Erfahrung. Aufgrund der engen Nachbarschaft anatomischer Strukturen ist die Nähe von Primärtumor und drainierender Lymphknotenstation unvermeidlich, sodass im Rahmen der Lymphabflussszintigraphie nicht selten der SLN durch das hohe Radioaktivitätsdepot der Injektionsstelle überlagert wird und der SLN nicht zuverlässig identifiziert werden kann. Dies ist stets der Fall, wenn der Applikationsort der Szintillationsflüssigkeit (Primärtumor oder Narbe) direkt über dem SLN liegt. Hier ist nach Abflutung des Radiotracers ein erneuter Versuch mit einer deutlich reduzierten Tracermenge sinnvoll. Die kurzen Lymphwege und die damit verbundene kurze Migrationszeit des Tracers haben zur Folge, dass innerhalb weniger Minuten mehrere Lymphknoten fast gleichzeitig den Tracer aufnehmen, ohne dass nachfolgend eine zuverlässige Diskriminierung zwischen SLN und Non-SLN gelingt. Deshalb müssen bei Melanomen im Kopf- und Halsbereich die dynamische Lymphabflussszintigraphie sofort nach der Injektion des Tracers begonnen und während der Operation Gammasonden mit sehr hoher Ortsselektivität verwendet werden (Pijpers et al., 1997). Während der Operation können Tracerreste in der Haut das Auffinden des SLN weiterhin behindern. Hier kann das Abdecken des Tracerareals mit geeigneten Metallplatten hilfreich sein. Erschwerend kommt hinzu, dass bei Anwendung eines Vitalblau-Farbstoffes sehr viele Lymphknoten im Kopfbereich den Farbstoff nicht aufnehmen (40–50%) und außerdem oft sehr klein sind (Jansen et al., 2000). Die ausgeprägte Durchdringung des Tumorareals durch den Vitalblau-Farbstoff führt oft zu einem mehr oder weniger homogen dunkelblau gefärbten Operationsfeld, in dem anatomische Strukturen nur mit Mühe differenziert werden können. Die geringe Gefahr einer bleibenden Tätowierung muss in Kauf genommen werden, zumal Tätowierungen mittels Laser beseitigt werden können. Liegt der SLN in der Glandula parotis, so ist in der Regel eine laterale Parotidektomie (unter Erhaltung des N. facialis) indiziert.

Sehr selten kann eine allergische Reaktion gegen den Vitalblau-Farbstoff auftreten. Regelmäßig tritt dagegen eine vorübergehende (ca. 24 Stunden anhaltende), für den Patienten besorgniserregende, doch letztlich völlig harmlose Blaufärbung des Urins auf.

Die Lymphabflussverhältnisse im Kopf-Halsbereich sind derart komplex, dass ein Überspringen des eigentlichen SLN von Melanomzellen in einem nicht zu unterschätzenden Ausmaß vermutet wird. Bei den so genannten Übersprung- oder „Skip"-Metastasen handelt es sich um lymphogene Metastasen in Non-SLN und Umgebung des eigentlichen SLN (SLN negativ). Ihre Häufigkeit wird in der Literatur mit 1,9 bis 8% angegeben. Ihre Ursache bleibt letztlich unklar. Möglich sind sowohl komplexe Lymphabflussverhältnisse (Tracer und Melanomzellen breiten sich über verschiedene Wege aus) wie auch eine insuffiziente Technik (inkorrekte Identifikation des SLN, falsch-negativer SLN wegen unzureichender histologischer Aufarbeitung). In diesem Zusammenhang wird der Stellenwert der früher üblichen ELND diskutiert. Ältere Studien lassen einen möglichen Prognosevorteil für Patienten mit Tumoren mittlerer Dicke vermuten (Urist et al., 1984), der von neueren Studien (O'Brien et al., 1995; Kane et al., 1997; Peralta et al., 1998) nicht bestätigt werden konnte. Deshalb wurde vorgeschlagen, bei Kopf- und Halsmelanomen mittlerer Dicke lediglich eine SLND vorzunehmen (Wollenberg und Kastenbauer, 2000). Wird dabei lediglich der SLN mit der höchsten Radioaktivität entfernt, so entgehen im Kopf- und Halsbereich mindestens 15% der metastatisch befallenen regionären Lymphknoten einer frühzeitigen Identifizierung. Es wird deshalb bei Melanomen im Kopf- und Halsbereich empfohlen, alle regionären Lymphknoten zu entfernen, deren Szintillationsrate mindestens 10% derjenigen des „heißesten" SLN beträgt (McMasters et al., 2001; Patel et al., 2002). Im Rahmen einer prospektiven Studie an 43 Patienten mit Kopf- und Halsmelanomen und einer Tumordicke > 1 mm (Eicher et al., 2002) wurden pro Patient im Durchschnitt 3,6 SLN, verteilt auf 2,2 Lymphknotenstationen, identifiziert. Bei 44% der Patienten befand sich ein SLN in der Glandula parotis. Bei 9 von 43 Patienten (21%) waren die SLN metastatisch befallen, wobei 3 dieser Patienten auch eine Tumorinvasion nachgeschalteter Non-SLN aufwiesen. Bei keinem der Patienten mit tumorfreien SLN wurde ein Befall von Non-SLN gefunden. Die Autoren empfehlen neben der Entfernung der eigentlichen SLN auch die routinemäßige Exzision weiterer, unmittelbar benachbarter Non-SLN (Blockresektion und Auftrennung ex vivo). Bei negativem SLN beträgt die Wahrscheinlichkeit des Befalls weiterer Lymphknoten der zugehörigen Lymphknotenstation etwa vier Prozent (Morton, 1997). In unserer Klinik wird bei Melanomen mit einer Tumordicke TD >1,5 mm neben der SLND eine funktionelle Neck-Dissection der SLN-Lymphknotenstation(-en) vorgenommen. Letztlich werden künftige Studienprotokolle eine korrekte Bewertung dieses Vorgehens erlauben.

SLND: Zusammenfassung und Ausblicke: Bei Melanompatienten ist der SLN-Status der wichtigste bekannte prognostische Faktor. Trotz der enormen prognostischen Bedeutung konnte bisher ein direkter therapeutischer Effekt oder ein Überlebensvorteil nicht eindeutig nachgewiesen werden (Essner und Morton, 2001). Allerdings liegen die Ergebnisse diesbezüglich relevanter Studien erst ca. 2004 vor (Dubois et al., 2001). In einer großen retrospektiven Studie ergab sich zumindest ein deutlicher 5-Jahres-Überlebensvorteil für SLND-Patienten gegenüber ELND- und lediglich klinisch untersuchten Patienten (Dessureault et al., 2001). Außerdem sind folgende Fragen zu klären: Besteht eine Korrelation zwischen der Tumormenge in einem metastatisch befallenen SLN und der Wahrscheinlichkeit eines Befalls nachgeordneter

Lymphknoten? Falls ja, könnte man bei sehr kleinen Melanomherden (< 0,5 mm Durchmesser) auf eine nachfolgende komplette Lymphknoten-Dissektion der Lymphknotenregion verzichten? Bei Melanomen mit TD > 4 mm nimmt die Häufigkeit der hämatogenen Metastasierung deutlich zu. Ist demzufolge der höchste diagnostische (und therapeutische?) Wert der SLND-Methode für Melanome mit einer TD zwischen 1 und 4 mm zu erwarten (Essner et al., 2002)? Bei der Beurteilung der Methode muss schließlich berücksichtigt werden, dass bei etwa 50% der Patienten die ersten Metastasen außerhalb der regionären Lymphknotenstation auftreten (Meier et al., 2002).

1.2.5 Strahlentherapie

Melanozytäre Tumoren zeigen zwar eine verminderte Strahlensensibilität (keine „Strahlenresistenz"!), die jedoch durch Fraktionierung und Erhöhung der Einzeldosen zum Teil kompensiert werden kann. Bei großflächigen Lentigo-maligna-Melanomen im Gesicht kann in Einzelfällen nach Exzision des knotigen Melanomanteils der lentiginöse Resttumor anschließend mit einer Gesamtdosis von 100 Gy (Fraktionierung: 5 × 10 Gy/Woche) bestrahlt werden (Schmid-Wendtner und Volkenandt, 2000). Gemäß der Literatur sprechen 17–83% der Patienten mit Hirnmetastasen und 50–86% der Patienten mit Knochenmetastasen temporär auf die Strahlentherapie an (Seegenschmiedt et al., 1999).

Multiple Hirnmetastasen stellen eine Indikation zur Ganzschädelbestrahlung dar. Bei solitären bis maximal drei Hirnmetastasen mit einem Durchmesser von bis zu 3,5 cm wird mit der alleinigen Radiochirurgie eine sehr hohe Tumorkontrolle erreicht. Die Erfolgsrate der Radiochirurgie ist vergleichbar mit derjenigen der operativen Therapie, bei allerdings niedrigerem Nebenwirkungsrisiko der Strahlentherapie (Grosu et al., 2000).

1.2.6 Medikamentöse Therapie des malignen Melanoms im Stadium III und IV

1.2.6.1 Chemotherapie

In der systemischen Mono- und Polychemotherapie hat es bisher keine entscheidenden Fortschritte gegeben. Die Kombination verschiedener Zytostatika führte zu verbesserten Ansprechraten, aber **nicht** zu einer Verlängerung des Gesamtüberlebens im Vergleich zur Therapie mit Einzelsubstanzen. **Dacarbacin (DTIC)** ist die wirksamste Monosubstanz (Remissionsrate 12–20%), wobei komplette Remissionen viel seltener (1–2%) beobachtet werden (Tilgen und Ugurel, 2000). DTIC ist ein Alkylans und wird als Prodrug erst in der Leber durch oxidative N-Demethylierung aktiviert. Als Nebenwirkungen werden häufig Übelkeit und Brechreiz (gut beherrschbar mit Serotonin-Antagonisten), Hepato- und Myelotoxizität, Hypotonie sowie Lichtüberempfindlichkeit beobachtet. DTIC hat zwei wichtige Einschränkungen: es ist kaum liquorgängig (somit ungeeignet bei Hirnmetastasen) und es muss intravenös verabreicht werden. Diesbezüglich stellt das neu entwickelte liquorgängige und oral applizierbare **Temozolomid** einen merklichen Fortschritt dar. Temozolomid ist wie das DTIC ein Alkylans der Imidazotetrazin-Klasse und ebenfalls ein Prodrug, welches jedoch nicht in der Leber aktiviert wird.

Die Dosisempfehlung beträgt bei chemotherapeutisch vorbehandelten Patienten 150 mg/m^2/d p.o. über 5 Tage (alle 28 Tage) und 200 mg/m^2/d p.o. über 5 Tage (alle 28 Tage) bei nicht vorbehandelten erwachsenen und pädiatrischen (>3 Jahre) Patienten. Im Rahmen einer Studie wird derzeit auch der Nutzen einer 3-wöchigen Applikation bei Patienten ohne ZNS-Metastasen untersucht (EORTC 18013). Trotz oraler Gabe beträgt die Bioverfügbarkeit fast 100%. Die maximale Plasmakonzentration wird innerhalb von ca. 0,5 Stunden erreicht, die Halbwertszeit nach p.o. Applikation beträgt etwa 1,8 Stunden. Die Wirksamkeit gegenüber ZNS-Metastasen ist bisher in kleinen Patientenkollektiven belegt (Summers et al., 1999). Die Wirksamkeit hinsichtlich viszeraler Metastasen entspricht derjenigen des DTIC (Middleton et al., 2000; Frick et al., 2002).

Die Nebenwirkungen von Temozolomid und DTIC sind hinsichtlich Spektrum und Ausprägung vergleichbar, mit Ausnahme der Lebertoxizität (DTIC). Häufig sind Übelkeit und Erbrechen (42% bzw 35%, jeweils meist WHO-Grad 1-2 (bis zu 5maliges Erbrechen in 24 Stunden; Middleton et al., 2000; Frick et al., 2002). Diese Nebenwirkungen sind häufig temporärer Natur bzw. gut beherrschbar mit den gebräuchlichen Antiemetika. Temozolomid kann auch bei Patienten mit schwereren Leberfunktionsstörungen angewendet werden.

Die Myelosuppression erreicht ihren Höhepunkt oft in der 4.–5. Therapiewoche und kann sehr ausgeprägt sein. Obwohl schwerwiegende Thrombo- und Leukozytopenien selten auftreten (<10%), sind engmaschige Laborkontrollen nachdrücklich zu empfehlen (in der Therapiewoche: 2x/Wo, in den therapiefreien 3 Wochen jeweils 1x/Wo). Die Möglichkeit der Effektivitätssteigerung von Temozolomid im Rahmen von Kombinationstherapien wird derzeit in mehreren Studien untersucht.

Temozolomid ist in Deutschland für die Therapie des Melanoms nicht zugelassen. Die Behandlung ist deshalb vorerst als individueller Heilversuch in ausgewählten Einzelfällen in Betracht zu ziehen. Ausschlaggebend für die Indikationsstellung sind die beobachteten Remissionen von Hirnmetastasen und die deutliche Verbesserung der Lebensqualität der schwerstkranken Patienten.

1.2.6.2 Immuntherapie mit den Zytokinen Interferon-α und Interleukin-2

Interferon-α (IFN-α): Zum Wirkungsspektrum des INF-α gehören vor allem die Regulation der Zelldifferenzierung, die Inhibition der Tumorzellproliferation und die Angiogenese. Die adjuvante mittelhochdosierte IFN-α-Therapie führt bei Melanompatienten im Stadium IIb und III nach bisherigen Daten zu einer Verlängerung der fernmetastasenfreien Periode (EORTC-Studie 18952). Eine Aussage zum Gesamtüberleben ist zur Zeit noch nicht möglich. Die Applikation erfolgt vorrangig subkutan. Die unerwünschten Wirkungen von IFN-α hängen von der Höhe der Einzeldosis und der kumulativen Dosis, der Therapiedauer, dem Allgemeinzustand und dem Applikationsschema sowie von einer Begleittherapie ab. Die wichtigsten Nebenwirkungen werden nachfolgend besprochen:

a) **Grippeähnliche Symptome (Fieber, Schüttelfrost, Myalgien und Arthralgien):** Nach erstmaliger Gabe bei mehr als 90% der Patienten, nach vierwöchiger Therapie bei weniger als 10%. Zur Vorbeugung und Behandlung eignet sich v.a. die orale Einnahme von 1 g Paracetamol, jeweils zum Zeitpunkt der IFN-α-Injektion. Die tägliche Höchstdosis von Paracetamol sollte 4 g nicht übersteigen (Leberschäden). Bei Fieber ist auf eine ausreichende Flüssigkeitszufuhr zu achten. Unter der Gabe von pegyliertem IFN-α (Retardform zur Erzielung eines weitgehend konstanten Serumspiegels) treten grippeähnliche Nebenwirkungen etwas später auf und sind insgesamt signifikant milder ausgeprägt. Die Pegylierung (s.u.) führt zu einer deutlichen Verlängerung der HWZ.

b) **Niere:** Eine bestehende Nierenfunktionsstörung gilt als absolute Kontraindikation für eine IFN-α-Therapie, da sich hierbei dosis- sowie zeitunabhängig rasch sowohl eine Hypo- als auch eine Hyperthyreose entwickeln kann, deren Auftreten nicht vorhersagbar ist (s.u.).

c) **Störungen des Fett-, Glukose- und Schilddrüsenstoffwechsels:** Bei bis zu 30% der Patienten kann es dosis- und zeitabhängig zu Hypertriglyzeridämie kommen, wobei Patienten mit prädisponierenden Erkrankungen (Diabetes mellitus, Alkoholismus, genetisch bedingte Fettstoffwechselstörungen) bevorzugt betroffen sind. Als Therapie werden fettarme Kost und eine Dosisreduktion von IFN-α empfohlen, ferner der Einsatz von Lipidsenkern und ASS zur Vermeidung thrombembolischer Komplikationen. IFN-α kann eine diabetogene Stoffwechsellage induzieren. Schilddrüsenfunktionsstörungen sind eine der häufigsten Gründe für einen Therapieabbruch bei Langzeittherapie. Meist nach einer mehrmonatigen Applikation kann sich eine klinisch manifeste Hyperthyreose entwickeln bis hin zur thyreotoxischen Krise. Bei klinischem Hyperthyreose-Verdacht (Tachykardie, Gewichtsabnahme, Diarrhoe) sollte umgehend eine TSH-Bestimmung erfolgen. Da eine thyreostatische Therapie in der Regel nicht wirksam ist, muss in diesen Fällen die Notwendigkeit der Interferon-Therapie überprüft werden. Die Hyperthyreose bildet sich innerhalb einiger Monate spontan zurück; gelegentlich wurde eine spontane Remission auch unter der Interferon-Therapie beobachtet.

d) **Hämatologische Nebenwirkungen:** Dosisabhängig treten häufig Granulo- und Thrombopenien auf. Diese sind nach einer Dosisreduktion oder Therapiepause meist reversibel.

e) **Augen:** Bei 25–85% der Patienten kommt es zu einer Retinopathie. Besonders anfällig sind Patienten mit Diabetes mellitus und arterieller Hypertonie. Nach Absetzen der Therapie ist die Retinopathie meist reversibel. Eine ophthalmologische Untersuchung des Augenhintergrundes ist vor Beginn der Therapie nachdrücklich zu empfehlen. Eine Xerophthalmie tritt ebenfalls häufig auf und wird subjektiv als sehr unangenehm empfunden, lässt sich aber mit künstlicher Tränenflüssigkeit meist gut behandeln.

f) **Neuro-psychiatrische Nebenwirkungen:** Diese sind häufig, jedoch in den meisten Fällen temporär und bilden sich oft nach einigen Wochen spontan zurück. Diesbezüglich ist eine ausführliche Aufklärung und engmaschige Betreuung des Patienten unbedingt erforderlich. Folgende Nebenwirkungen wurden **häufig** beobachtet: **Affektive Symptome:** Depressionen (teilweise schwer) und Melancholie, Schlaf- und Antriebsstörungen, Reizbarkeit, Suizidgedanken, Psychosen und Suchtdruck. **Kognitive Störungen:** Gedächtnis- und Konzentrationsstörungen, Desorientierung (Schäfer et al., 1999). Die Nebenwirkungen treten meist nicht innerhalb der ersten Wochen nach Therapiebeginn auf, sondern werden in der Regel erst nach etwa drei bis sechs Monaten beobachtet, bei weiblichen Patienten häufiger als bei männlichen. Je nach Schwere der Symptome bietet sich eine Dosisreduktion oder Behandlungsunterbrechung an. Kurzfristig sind Benzodiazepine indiziert. Die Nebenwirkungen können auch nach Absetzen der IFN-α-Therapie u.U. über Monate oder Jahre persistieren. Alle Antidepressiva und Sedativa sollten niedrig dosiert werden, da es unter der IFN-α-Therapie zu einer Wirkungsverstärkung kommt. Zu empfehlen sind neuere Substanzen mit kurzer Halbwertszeit wie Zopiklon oder Lormetazepam. Die klassischen Antidepressiva sowie Amitriptylin wirken sedierend und anticholinerg und fördern unter IFN-α-Therapie deliriante Zustände, weshalb sie durch Substanzen wie zum Beispiel Mirtazapin oder Paroxetin (selektive Serotonin-Wiederaufnahmehemmung, Wirkungseintritt erst nach 1 bis 2 Wochen) substituiert werden sollten. Insbesondere sind die Erfahrungen mit Paroxetin in der Depressionsprophylaxe sehr positiv. Die Therapie wurde 2 Wochen vor Beginn der IFN-α-Behandlung eingeleitet (1. Wo: 10 mg Paroxetin p.o./d; 2. Wo: 20 mg p.o./d), wobei eine signifikante Reduktion sowohl der Häufigkeit des Auftretens wie auch der Symptomausprägung und der neurotoxischen Wirkung festgestellt wurde (Musselman et al., 2001).

Sinnvoll ist es, die Patienten vor Therapiebeginn neurologisch und psychiatrisch explorieren zu lassen. Differentialdiagnostisch sollten endogene oder reaktive Depressionen (auch im Zusammenhang mit der Diagnose „Krebs") abgegrenzt werden, was nicht immer zuverlässig gelingt. Weiterhin sind mögliche metastatisch bedingte Wesensänderungen auszuschließen. Bei schweren Depressionen und Suizidgefahr sollte das IFN-α sofort abgesetzt werden. Suizidgedanken sind unbedingt ernst zu nehmen und umgehend eine psychiatrische Behandlung anzustreben (Notfall!). Im Rahmen der Tumornachsorge sollten die Patienten wiederholt und ausdrücklich nach psychiatrischen Symptomen befragt werden.

g) **Kardiovaskuläre und pulmonale Komplikationen:** Diese sind eher selten, treten meist dosis- und zeitunabhängig auf und können sich als Herzrhythmusstörungen, Hypotonie (v.a. bei hohen Außentemperaturen), kardiale Ischämien, Bronchitis obliterans, interstitielle Pneumonitis und Mediastinitis manifestieren. Verdächtige Symptome unter IFN-α-Therapie wie Dyspnoe, trockener Husten und Fieber sollten umgehend diagnostisch abgeklärt werden.
h) **Haut und Schleimhäute:** Bekannt sind Pruritus, Exantheme, Exazerbation eines Herpes labialis oder einer Psoriasis vulgaris, Xerodermie und/oder Xerostomie, Lichen ruber, Haarausfall. Bei Melanompatienten, deren Tumor auf die Therapie anspricht, trat häufiger eine Vitiligo auf.
i) **Autoimmunerkrankungen:** Nahezu alle Autoimmunerkrankungen (z.B. rheumatoide Arthritis) können sich unter einer Interferon-Therapie verschlechtern. **Eine systemische Therapie mit Glukokortikosteroiden ist unter IFN-α kontraindiziert, da Steroide die therapeutische Wirkung des Interferons inhibieren.**
j) **Akute Rhabdomyolyse mit Nierenversagen:** Sehr selten unter Hochdosis-IFN-α-Therapie, jedoch häufig mit letalem Ausgang. Laborchemisch deutlicher Anstieg von CK, LDH und Myoglobin im Serum sowie Myoglobin im Urin, im Spätstadium Anstieg von Serum-Kreatinin, klinisch begleitet von generalisierten Myalgien, schließlich Nierenversagen und Schocksymptomatik. **Prophylaxe:** Unterbrechung der IFN-α-Therapie, Laborkontrolle (Notfall!) und internistische Begutachtung bei über 5fach erhöhten CK- und über 1,5fach erhöhten Serum-Kreatinin-Werten (Hauschild et al., 2000).

Erfahrungen mit pegyliertem Interferon-α-2b: Durch **Pegylierung** (Kopplung von Polyethylenglukol(PEG)-Ketten an das Interferon-Molekül) kommt es zu einer Verlängerung der Halbwertszeit und somit der Wirkdauer des Interferons wie auch zur Erzielung eines gleichbleibend hohen Wirkspiegels. Die Umstellung auf das Depot-Interferon ist für viele Patienten eine Erleichterung, weil sie die Substanz nur noch einmal pro Woche injizieren müssen, während dies bei der nicht-pegylierten Form dreimal oder sogar fünfmal wöchentlich erforderlich ist. Was die Nebenwirkungen betrifft, so berichten die Patienten, dass sie nur ein bis zwei Tage nach der Injektion Nebenwirkungen verspüren; dies bedeutet, dass sie fünf Tage pro Woche praktisch nebenwirkungsfrei sind. Das ist ein wesentlicher Unterschied zu der Standard-Interferongabe, denn bei drei- oder fünfmaliger wöchentlicher Applikation haben die Patienten fast keine Phase, in der sie ohne Nebenwirkungen leben. Die grippeähnlichen Symptome sind schwächer ausgeprägt als nach Gabe des Standard-Interferons. In der Literatur werden Rötungen und Verhärtungen an der Einstichstelle als einzige Nebenwirkung genannt, die unter dem Peg-Interferon häufiger auftritt als unter dem Standard-Interferon. Das Standard-Interferon ist jedoch nach wie vor sehr nützlich für die Initialbehandlung, denn hier werden hohe Dosen benötigt ($>=$ 20 Mio IE/d in der ersten Therapiewoche). Das Peg-Interferon ist einerseits als intravenöses Präparat nicht verfügbar, andererseits lassen sich durch subkutane Applikation hohe Dosen nicht ohne starke lokale kutane Nebenwirkungen (Entzündungsreaktion mit deutlicher Rötung und Verhärtung) erreichen. Nach drei bis vier Wochen wird von der i.v.- (Standard-IFN-α) auf die subkutane Applikation (Peg-IFN-α) umgestellt.

Interleukin 2 (IL-2): Das IL-2 besitzt eine antitumorale Wirkung, die auf der Aktivierung von T-Lymphozyten, NK-Zellen und Makrophagen, wie auch der Induktion weiterer Zytokine (TNF-α, IFN-γ, IL-5, IL-6, IL-8, GM-CSF, M-CSF) beruht (Nashan und Luger, 2001). Das IL-2 ist bisher in Kombination mit IFN-α und/oder mit Zytostatika (DTIC, Cisplatin, Vinca-Alkaloide) im Stadium III und IV, nicht jedoch als Monotherapeutikum im adjuvanten Bereich überprüft und verglichen worden. Der Anwendungsschwerpunkt des IL-2 liegt im Spätstadium IV des Melanoms. In diesem Stadium wird es sowohl mit IFN-α wie auch zusammen mit Zytostatika eingesetzt (Synergieeffekte bei Chemo-Immuntherapie („Bio-Chemotherapie"), s. 1.2.6.4). Dabei wird angenommen, dass eine vorgeschaltete Zytostatikagabe zu einer verstärkten Tumornekrose führt und damit zur Ausschwemmung von Tumorantigenen. Die anschließende Applikation von IL-2 verstärkt die diesbezügliche Immunantwort (Synergieeffekt; Legha et al., 1998).

Die subkutane Gabe wird aufgrund der etwas geringeren Nebenwirkungen (nach Möglichkeit) bevorzugt. Eine intrathekale, lokal intratumorale und periossäre Applikation ist möglich. Eine besonders verträgliche und nebenwirkungsarme Therapie ist die lokale IL-2-Inhalationstherapie in Kombination mit Dacarbacin (DTIC) bei pulmonaler und/oder pleuraler Metastasierung (Stadium IV). Dabei wird IL-2 nach einer ein- bis zweiwöchigen Einleitungsphase täglich inhaliert (optimale Dosis: 36 Mio IE/d, Mindestdosis 18 Mio IE/d). Das DTIC (850 mg/m^2 i.v.) wird unmittelbar vor Beginn der IL-2-Applikation und nachfolgend in vierwöchigen Abständen (jeweils ein Behandlungstag) verabreicht (Enk et al., 1997). Da das IL-2 nach Inhalation nicht in nennenswertem Maß systemisch ins Gefäßsystem resorbiert wird, resultiert hieraus eine deutlich bessere Verträglichkeit als bei systemischer Darreichung. Das gefürchtete Capillary-leak-Syndrom (erhöhte Kapillarpermeabilität führt zu Lungen- sowie Hirnödem, Hypotonie, Oligurie) wurde bei inhalativ behandelten Patienten nicht beobachtet. Diese schwere Nebenwirkung tritt bei s.c.- oder i.v.-Gabe auf und ist dosisabhängig. Häufigste Nebenwirkung einer inhalativen IL-2-Therapie ist ein dosisabhängiger Husten, der symptomatisch behandelt wird; sehr selten tritt ein Bronchospasmus auf. Therapeutisch kommen bei Reizhusten Codein-haltige Präparate, ferner bronchospasmolytisch wirksame Mittel (β2-Mimetika, etwa Berotec einmal ein Hub jeweils zehn Minuten vor jeder Inhalation) zum Einsatz. Weitere, gelegentliche Nebenwirkungen sind Übelkeit, Fieber, Schüttelfrost, Müdigkeit, Schwäche, Kopfschmerzen. Selten treten Erbrechen und Diarrhoe auf. Ziel der Inhalationsbehandlung ist die Verhinderung einer pulmonalen Progression. Nach bisherigen Daten kommt es nach Absetzen der Therapie in den meisten Fällen nach etwa zwei bis vier Monaten zu einem erneuten Fortschreiten der Erkrankung. Bei etwa der Hälfte der Patienten ist wegen Nebenwirkungen (vor allem Hustenreiz) vorübergehend oder dauerhaft eine Dosisreduktion auf 18 Mio IE/d erforderlich. Bei grippalen Infekten wird die Therapie für etwa eine Woche unterbrochen. Sollten die Nebenwirkungen nach schrittweiser Reduktion bis auf 18 Mio IE/d keine Rückbildung auf Grad II (WHO) erreichen, ist ein Abbruch der Behandlung angezeigt. Eine Tagesdosis von weniger als 18 Mio IE/d wird wegen der großflächigen Verteilung der inhalierten Dosis als insuffizient betrachtet. Während der Inhalationsbehandlung in Kombination mit DTIC sind Laborkontrollen in 14-tägigen Abständen erforderlich (Blutbild, Leber- und Nierenparameter, Elektrolyte).

IL-2-Nebenwirkungen, die bei s.c.- oder i.v.-Gabe dosisabhängig häufig auftreten, hingegen bei der inhalativen Therapie nur in sehr abgemilderter Form beobachtet wurden, sind: Thrombo- und Lymphopenie, Anämie, Eosinophilie, Herzrhythmusstörungen, Tachykardie. An der Haut verursacht IL-2 häufig Trockenheit, Pruritus und Erytheme (u.a. erythematosquamös bzw. multiform), seltener Ödeme, petechiale Purpura, Blasenbildung, persistierende lymphoide Knoten sowie Hautnekrosen (Assmann et al., 2002).

Prinzipiell können alle Autoimmunerkrankungen durch IL-2 induziert bzw. verstärkt werden. Schwer ausgeprägte Autoimmunkrankheiten stellen – je nach vitaler Bedrohung – eine relative oder aber absolute Kontraindikation für eine IL-2-Therapie dar, zumal eine erforderliche systemische Glukokortikosteroid-Therapie die Wirksamkeit von IL-2 zunichte macht und somit als absolute Kontraindikation für die IL-2-Applikation anzusehen ist. Aus dem gleichen Grund sollten akute oder chronische allergische Erkrankungen während einer IL-2-Therapie nicht mittels Glukokortikosteroiden systemisch behandelt werden.

Il-2 wurde in ausgewählten Fällen von Hautmetastasen auch intratumoral appliziert, wobei relativ oft komplette lokale Remissionen zu beobachten waren (Zepter und Häffner, 1997).

1.2.6.3. Therapie im Stadium der Lymphknotenmetastasierung (Stadium III)

Ein metastatischer Lymphknotenbefall erfordert in der Regel zunächst eine konsequente operative Sanierung. Allerdings gibt es derzeit keine eindeutig etablierte prognoseverbessernde adjuvante Therapie. Weder DTIC-Mono- und Polychemotherapien noch eine IFN-α-Niedrigdosis- bzw. - Hochdosis-Monotherapie hatten einen signifikanten 5-Jahres-Überlebensvorteil nach therapeutischer Lymphknotendissektion zur Folge (Kirkwood et al., 2000; Cascinelli et al., 2001; Kretschmer et al., 2002).

1.2.6.4 Medikamentöse Therapieoptionen im Stadium der Fernmetastasierung (Auswahl)

Die 5-Jahres-Überlebensrate für Patienten im Stadium IV beträgt weniger als 5%, das mediane Überleben liegt zwischen 6 und 11 Monaten (Frick et al., 2002). Bei der Therapiewahl steht häufig der Erhalt der Lebensqualität im Vordergrund.

a) **Pulmonale Metastasen:** Auf die inhalative IFN-α-Therapie in Kombination mit DTIC wurde bereits eingegangen. Eine weitere Therapiemöglichkeit mit relativ moderaten Nebenwirkungen ist die Kombination von IFN-α-2a (5 mal 9 Mio IE s.c./Woche) und IL-2 (3 mal 6 Mio IE s.c./Woche; Enk et al., 1999).
b) **Zerebrale Metastasen:** Sie stellen mit 20–32% die häufigste Todesursache beim Melanom im Stadium IV dar. Die durchschnittliche Überlebenszeit nach dem Auftreten beträgt etwa 4 Monate. Hier kann Temozolomid als einzig liquorgängiges orales Zytostatikum eingesetzt werden. Seine Wirksamkeit als Monotherapeutikum bzw. in Kombination mit einer Strahlentherapie wird derzeit im Rahmen von Studien evaluiert. Schon länger eingesetzt wird das lipophile Nitrosoharnstoffderivat Fotemustin (Ansprechraten bei Hirnmetastasen zwischen 8,3% und 28,2%; CAVE: ausgeprägte Leuko- und Thrombopenien).
c) **Polychemo-Immuntherapie („Bio-Chemotherapie") nach Legha:** Die Therapie verbindet synergistisch die zytotoxischen Effekte der Chemotherapie (DTIC, cis-Pt, Vinblastin) mit der immunstimulierenden Wirkung von Immunmodulatoren (IFN-α, IL-2). Das Nebenwirkungsspektrum ist naturgemäß sehr breit und bringt eine z.T. ausgeprägte Verschlechterung der Lebensqualität mit sich. Geeignet sind v.a. jüngere Patienten mit einem Karnofsky-Index von > 80%. Immer werden grippeähnliche Symptome (Fieber, Schüttelfrost, Kopf- und Gliederschmerzen), gastrointestinale Beschwerden (Übelkeit und Erbrechen) und hämatologische Komplikationen (Anämie, Leukopenie, Thrombopenie) beobachtet. Bei Leukopenien unter 1,5/μl sollte rasch humanes G-CSF eingesetzt werden. Bei etwa 5% der Patienten entwickelt sich eine **Sepsis,** die jedoch i.d.R. mittels systemischer Antibiose und Substitution von Blutkomponenten beherrscht werden kann. Das durch IL-2 verursachte „Capillary-leak-Syndrom" imponiert klinisch meist in der Form von Unterschenkel- und Handödemen und bildet sich nach Beendigung der Therapie i.d.R. innerhalb von Tagen zurück. Bei entsprechender Disposition kann zur Hypotonieprophylaxe im Rahmen der IL-2-Gabe Dopamin eingesetzt werden (2–7 μg/kg KG/min i.v.).

   Die Berechtigung dieser sehr belastenden Therapie besteht in der hohen Ansprechrate (40–64%) und vor allem in der für Melanome im Stadium IV vergleichsweise hohen Rate an Langzeitüberlebenden: Bei etwa 10–20% der Patienten wurden komplette Remissionen von mehr als 6 Jahren beobachtet (Legha et al., 1998; Eton et al., 2002; Fischer et al., 2002). Trotz der hohen Toxizität kann die Legha-Therapie bei entsprechender Erfahrung und sehr engmaschigem Monitoring der Vital- und Laborparameter auf einer dermatologischen Normalstation durchgeführt werden (Fischer et al., 2002).

d) Patienten mit **fortgeschrittener Organmetastasierung**, die nach herkömmlichen Kriterien als **austherapiert** eingestuft werden, d.h. alle gängigen Therapieformen durchlaufen haben, ohne dass dadurch die Tumorprogression aufgehalten werden konnte, weisen im allgemeinen einen schlechten Allgemeinzustand auf. Aufgrund der extrem limitierten Lebenserwartung sollte die Lebensqualität dieser Patienten in der Regel durch weitere, verzweifelte Therapieversuche nicht weiter eingeschränkt werden. In diesem Stadium scheint eine orale Chemotherapie mit Trofosfamid (100 mg/d) den Krankheitsverlauf verlangsamen zu können (Miller et al., 1996; Enk und Knop, 2000). Trofosfamid ist ein Abkömmling von Cyclophosphamid und gehört wie letzteres zu den alkylierenden Substanzen. Es wird zu etwa 65% renal ausgeschieden. Als Nebenwirkung ist mit dem Auftreten einer leichten Leukopenie, viel seltener auch einer Thrombopenie und leichten Übelkeit zu rechnen. Bei höheren Dosen können Blasenreizungen und Haarausfall auftreten. Insgesamt ist das Toxizitätsspektrum bei obiger Dosierung sehr mild. Das Präparat besitzt eine breite Zulassung für zahlreiche solide Tumoren (vor allem Bronchial- und Mamma-Karzinom, Leukämien, Lymphome).

e) **Hautmetastasen:** Solitäre Hautmetastasen können exzidiert oder mittels Kryotherapie (mindestens 2 Gefrier-Auftau-Zyklen, seitlicher Sicherheitsabstand 5–10 mm) behandelt werden. Bei multiplen, sonst nicht beherrschbaren In-transit-Metastasen im Bereich der Extremitäten zeigt die isolierte Extremitätenperfusion mit Melphalan (mit und ohne TNF-α) gute Ergebnisse, bei allerdings z.T. erheblichen toxischen Nebenwirkungen. Im Rahmen einer Kasuistik wurde über die erfolgreiche Therapie multipler In-transit-Metastasen mit Imiquimod berichtet. Nach 12-wöchiger topischer Imiquimod-Applikation kam es zur vollständigen Rückbildung aller Hautmetastasen, gleichzeitig aber auch zum Auftreten von regionären Lymphknotenmetastasen (Ugurel et al., 2002).

1.2.7 Kutane Melanome und Schwangerschaft

Nach bisheriger Datenlage verschlechtert eine zum Zeitpunkt der Melanom-Diagnose bestehende Schwangerschaft nicht die Prognose (Überlebensrate) der Melanom-Erkrankung (Wong et al., 1989; Slingluff et al., 1990; MacKie et al., 1991), obwohl die schwangerschaftsbedingte Freisetzung des angiogenetisch wirksamen placental growth factor zu einem Wachstum eines bestehenden Melanoms beitragen kann (Lacal et al., 2000). Das Melanom sollte dennoch umgehend in Lokalanästhesie exzidiert werden; gegebenenfalls kann auch eine SLND in LA in gleicher Sitzung durchgeführt werden. Auf strahlenbelastende Diagnoseverfahren (z.B. CT) sollte in der Regel bis nach der Entbindung verzichtet werden. Da Melanome während einer Schwangerschaft in seltenen Fällen die Plazenta befallen und auch diaplazentar auf den Fetus übertragen werden können, muss postpartal – insbesondere bei dicken Melanomen – sowohl das Neugeborene sorgfältig inspiziert wie auch die Plazenta – neben der klinischen Inspektion – histologisch aufgearbeitet werden (Ferreira et al., 1998). Orale Kontrazeptiva können auch nach Diagnose eines Melanoms in der Regel weiter eingenommen werden, da eine Prognoseverschlechterung bisher nicht sicher nachgewiesen werden konnte (Garbe, 1993). Insgesamt erscheint es dennoch aus theoretischer Sicht unbedenklicher, in den ersten zwei Jahren nach Diagnosestellung eine hormonfreie Kontrazeption zu bevorzugen (MacKie, 1998). Bei Patienten mit Melanomen im Stadium I/II und Kinderwunsch sollte vor allem bei dickeren Melanomen erst etwa zwei bis drei Jahre nach Diagnosestellung eine Schwangerschaft angestrebt werden, da die Wahrscheinlichkeit einer Melanomprogression in den ersten zwei bis drei Jahren am höchsten ist (Garbe, 1993).

1.2.8 Melanome bei älteren Patienten

Die Behandlungsstrategien bei Melanomen im Alter sollten nicht grundsätzlich verschieden sein von jenen jüngerer Patienten. Bei einer Chemo-/Immuntherapie sind bei Patienten im höheren Alter Dosis-Adaptationen zu beachten.

1.3 Ausgewählte Weichteiltumoren

1.3.1 Kutanes Angiosarkom (AS)

Kutane AS sind sehr seltene, hochgradig maligne, aggressive, von Endothelzellen ausgehende Gefäßtumoren mit Neigung zu Lokalrezidiven und Metastasierung. Am häufigsten sind die idiopathischen AS, die vor allem am Kopf (v.a. Capillitium, selten in der unteren Gesichtshälfte) und in der Halsregion älterer Patienten (> 60 J.) auftreten (Wilson-Jones-AS; Morrison et al., 1995). Etwa 10% der AS sind mit Lymphödemen (Lymphangiosarkom (Stewart-Treves-Syndrom)) bzw. – wesentlich seltener – mit einer strahlentherapeutischen Behandlung (ohne Lymphödem) assoziiert. Traumata, chronische Lymphödeme, onkologische Strahlentherapie sowie maligne Tumoren scheinen die Entwicklung eines AS zu begünstigen. So tritt das AS bei etwa 0,4 % der Patientinnen mit Mamma-Karzinom auf, die nach Mamma-Ablatio und Lymphknotenausräumung ein chronisches Lymphödem entwickeln (Stewart-Treves-Syndrom). Im Kindesalter sind AS extrem selten, wobei in den allermeisten Fällen eine Manifestation im Bereich eines Naevus flammeus beschrieben wird.

Das **klinische Bild** ist variabel: Uncharakteristische, unscharf begrenzte, leicht elevierte rötlich-bläuliche bis schwärzliche Plaques oder Noduli, zum Teil mit Ulzeration. Häufig beginnen die AS als umschriebene hämorrhagie- bzw. hämatomähnliche Läsionen mit leicht induriertem Rand. Gelegentlich manifestiert sich ein kutanes AS als einseitige, prallelastische erythematöse Schwellung mit und ohne Erythem (z.B. eines Augenlids; Mehrens et al., 2000) oder als Rosacea-artiges teleangiektatisches Erythem. Ein multifokales Auftreten von Tumorläsionen ist relativ oft zu beobachten. Peritumoral entwickelt sich sekundär oft ein Ödem. Knoten entsprechen einem fortgeschrittenen Stadium. Sie können bluten und exulzerieren. Die klinisch schwer abschätzbare subkutane Ausbreitung sowie die häufige Multilokalität erschweren die vollständige Tumorresektion (Enzinger und Weiss, 1995; Morrison et al., 1995; Mark et al., 1996; Fink-Puches et al., 2000).

Die **Diagnose** stützt sich vor allem auf die Immunhistochemie, wobei der Nachweis von CD34-Antigen (wird auf Endothelzellen, Leukozyten und Thrombozyten exprimiert) von großer Bedeutung ist. Das Faktor-VIII assoziierte Antigen (von Willebrand-Faktor) ist gelegentlich positiv (Ohsawa et al., 1995). Die histologischen Befunde sind in der Anfangsphase oft uncharakteristisch, sodass auch bei mehreren Biopsien die richtige Diagnose verfehlt werden kann. Die Biopsien müssen vor allem tief genug entnommen werden, da sich die malignen Gefäßproliferationen auf die tieferen dermalen und subkutanen Bereiche beschränken können, während in der oberen Dermis lediglich unspezifische, sekundär ödematöse Veränderungen mit ektatisch erweiterten Gefäßen gefunden werden.

Differentialdiagnostisch müssen bei einem knotigen Herd am Kopf u.a. ein Granuloma teleangiectaticum, ein ß-Zell-, ein anaplastisch-großzelliges CD30+-Lymphom, ein Lupus erythematodes profundus, ein Melkersson-Rosenthal-Syndrom sowie eine (benigne) angiolymphoide Hyperplasie mit Eosinophilie (Djawari und Rumpelt, 2001) abgegrenzt werden.

Prognose: Im Rahmen der bis vor kurzem üblichen Therapie (weite Exzision mit und ohne Strahlentherapie, ggf. Chemotherapie) beträgt die 5-Jahres-Überlebensrate lediglich 10–35% und die mediane Überlebenszeit 16–36 Monate. Wichtigster prognostischer Faktor ist die Tumorgröße bei Diagnosestellung. Tumoren mit einem Durchmesser unter 5 cm (T1) haben eine wesentlich bessere Prognose als solche über 5 cm (T2). Bei einem Tumordurchmesser > 10 cm liegt die 5-Jahres-Überlebensrate unter 5% (Lydiatt et al., 1994; Mark et al., 1996).

Therapie:

a) Die **radikale mikrographisch kontrollierte Exzision in Kombination mit postoperativer lokaler Radiotherapie** zeigte bis vor wenigen Jahren die relativ besten Ergebnisse (Mehrens et al., 2000). Die Schwäche dieses Therapiekonzepts liegt darin begründet, dass AS zum Diagnosezeitpunkt oft eine multifokale, z.T. subklinische Manifestation aufweisen. Deshalb misslingt häufig eine vollständige operative Tumorentfernung. Die AS sind initial häufig strahlensensibel, bei Rezidiven wird hingegen eine zunehmende Strahlenresistenz beobachtet. **Strahlentherapie allein hat lediglich einen palliativen Effekt!**

b)–e) In den letzten Jahren wurde, meist anhand von kasuistischen Mitteilungen, über vier unterschiedliche Therapieverfahren berichtet, die bei Patienten mit fortgeschrittenen, z.T. metastasierenden AS jeweils zu einer zumindest partiellen Remission geführt haben.

b) **Intraläsionale Gabe von IFN-α und IL-2 sowie Strahlentherapie** Eine 88-jährige Patientin mit einem 20 × 15 cm großen Tumor konnte über 2 Jahre mit dieser Behandlung stabilisiert werden (Ulrich et al., 2000).

c) Bei der Kombination von **13-cis-Retinsäure** (1 mg/kg KG) **mit IFN-α-2b** (6 Mio IE s.c. 5 mal/Woche) wird ein supraadditiver Effekt hinsichtlich Antiangiogenese und Antiproliferation vermutet. Mit obigem Schema konnte bei einem rezidivierenden, großflächigen AS eine vollständige Remission erzielt werden (Spieth et al., 1999). In unserem Patientengut blieb eine Patientin mit einem rezidivierenden multizentrischen AS postoperativ unter „low-dose" IFN-α (3 × 3 Mio IE s.c./Wo) über $2^1/_2$ Jahre rezidivfrei. Einige Monate nach Beendigung der IFN-α-Therapie trat jedoch erneut ein Lokalrezidiv auf. Die 13-cis-Retinsäure musste im obigen Fall übrigens schon wenige Monate nach Therapiebeginn wegen intolerabler Nebenwirkungen abgesetzt werden.

d) Ein wichtiger Fortschritt ist die Einführung des **liposomal verkapselten Doxorubicins (LVD)**. Dieses wurde sowohl als Mono-Therapeutikum (20 mg/m^2 i.v. 1x alle 2-4 Wochen; Voss et al., 2001; Eiling et al., 2002) wie auch in Kombination mit **IFN-α** (Jäckel et al., 1999a) bzw. mit einer (nachfolgenden) fraktionierten **Strahlentherapie** (schnelle Elektronen (ED 2 Gy 5x/Wo; GD 40 Gy); Wollina et al., 2001) erfolgreich eingesetzt. LVD reichert sich wesentlich besser in stark vaskularisierten Tumoren an als das übliche freie Doxorubicin (etwa vierfach höhere Konzentration im Tumor im Vergleich zum Serum). Dieser Umstand hat eine niedrigere Dosierung und somit eine deutlich bessere Verträglichkeit verglichen mit der konventionellen Doxorubicin-Medikation zur Folge.

CAVE Doxorubicin: Unter Doxorubicin kommt es zu einer dosisabhängigen Myelosuppression (v.a. Neutropenie) sowie toxischen Kardiomyopathie. Engmaschige EKG- und Echokardiographie-Kontrollen helfen, eine toxische Kardiomyopathie rechtzeitig zu erfassen.

e) Eine weitere, Erfolg versprechende Therapieoption bei Patienten mit rezidivierenden AS am Capillitium sowie im Gesicht stellt die systemische Applikation von **Paclitaxel** (90–250 mg/m^2 i.v. 1x alle 1-3 Wochen) dar. In einem kleinen Patientenkollektiv mit z.T. metastasierenden Wilson-Jones-AS konnte bei vier von neun Patienten eine komplette sowie bei anderen vier Patienten eine partielle Remission erzielt werden. Bei einem weiteren Patienten kam es zur Stabilisierung der Erkrankung (Fata et al., 1999). Wir setzen Paclitaxel alternativ zum Doxorubicin ein, wobei letzteres den Vorteil einer merklich besseren Verträglichkeit aufweist.

1.3.2 Dermatofibrosarcoma protuberans (DFSP)

Das DFSP ist eine fibrohistiozytäre dermal mesenchymale Neoplasie von intermediärer Malignität. Es manifestiert sich typischerweise im jüngeren bis mittleren Lebensalter vor allem am Stamm und an den proximalen Extremitäten, wächst pseudopodienartig-infiltrativ und zeigt eine ausgeprägte Rezidivneigung (20–50% in den ersten drei Jahren postoperativ). Eine sichere klinische Diagnostik ist nicht möglich. Die Ausbreitung des Tumors erfolgt meist subkutan, mit häufig asymmetrischen langstreckigen horizontalen Ausläufern. Im frühen Stadium imponieren DFSP häufig als flache, atrophische Plaques, ähnlich einer zirkumskripten Sklerodermie oder Narbengewebe. Der Tumor ist im Initialstadium meist hautfarben, manchmal braungelb tingiert oder auch leicht rötlich. Die Plaques zeigen eine langsame Größenprogredienz mit zunehmender Induration und eine Farbverschiebung nach bläulich rot bis braun. Im fortgeschrittenen Stadium finden sich dunkelrote bis rötlich bräunliche Knoten oder multinodale Tumorkonglomerate. In der schwarzen Bevölkerung tritt auch eine pigmentierte Variante des DFSP auf („Bednar-Tumor", Nachweis von Melanin-haltigen dendritischen Zellen).

Diagnose: Trotz der recht typischen Histologie (dicht gelagerte fibroblastoid-spindelförmige Zellen in der Form radspeichenartiger Proliferate) sollte die Diagnose stets mittels Immunhistochemie abgesichert werden. Im DFSP wird – in der Regel – CD34-Antigen exprimiert (im Gegensatz zu vielen anderen fibromatösen Hautläsionen). Allerdings wurden in Einzelfällen auch CD34-positive Dermatofibrome beschrieben. Für die weitere immunhistochemische Abgrenzung haben sich Faktor-XIIIa und Metallothionin als hilfreich erwiesen (beide im DFSP – im Gegensatz zum Dermatofibrom – nicht nachweisbar). Die präoperative Vermessung der Tumorausdehnung mittels Ultraschall (7,5-, 10- oder 20-Megahertz) ist im Einzelfall nützlich, lässt aber nur bedingt Aussage über die wirkliche Infiltration zu. CT- und MRT-Aufnahmen können im Einzelfall sehr nützlich sein (Kransdorf und Meis-Kindblom, 1994).

Verlauf und Therapie: Das DFSP wächst infiltrativ aggressiv und penetriert im fortgeschrittenen Stadium auch Muskulatur und Knochen. Die Metastasierungsrate beträgt jedoch weniger als 4%, wobei vor allem Lymphknotenmetastasen beobachtet werden. Fernmetastasen sind vergleichsweise selten. Die Mortalität ist gering. Auch bei weiten Exzisionen wurde eine hohe Rezidivrate beobachtet (bis zu 80%), wobei diese deutlich mit dem Resektionsabstand (RA) korreliert (RA < = 2 cm: 41% Rezidive, RA > = 3 cm: 11–20% Rezidive (Rowsell et al., 1986). Etwa 75% der Rezidive treten innerhalb der ersten drei Jahre nach Primärtumorexzision auf. Folglich wurden bis vor kurzem ein RA von mindestens 3 cm sowie die Exzision der darunter liegenden Muskelfaszie empfohlen. Neue Untersuchungen zeigen, dass erst der Einsatz der mikrographisch kontrollierten Exzision (lückenlose Randschnitttechnologie) zuverlässig eine dauerhafte Heilung ermöglicht und den individuellen Status besser berücksichtigt, sodass Unter- und Übertherapien vermieden werden können. Die RA der einzelnen Schritte sollten in der Regel ca. 1 cm betragen. Der postoperativ entstandene Defekt sollte bis Nachweis der kompletten Entfernung aller Tumoranteile offen gelassen werden. Die histologische Aufarbeitung sollte nur im Paraffinschnittverfahren durchgeführt werden (Kryostatschnitte sind nicht sensitiv genug) (Dawes und Hanke, 1996; Breuninger, 1998). Alle nicht kontrollierten chirurgischen Verfahren führen in Folge der individuellen lokalen Infiltration meistens zu hohen Rezidivraten, auch wenn große RA (5 cm und mehr) eingeplant werden.

DFSP gelten als relativ strahlenresistent. Unter Radiotherapie wurden zudem fibrosarkomatöse Veränderungen beobachtet. Indiziert ist die Strahlentherapie bei primärer Inoperabilität und bei Zustand nach mehrfachen Rezidiven. Das Zielvolumen erfasst den Tumor einschließlich eines Sicherheitsabstandes von 3–5 cm mit Einzeldosen von 2 Gy 5 mal/Woche (Gesamtdosis: 60–70 Gy bei kurativer Zielsetzung, 50 Gy bei palliativer Zielsetzung; Breuninger, 2001).

Eine wirksame Chemotherapie ist nicht bekannt.

1.3.3 Mukokutanes Merkelzell-Karzinom (MK)

Die Merkelzelle wird dem APUD-System (amine precursor uptake and decarboxylation system) zugeordnet und exprimiert sowohl epitheliale als auch neuroendokrine Marker. Merkelzellen werden gelegentlich in Basalzellkarzinomen gefunden.

Das MK wird zu den **aggressiven, hochmalignen** Hauttumoren gerechnet und weist eine hohe Rate (25–75%) an Lokalrezidiven auf, die bereits nach kurzer Zeit auftreten und schnell wachsen können. Das MK imponiert klinisch meist als solider, rötlich violetter halbkugeliger oder kugeliger, gelegentlich auch plaqueförmiger Tumor, oft mit glänzender Oberfläche. Im fortgeschrittenen Stadium können sekundär Ulzerationen und Hämorrhagien auftreten. Die meisten Tumoren haben bei Diagnosestellung einen Durchmesser von weniger als 2 cm. Da charakteristische klinische Merkmale fehlen, werden die Tumoren oft verkannt und unter der Annahme eines häufigeren Hauttumors, wie zum Beispiel eines soliden Basalioms, eines amelanotischen Melanoms oder eines Plattenepithelkarzinoms, exzidiert. Ein wichtiges Merkmal des MK ist die rasche Größenzunahme. Dementsprechend müssen vor allem Keratoakanthome, maligne Adnextumoren, kutane Metastasen sowie B- und T-Zell-Lymphome abgegrenzt werden (Helmbold et al., 2002). Typischerweise tritt das MK in lichtexponierten Kopfarealen (v.a. im Gesicht) und am Hals (60–70% aller MK) sowie an den Extremitäten auf, deutlich seltener hingegen am Rumpf. Selten werden MK auch im Bereich der Schleimhäute beobachtet (Snow et al., 2001). MK in sonnenexponierten Hautarealen (v.a. Gesicht) treten häufig zusammen mit anderen kutanen Neoplasien auf (v.a. Plattenepithelkarzinome).

Histologisch lassen sich drei Subtypen unterscheiden: Der gut differenzierte trabekuläre Typ (selten), der intermediäre sowie der nur wenig differenzierte kleinzellige Typ.

Die **Diagnose** muss immer immunhistochemisch gesichert werden, wobei sich insbesondere Antikörper gegen Zytokeratin (vor allem 20, aber auch 8, 18) sowie gegen die Neuron-spezifische Enolase bewährt haben. Die Expression von Chromogramin A ist variabel, S-100-Positivität selten. Vimentin und das Leukocyte-common-Antigen werden nicht exprimiert. Beim kleinzelligen undifferenzierten Typ des MK kann die Antigenexpression weitgehend verloren gehen. Insbesondere bei der Suche nach Mikrometastasen in den Wächter-Lymphknoten (siehe unten) ist die Immunhistochemie unerlässlich. Elektronenmikroskopisch lassen sich die typischen zytoplasmatischen neuroendokrinen Granula nachweisen (Hauschild und Garbe, 2001). Besondere Schwierigkeiten bereitet die Abgrenzung von Hautmetastasen kleinzelliger Bronchialkarzinome oder anderer endokriner Karzinome, da sie aufgrund der biologischen Verwandtschaft mit dem MK grundsätzlich alle genannten immunhistochemischen Marker einschließlich Zytokeratin 20 exprimieren können. Deshalb wird nach histologischer Diagnose eines MK der sichere Ausschluss eines Bronchialkarzinoms sowie anderer neuroendokriner Tumoren gefordert (Helmbold et al., 2002).

Verlauf und Therapie: Etwa 30–50% der MK-Patienten versterben innerhalb von 3 Jahren nach Diagnosestellung an der Ausbreitung der Tumorerkrankung. Mehr als die Hälfte aller Patienten entwickelt innerhalb des ersten Jahres nach Primärtumorexzision lokoregionale Rezidive (vor allem Lymphknotenmetastasen, etwas seltener Lokalrezidive und Weichteilmetastasen). Als prognostisch ungünstig erweist sich der kleinzellige Subtyp, während die Prognose der trabekulären Form als günstig beschrieben wird. Als **prognostisch besonders entscheidend wird die Tumorgröße** angesehen. MK größer als 2 cm im Durchmesser weisen eine deutlich schlechtere Prognose auf.

Wegen der hohen Rate an Lokalrezidiven ist die Exzision unter Anwendung der mikrographisch kontrollierten Chirurgie anzustreben. Die Exzision erfolgt zunächst mit einem RA von 2 cm unter Mitnahme der Muskelfaszie. Nach Diagnosestellung des Primärtumors sollte eine mögliche lymphogene Ausbreitung abgeklärt werden. Bei Verdacht auf Metastasierung liefert neben den üblichen organspezifischen Untersuchungstechniken (CT, MRT, Sonographie) die so genannte „Somatostatin-Rezeptor-Szintigraphie" mit Indium-111-Oktreotid wertvolle Hinweise. Aufgrund der vorwiegend lymphogenen Ausbreitung wird in Analogie zum Melanom das Aufsuchen des Wächter-Lymphknotens empfohlen, wobei je nach Publikation in 11,1–28,6% der extirpierten SLN Mikrometastasen nachgewiesen wurden (Groth, 2000). Die zusätzliche Exzision der drainierenden Lymphabstrombahn (Lymphangiektomie) im Rahmen der SLND wird bei bestimmten Tumorlokalisationen (Rumpf, proximale Extremitäten) als vorteilhaft angesehen (Kimmritz et al., 2000), da hierdurch das Auftreten von In-transit-Metastasen verringert wird.

Bei Lokalrezidiven oder Lymphknotenmetastasen ist die operative Sanierung nach wie vor die Therapie der Wahl. Bei Lymphknotenbefall ist eine radikale regionale Lymphknotenausräumung zu empfehlen.

MK sind radiosensibel. Die hohe lokoregionäre Rezidivrate nach alleiniger Operation kann durch eine postoperative lokoregionäre Radiotherapie (Tumorareal sowie drainierende Lymphabflusswege wie auch regionale Lymphknotengruppen) deutlich gesenkt werden (Gesamtdosis 50–70 Gy, Fraktionierung 5-mal 2 Gy/Woche), (Hauschild und Garbe, 2001; Snow et al., 2001; Helmbold et al., 2002; Herbst et al., 2002).

Die Möglichkeit der hämatogenen Metastasierung bleibt von den oben genannten Maßnahmen unbeeinflusst.

Der Einsatz von **Chemotherapie-/Polychemotherapie-**Regimen bei Haut- und Lymphknotenmetastasen führt nicht selten zu kompletten Remissionen. Folgende zwei Schemata werden als wirksam beschrieben:

1. Cyclophosphamid (600 mg/m^2 i.v. Tag 1 + 8), Methotrexat (40 mg/m^2 i.v. Tag 1 + 8) sowie 5-Fluorouracil (600 mg/m^2 i.v. Tag 1 + 8), Wiederholung Tag 28 (Fenig et al., 1993).
2. Etoposid (150 mg/m^2 i.v. Tag 1 + 2); Cisplatin (80 mg/m^2 i.v.), Doxorubicin (50 mg/m^2 i.v.) sowie Bleomycin (30 mg/m^2 i.v.) jeweils am Tag 1. Wiederholung Tag 22 (Azagury et al., 1993).

Die Ansprechraten bei einer Fernmetastasierung sind eher schlecht. Bei älteren Patienten kann eine wenig belastende Monotherapie mit Etoposid (Fenig et al., 2000) oder mit dem Somatostatin-Analogon Octreotid (di Bartolomeo et al., 1996) indiziert sein. Insgesamt gilt das MK als chemosensibel, aber kaum chemokurabel. In einem Einzelfall wird über eine einjährige komplette Remission lokaler Metastasen unter IFN-α (Therapieeinleitung mit 6 Mio IE/d i.m., Erhaltungstherapie mit 3 Mio IE 3-mal/Woche s.c.; Durand et al., 1991) berichtet. Zur Verlaufskontrolle im Stadium der Fernmetastasierung eignet sich u.a. die Bestimmung der neuronenspezifischen Enolase im Serum.

Aufgrund der hohen Rezidiv- und Metastasierungsraten ist postoperativ eine engmaschige Nachsorge (im 1. Jahr in 4- bis 6-wöchigen Abständen, anschließend vierteljährlich über mindestens 5 Jahre) zu empfehlen.

1.3.4 Extramammärer Morbus Paget (EMP)

Der EMP wird als intraepidermales Adenokarzinom angesehen, ausgehend von apokrinen Drüsenstrukturen. Das EMP ist eine Erkrankung des höheren Lebensalters (50–80 Jahre), wobei Frauen deutlich häufiger betroffen sind. Im Initialstadium findet sich klinisch eine ekzemartige Morphe, die mit einem

therapieresistenten perianalen Ekzem, einer solitären Psoriasis inversa oder einem Lichen ruber verwechselt werden kann (Stein, 1998). Hauptlokalisation des EMP ist die Anogenitalregion (vor allem Vulva). Nach Lever (1975) werden drei Haupttypen unterschieden:
Typ 1 bzw. 2: Anogenitaler und axillärer Morbus Paget ohne bzw. mit Vergesellschaftung mit einem darunter liegenden Karzinom ekkriner und apokriner Drüsen.
3. Perianaler Morbus Paget mit Rektum-Adenokarzinom (in über 80% Assoziation mit einem synchron oder metachron auftretenden Tumor).

Eine besondere Erwähnung verdient der Vulva-Befall: Die Vulva ist nicht selten bilateral betroffen; außerdem sind häufig zusätzlich Introitus, Vagina, Mons pubis, Perianal- und Oberschenkelregion involviert.

Die **Diagnose** wird histologisch und immunhistochemisch (Anti-CEA) gestellt (Hackert et al., 1999). Häufig wird ein erhöhter CEA-Wert im Serum beobachtet.

Die Diagnose eines EMP sollte ein sehr ausführliches initiales Staging zur Folge haben, um gegebenenfalls assoziierte Tumoren im intestinalen und urogenitalen Bereich sowie der Brust zu erfassen.

Therapie der ersten Wahl beim EMP ohne assoziiertes Karzinom ist die mikrographisch kontrollierte Exzision (bis zur Muskelfaszie) aufgrund einer ausgeprägten subklinischen Ausbreitung (!). Hilfreich zur Festlegung des Resektionsausmaßes sind Stanzbiopsien etwa 3 cm außerhalb der erkennbaren Tumorgrenzen (Mapping), eine supravitale Färbung mit Toluidinblau oder i.v. Gabe von Fluoresceinlösung (Hackert et al. (1999). Da die Gefrierschnitttechnik nicht selten falsch-negative Befunde liefert, sollte nur mit permanent fixierten Präparaten gearbeitet werden.

Bei fortgeschrittenem Befall oder Metastasierung haben sich die Kombination von Mitomycin C und 5-Fluorouracil als wirksam erwiesen. Alternativ kann eine Kombination aus Strahlentherapie und Chemotherapie (Mitomycin C, Cisplatin sowie Vincristin) eingesetzt werden. In Einzelfällen erweist sich die systemische Retinoidtherapie (35 mg Etretinat/d) als wirksam.

Die Prognose des nicht invasiven EMP ist günstig, allerdings treten in über 50% der Fälle Lokalrezidive auf. Auch wegen der Möglichkeit einer metachronen Karzinomentwicklung muss eine lebenslange onkologische Nachsorge erfolgen.

1.4 Kutane T-Zell-Lymphome (CTCL)

Kutane T-Zell-Lymphome sind eine heterogene Gruppe von systemischen neoplastischen Hauterkrankungen, die durch lymphoproliferative klonale Expansion von epidermotropen Lymphozyten (in der Regel CD4+ T-Zellen) in der Haut entstehen. Trotz der gemeinsamen pathophysiologischen Merkmale zeigen die einzelnen Erkrankungen eine unterschiedliche Klinik und einen unterschiedlichen Verlauf. Die mit Abstand häufigsten Formen sind Mycosis fungoides (MF) und das leukämisch-erythrodermatische Sézary-Syndrom (SS), deutlich seltener treten großzellige CD30-positive bzw. -negative Lymphome auf (Willemze et al., 1997). Die derzeit verwendeten Klassifikationen (REAL bzw. EORTC) können das sehr vielfältige Erkrankungsspektrum nur suboptimal wiedergeben, wobei die REAL-Klassifikation weltweit sowohl bei Dermatologen als auch bei Hämatoonkologen und Pathologen die größere Akzeptanz besitzt (Sander et al., 1999).

Die Mycosis fungoides ist das häufigste maligne kutane Lymphom. In der Initialphase finden sich langsam progrediente ekzemartige Läsionen (Patch-Stadium), die in der Regel nachfolgend in dickere Plaques (Plaque-Stadium) und schließlich in wulstige hellrote oder braunrote Knoten mit Neigung zur Ulzeration übergehen (Tumor-Stadium). Gelegentlich beginnt die Erkrankung gleich primär mit dem Tumor-Stadium (Mycosis fungoides d'emblée-Form). Bereits in frühen MF-Stadien werden bei etwa 50% der Patienten monoklonale T-Lymphozyten im peripheren Blut gefunden.

Das Sézary-Syndrom ist die zweithäufigste Erscheinungsform eines CTCL und wird als leukämisch-erythrodermatische Variante der MF eingestuft, mit einer im Vergleich zur MF wesentlich schlechteren Prognose. Typisch sind Pruritus, Lymphknotenschwellungen (entsprechend Stadium III oder IV), Leukozytose und das Auftreten atypischer Lymphozyten (Sézary-Zellen) im peripheren Blut.

Eine Erythrodermie (Befall von > 80% der KOF) ist keineswegs immer mit einem SS gleichzusetzen! Derzeit werden 3 Formen erythrodermatischer CTCL abgegrenzt: SS, erythrodermatische MF sowie erythrodermatische unspezifizierte CTCL. Die Differenzierung bereitet Schwierigkeiten (Vonderheid et al., 2002).

1.4.1 Diagnostik

Das breite Spektrum der klinischen und histologischen Erscheinungsformen erschwert oft die klare Differenzierung zwischen benignen und malignen T-Zell-Proliferationen. Histologische und immunhistologische Untersuchungen führen in den meisten Fällen zur richtigen Diagnose. In Zweifelsfällen sind molekularbiologische Verfahren (PCR) zum Nachweis der Monoklonalität (T-Zell Rezeptorgene der γ-Kette) hilfreich. Diese eignen sich auch zur Therapiekontrolle. Allerdings können auch mit der PCR-Technik bei weitem nicht alle CTCL nachgewiesen werden (10–47% falsch negative Ergebnisse; Dippel et al., 1999). Der Nachweis von Klonalität ist keineswegs immer mit Malignität gleichzusetzen (!), weil auch bei einigen benignen Hauterkrankungen dominante T-Zell-Klone nachgewiesen werden können. So wurden bei 13 von 20 Patienten mit einer Pityriasis lichenoides et varioliformis acuta T-Zell-Klone nachgewiesen (Dereure et al., 2000). Ferner muss eine Pseudo-Klonalität von der echten Klonalität abgegrenzt werden (Dippel et al., 2002).

Der Nachweis von Sézary-Zellen ist hinweisend, aber keineswegs beweisend für ein CTCL. Kleinere Mengen morphologisch zerebriformer Zellen finden sich auch in Haut- und Blutproben benigner Erkrankungen sowie im peripheren Blut gesunder Personen. Nur Sézary-Zellen mit einem Durchmesser >14 µm werden als eindeutig maligne angesehen (Vonderheid et al., 2002).

1.4.2 Verlauf und Therapie

Unglücklicherweise wurden bisher keine Laborparameter gefunden, die zuverlässig mit der Aktivität der Erkrankung korrelieren. Die Bestimmung des sIL-2-Rezeptors (CD25-Antigen), der CD4/CD8-Ratio und auch der Sézary-Zellen im peripheren Blut hat nur einen begrenzten diagnostischen Wert. Der aussagekräftigste und zuverlässigste Parameter für die Aktivität der Erkrankung und das Ansprechen einer Behandlung ist nach wie vor die klinische Ausdehnung und Art der Hautläsionen (Konstantinow und Balda, 1997; Zackheim et al., 1999; Hess-Schmid et al., 1999; Rappl et al., 2001). Das Auftreten großer Sézary-Zellen (> 14 µm) bei erythrodermatischen CTCL ist mit einer schlechteren Prognose verbunden, ebenso eine CD4/CD8-Ratio > 10 (Vonderheid et al., 2002). Die Prognose verschlechtert sich mit dem Auftreten extrakutaner Manifestationen (Lymphknoten- und Viszeralbefall, vor allem von Leber, Milz und Lunge), entsprechend Stadium III und IV.

In frühen Stadien (I bis IIa) stehen lokale Therapieverfahren im Vordergrund: topische Steroide, PUVA, Radiotherapie mit schnellen Elektronen bzw. Röntgenweichstrahltherapie sowie seit neuestem die photodynamische Therapie. Im Stadium Ia und Ib kommt es unter PUVA in 75%–90% der Fälle zu einer kompletten, jedoch meist temporären Remission. Die lokale Applikation von Stickstofflost sowie Carmustin wird kontrovers diskutiert, da mit diesen Substanzen bisher keine kontrollierten Studien durchgeführt wurden. Die lokalen Remissionsraten liegen im Schnitt bei etwa 20%; größere Plaques und Tumorknoten sprechen sehr schlecht an.

In fortgeschrittenen Stadien (III und IV) werden systemische Therapien bevorzugt, die durch Kombination zu synergistischen Effekten führen: PUVA mit Retinoiden (RePUVA), z.B. Acitretin (0,5–1,0 mg/kg KG/d) und/oder rekombinantes IFN-α (3–9 Mio IE s.c. 3-mal/Woche) (Dummmer et al., 1996). Standardtherapie der Stadien III und IV ist die täglich systemische Gabe von Prednisolon und Chlorambucil (Winkelmann et al., 1984). Aber auch die intermittierende Applikation dieser Substanz in 2-wöchentlichen Abständen (Pulstherapie) mit einem wesentlich geringeren Nebenwirkungsprofil hat sich als gleichwertige Alternative zum Winkelmann-Schema bewährt, wobei sich das Ansprechen bereits nach 5–6 Wochen einstellt (Coors und von den Driesch, 2000). Zusätzlich können IFN-α und Retinoide verabreicht und/oder eine PUVA- bzw. Photopheresebehandlung durchgeführt werden.

Bei Patienten mit Sézary-Syndrom hat sich die nebenwirkungsarme extrakorporale Photopherese (ECP) als PUVA-Variante bewährt, wobei Remissionsraten von 50–73% erzielt werden (Heald et al., 1992). Die Wirksamkeit der Photopherese wird insbesondere durch Kombination mit IFN-α und/oder Retinoiden erhöht (Bisaccia et al., 2000). Der Wirkungsmechanismus der ECP ist nicht genau bekannt, es wird angenommen, dass die Reinfusion einer mit 8-Methoxypsoralen (8-MOP) und UVA vorbehandelten kleinen Fraktion von Tumorzellen eine vakzineartige Reaktion gegen die unbehandelten Tumorzellen auslöst. Darüber hinaus wird eine verstärkte Expression von Klasse I-MHC, die Induktion der Apoptose der malignen Zellen, ein Mitose-Block durch Ausbildung von Brücken innerhalb der

Doppelstrang-DNS sowie eine vermehrte Expression von TNF-α vermutet, ohne die klinische Relevanz dieser Vorgänge genau abschätzen zu können. Die Effizienz der ECP wie auch der klassischen PUVA-Therapie hängt entscheidend von der Serumkonzentration des Photosensibilisators 8-MOP ab. Ein therapeutischer Effekt ist unterhalb von 50 ng/ml nicht zu erwarten (Knobler et al., 1993; Konstantinow und Balda, 1997). Die Resorption von oral verabreichtem 8-MOP zeigt sowohl inter- wie auch intraindividuell große Schwankungen, sodass ein therapeutischer Level nicht immer erreicht wird! Dieses Problem wird bei der ECP durch externe Applikation des 8-MOP in die Buffy-coat-Fraktion umgangen, wobei eine konstante und stets reproduzierbare Konzentration von ca. 190 ng/ml 8-MOP (entspricht dem 4fachen Wert der minimal therapeutisch wirksamen Konzentration) erreicht wird. Leider wird dieser Umstand immer noch nicht genügend berücksichtigt (Bisaccia et al., 2000), wodurch der Vergleich der Therapieergebnisse sehr erschwert wird. Nach den vorliegenden Erfahrungen kann durch eine Mono-/Polychemotherapie (einschließlich Knochenmarktransplantation) keine Heilung erzielt werden, sodass sie als palliative Maßnahme den fortgeschrittenen Stadien vorbehalten bleibt. Es wird empfohlen, zuerst eine weniger aggressive Behandlungsform, wie das Knospe- bzw. Winkelmann-Schema (Pulstherapie) zu wählen. Erst in späten Stadien werden Polychemotherapien (v.a.CHOP- und COPBLAM-Schema) empfohlen (Dummer, 2001). Es gilt zu bedenken, dass diese Behandlungsverfahren zu einer weiteren Immunsuppression führen, womit infektiöse Komplikationen begünstigt werden (Bunn et al., 1994). In den letzten Jahren wird über positive Therapieerfahrungen bei fortgeschrittenen CTCL mit liposomalem Doxorubicin, Pentostatin und Gemcitabin berichtet.

Literatur

Acland K, Evans AV, Abraha H et al (2002) Serum S 100 concentrations are not useful in predicting micrometastatic disease in cutaneous malignant melanoma. Br J Dermatol 146: 832–835

Assmann K, Nashan D, Grabbe S et al (2002) Persistierende knotige Lokalreaktion mit Lymphom-ähnlichen Infiltraten nach s.c.-Injektion von Interleukin-2. Hautarzt 53: 554–557

Azagury M, Chevallier B, Atlan D et al (1993) VP-16, cisplatin, doxorubicin, and bleomycin in metastatic Merkel cell carcinoma. Report of a case with long-term remission. Am J Clin Oncol 16: 102–104

Balch CM, Buzaid AC, Soong SJ et al (2001) Final version of the American Joint Committee on Cancer staging system for cutaneous melanoma. J Clin Oncol 19: 3635–3648

Balch CM, Soong S, Ross MI et al (2000) Long-term results of a multi-institutional randomized trial comparing prognostic factors and surgical results for intermediate thickness melanomas (1.0 to 4.0 mm). Intergroup Melanoma Surgical Trial. Ann Surg Oncol 7: 87–97

Balch CM, Urist MM, Karakouis CP et al (1998) Efficacy of 2-cm surgical margins for intermediate thickness melanomas (1 to 4mm). Ann Surg 218: 262–269

Barlow RJ, White CR, Swanson NA (2002) Mohs' micrographic surgery using frozen sections alone may be unsuitable for detecting single atypical melanocytes at the margins of melanoma in situ. Br J Dermatol 146: 290–294

Bastian BC (2002) Genomische Analyse von Melanomen und melanozytären Nävi. Hautarzt 53: 499–509

Bisaccia E, Gonzalez J, Palangio M et al (2000) Extracorporeal photochemotherapy alone or with adjuvant therapy in the treatment of cutaneous T-cell lymphoma: A 9-year retrospective study at a single institution. J Am Acad Dermatol 43: 263–271

Blaheta HJ, Ellwanger U, Schittek B et al (2000) Examination of regional lymph nodes by sentinel node biopsy and molecular analysis provides new staging facilities in primary cutaneous melanoma. J Invest Dermatol 114: 637–642

Blum A, Dill-Müller D (1999) Sonographie der Lymphknoten und der Subkutis in der Dermatologie. Teil 2. Hautarzt 50: 62–73

Blum A, Schlagenhauff B, Stroebel W et al (2000) Ultrasound examination of regional lymph nodes significantly improves early detection of locoregional metastases during the follow-up of patients with cutaneous melanoma. Cancer 88: 2534–2539

Bosserhoff AK, Golob M, Buettner R et al (1998) MIA („melanoma inhibitory activity"). Hautarzt 49: 762–769

Breuninger H (1998) Dermatofibrosarcoma protuberans. Hautarzt 48 (Suppl 1): 46–48

Breuninger H (2001a) Dtsch Ärztebl Jg 98/H 27, B 1579

Breuninger H (2001b) Dermatofibrosarcoma protuberans. In: Korting HC, Callies R, Reusch M et al (Hrsg) Dermatologische Qualitätssicherung: Leitlinien und Empfehlungen, 2. Aufl. Zuckschwerdt, München, S 105–107

Breuninger H, Schlagenhauff B, Stroebel W et al (1999) Patterns of local horizontal spread of melanomas: consequences for surgery and histopathologic investigation. Am J Surg Pathol 23: 1493–1498

Brewin TB (1991) Three ways of giving bad news. Lancet 337: 1207–1209

Bunn PA Jr, Hoffmann SJ, Norris D et al (1994) Systemic therapy of cutaneous T-cell lymphomas (mycosis fungoides and the Sézary syndrome). Ann Intern Med 121: 592–602

Cascinelli N, Belli F, Mac Kie et al (2001) Effect of long-term adjuvant therapy with interferon alpha-2a in patients with regional node metastases from cutaneous melanoma: a randomised trial. Lancet 358: 866–869

Cascinelli N, Morabito A, Santinami M et al (1998) Immediate or delayed dissection of regional nodes in patients with melanoma of the trunk: a randomised trial. WHO Melanoma Programme. Lancet 351: 793–796

Chung AF, Woodruff JW, Lewis JL Jr (1975) Malignant melanoma of the vulva: a report of 44 cases. Obstet Gynecol 45: 638

Clark WH, Elder DE, Guerry D et al (1989) Model predicting survival in stage I melanoma based on tumor progression. J Natl Cancer Inst 81: 1893–1904

Cochran AJ, Balda BR, Starz H et al (2000) The Augsburg Consensus: Techniques of lymphatic mapping, sentinel lymphadenectomy, and completion lymphadenectomy in cutaneous malignancies. Cancer 89: 236–241

Coors EA, v.d. Driesch P (2000) Treatment of erythrodermic cutaneous T-cell lymphoma with intermittend chlorambucil and fluocortolone therapy. Br J Dermatol 143: 127–131

Dawes KW, Hanke CW (1996) Dermatofibrosarcoma protuberans treated with Mohs surgery: cure rates and surgical margins. Dermatol Surg 22: 530–534

Dereure O, Levi E, Kadin M (2000) T-Cell Clonality in Pityriasis lichenoides et varioliformis acuta. Arch Dermatol 136: 1483–1486

Dessureault S, Soong SJ, Ross MI et al (2001) Improved staging of node-negative patients with intermediate to thick melanomas (> 1 mm) with the use of lymphatic mapping and sentinel lymph node biopsy. Ann Surg Oncol 8: 766–770

di Bartolomeo M, Bajetta E, Buzzoni R et al (1996) Clinical efficacy of octreotide in the treatment of metastatic neuroendocrine tumors. A study by the Italian Trials in Medical Oncology Group. Cancer 77: 402–408

Dippel E, Assaf C, Hummel M et al (1999) Clonal T-cell receptor γ-chain gene rearrangement by PCR-based genescan analysis in advanced cutaneous T-cell lymphoma: a critical evaluation. J Pathol 188: 146–154

Dippel E, Poenitz N, Klemke CD et al (2002) Familial lymphocytic infiltration of the skin: Histochemical and molecular analysis in three brothers. Dermatology 204: 12–16

Djawari D, Rumpelt HJ (2001) Angiolymphoide Hyperplasie mit Eosinophilie. Akt Dermatol 27: 414–416

Djukanovic D, Hofmann, Sucker A et al (2001) Melanoma tumour markers S 100B and MIA: evaluation of stability in serum and blood upon storage and processing. Br J Dermatol 145: 1030–1031

Dubois RW, Swetter SW, Atkins M et al (2001) Developing indications for the use of sentinel lymph node biopsy and adjuvant high-dose interferon alfa-2b in melanoma. Arch Dermatol 137: 1217–1224

Dummer R (2001) Kutane Lymphome. In: Korting HC, Callies R, Reusch M et al (Hrsg) Dermatologische Qualitätssicherung: Leitlinien und Empfehlungen. Zuckschwerdt, München, S 108–115

Dummer R, Häffner AC, Hess M et al (1996) A rational approach to the therapy of cutaneous T-cell lymphomas. Onkologie 19: 226–230

Durand JM, Weiller C, Richard MA et al (1991) Treatment of Merkel cell tumour with interferon-α-2b (Letter). Br J Dermatol 124: 509

Eicher SA, Clayman GL, Myers JN et al (2002) A prospective study of intraoperative lymphatic mapping for head and neck cutaneous melanoma. Arch Otolaryngol Head Neck Surg 128: 241–246

Eiling S, Lischner S, Busch JO et al (2002) Complete remission of a radio-resistant cutaneous angiosarcoma of the scalp by systemic treatment with liposomal doxorubicin. Br J Dermatol 147: 150–153

Enk AH, Knop J (2000) Verlaufsstabilisierung von Patienten mit fortgeschrittenen malignen Melanomen im Stadium IV durch Trofosfamidbehandlung. Hautarzt 51: 486–489

Enk AH, Nashan D, Knop J (1997) Therapie von Lungenmetastasen des malignen Melanoms mit inhalativem IL-2. Hautarzt 48: 894–896

Enk AH, Wölfel T, Knop J (1999) Verminderte Progressionsrate und Induktion tumorspezifischer Immunantworten durch adjuvante Immuntherapie bei Stadium-IV-Melanomen. Hautarzt 50: 103–108

Enzinger F, Weiss S (1995) Soft tissue tumors, 3rd edn. Mosby, St.Louis, 641–677

Essner R, Chung MH, Bleicher R et al (2002) Prognostic implications of thick (≥4 mm) melanoma in the era of intraoperative lymphatic mapping and sentinel lymphadenectomy. Ann Surg Oncol 9: 754–761

Essner R, Morton DL (2001) Does the tumor status of the regional lymph nodes really matter in melanoma? Ann Surg Oncol 8: 749–751

Eton O, Legha SS, Bedikian AY et al (2002) Sequential biochemotherapy versus chemotherapy for metastatic melanoma: results from a phase III randomized trial. J Clin Oncol 20: 2045–2052

Farthmann B, Eberle J, Krasagakis K et al (1998) RT-PCR for tyrosinase-mRNA-positive cells in peripheral blood: evaluation strategy and correlation with known prognostic markers in 123 melanoma patients. J Invest Dermatol 110: 263–267

Fata F, O'Reilly E, Ilson D et al (1999) Paclitaxel in the treatment of patients with angiosarcoma of the scalp or face. Cancer 86: 2034–2037

Fenig E, Lurie H, Klein B et al (1993) The treatment of advanced Merkel cell carcinoma. J Dermatol Surg Oncol 19: 860–864

Fernando SSE, Johnson S, Bate J (1994) Immunohistochemical analysis of cutaneous malignant melanoma: comparison of S-100 protein, HMB-45 monoclonal antibody and NK1/C3 monoclonal antibody. Pathology 26: 16–19

Ferreira CM, Maceira JM, Coelho JM (1998) Melanoma and pregnancy with placental metastases. Report of a case. Am J Dermatopathol 20: 403–407

Fetsch PA, Marincola FM, Filie A et al (1999) Melanoma-associated antigen recognized by T cells (MART-1). Cancer 87: 37–42

Fink-Puches R, Smolle J, Beham A et al (2000) Kutane Angiosarkome. Hautarzt 51: 479–485

Fischer B, Knop J, Enk AH (2002) Erfahrungen mit der Therapie des metastasierten malignen Melanoms im Stadium IV mittels Polychemotherapie nach dem „Legha-Protokoll". Hautarzt 53: 393–399

Fisher SR, O'Brien CJ (1998) Head and neck melanoma. In: Balch CM, Houghton AN, Sober AJ et al (eds) Cutaneous melanoma, 3rd edn. St. Louis, Quality Medical Publishing, pp 163–174

Frick S, Lischner, Rosien F et al (2002) Temozolomid als Therapieoption bei Patienten mit fernmetastasierendem Melanom und ungünstiger Prognose. Hautarzt 53: 659–665

Garbe C (1993) Schwangerschaft, Hormonpräparate und malignes Melanom. Hautarzt 44: 347–352

Gershenwald JE, Mansfield PF, Lee JE et al (2000) Role of lymphatic mapping and sentinel lymph node biopsy in patients with thick (> or = 4 mm) primary melanoma. Ann Surg Oncol 7: 160–165

Gershenwald JE, Thompson W, Mansfield PF et al (1999) Multi-institutional melanoma lymphatic mapping experience: the prognostic value of sentinel lymph node status in

612 stage I or II melanoma patients. J Clin Oncol 17: 973–983

Grosu AL, Feldmann HJ, Molls M (2000) Strahlentherapie von Hirnmetastasen des malignen Melanoms. In: Volkenandt M, Plewig G (Hrsg) Manual Maligne Melanome, 5. Aufl. München, Zuckschwerdt, S 79–81

Groth W (2000) Sentinel node-Biopsie beim Merkelzellkarzinom. Z Hautkr 75: 397–398

Hackert I, Sebastian G, Stein A et al (1999) Zum therapeutischen Umfang extramammär lokalisierter Morbus-Paget Erkrankungen. In: Konz B, Wörle B, Sander CA (Hrsg) Fortschritte der operativen und onkologischen Dermatologie, Bd. 14. Ästhetische und korrektive Dermatologie. Blackwell, Berlin, S 60–67

Haneke E (2000) maligne Nageltumoren. In: Koller J, Hintner H (Hrsg) Krankheiten der Hautanhangsgebilde, Wund- und Narbenmanagement. Berlin, Blackwell, S 37–46

Hauschild A, Eiling S, Lischner S et al (2001) Sicherheitsabstände bei der Exzision des primären malignen Melanoms. Hautarzt 52: 1003–1010

Hauschild A, Garbe C (2001) Kutanes neuroendokrines Karzinom (Merkelzell-Karzinom) In: Korting HC, Callies R, Reusch M et al (Hrsg) Dermatologische Qualitätssicherung: Leitlinien und Empfehlungen, 2. Aufl. Zuckschwerdt, München, S 92–95

Hauschild A, Hinrichsen H, Christophers E (2000) Nebenwirkungen der Interferontherapie und deren Management. Hautarzt 51: 793–803

Heald P, Rook A, Perez M et al (1992) Treatment of erythrodermic cutaneous T-cell lymphoma with extracorporeal photochemotherapy. J Am Acad Dermatol 27: 427–433

Healton KM, Sussman JJ, Gershenwald JE et al (1998) Surgical margins and prognostic factors in patients with thick (>4 mm) primary melanoma. Ann Surg Oncol 5: 322–328

Hein R (2000) Dermatoskopie. In: Volkenandt M, Plewig G (Hrsg) Manual Maligne Melanome, 5. Aufl. München, Zuckschwerdt, S 20–23

Hein R, Bosserhoff AK, Degitz K (2000) Tumormarker des malignen Melanoms. In: Volkenandt M, Plewig G (Hrsg) Manual Maligne Melanome, 5. Aufl. München, Zuckschwerdt, S 36–39

Hein R, Gauger A, Ring J (2001) Das akrolentiginöse Melanom. Dtsch Ärztebl 98: A 111–115

Holmbold P, Schröter S, Holzhausen HJ et al (2002) Merkel-Zell-Karzinom. Hautarzt 53: 652–658

Herbst A, Haynes HA, Nghiem P (2002) The standard of care for Merkel cell carcinoma should include adjuvant radiation and lymph node surgery. J Am Acad Dermatol 46: 640–642

Hess-Schmid M, Bird P, Dummer R et al (1999) Tumor burden index as a prognostic tool for cutaneous T-cell lymphoma. Arch Dermatol 135: 1204–1208

Hochberg M, Lotem M, Gimon Z et al (2002) Expression of tyrosinase, MIA and MART-1 in sentinel lymph nodes of patients with malignant melanoma. Br J Dermatol 146: 244–249

Jäckel A, Deichmann M, Waldmann V et al (1999a) Regression of metastatic angiosarcoma of the skin after systemic treatment with liposome-encapsuled doxorubicin and interferon-α. Br J Dermatol 140: 1187–1188

Jäckel A, Deichmann M, Waldmann V et al (1999b) S-100β-Protein im Serum als Tumormarker beim malignen Melanom. Hautarzt 50: 250–256

Jansen L, Koops HS, Nieweg OE et al (2000a) Sentinel node biopsy for melanoma in the head and neck region. Head and Neck 22: 27–33

Jansen L, Nieweg OE, Peterse JL et al (2000b) Reliability of sentinel lymph node biopsy for staging melanoma. Br J Surg 87: 484–489

Jaroszewski DE, Pockaj BA, DiCaudo DJ et al (2001) The clinical behavior of desmoplastic melanoma. Am J Surg 182: 590–595

Kane WJ, Yugueros P, Clay RF et al (1997) Treatment outcome for 424 primary cases of clinical cutaneous malignant melanoma of the head and neck. Head and Neck 19: 457–465

Kaufmann R, Tilgen W, Garbe C (1998) Malignes Melanom. Qualitätssicherungskomitee der Deutschen Dermatologischen Geellschaft und des Berufsverbandes der Deutschen Dermatologen e.V. Hautarzt 48: 30–38

Kelley LC, Starkus L (2002) Immunohistochemical staining of lentigo maligna during Mohs micrographic surgery using MART-1. J Am Acad Dermatol 46: 78–84

Kim CJ, Reintgen DS, Balch CM (2002) The new melanoma staging system. Cancer Control 9: 9–15

Kimmritz J, Haas N, Audring H et al (2000) Biopsie des Wächterlymphknotens beim Merkelzell-Karzinom der Haut. Z Hautkr 75: 413–416

Kirkwood JM, Ibrahim JG, Sondak VK et al (2000) High- and low-dose interferon alfa-2b in high-risk melanoma: first analysis of intergroup trial E 1690/S 9111/C 9190. J Clin Oncol 18: 2444–2458

Knobler RM, Trautinger F, Graninger W et al (1993) Parenteral administration of 8-methoxypsoralen in photopheresis. J Am Acad Dermatol 28: 580–584

Konstantinow A, Balda BR (1997) Treatment of cutaneous T-cell lymphoma with extracorporeal photochemotherapy. J Eur Acad Derm Venerol 9: 111–117

Konz B (2000) Operative Therapie des primären malignen Melanoms der Haut. In: Volkenandt M, Plewig G (Hrsg) Manual Maligne Melanome. München, Zuckschwerdt, S 44–45

Konz B, Wörle B (2000) Resektionsabstand und Vorposten-Lymphknoten: aktuelle Empfehlungen zur operativen Therapie. In: Plewig G, Degitz K (Hrsg) Fortschritte der praktischen Dermatologie und Venerologie. Springer, Berlin, S 281–289

Korting HC, Gottlöber P, Schmid-Wendtner MH et al (1999) Ultraschall in der Dermatologie. Ein Atlas. Blackwell, Berlin, S 22–30, 60–78, 100–103

Kretschmer L, Helmbold P, Emmert S et al (2002) Langzeitergebnisse der adjuvanten Chemotherapie nach therapeutischer Lymphknotendissektion beim malignen Melanom der Haut. Hautarzt 53: 536–541

Kransdorf MJ, Meis-Kindblom JM (1994) Dermatofibrosarcoma protuberans: radiologic appearance. Am J Roentgenol 163: 391–394

Kuhn W (2000) Maligne Melanome der Vulva. In: Volkenandt M, Plewig G (Hrsg) Manual Maligne Melanome, 5. Aufl. München, Zuckschwerdt, S 119–121

Lacal PM, Failla CM, Pagani E et al (2000) J Invest Dermatol 115: 1000–1007

Lederman JS, Sober AJ (1985) Does biopsy type influence survival in clinical stage I cutaneous melanoma? J Am Acad Dermatol 13: 983–987

Legha SS, Ring S, Eton O et al (1998) Development of a biochemotherapy regimen with concurrent administration of cisplatin, vinblastine, dacarbazine, interferon alfa, and interleukin-2 for patients with metastatic melanoma. J Clin Oncol 16: 1752–1759

Lever WF (1975) Histopathology of the skin, 5th edn. Lippincott, Philadelphia, p 490

Lydiatt WM, Shaha AR, Shah JP (1994) Angiosarcoma of the head and neck. Am J Surg 168: 451–454

Mac Kie RM (1998) Pregnancy and exogenous female sex hormons in melanoma patients. In: Balch CM, Houghton AN, Sober AJ et al (Hrsg) Cutaneous melanoma. St. Louis, Quality Medical Publishing, pp 187–193

Mac Kie RM, Bufalino R, Morabito et al (1991) Lack of effect of pregnancy on outcome of melanoma. Lancet 337: 653–655

Mac Masters KM, Reintgen DS, Ross MI et al (2001) Sentinel lymph node biopsy for melanoma: how many radioactive nodes should be removed? Ann Surg Oncol 8: 192–197

Mac Masters KM, Wong SL, Edwards MJ et al (2002) Frequency of nonsentinel lymph node metastasis in melanoma. Ann Surg Oncol 9: 137–141

Mark RJ, Poen JC, Tran LM et al (1996) Angiosarcoma. A report of 67 patients and a review of the literature. Cancer 77: 2400–2406

McKenna DB, Lee RJ, Prescott RJ et al (2002) The time from diagnostic excision biopsy to wide local excision for primary cutaneous malignant melanoma may not affect patient survival. Br J Dermatol 147: 48–54

Mehrens C, Anvari L, Grenzebach UH et al (2000) Einseitige Lidschwellung als Erstmanifestation eines Angiosarkoms. Hautarzt 51: 419–422

Meier F, Will S, Ellwanger U et al (2002) Metastatic pathways and time course in the orderly progression of cutaneous melanoma. Br J Dermatol 147: 62–70

Middleton MR, Grob JJ, Aaronson N et al (2000) Randomized phase III study of temozolomide versus dacarbazine in the treatment of patients with advanced metastatic malignant melanoma. J Clin Oncol 158–166

Miller J, Ratkin D, Sible D (1996) Prolonged survival in therapy-resistant stage IV melanoma by trofosfamide treatment. EORTC 1996 melanoma meeting Nijmegen 1996 (abstract)

Morrison WH, Byers RM, Farden AS et al (1995) Cutaneous angiosarcoma of the head and neck. A therapeutic dilemma. Cancer 6: 319–327

Morton DL (1997) Sentinel lymphadenectomy for patients with clinical stage I melanoma. J Surg Oncol 66: 267–269

Morton DL, Thompson JF, Essner R et al (1999) Validation of the accuracy of intraoperative lymphatic mapping and sentinel lymphadenectomy for early-stage melanoma: a multicenter trial. Ann Surg 230: 453–463

Musselman DL, Lawson DH, Gumnick JF et al (2001) Paroxetine for the prevention of depression induced by high-dose interferon alfa. N Engl J Med 344: 961–966

Nashan D, Luger TA (2001) Zytokine. Hautarzt 52: S 691–696

O'Brien CJ, Petersen-Schaefer R, Ruark D et al (1995) Radical, modified, and selective neck dissections for cutaneous malignant melanoma. Head and Neck 3: 232–241

Ohsawa M, Naka N, Tomita Y et al (1995) Use of immunohistochemical procedures in diagnosing angiosarcoma: Evaluation of 98 cases. Cancer 75: 2867–2874

Patel SG, Coit DG, Shaha AR et al (2002) Sentinel lymph node biopsy for cutaneous head and neck melanomas. Arch Otolaryngol Head Neck Surg 128: 285–291

Peralta EA, Yarington CT, Glenn MG (1998) Malignant melanoma of the head and neck: effect of treatment on survival. Laryngoscope 108: 220–223

Pijpers R, Borgstein PJ, Meijer S et al (1997) Sentinel node biopsy in melanoma patients: Dynamic lymphoscintigraphy followed by intraoperative gamma probe and vital dye guidance. World J Surg 21: 788–793

Rappl G, Muche JM, Abken H et al (2001) CD4 + CD7- T cells compose the dominant T-cell clone in the peripheral blood of patients with Sézary syndrome. J Am Acad Dermatol 44: 456–461

Richtig E, Regauer S, Jakse R et al (2002) Primäre sinunasale Melanome. Hautarzt 53: 106–113

Ringborg U, Andersson R, Eldh J et al (1996) Resection margins of 2 versus 5 cm for cutaneous malignant melanoma with a tumor thickness of 0,8 to 2,0 mm. Cancer 77: 1809–1814

Ross M, Balch CM (1998) Surgical treatment of primary melanoma. In: Balch CM, Houghton AN, Sober AJ et al (eds) Cutaneous melanoma. Quality Medical Publishing, St. Louis, pp 141–153

Ross M, Stern SJ (1998) Mucosal melanomas. In: Balch CM, Houghton AN, Sober AJ et al (eds) Cutaneous melanoma, Quality Medical Publishing. St. Louis, pp 195–206

Rowsell AR, Poole MD, Godfrey AM (1986) Dermatofibrosarcoma protuberans: the problems of surgical management. Br J Plast Surg 39: 262–264

Sander CA, Flaig MJ, Kaudewitz P et al (1999) The revised European-American classification of lymphoid neoplasms (REAL): A preferred approach for the classification of cutaneous lymphomas. Am J Dermatol 21: 274–278

Schäfer M, Messer T, Wegner U et al (1999) Psychiatrische Nebenwirkungen während adjuvanter Therapien mit Interferon-alpha bei Patienten mit malignen Melanomen. Hautarzt 50: 654–658

Schmid L, Clemm C, Gummer M (2000) Medizinische Rehabilitation und psychosoziale Betreuung. In:Volkenandt M, Plewig G (Hrsg) Manual Maligne Melanome, 5. Aufl. München, Zuckschwerdt, S 133–139

Schmid-Wendtner M, Volkenandt M (2000) Zytologie. In: Volkenandt M, Plewig G (Hrsg) Manual Maligne Melanome. München, Zuckschwerdt, S 24–25

Schmid-Wendtner MH, Baumert J, Wendtner CM et al (2001a) Risk of second primary malignancies in patients with cutaneous melanoma. Br J Dermatol 145: 981–985

Schmid-Wendtner MH, Blum A, Schatz H et al (2001b) Sonographie der Haut und Subkutis einschließlich der Lymphknoten. In: Plewig G, Degitz K (Hrsg) Fortschritte der praktischen Dermatologie und Venerologie. Springer, Berlin, S 489–498

Schmid-Wendtner MH, Volkenandt M (2000) Röntgenweichstrahltherapie melanozytärer Tumoren der Haut. In: Volkenandt M, Plewig G (Hrsg) Manual Maligne Melanome. 5. Aufl, München, Zuckschwerdt, S 82–83

Seegenschmiedt MH, Keilholz L, Altendorf-Hofmann A et al (1999) Langzeitergebnisse nach Strahlentherapie beim lokal rezidivierten und metastasierten malignen Melanom. Hautarzt 50: 572–579

Slingluff CL, Reintgen DS, Vollmer R et al (1990) Malignant melanoma arising during pregnancy. Ann Surg 211: 552–557

Snow SN, Larson PO, Hardy S et al (2001) Merkel cell carcinoma of the skin and mucosa: report of 12 cutaneous cases with 2 cases arising from the nasal mucosa. Dermatol Surg 27: 165–170

Spieth K, Gille J, Kaufmann R (1999) Therapeutic efficacy of interferon alfa-2a and 13-cis-retinoid acid in recurrent angiosarcoma of the head. Arch Dermatol 135: 1035–1037

Starz H, Bachter D, Balda BR et al (1999) Qualitative und quantitative Auswertung der Sentinel-Lymphknoten bei malignen Hauttumoren. Nuklearmediziner 22: 253–260

Stefani FH, Müller AJ (2000) Maligne Melanome des Auges. In: Volkenandt M, Plewig G (Hrsg) Manual Maligne Melanome, 5. Aufl. München, Zuckschwerdt, S 106–110

Stein E (1998) Proktologie. Lehrbuch und Atlas, 3. Aufl. Springer, Berlin, S 211–215

Steinert H, Ullrich S, Böni R et al (1998) Kosteneffektivität beim Staging des malignen Melanoms: Vergleich Ganzkörper-PET versus konventionelles Staging. Nuklearmedizin 37: A37

Stuiber T, Paul E (2001) Altersmelanome (LM, LMM) an beiden Wangen. Hautarzt 52: 873–877

Summers Y, Middleton MR, Calvert AH et al (1999) Effect of temozolomide (TMZ) on central nervous system (CNS) relapse in patients with advanced melanoma. Proc Am Soc Clin Oncol, ASCO

Thelmo MC, Sagebiel RW, Treseler PA et al (2001) Evaluation of sentinel lymph node status in spindle cell melanomas. J Am Acad Dermatol 44: 451–455

Tilgen W, Ugurel S (2000) Palliative Therapie des Melanoms. In: Plettenberg A, Meigel WN, Moll I (Hrsg) Dermatologie an der Schwelle zum neuen Jahrtausend. Springer, Berlin, S 520–522

Trupka A, Siebeck M, Volkenandt M (2000) Anorektale maligne Melanome. In: Volkenandt M, Plewig G (Hrsg) Manual Maligne Melanome, 5 Aufl. München, Zuckschwerdt, S 116–118

Ugurel S, Wagner A, Pföhler C et al (2002) Topical imiquimod eradicates skin metastases of malignant melanoma but fails to prevent rapid lymphogenous metastatic spread. Br J Dermatol 147: 621–623

UICC Sobin LH, Wittekind C (eds) (1997) TNM Classification of malignant tumours, 5th ed. J Wiley & Sons, New York

Ulrich J, Krause M, Brachmann A et al (2000) Successful treatment of angiosarcoma of the scalp by intralesional cytokine therapy and surface irradiation. J Eur Acad Dermatol Venerol 14: 412–415

Urist MM, Balch CM, Soong SJ (1984) Head and neck melanoma in 534 clinical stage I patients. A prognostic factor analysis and results of surgical treatment. Ann Surg 200: 769–775

Veronesi U, Cascinelli N (1991) Narrow excision (1-cm margin): A safe procedure for thin cutaneous melanoma. Arch Surg 126: 438–441

Volkenandt M (1998) Zur Gesprächsführung mit Patienten mit metastasierten malignen Melanomen. In: Garbe C, Rassner G (Hrsg) Dermatologie: Leitlinien und Qualitätssicherung für Diagnostik und Therapie. Berlin, Springer, S 311–314

Volkenandt M, Schmidt M, Konz B et al (1999) Klinisch-epidemiologische Daten von Patienten mit malignen Melanomen aus dem Bereich des Tumorzentrums München von 1977 bis 1997. Hautarzt 50: 470–478

von Gizycki-Nienhaus B, Volkenandt M, Konz B (1994) Zytomorphologische Diagnostik maligner Hauttumoren. Akt Dermatol 20: 198–203

Vonderheid EC, Bernengo MG, Burg G et al (2002) Update on erythrodermic cutaneous T-cell lymphoma: Report of the International Society for Cutaneous Lymphomas. J Am Acad Dermatol 46: 95–106

Voss A, Seitz CS, Rose C et al (2001) Erfolgreiche Therapie eines Angiosarkoms mit liposomal verkapseltem Doxorubicin. Hautarzt 52: 895–898

Weiss M, Hahn K (2000) Positronen-Emissions-Tomographie (PET). In: Volkenandt M, Plewig G (Hrsg) Manual Maligne Melanome. Zuckschwerdt, München, S 40–41

Weiss M, Konz B, Schmid-Wendtner MH et al (2000) Metastases in patients with malignant melanoma despite of negative sentinel lymph node: Has the concept to be changed? Nuklearmedizin 39: 214–217

Witheiler DD, Cockerell CJ (1992) Sensitivity of diagnosis of malignant melanoma: a clinicopathologic study with a critical assessment of biopsy techniques. Exp Dermatol 1: 170–175

Willemze R, Kerl H, Sterry W et al (1997) EORTC classification for primary cutaneous lymphomas: a proposal from the Cutaneous Lymphoma Study Group of the European Organization for Research and Treatment of Cancer. Blood 90: 354–371

Winkelmann RK, Diaz Perez Jl, Buechner SA (1984) The treatment of Sézary syndrome. J Am Acad Dermatol 10: 1000–1004

Wollenberg B, Kastenbauer E (2000) Maligne Melanome des Kopf-Hals-Bereiches. In: Volkenandt M, Plewig G (Hrsg) Manual Maligne Melanome, 5. Aufl. Zuckschwerdt, München, S 111–115

Wollina U, Graefe T, Füller J (2001) Angiosarcoma of the scalp: new treatment modalities. J Eur Acad Dermatol Venerol 15: 370–371

Wong J, Sterns EE, Kapald KH et al (1989) Prognostic significance of pregnancy in stage I melanoma. Arch Surg 124: 1227–1230

Zackheim HS, Amin S, Kashani-Sabet M et al (1999) Prognosis in cutaneous T-cell lymphoma by skin stage: Long term survival in 489 patients. J Am Acad Dermatol 40: 418–425

Zepter K, Häffner A (1997) Topical immunotherapy of malignant melanoma. In: Burg G, Dummer R (Hrsg) Strategies in immune interventions in Dermatology. Springer, Berlin, pp 387–398

Zitelli JA, Brown CD, Hannsa BH (1997) Surgical margins for excision of primary cutaneous melanoma. J Am Acad Dermatol 37: 422–429

2 Operative Dermatologie

2 Operative Dermatologie

Berthold Jeßberger

2.1 Allgemeine Operative Dermatologie

2.1.1 Aufklärung

Nicht nur aus forensischer Sicht sollte das Aufklärungsgespräch ausführlich und für den Patienten in verständlicher Form durchgeführt werden. Jeder Patient hat ein Recht darauf, über den Eingriff und die möglichen Folgen unterrichtet zu werden.

Nachdem mit dem Patienten die Notwendigkeit der Operation besprochen wurde, sollte er über das vorgeschlagene Therapieverfahren und das zur erwartende Operationsergebnis aufgeklärt werden. Zeichnungen zum Operationshergang erleichtern die Verständlichkeit. Alle möglichen Nebenwirkungen bzw. Komplikationen sollten aufgeführt werden, wobei eine Wertigkeit bzw. Häufigkeit der einzelnen Komplikationen angegeben werden sollte. So ist z.B. eine Hämatombildung bei Operation in der Nähe des Auges keine an sich schwerwiegende Komplikation, kann aber das äußere Bild des Patienten so beeinträchtigen, dass er nicht mehr zur Arbeit gehen kann oder will. Auf die postoperative Blutungsgefahr ist ebenfalls gesondert hinzuweisen, ebenso auf das Verhalten des Patienten im Falle einer Nachblutung. Auf die Infektionsgefahr ist besonders bei ambulanten Eingriffen hinzuweisen, da die hygienischen Verhältnisse im Hause des Patienten meist dem behandelnden Arzt nicht bekannt sind.

Handelt es sich um einen kosmetisch-ästhetischen Eingriff, sind auch extrem seltene Komplikationsmöglichkeiten anzugeben. Da der Patient vor dem Eingriff völlig gesund war und sich nach dem Eingriff eventuell stärker beeinträchtigt fühlt als vorher (z. B. infolge Bildung hypertropher Narben, Wundinfektion mit anschließender Wundheilungsstörung, Pigmentstörung, Nachblutung, Nekrose, Ulzeration), sollte dies mit ihm ausführlich besprochen werden.

Besonders eine möglicherweise notwendige intraoperative Abweichung vom geplanten Vorgehen oder eine Erweiterung sollte mit dem Patienten besprochen werden. So kann eine ovaläre Exzision mit primärem Wundverschluss geplant werden; intraoperativ stellt sich heraus, dass der Tumor größer als erwartet war und eine Deckung des Defektes nur mit Hilfe einer Verschiebeplastik möglich ist. Diese Änderung des Vorgehens darf nicht auf dem Operationstisch mit dem Patienten diskutiert werden; es darf hier keine Entscheidung vom Patienten abverlangt werden. Deshalb sollten alle möglichen Variationen vorher geklärt werden. Nur wenn sich der Patient mit einer intraoperativen Änderung oder Erweiterung des Eingriffes einverstanden erklärt hat, darf vom ursprünglich geplanten Ablauf abgewichen werden. Um wichtige bzw. auch seltene Komplikationen oder Aufklärungspunkte nicht zu vergessen, kann man kommerziell erhältliche (Perimed-Verlag, DIOmed-Verlag) oder eigene Aufklärungsbögen heranziehen und anhand dieser Bögen den Patienten aufklären. Auf keinen Fall ist es erlaubt, den Bogen ohne begleitendes Aufklärungsgespräch dem Patienten auszuhändigen. Zusätzlich muss dem Patienten die Möglichkeit gegeben werden, Fragen zu stellen.

Über die Konsequenzen einer Ablehnung der Operation muss mit dem Patienten gesprochen werden. Hier sollte allerdings kein Druck auf den Patienten ausgeübt werden („wenn Sie sich nicht operieren lassen, sterben Sie" bzw. „..sterben Sie innerhalb von 2 Jahren"). Trotzdem sollte klargestellt werden, wie schwerwiegend eine Ablehnung sein kann („Ein Basalzellkarzinom in der Nähe eines Auges kann durch Übergreifen in einigen Jahren zum Verlust des Auges führen").

Alternative Behandlungsmethoden und ihre Wertigkeit sollten dem Patienten mitgeteilt werden, wobei auch Methoden anzugeben sind, die vom Operateur oder behandelnden Arzt nicht selbst durchgeführt werden. Sind andere Ärzte mit diesen Methoden bewanderter, sind

sie auch zu nennen. Dies gilt im besonderen Maße bei rein kosmetisch-ästhetischen Eingriffen.
Auch über operationsverhindernde oder komplikationsfördernde Hinweise (Schwangerschaft, schwerer Diabetes mellitus, Durchblutungsstörungen, Herzschrittmacher etc.) sollte gesprochen werden, ebenso wie über ansteckende Erkrankungen des Patienten (HIV, Hepatitis etc.).

2.1.2 Anästhesie

2.1.2.1 Ohne Anästhetikum

Die Anästhesie sollte sich immer an die individuellen Gegebenheiten der Haut und der persönlichen Einstellung des Patienten halten und entsprechend der Vorgaben gewählt werden.
Es ist wichtig zu wissen, wie die Schmerzsituation vom Patienten verarbeitet wird. Selbst bei einer Entfernung eines Fibroma pendulans mit Scherenschlag ist mit einem zwar geringen, aber doch (wenn auch kurzen) nicht zu vernachlässigenden Schmerz zu rechnen. Hierauf sollte der Patient nochmals kurz vor dem Eingriff hingewiesen werden. Die nachfolgende Blutstillung mit Eisen-III-Chlorid erweist sich als völlig problemlos und effektiv, ist aber auch mit einem Brennungsschmerz verbunden. Über die Schmerzsymptomatik wird aber in keiner Abhandlung geschrieben. Diese kann beträchtlich sein, wenn ein Patient Schmerzen nicht problemlos verarbeiten kann. Kinder sollten nicht mit dieser anästhesielosen Form der Entfernung von irgendwelchen Hautanhängseln behandelt werden, um die Angst vor Schmerzen nicht entstehen zu lassen bzw. zu fördern. Als abschreckendes Beispiel kann die Diskussion über die anästhesielose Zirkumzision bei Neugeborenen oder Kleinstkindern dienen.
Bevor über die Anästhesie nachgedacht wird, sollte klargestellt werden, wie die Operation durchgeführt werden soll; d.h. die Grenzen der Hauterscheinung, die exzidiert werden soll, müssen festgelegt werden. Hier ergeben sich die meisten Fehler, da in vielen Fällen der Abstand zur Hauterscheinung zu klein gewählt wird. Dieser zu kleine Abstand erwächst gerade bei Anfängern der Angst, die exzidierte Fläche nicht mehr verschließen zu können.

2.1.2.2 Oberflächenanästhesie

Die Infiltrationsanästhesie ist so gut wie immer mit Schmerzen verbunden. Dies sollte von jedem Arzt bedacht werden. Eine vorausgehende Oberflächenanästhesie kann hier eine deutliche Schmerzlinderung bis zur Schmerzfreiheit bei der anschließenden Infiltration des Lokalanästhetikums bringen. Das Oberflächenanästhetikum, ein Gemisch aus Lidocain und Prilocain (EMLA®-Creme), muss allerdings genügend lang (mindestens 1 Stunde) und intensiv (unter Okklusion) einwirken können. An Nebenwirkungen sind zu beachten: Hyperpigmentierung, (Godwin und Brotherston, 2001), Blasenbildung (Hoss et al., 1999). Die selten auftretenden Veränderungen an der Applikationsstelle wie Blässe, Rötung und Ödeme sind transient und verschwinden ohne Therapie (Ronnerfalt et al., 1998), wobei die Rötung meist erst nach einer Applikationszeit von über 2 Stunden auftritt (Villada et al., 1990). Es gibt wenig Berichte über andere Hautreaktionen wie allergische Kontaktdermatitis (Van Den Hove et al., 1994; Thakur und Murali, 1995), Urtikaria (Bjerring et al., 1980) oder petechiale bzw. purpurische Reaktionen (de Waard-van der Spek und Oranje, 1997; Calobrisi et al., 1998) nach EMLA®-Creme-Anwendung. Die Hauterscheinungen verschwinden jeweils nach kurzer Zeit (bis zu einer Woche). Auf diese Nebenwirkungen sollte der Patient bzw. die Eltern von Kindern im Aufklärungsgespräch hingewiesen werden.
Andere Anästhetika-haltige Cremes führen nicht selten zu allergischen Kontaktdermatitiden (Lodi et al., 1999; Fernandez-Redondo et al., 2001), bereits seit 1920 sind diese „caines" als Auslöser von Kontaktekzemen bekannt (Ross und Merk, 2001). Deshalb werden diese Cremes in der Regel nicht in der operativen Dermatologie eingesetzt, sondern zur Behandlung von Zoster, Insektenstichreaktionen, Lumbago u.v.a.m.

2.1.2.3 Kryoanästhesie

Die Anwendung eines Kryosprays hat sich besonders bei der Abtragung von multiplen seborrhoischen Keratosen bewährt. Eine Assistenzperson besprüht die zu entfernende Hauterscheinung, nach Abblassung der Haut kann der Operateur sofort mit der Abtragung (z.B. mit der Kürette) beginnen. Bei Verwendung von Chloräthyl-Spray ist an die Explosionsgefahr des Gemisches aus Luft und Chloräthyl zu denken.
Auch gegen die Schmerzen einer Injektion (z.B. vor Injektionsanästhesie an der Fußsohle) kann das Kältespray eingesetzt werden. Bei gleichzeitigem Sprühen und

Injizieren ist allerdings darauf zu achten, dass nicht auf die Kanüle in der Haut gesprüht wird, da sonst die Flüssigkeit in der Kanüle gefriert und damit die Kanüle verstopft.

2.1.2.4 Infiltrationsanästhesie

Für die Infiltrationsanästhesie stehen eine Reihe von Präparaten zur Verfügung, deren Wirkungseintritt und -dauer deutlich differieren. Während die meisten „caines" nach ca. 3–5 Minuten ihre Wirkung zeigen, tritt die Wirkung von Prilocain (Xylonest®) bereits nach wenigen Sekunden ein.

Das Lokalanästhetikum sollte nicht tief subkutan und nicht hoch intradermal appliziert werden. Im ersten Fall setzt die anästhesierende Wirkung sehr spät ein, sodass zu Beginn der Operation noch Schmerzen auftreten. Im zweiten Fall ist die Injektion überaus schmerzhaft, da die Dermis wie bei einer Quaddelbildung aufgedehnt wird und der Dehnungsreiz bzw. -schmerz ähnlich dem beim Kontakt mit Brennnesseln hinzutritt. Die beste Injektionshöhe liegt an der Subkutis-Dermis-Grenze.

Bei einigen Patienten sind die ersten Hautschnitte trotz lege artis gesetzter Infiltrationsanästhesie noch schmerzhaft. In diesen Fällen hat es sich bewährt, nach der normalen Infiltrationstechnik zusätzlich bzw. anschließend intradermal entlang der geplanten Schnittführung das Lokalanästhetikum zu injizieren. Anschließend kann problemlos im Bereich der oberen Schichten der Haut als auch in der Tiefe der Subkutis operiert werden.

Die Injektion des Lokalanästhetikums sollte bei einer ovalären Exzision immer rautenförmig am Rand der Hauterscheinung erfolgen. Damit wird vermieden, dass der Histologe ein Loch im Präparat sieht, und so eventuell wichtige Strukturen nicht zu sehen sind, und dass Zellen der Hauterkrankung bzw. des Tumors in die Tiefe verschleppt werden.

Nebenwirkungen auf Lokalanästhetika sind selten. Trotzdem sollte der Patient nüchtern operiert werden, um das Risiko bei einer Notintubation, die bei Schockzuständen notwendig werden kann, zu minimieren (Schulz 1988).

Allergische Reaktionen auf lokale Betäubungsmittel der Gruppe der Säureamide sind selten. Einzelbeobachtungen liegen vor (Cetinkaya 2001); die aufgetretenen Reaktionen werden aber meist als nicht-allergisch beschrieben bzw. die Ursache ist nicht sicher aufzuklären (Brown et al., 2002). In der Regel handelt es sich um psychogene oder vasovagale Reaktionen (Baluga et al., 2002) oder um allergische Reaktionen auf andere Allergene (Nettis et al., 2002). Besonders bei Anwendung von adrenalinhaltigen Lokalanästhetika sollte eine Disulfit-Allergie ausgeschlossen werden, da diese als Antioxidans Disulfit (= Metabisulfit) enthalten. Weitere Zusatzstoffe wie Konservierungsmittel sind ebenfalls als Auslöser einer allergischen Reaktion möglich und durch Verwendung von Lokalanästhetika aus der Ampulle (= konservierungsmittelfrei) zu umgehen.

Toxische Reaktionen auf Lokalanästhetika sind abhängig von der Plasmakonzentration und insbesondere von der Anflutungsgeschwindigkeit, d.h. die Zeit bis zum Erreichen der höchsten Konzentration (Lehmann, 1984). Intravasale Injektion bzw. Überdosierung können zu Symptomen an ZNS und Herz führen (Unruhe, Tremor, Verwirrung, Brechreiz, Krämpfe bzw. Tachykardie, Hypertension, Tachypnoe). Im Extremfall können Bewusstlosigkeit, Atemstillstand, Bradykardie, Hypotension bis zur Asystolie auftreten. Ca. 98% der Reaktionen auf Lokalanästhetika sind auf intravasale Injektionen zurückzuführen, 1% auf Überdosierung und 1% auf allergische Reaktionen (Lehmann, 1984). Zur Therapie sind zunächst die Vitalfunktionen zu sichern (Maskenbeatmung meist ausreichend). Kolloidale Infusionslösungen sowie ZNS- und herzwirksame Medikamente sollten je nach Symptomatik frühzeitig eingesetzt werden.

An die Methämoglobinbildung durch Prilocain (Xylonest®) ist zu denken, wobei die Nebenwirkung erst ab einer Dosis von über 400 mg bei Gesunden auftreten kann. Bei Patienten mit Anämie, pulmonalen Erkrankungen oder Störungen des Methämoglobinabbaues kann es zu einer bedrohlichen Hypoxie nach 1 bis 3 Stunden kommen. Therapeutisch eignet sich Ascorbinsäure intravenös (Lehmann, 1984).

Bei der Verwendung von Adrenalin als Vasokonstringens macht man sich die längere Wirkungsdauer des Lokalanästhetikums und die relative Blutungsarmut im Operationsfeld zu Eigen. Als Kontraindikation sind Diabetes mellitus, Herzerkrankungen, Hypertonie und Hyperthyreose angegeben, wobei diese Erkrankungen bei einer „normalen" Anwendung von adrenalinhaltigen Lokalanästhetika eher selten beeinflusst werden. Postoperative Hämatome, lokale Infektionen oder Wundheilungsstörungen werden durch die Gewebshypoxie häufiger beobachtet.

2.1.2.5 Regional- und Leitungsanästhesie

Die Regionalanästhesie wird am häufigsten an den Fingern und Zehen als Oberst'sche Leitungsanästhesie oder als Ringwallanästhesie am Penis durchgeführt. Am Kopf eignet sich die Regionalanästhesie bei Operationen an Nase oder Ohr. Bei all diesen Regionalanästhesien sind adrenalinhaltige Lösungen aufgrund der Gefahr von Nekrosen insbesondere im Bereich der Endarterien an Finger, Zehen und Penis kontraindiziert. Blockaden des Plexus brachialis und die Spinalanästhesie gehören in die Hand des ausgebildeten Anästhesisten.

2.1.3 Indikation zur Operation

Die Indikation zur Operation wird nicht selten zu zaghaft gestellt. Entweder werden andere Methoden im Rahmen einer klinischen Studie angewendet oder es wird lange, manchmal zu lange gewartet und „beobachtet". Ein Nävus, der auffällig gestaltet ist, sollte exzidiert werden; durch die häufig empfohlene „Beobachtung" kann aus einem In-situ-Melanom ein malignes Melanom werden. Ein Basaliom wächst zwar in der Regel nur langsam, aber nach mehreren Monaten „Beobachtung" kann es auch tiefere Strukturen erreicht haben. Nicht selten ist die Organisation mit Schuld an einer spätgestellten Operationsindikation. Die Bezahlung einer Operation steht in keinem Verhältnis zum zeitlichen und wirtschaftlichen Aufwand, der hierfür erforderlich ist oder sein kann. Gerade ausgedehnte Operationen bedürfen einer längeren Planung und Ausführung, die in einer dermatologischen Praxis oft nicht möglich sind. Wenn dann auch noch die Assistenz fehlt, kann eine Operation im ambulanten Bereich nicht durchgeführt werden.

Da so gut wie alle dermatologischen Operationen Wahleingriffe darstellen und in der Regel keine akut lebensbedrohliche Indikation besteht, ist den Kontraindikationen besondere Aufmerksamkeit zu widmen. Bei eingeschränkter Operabilität oder Ablehnung einer Operation sollten andere Behandlungsverfahren eingesetzt werden (z.B. Röntgenweichstrahltherapie, LASER-Therapie, Kryotherapie, photodynamische Lichttherapie, Chemotherapie, Immuntherapie etc.).

Besonders kritisch und differenziert ist die Indikation bei kosmetisch-ästhetischen Eingriffen oder Eingriffen mit potentiellen Risikofaktoren (für den Arzt und/oder für den Patienten) zu stellen.

Bereits bei der Erhebung der Anamnese sind die Fragen zur Narbenbildung (Neigung zu dehiszenten Narben, hypertrophen Narben) und bekannten Wundheilungsstörungen zu stellen.

2.1.3.1 Überprüfung der Operationsfähigkeit

Besondere Aufmerksamkeit verdienen zusätzliche Erkrankungen wie Diabetes mellitus, Hyper- oder Hypothyreose, Glaukom, Epilepsie, Endangitis obliterans, Herzkreislauferkrankungen, erhöhte Blutungsneigung oder Infektionserkrankungen wie HIV und Hepatitis. Zu klären ist, ob Medikamente eingenommen werden, die den Eingriff oder postoperativen Verlauf beeinflussen, wie Antikoagulantien, Azetylsalizylsäure, Antiphlogistika, Kortikosteroide, Immunsuppressiva, Antibiotika etc.. Besteht ein Abusus von Alkohol, kann das Lokalanästhetikum unter Umständen nicht wirken; Wundheilungsstörungen werden bei exzessivem Nikotinabusus beobachtet.

Bei einer bestehenden Schwangerschaft sollte die Indikation zur Operation – auch zu einer Probebiopsie – sehr streng gestellt werden. Allergien bzw. Unverträglichkeiten von Lokalanästhetika, Antibiotika, Antiphlogistika, Analgetika, Pflastern, Desinfektionsmitteln, Latex etc. sollten vor jeder Operation abgeklärt werden.

Besonders wichtig ist die anamnestische Erhebung von Vorbehandlungen. Ist bereits an der zu exzidierenden Stelle eine Röntgentherapie erfolgt, kann es zu Wundheilungsstörungen kommen, wenn nicht eine großzügige Umschneidung des Areals erfolgt. Ähnliche Wundheilungsstörungen werden nach einer vorangegangenen Steroidtherapie mit Unterspritzung von kristallinem Kortison beobachtet. Hier sollte die Operation zweizeitig geplant werden: zunächst Entfernung des Tumors, erst nach guter Wundgrundkonditionierung sollte die Wunde je nach Größe primär oder durch eine Lappenplastik verschlossen werden.

2.1.3.2 Indikation zur Nachexzision

Jeder nicht total entfernte Tumor sollte durch eine Nachexzision eliminiert werden. Diese Regel gilt für fast alle Indikationen. Als Ausnahme gelten heute gutartige Tumoren wie Nävi etc.. Auch bei Rumpfhautbasaliomen, die knapp oder non in sano flachexzidiert wurden, kann ein „verschärftes" Beobachten und Zuwarten empfohlen werden, wenn die Compliance des Patienten es zulässt. Gerade nach einer Flachexzision sind die Grenzen des Rumpfhautbasalioms durch die entzündliche Rötung nicht mehr gut abzugrenzen. Da der Tumor in der Regel nicht in die Tiefe wächst, kann abgewartet werden, bis die Wunde abgeheilt ist und sich der Tumor wieder von der umgebenden Haut differenziert.

2.1.4 Materialien

2.1.4.1 Scheren, Pinzetten etc.

Scheren, Pinzetten (anatomisch, chirurgisch), Häkchen, Nadelhalter, Klemmen sollten eher klein als zu groß gekauft werden. In nicht wenigen Praxen werden große Instrumente verwendet, die vielleicht aus der Zeit der chirurgischen Operationen stammen, aber für die operative Dermatologie nicht oder nicht so gut geeignet sind. Selbst am Rücken mit seiner dicken Dermis ist eine große Pinzette nicht erforderlich, da die Haut aufgrund der Eigenspannung meist nur wenig auseinander gehalten werden muss. Außerdem sollte die Haut durch die Pinzette nicht zerstochen werden. Mit einer kleinen zierliche Pinzette sind die Verletzungen an der Haut zumindest geringer. Bei Operationen an Körperstellen mit sehr dünner Haut (Augenlider, Ohrmuschel etc.) ist eine besonders feine Pinzette angebracht. Diese feine Pinzette sollte aber nicht für Operationen am Rücken verwendet werden, da sie leicht durch die nötigen Rückhaltekräfte der Rückenhaut verbogen wird.

Für die Größe des Nadelhalter gilt, dass er sich nach der Faden- bzw. Nadelstärke richten sollte, um nicht einen feinen Nadelhalter durch eine dicke Nadel zu verbiegen: Dicke Nadel, großer Nadelhalter, kleine Nadel, kleiner Nadelhalter. Leider sind die Nadelhalter an den Seiten nicht selten relativ scharfkantig geschliffen, sodass der Faden beim Knoten nicht durch zu starken Zug, sondern durch die scharfe Kante des Nadelhalters reißt.

Bei den Scheren gilt Ähnliches: Große bzw. lange Scheren sind nur selten erforderlich. Eine kurze spitze feine sowie eine stumpfe Schere zum Präparieren sowie eine Fadenschere reichen in der Regel für die dermatologischen Operationen aus. Für die tieferen Operationen ist eine größere bzw. längere stumpfe Schere erforderlich. Zur Nagelmatrixteilexzision kann eine große Schere mit dicken Blättern von Nutzen sein, wenn der Nagel sehr dick ist. Mit einer dünnen Schere würde man den Nagel nicht teilen können.

2.1.4.2 Elektrokauter

Der Elektrokauter ist zum Veröden kleinerer Gefäße ein hervorragendes Hilfsmittel. Das heißt aber nicht, dass fast die gesamte Exzisionsstelle schwarz durch zuviel Kauterisierung ist. Es hat sich immer noch als sicherer erwiesen, auch eine kleine Arterie zu unterbinden, selbst wenn die Zeit drängt und eine Unterbindung etwas länger dauert als eine Verödung mit dem Elektrokauter. Die Nachblutungsgefahr ist geringer. Bei Blutungen aus den kleineren Arterien bzw. Arteriolen und Venolen ist eine Verödung mit dem Elektrokauter sinnvoll. In der Regel sollte der bipolare Kauter zum Einsatz kommen, da mit dieser Art der Strom nur zwischen den beiden pinzettenförmigen Elektroden fließt und nicht durch den ganzen Körper des Patienten. Bei der Hodenbiopsie hat sich allerdings herausgestellt, dass die Blutstillung an den feinen Gefäßen von Skrotum, Hodenhüllen und Hoden mit einer Pinzette und einem monopolaren Elektrokauter deutlich einfacher und schneller funktioniert als mit dem bipolaren Kauter. Auf die Höhe des elektrischen Stromes sollte geachtet werden, um die koagulierte Stelle möglichst klein halten zu können. Beim Veröden der Gefäße sollte man darauf achten, dass auch tatsächlich das Gefäß getroffen wird und nicht in der Umgebung der Blutungsquelle (blindlings) gekautert wird. Man sollte immer versuchen, die Blutungsquelle ausfindig zu machen und dann gezielt den Kauter einzusetzen.

Auf die Gefahren beim Umgang mit brennbaren Flüssigkeiten oder explosiven Gasen (z.B. Chloräthyl, Benzin, Äther, Alkohol, Zyklopropan) sollte besonders bei der Anwendung eines Elektrokauters geachtet werden. Kontakte mit metallischen Gegenständen oder feuchten Unterlagen sind ebenfalls zu meiden.

Herzschrittmacher können durch den Stromfluss zwischen Massekabel und Elektrode beeinflusst werden, deshalb ist der Patient bereits vor der Operation danach zu fragen. Bipolare Elektroden können gefahrlos verwendet werden.

Die Elektrochirurgie im Sinne einer Elektrotomie sollte eher die Ausnahme in der operativen Dermatologie sein bzw. für einige wenige Indikationen eingesetzt werden. Die Entfernung von Kondylomen und Warzen ist mit dem Elektrokauter gut möglich. Nävi oder andere Hauterscheinungen sollten mit dem Skalpell und nicht elektrochirurgisch entfernt werden, da zum einen das kosmetische Ergebnis oft nicht befriedend ist, wobei häufig eingesunkene Narben auftreten (Eichmann 1984). Andererseits sind die Ränder des Exzisates durch den Elektrokauter so verändert, dass der Histologe diese Ränder nicht mehr eindeutig beurteilen kann. Dies ist gerade in der Tumorchirurgie störend, bei der geklärt werden muss, ob der Schnittrand tumorfrei ist.

2.1.4.3 Drainage

Zur Vermeidung von Seromen oder Hämatomen in der Tiefe sollte bei tiefen und langen Wunden (z.B.

Exzision bis zur Muskelfaszie, am Rücken etc., oder wenn kein Druckverband angelegt werden kann wie z.B. am Bauch) eine Redon-Drainage gelegt werden. Es genügen in der Regel ein kleines ziehharmonika-artiges Plastikfläschchen und ein dünner Schlauch, um die Blut- oder Serumreste aus dem Wundgrund zu saugen. Der Schlauch sollte mit einem polyfilen Faden (z.B. Vicryl 4/0) fixiert werden, monofile Fäden lassen den Schlauch leicht durch die Schlinge rutschen, so dass der Schlauch unbeabsichtigt (z.B. beim Verbandwechsel) aus der Wunde gerissen werden kann. Der Schlauch muss nicht durch ein extra Loch in der Haut geführt werden, sondern kann am Ende der Exzisionsstelle aus der Wunde geleitet und fixiert werden.

2.1.4.4 Nahtmaterial

Nur zwei Sorten von Nahtmaterialien sind nötig: resorbierbares und nicht-resorbierbares Material. Da, wann immer möglich, versenkte Nähte gelegt werden sollten, wird in der Hauptsache resorbierbares Material verwendet. Bei sehr hoher Spannung (z. B. am Kopf, an den Extremitäten) kann mit dicken nicht-resorbierbaren Fäden gearbeitet werden. Immer sollte aber bedacht werden, dass durch die Verwendung von nicht-resorbierbaren Fäden und Anlegen von perkutanen Hautnähten bei der Narbenbildung ein Strickleitermuster verursacht wird. Sehr kleine Wunden (durch 3–6 mm Stanzen etc.) können ebenfalls mit einem dünnen, nicht-resorbierbaren Faden (meist mit der Fadenstärke von 4/0 oder 5/0) verschlossen werden, wobei darauf geachtet werden sollte, dass die Fäden gut sichtbar sind und nicht einwachsen können. Die Entfernung der nicht-resorbierbaren Fäden sollte nicht zu früh erfolgen, um eine Nahtdehiszenz zu vermeiden. Im Gesicht können die Fäden nach ca. 5–7 Tagen entfernt werden, am übrigen Körper (auch Capillitium) nach ca. 2–3 Wochen. Immer sollte der Faden im Zentrum (an der Stelle mit der größten Zugspannung) als letztes entfernt werden, wenn man durch leichten Zug an der Wunde festgestellt hat, dass keine Dehiszenz zu erwarten ist.

Da die heute angebotenen resorbierbaren Fäden eine ausgezeichnete Gewebeverträglichkeit aufweisen, ist das Nahtmaterial in Abhängigkeit der Lokalisation, der Reißfestigkeit und der Resorptionsdauer auszuwählen. Resorbierbares Nahtmaterial löst sich nach unterschiedlich langer Zeit auf. Diese Zeitspanne ist bei der Verwendung des Fadens zu beachten, um eine Granulombildung so selten wie möglich auftreten zu lassen.

Bewährt hat sich am Rücken der langsam auflösende Faden (PDS 3/0 oder 2/0), während am übrigen Körper kürzere Auflösungszeiten ausreichen (Monosyn oder Monocryl 4/0 oder 3/0). Im Gesicht ist meist ein dünnerer Faden anzuwenden (Monosyn oder Monocryl 5/0 oder 4/0).

Die Nahttechnik ist einfach bei der transkutanen Fadenführung, wobei der Abstand vom Wundrand entsprechend der Zugspannung gewählt werden sollte; zum einen nicht zu knapp, um ein Einreißen des Wundrandes zu vermeiden, zum anderen nicht zu weit, um ein Umschlagen des Wundrandes in die Wunde zu verhindern.

Bei der Dermalnaht ist streng darauf zu achten, dass die Fadenführung unter der Dermis (oberhalb des Fettgewebes) beginnt, der Faden senkrecht durch die Dermis und unterhalb der Epidermis aus der Haut geführt wird. Am gegenüberliegenden Wundrand wird der Faden im gleichen Abstand von der letzten Naht unterhalb der Epidermis eingeführt. Fehlermöglichkeit: nicht selten wird die Epidermis durchstochen. Vermeiden kann man dies, indem man die Nadel nicht parallel zur Hautoberfläche, sondern senkrecht dazu in die Dermis führt. Die Dermis sollte in ihrer gesamten Dicke durchstochen werden und der Faden oberhalb des subkutanen Fettgewebes herausgeführt werden. Bei der Knotenbildung ist auf eine saubere Führung der Fadenschlinge zu achten; dann lässt sich der Knoten ohne Probleme knüpfen und bei Wahl der geeigneten Fadenstärke sind selbst größere Wundspannungen leicht zu überbrücken.

2.1.4.5 Desinfektionsmittel

Es hat sich bewährt, Desinfektionsmittel nach dem Verschluss der Wunde aufzubringen. Nach dem Abspülen der Wunde mit H_2O_2 zur Entfernung des Blutes kann mit einer Farbstofflösung (z. B. Solutio Castellani oder Betaisodona®-Lösung) eine Desinfektion durchgeführt werden. Allerdings sollten auf offene Wunden keine Desinfektionsmittel aufgebracht werden, da so gut wie alle Mittel granulationshemmend wirken sollen.

2.1.4.6 Verband

Um den Patienten Schmerzen beim Verbandwechsel zu ersparen, sollte bei Verdacht auf eine (auch geringe) Nachblutung ein Verband mit silikonisierter Gaze (z.B. Mepitel®) angelegt werden.

Eine Alternative stellt die Anwendung eines Hautklebers (z.B. Dermabond®) dar. Hier muss darauf geachtet werden,

dass die Wundränder hundertprozentig adaptiert sind, in gleicher Höhe zueinander stehen und keine Wundspannung die Wundränder auseinander klaffen lässt.
Zur Vermeidung von unterschiedlicher Wundrandhöhe können die Wundränder, falls kein Hautkleber verwendet wird, mit Klebestreifen (z.B. Steristrips®) adaptiert werden. Die Breite der Klebestreifen richtet sich nach der Lokalisation: Im Gesicht und an den distalen Teilen der Extremitäten haben sich die schmalen Streifen bewährt, am Rumpf und an den proximalen Teilen der Extremitäten die breiten Streifen.
Ob ein Pflasterverband oder ein Verband mit Kompressen angelegt wird, ist von der Wundgröße und der zu erwartenden Blutung abhängig. Bei der Verwendung von adrenalinhaltigen Anästhesiemitteln sollte aber immer ein gut sitzender Druckverband angelegt werden. Denn durch den Adrenalinzusatz kommt es primär zu einer erwünschten Vasokonstriktion, aber nach einigen Stunden zu einer Vasodilatation und dadurch eventuell zu einer stärkeren Nachblutung. Ein Druckverband verhindert diese Nachblutung. Dieser kann auf einem Pflasterverband angebracht und nach 2–3 Tagen entfernt werden, ohne dass die Wunde freigelegt werden muss.

2.1.5 Operationsart

Vor jeder Operation sollte die geplante Schnittführung eingezeichnet werden. Dies empfiehlt sich nicht nur bei schwierigen Lappenplastiken, sondern auch bei einfachen Exzisionen oder Inzisionen. Bei einer intraoperativen Markierung der Schnittführung wird in der Regel ein steriler Markierungsstift verwendet, der allerdings nicht wasserfest ist. Befinden sich noch Reste der Desinfektionslösung oder der Anästhesielösung auf der Haut oder kommt es zu einer stärkeren Blutung, wird die Markierungsfarbe verwischt. Deshalb ist die Verwendung einer wasserfesten Markierungsfarbe geeigneter. Dieser Markierungsstift ist unsteril und wird deshalb vor der Desinfektion verwendet. Mit diesem Vorgehen – Markierung der Schnittführung auf der unbehandelten Haut – lassen sich die optimalen Lichtverhältnisse im Operationssaal besser ausnutzen, als es nach Desinfektion und unter dem sterilen Abdecktuch möglich ist.

2.1.5.1 Inzision

Eine Inzision erfolgt bei nur wenigen Krankheitsbildern in der Dermatologie: Lipom, Atherom, Thrombektomie bei oberflächlicher Venenthrombose, Perianalthrombose. Bei allen übrigen Operationen, bei denen ein mehr oder weniger großes Stück Haut entfernt wird, spricht man von einer Exzision.
Jede Inzision sollte senkrecht zu Haut erfolgen, damit beim anschließenden Verschluss der Wunde die senkrechten Wundränder leichter und ebenmäßiger adaptiert werden.
Bei der Entfernung eines Lipoms sind nach Injektion des lokalen Betäubungsmittels die Grenzen des Lipoms nicht mehr deutlich zu erkennen. Ein verzweifeltes Suchen des Lipoms in der Tiefe ist die Folge. Hier sollte vor Setzen der Lokalanästhesie die Schnittrichtung mit einem Hautmarkierungsstift eingezeichnet werden, wobei die Hautspannungslinien zu beachten sind. Es reicht bei kleinen Lipomen ein Markierungsstrich über dem Zentrum des Knotens aus.
Nach Desinfektion und Anästhesie der Umgebung erfolgt eine Inzision entlang der eingezeichneten Markierung, wobei die Haut vorsichtig bis zur Dermis-Subkutis-Grenze durchtrennt wird. Nach Darstellung des subkutanen Fettgewebes sollte mit einer stumpfen Schere das Lipom nach allen Seiten vom umgebenden Bindegewebe gelöst werden und durch leichten seitlichen Druck auf die Wundränder exprimiert werden. Bei diesem Vorgehen kommt es zu keiner größeren Blutung, da das Lipom in der Regel die Blutgefäße verdrängt hat. Eine Verletzung von größeren Blutgefäßen ist somit ausgeschlossen.
Anders ist es bei sehr großen Lipomen am Thorax, die nicht selten bis zur Muskelfaszie reichen und mit ihr breitbasig verwachsen sein können. Hier ist das Lipom vorsichtig von der Faszie zu lösen, um diese nicht zu verletzen.
Bei einer akuten Perianalthrombose (äußere Hämorrhoidalthrombose) sieht man eine lividrote bis blauschwarze, prallelastische Anschwellung der Analhaut, die von einem meist plötzlich auftretenden, stark stechenden Schmerz begleitet ist. Es besteht eine ausgeprägte Berührungsempfindlichkeit. In vielen Lehrbüchern wird eine Inzision ohne örtliche Betäubung sowie eine Exprimierung des Thrombus innerhalb der ersten zwei bis vier Tage nach Entstehung der Thrombose empfohlen. Durch die Inzision komme es zu einer schlagartigen Besserung der Schmerzsymptomatik. Da sowohl bei der Inzision als auch bei der Injektion eines Lokalanästhetikums Schmerzen auftreten, ist individuell zu prüfen, welcher Schmerz stärker empfunden wird, der Schmerz infolge der Thrombose, der Inzision oder der Injektionskanüle. Am besten sollte vor der Inzision mit dem Patienten besprochen werden, dass die operative Methode (mit oder ohne Betäubung) starke Schmerzen verursachen kann. So

kann sich der Patient besser auf die zu erwartende Schmerzsituation einstellen, egal wie er sich entscheidet. Auch die spontane Rückbildung innerhalb von ca. 10 Tagen sollte dem Patienten mitgeteilt werden. Eine freie Entscheidung kann nur von einem aufgeklärten Patienten erfolgen. Ein ähnliches Vorgehen ist bei einer Thrombektomie bei einer oberflächlichen Venenthrombose zu empfehlen, wobei die Injektion des lokalen Betäubungsmittels nicht so schmerzhaft empfunden wird und deshalb indiziert ist.

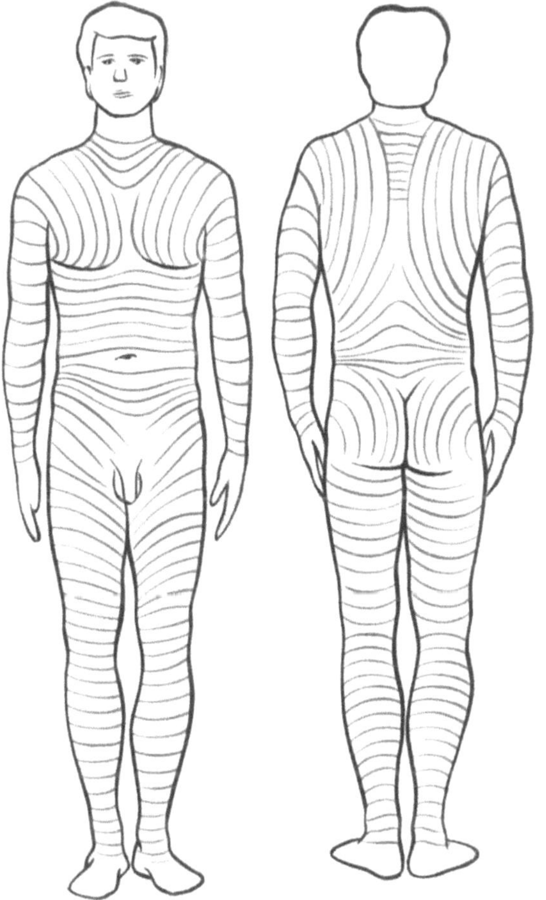

2.1.5.2 Exzision

Ovaläre Exzision: Bei der ovalären Exzision sollte man sich so gut wie immer an den Hautspannungslinien orientieren (Abb. 1). Ausnahmen sind große Exzisionen an den Extremitäten oder an Stellen, die einer großen Zugspannung unterliegen (wie oberhalb einer großen Brust oder am Gesäß).

An den Extremitäten verlaufen die Hautspannungslinien zirkulär. Bei großen Exzisionen würden viele Lymphbahnen zerschnitten, wenn die Exzision entlang der Hautspannungslinien verlaufen würde. Hier hat sich bewährt, eine Exzision schräg oder sogar in Längsrichtung der Extremität vorzunehmen. Die Wundheilung erfolgt ebenso gut und komplikationslos.

Oberhalb der weiblichen Brust sollte die Planung und Einzeichnung der Exzision an der sitzenden Patientin erfolgen, um den natürlichen Zug der Brust zu erkennen und zu berücksichtigen. Um einen Narbenzug an den seitlichen Wundrändern durch den Zug einer großen Brust nach unten zu verhindern, sollte die Exzisionsrichtung entlang des Schwerkraftzuges gewählt werden.

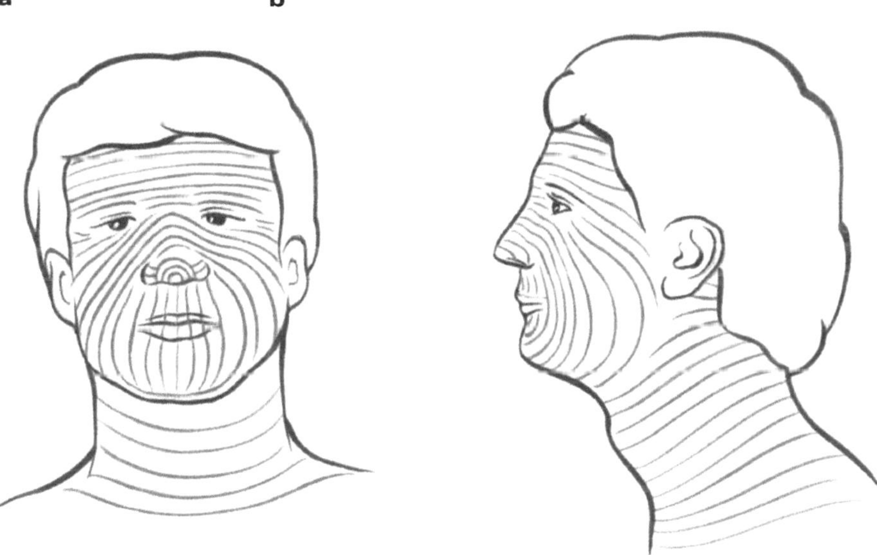

Abb. 1a–c. Hautspannungslinien. (Aus Neukam D (1989) Operative Dermatologie in der Praxis, Kohlhammer)

Gestalt der Ellipse: Die Ellipsenform bei der ovalären Exzision sollte nie zu klein im Vergleich zur Breite gewählt werden. Gerade Anfänger in der operativen Dermatologie haben Angst vor der Schnittgröße und versuchen möglichst kleine Exzisionen vorzunehmen. Dies erweist sich in der Mehrzahl der Fälle als schlecht, da durch die zu klein gewählte Exzision mehrere Probleme auftauchen: Schwieriges Einnähen des Hautfadens und Bildung von „dog ears". Um keine „dog ears" entstehen zu lassen, sollte das Verhältnis von Länge zu Breite mindestens 3:1 betragen. Hierdurch wird im Normalfall gewährleistet, dass der Winkel an den beiden Enden der Ellipse maximal 30° beträgt.

„Dog ears": Sind bei ovalären Exzisionen die Enden zu stumpfwinklig geschnitten, entstehen beim Zusammennähen der Wundränder Hauttaschen oder Hautzipfel bzw. „dog ears". Zur Vermeidung sollte der Exzisionswinkel an den Enden maximal 30° betragen. Ausnahmen sind die Handrücken und die Ellenbogen, bei denen der Winkel noch spitzwinkliger angelegt werden sollte, da es bereits bei einem Winkel von 30° zu einer „dog ear"-Bildung kommen kann. Das Gleiche gilt bei einer zu geringen bzw. ungleichmäßigen Fettausräumung. Diese „dog ears" können leicht korrigiert werden: Man hebt mit einer Pinzette oder einem Häkchen die Aufwerfung im Zentrum an und inzidiert die Haut an der tiefsten Stelle mit einem Skalpell, wobei die Inzision in Verlängerung der Wunde verlaufen sollte. Das neugebildete Hautdreieck wird über die Schnittstelle geklappt und an der Basis in Verlängerung des Wundrandes exzidiert. Es entsteht so eine Wundverlängerung, deren Wundränder im Idealfall bereits aneinander liegen und so problemlos genäht werden können (Abb. 2).

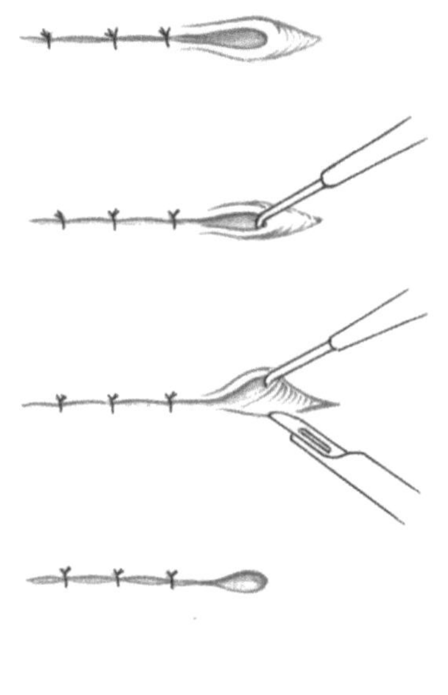

Abb. 2. Entfernung von „dog ears" (aus Neukam D: Operative Dermatologie in der Praxis, Kohlhammer, 1989)

Ungleichlange Wundränder: Es gibt mehrere Möglichkeiten, dass ungleiche Wundrandlängen gebildet werden. Zum einen bewusst, wenn eine halbmondförmige Exzision durchgeführt wird (zum Beispiel halbmondförmig entlang des Mamillenhofes). Zum anderen ungewollt, wenn die Abstände von der jeweils letzten Naht an den gegenüberliegenden Wundrändern unterschiedlich sind. Solche Wundrand-Längenunterschiede können auf zweierlei Art korrigiert werden: Bei nicht allzu großem Unterschied werden die Abstände an der längeren Seite etwas größer gewählt als an der kürzeren, so dass die kürzere Seite etwas gedehnt und die längere Seite etwas gestaucht wird. Bei deutlichen Längenunterschieden ist die Exzision eines von Burow-Dreieckes indiziert, das auf der längeren Wundrandseite, wie oben bei der „dog ear"-Reparation beschrieben, herausgeschnitten wird (Abb. 3).

Flachexzision: Eine Flachexzision oder tangentiale Exzision mit einem Skalpell ist zur Entfernung von aktinischen Ke-

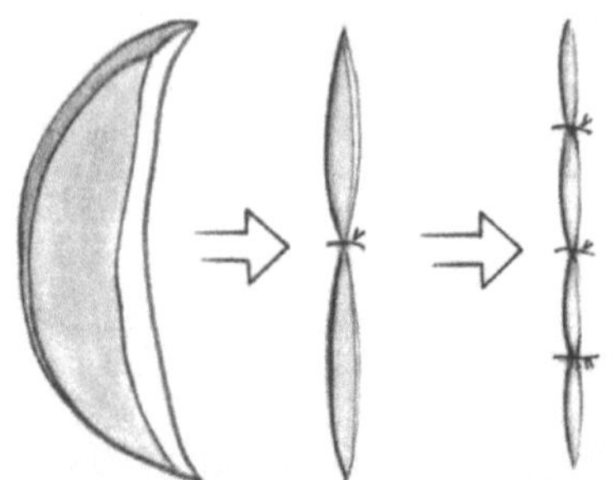

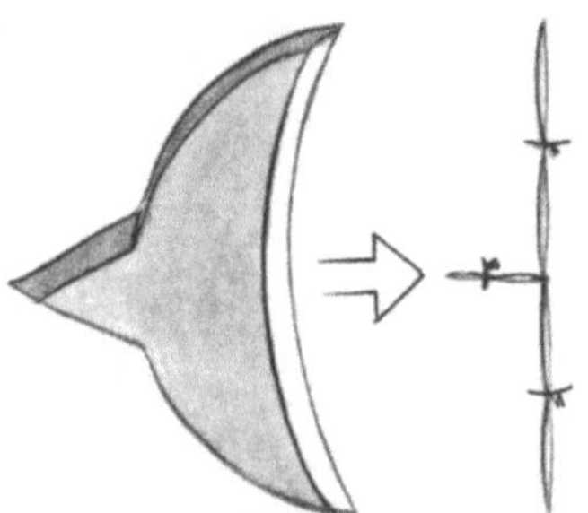

Abb. 3. Verschluss von Defekten mit ungleichlangen Wundrändern (aus Neukam D: Operative Dermatologie in der Praxis, Kohlhammer, 1989)

ratosen, seborrhoischen Keratosen besser geeignet als eine Kürettage (Exkochleation) mit einem scharfen Löffel oder einer Kürette, da bei der Flachexzision eine durchgehende histologische Kontrolle des Schnittes angefertigt werden kann, während bei der Kürettage meist nur Hautgeschabsel und Krümel für die histologische Untersuchung anfallen. Eine sichere Aussage, ob die Hauterscheinung in sano entfernt wurde oder ob ein beginnendes Plattenepithel-Karzinom vorliegt, lässt sich nur bei einer Flachexzision einer aktinischen Keratose aussagen.

Ist die Diagnose allerdings gesichert, kann gerade mit der Kürette schnell und mit dem Kältespray schmerzlos pro Patient selbst eine Vielzahl von seborrhoischen Keratosen entfernt werden. Dies würde bei einer Flachexzision sehr viel Zeit in Anspruch nehmen, wobei auch an die nicht unerhebliche Menge an Lokalanästhetikum gedacht werden muss, die eventuell die Anzahl an Exzisionen begrenzt. Weitere Indikationen für eine Kürettage sind Verrucae vulgares, V. planae, Mollusca contagiosa. Von der Kürettage von Rumpfhautbasaliomen raten wir ab, da eine sichere histologische Beurteilung der Geschabsel nicht möglich ist.

Bei der Flachexzision mit dem Skalpell ist allerdings zu beachten, dass die Schnitte nicht zu oberflächlich durchgeführt werden, um nicht alle veränderten Zellen in der Epidermis zu exzidieren. Ein gutes Zeichen einer guten Flachexzision ist das Auftreten von punktförmigen Blutungen.

2.1.5.3 Lappenplastiken

Nahlappenplastiken: Nahlappenplastiken sind hervorragend geeignet, Defekte mit der in der Umgebung liegenden Haut zu decken, da die anliegende Haut der entfernten Haut meist ziemlich ähnlich ist. Porengröße, Hautdicke, -farbe und -felderung sind nahezu identisch. Die wichtigsten Nahlappenplastiken sind in der Tabelle 1 angegeben.

Da die Durchblutung der Haut diffus über den dermal-subdermalen Gefäßplexus erfolgt, ist die Gefäßversorgung der Haut in der Regel optimal; somit muss bei den meisten lokalen Lappenplastiken nicht so stark auf die arterielle und venöse Versorgung Rücksicht genommen werden.

Trotzdem sollte der Verlauf von großen Arterien, Venen und Nerven bekannt sein, um ein Durchtrennen dieser Strukturen vermeiden zu können (z. B. Arteria temporalis, Nervus facialis etc.). Am Handrücken oder am Unterschenkel liegen die Venen sehr oberflächlich. Durch Inzision der Haut neben einer Vene und Anheben der Haut kann unter Sichtkontrolle die Vene freipräpariert werden. Ähnlich sollte bei Arterien vorgegangen werden:

Tabelle 1. Lappenplastiken

Art	Lappenplastiken und Synonyme
Verschiebelappenplastik	Verschiebelappen, Plastik nach von Burow U-Plastik, Plastik nach Schimanowski H-Plastik, doppelte U-Plastik Trapez-Plastik, U-Plastik-Variante doppelseitiger subkutaner Verschiebelappen, kite flap nach Zoltan Gleitlappen, subkutan gestielter Lappen, sliding flap, Barron-Plastik
Transpositionslappenplastik	Transpositionslappen, Schwenklappen, Stiellappen, Sichellappen doppelter Stiellappen, bilobed flap Rauten-Plastik, Plastik nach Limberg, Plastik nach Dufourmentel doppelter Transpositionslappen, Rhomboid-zu-W Plastik Insel-Lappen, Tunnelplastik Z-Plastik
Rotationslappenplastik	Plastik nach Imre O-zu-Z-Plastik, doppelte Rotationslappenplastik, Plastik nach Webster Axt-Lappen, J-Rotationslappen, hatched flap, Rotationslappen mit Rückschnitt, Rotation flap with back-cut
Entlastungsplastik	V-Y-Plastik, M-Plastik, M-Y-Plastik Doppel-M-Plastik, doppelte W-Y-Plastik

Zunächst Inzision der Haut, Freipräparation der Arterie und erst anschließend Weiterführung der Exzision.

Probleme tauchen auf, wenn zu große Spannungsverhältnisse entstehen, die meist durch zu klein geplante und angelegte Lappen verursacht werden. Auch bei zu schmal gewählter Basis des Lappens reicht die Durchblutung des Lappens nicht aus und eine Nekrose oder Teilnekrose ist die Folge. Hier sollte durch eine ausgedehntere Mobilisation der Haut der Lappen vergrößert werden. Besteht trotzdem eine größere Dehiszenz der Wundränder, kann der Defekt auch mit einer kombinierten Lappenplastik oder mit einem freien Hauttransplantat verschlossen werden.

Eleganter lässt sich das Problem durch vorherige Dehnung der umliegenden Haut mittels Hautexpander lösen. Mit der Hautexpander-Technik können in der Nachbarschaft von benignen Veränderungen (z.B. Narbenplatten, Riesennaevi) oder röntgengeschädigter Haut Silikonbeutel eingepflanzt werden, die über ein Ventil mit physiologischer Kochsalzlösung langsam gefüllt werden. Nach Exzision der Hautveränderung wird der Expander entfernt und die gedehnte Haut über den Defekt ausgebreitet. Probleme ergeben sich durch eine Überdehnung, die zu einer Ischämie und Nekrose der Haut führt, sowie bei Kindern durch den Druck des Expanders auf die noch weichen Knochen, die zu einer Impression führen können.

Zugwirkungen auf benachbarte Regionen sind zu vermeiden, wenn diese Regionen leicht verformbar sind. So kann ein Ektropium bei Lappenplastiken an der Wange entstehen, der Nasenflügel kann hochgezogen werden nach einer Lappenplastik am Nasenrücken oder die Lippe kann verzogen werden nach einer Lappenplastik an der Lippe oder Wange. Verhindern läßt sich dieser Zug durch Verankerung des Lappens an straffen Nachbarregionen (Petres und Rompel 1996).

Ähnlich wie bei der Freihauttransplantation ist auf eine sorgfältige Blutstillung (elektrokaustisch oder durch Unterbindung) zu sorgen, um die ernährende Diffusionsbarriere so niedrig wie möglich zu halten. Hierbei ist die Umstechung geeigneter als die Elektrokoagulation, da bei Nahplastiken Nachblutungen und Nekrosen seltener nach Ligaturen als nach der Elektrokaustik auftreten. Ist eine Nachblutung z.B. in eine Wundhöhle zu erwarten, ist das Anlegen einer Saugdrainage empfehlenswert. Zusätzlich hat sich eine Druckbelastung mit einem Sandsack bewährt. Dadurch verschließt sich die Höhle schneller und das Nachsickern der Flüssigkeit (Blut oder Serum) sistiert schneller.

Wird die zu verschiebende Haut nicht genügend vom subkutanen Fett befreit, kommt es postoperativ nach einigen Wochen zu einer Verdickung des Lappens. Diese Aufwerfungen („trapdoor effect") werden oft noch verstärkt durch Einziehung der Wundränder. Diese Komplikation wird nicht selten nach Transpositionslappenplastiken gesehen. Vermeiden lässt sich dies intraoperativ durch eine sorgfältige Entfernung des Fettes am Lappen. Auch eine Nachoperation kann dieses ästhetisch störende Bild nachbessern, wobei die Revision erst nach ca. einem Jahr durchgeführt werden sollte.

Fernlappenplastiken: a) Freie Hauttransplantate: Überschreitet der Hautdefekt in Abhängigkeit der umliegenden Hautspannung eine bestimmte Größe und kann nicht mehr mit einer Nahlappenplastik gedeckt werden, kann der Defekt mit einem freien Hauttransplantat gedeckt werden. Auch größere sklerodermiforme Basalzellkarzinome sollten mit einem freien Hauttransplantat gedeckt werden, um die Lageverhältnisse der Zellen nicht zu verändern. Kommt es zu einem Rezidiv, ist davon auszugehen, dass keine Zellen an eine andere Stelle verschoben wurden.

Voraussetzung für eine freie Hauttransplantation ist ein gut durchblutetes Wundbett mit ausreichendem Granulationsgewebe, dessen Wundtiefe in etwa Hautniveau erreicht hat. Nicht selten wird die Wunde zu früh gedeckt und es kommt nach Anheilung der Haut zu einer Einsenkung des Transplantatstückes.

Ein anderer Fehler besteht in der nicht genügenden Entfettung des transplantierten Hautstückes. Dadurch kommt es zu einem Absterben der Fettzellen, das Transplantat kann nicht genügend durchblutet werden und wird abgestoßen. Deshalb hat es sich bewährt, die transplantierte Haut bereits fettfrei zu entfernen. Bleiben Fettreste an der Haut bestehen, sollte man sorgfältig das Fett mit der Schere entfernen.

Bei der Wahl der Entnahmestelle sollte man darauf achten, ob die Empfängerseite behaart war oder nicht. Falls die Empfängerseite keine Haare aufwies, sollte die Entnahmestelle unbehaart sein, denn die transplantierte Haut behält ihre Eigenschaften. Umgehen kann man dieses Problem, indem man eine Spalthaut ohne Haarwurzeln entnimmt.

Ein weiterer Fehler ist eine nicht genügende Blutstillung an der Empfängerseite. Durch eine Sickerblutung kommt es zu einem Anheben des Transplantates, dadurch zu einer dickeren Diffusionsstrecke zwischen Wundgrund

und freier Haut und so zur Transplantatnekrose. Zum besseren Abtransport von geringen Blutungen unter dem Transplantat ist eine Schlitzung (je nach Größe ca. 3–5 Schlitze) mit einem spitzen Skalpell im Zentrum des Transplantates sinnvoll. Das Transplantat sollte auf einer blutungsfreien Wundfläche maßgerecht mit leichter Spannung fixiert werden, wobei dünnes Nahtmaterial (5/0 oder 6/0) am geeignetsten ist. Eventuell sind im Zentrum der Wunde Fixationsnähte sinnvoll, um ein Abheben der freien Haut zu verhindern. Fibrinkleber können zur Fixierung der freien Haut eingesetzt werden, allerdings kann durch zu viel Klebemasse und durch die zu dicke Diffusionsschicht auch hier die Nekrose des Transplantates eintreten.

Ein festsitzender Verband, der auf der Wunde nicht verrutschen kann, ist wichtig für die Anheilung der transplantierten Haut und sollte frühestens nach 5 Tagen entfernt werden. Eine völlige Ruhigstellung der betroffenen Körperregion ist während dieser Zeit dringend erforderlich. Ob und wie die freie Haut anwächst und wie das kosmetische Ergebnis ausfällt, kann nicht vorausgesagt werden. Dies ist bereits bei der Aufklärung des Patienten zu besprechen.

Die Entnahmestelle der freien Haut kann primär oder mit einer gemeshten Haut verschlossen werden. Hier sind bei ovalärer Exzision in der Regel Primärverschlüsse mit Dermalnähten möglich. Die Entnahmestelle sollte an Körperregionen gewählt werden, die zum einen nicht direkt einsehbar sind, zum anderen nicht einer direkten UV-Belastung ausgesetzt waren (Oberarm- oder Oberschenkelinnenseiten, Bauchseite etc.), so dass die Naht an der Entnahmestelle nicht oder nur wenig auffällt.

b) Spalthauttransplantation: Spalthauttransplantate enthalten im Gegensatz zum Vollhauttransplantat nur Teile der Dermis. Mit einem Dermatom (meist mit einem Elektromotor) kann die Dicke (dünn: 0,3 mm, mitteldick: 0,4–0,5 mm, dick: 0,6 mm) und die Breite des Spalthauttransplantates (bis 10 cm) eingestellt werden. Wichtig ist eine gute Spannung der Haut durch einen Assistenten, um ein gleichmaßig dickes Transplantat zu erhalten. Die Entnahmestelle benötigt eine feste Unterlage, deshalb sind nur wenige Körperstellen für diese Operation geeignet (Oberschenkel, Gesäß, Oberarm). Ein feuchter Verband oder ein Druckverband mit silikonisierter Gaze (Mepitel®) an der Entnahmestelle erleichtert den Verbandwechsel nach 3–4 Tagen.

Die Spalthaut kann zur Vergrößerung der Oberfläche geschlitzt (mesh) werden, so dass größere Defekte mit der Spalthaut gedeckt werden können. Die gemeshte Haut wird mit Fäden, Metallklammern oder Fibrinkleber in der vorbereiteten Wunde fixiert. Da das kosmetische Ergebnis in der Regel nicht befriedigend ist, die Spalthaut eine starke Schrumpfungsneigung aufweist und die mechanische Belastung nur gering ist, sollte diese Art der Transplantation nur wenigen Operationen vorbehalten sein, im Wesentlichen der Deckung von Ulcera crurum.

c) Läppchenplastik nach Reverdin: Bei der Plastik nach Reverdin werden kleine freie Hautstückchen verpflanzt. Hierzu hebt man mit einer Nadel die Haut leicht an und schneidet tangential die Haut ab, wodurch verschieden dicke Hautläppchen entstehen. Diese Läppchen werden auf die zu deckende Wunde inselartig gelegt und mit einem Druckverband befestigt. Die Entnahmestellen heilen sekundär. Da das kosmetische Ergebnis nicht befriedigend ist, sollte diese Art der Wundversorgung nur zur Defektdeckung von Ulcera crurum eingesetzt werden.

d) Segmenttransplantate: Segmenttransplantate (composite grafts) bestehen aus Haut und darunter liegendem Knorpel oder Muskelgewebe. Beispiele sind Ohrmuschel, Nasenflügel oder Lider. Diese Transplantate sind noch empfindlicher als Vollhauttransplantate, da die Versorgung des gesamten Transplantates per diffusionem erfolgt und kleinste Blutungen bereits zu einer Abstoßung führen. Auch an der Entnahmestelle sind Traumatisierungen zu vermeiden.

e) Gestielte Fernlappen: Die klassischen gestielten Fernlappen sind Wanderlappen, myokutane Lappen und freie mikroanastomosierte Lappen. Beim Wanderlappen wird von einer entfernten Körperstelle (z.B. Bauchhaut) ein Hautlappen in den Hautdefekt (z.B. Fingerendglied) verlagert, wobei der Hautlappen auf einer Seite an der ursprünglichen Stelle verankert bleibt und so die Durchblutung gewährleistet ist. Durch Trainierung des Lappenstieles ist der Lappen nach ca. zwei bis drei Wochen angeheilt und kann von der Donorseite getrennt werden. Die übrigen Fernlappenplastiken sind aufwendige Operationsverfahren, die meist in der plastischen Chirurgie angewendet werden.

2.1.5.4 Dermabrasion

Die Dermabrasion kann mit einem Schleifgerät, mit oder ohne Salz-Nachbehandlung oder mit einer

Tabelle 2. Komplikationen bei und nach der Dermabrasion mit hochtourigen Geräten

- Abgleiten der Fräse
- Verletzung von Augen, Lippen, Nasenflügel
- Einwickeln von Haaren in die Fräse
- Koagulierung der Haut durch zu große Hitzeentwicklung
- Narben- oder Keloidbildung durch zu tiefe Dermabrasion
- Bildung von tiefen länglichen Kratern
- Verletzung des Op-Arztes und Assistenten
- Versprengung von Blut und Zelldetritus des Patienten
- Hyper- und Hypopigmentierung
- Herpes-simplex-Infektion
- Milienbildung
- persistierende Erytheme
- Teleangiektasien

Bürste vorgenommen werden. Bei der Benutzung eines Schleifgerätes – es existieren Geräte mit unterschiedlichen Drehzahlen (bis 60000 Umdrehungen) – ist an viele Gefahren und Komplikationen zu denken, die eine Dermabrasion begleiten können (siehe Tabelle 2). Nicht geeignet für eine Dermabrasion sind tief ausgestanzte Narben, spaltförmige tiefe Narben und wurmstichartige Narben (Landes 1984). Im Gesicht ist die Dermabrasion besonderes vorsichtig vorzunehmen, um ein kosmetisch akzeptables Aussehen zu erreichen. Deshalb wird gefordert, dass die Dermabrasion nur von einem erfahrenen Arzt durchgeführt werden sollte.

Salzabrasion: Zur Behandlung von Schmucktätowierungen kann nach einer hochtourigen Dermabrasion die Wundfläche mit Kochsalz gründlich und sorgfältig abgerieben werden. Auch eine alleinige Salzabreibung führt zu einer Elimination der oberen Hautschichten und damit zur Entfernung der Tätowierung. Durch diese Salzbehandlung kommt es zu Wundheilungsstörungen und nicht selten zu einer kosmetisch nicht befriedigenden Narbenbildung, auf die der Patient hingewiesen werden muss. Heute stehen moderne LASER-Geräte zur Verfügung, die diese Methode als obsolet einstufen lassen.

Bürsten: Nach der Einsprengung von Fremdkörperpartikeln (Schmauch-, Pulver-, Explosionspartikel, am häufigsten in der Silvesternacht) müssen die Partikel innerhalb der ersten 24 bis maximal 48 Stunden aus der Haut entfernt werden, um ein Abwandern in tiefere Hautschichten zu verhindern und ein narbenfreies Entfernen der Partikel zu gewährleisten. Durch ausgiebiges Ausbürsten („dermabrush") mit sterilen Zahnbürsten oder Handwaschbürsten können die Partikel entfernt werden. Hier ist ein zu zaghaftes Vorgehen fehl am Platz. Jeder Partikel, der nicht entfernt wurde, stellt eine kosmetisch störende Tätowierung dar.

Sollte das befallene Hautareal für eine lokale Anästhesie zu groß sein, ist die Dermabrush-Methode in Vollnarkose durchzuführen. Tiefer eingesprengte Partikel sollten mit einer Splitterpinzette entfernt werden oder mit einer 2 mm-Stanze exzidiert werden. Bei Einsprengungen im Gesicht ist immer ein ophthalmologisches Konsil einzuholen. Eine Tetanusprophylaxe ist indiziert.

2.1.6 Ausgewählte Diagnosen

2.1.6.1 Basalzellkarzinom (Basaliom, basozelluläres Karzinom)

Das Basalzellkarzinom beginnt meist als stecknadelkopfgroßes, hautfarbenes, derbes Knötchen, das am Rand kleine leicht vergrößerte Gefäße aufweist. Das Knötchen wächst über Monate und Jahre langsam zu einem glasigen, hautfarbenen Tumor mit kleinen Gefäßerweiterungen oder zu einer zentral eingesunkenen Hautveränderung mit perlschnurartigem Randwall. Nicht selten ähnelt das Basalzellkarzinom einer Narbe. Diese sklerodermiformen Basalzellkarzinome wachsen hirschgeweihartig in der Tiefe, so dass ihre wahre Ausdehnung mit dem Auge nicht zu erkennen ist, da nur ein Teil des Tumors die Hautoberfläche erreicht. Wird das Basalzellkarzinom nicht entfernt, breitet es sich langsam aus und zerstört die Umgebung einschließlich Knorpel und Knochen.

Manche Basalzellkarzinomarten bereiten differenzialdiagnostische Probleme. So lassen sich Rumpfhautbasaliome für ein ungeübtes Auge mit einem Ekzem verwechseln. Auch hier gilt: Sollte eine Hauterscheinung nach einer Behandlungszeit von maximal 4 Wochen nicht abheilen, ist eine Probebiopsie vorzunehmen.

Sobald die Diagnose feststeht, steht die radikale Entfernung des Tumors im Vordergrund. In der letzten Zeit wurden verschiedene Methoden eingesetzt, die unter anderem die immunologische Seite beeinflussen. So wird über Erfolge mit dem Einsatz von Imiquimod, Interferon oder Methotrexat berichtet. Lichttherapie mit dem LASER oder der photodynamischen Lichttherapie sind ebenso geeignete Maßnahmen wie die Kältetherapie mit flüssigem Stickstoff. Die Röntgenweichstrahltherapie hat ihren festen Platz in der Behandlung von Basalzellkarzinomen bei Patienten über einem bestimmten Alter (meist oberhalb des 65. Lebensjahres). Allen nicht operativen Methoden ist allerdings gemeinsam, dass mindestens eine Operation (Stanze oder ovaläre Probebiopsie, meist vor der Therapie) zur Klärung der Eindringtiefe und zur histologischen Sicherung der Diagnose erforderlich ist. Außerdem ist eine sichere Entfernung nur durch eine lange Nachbeobachtungszeit zu klären.

Die sicherste Methode zur Entfernung des Basalzellkarzinoms ist die chirurgische Exzision mit histologischer dreidimensionaler Kontrolluntersuchung. Der Sicherheitsabstand vom Tumor sollte in Abhängigkeit von der Karzinomart gewählt werden. Bei sklerodermiformen Basalzellkarzinomen ist wegen des sogenannten „Eisbergphänomens" ein größerer Abstand einzuhalten als bei soliden Basalzellkarzinomen. Wenn möglich, sollte der Abstand bei soliden Basalzellkarzinomen nicht kleiner als 2–3 mm sein, wobei an einigen Stellen (besonders im Gesicht) Ausnahmen von dieser Regel möglich sind. Bestehen durch frühere Operationen Narben in oder an der Basalzellkarzinomregion, sind die Grenzen des Tumors oft nicht zu erkennen bzw. erschweren die Erkennung der wahren Karzinomausdehnung (Müller 1981). 80% der Basalzellkarzinome entstehen im Gesicht. Deshalb ist gerade hier auf eine kosmetisch befriedigende Rekonstruktion des Hautdefektes nach Exzision des Tumors zu achten. Alle Möglichkeiten der kosmetisch-operativen Behandlungsmaßnahmen sollten hier differentialtherapeutisch überdacht und eingesetzt werden. Bei sklerodermiformen Basalzellkarzinomen sollte eine zweizeitige Operation (zunächst Exzision, Deckung erst wenn die histologische Untersuchung vorliegt und die Schnittränder tumorfrei sind) angestrebt werden.

Die Rumpfhautbasaliome zeichnen sich durch ein besonders oberflächliches Wachstum aus, was bei der Exzision berücksichtigt werden kann. Meist genügt eine Flachexzision des gesamten Areals, um den Tumor zu entfernen. Dabei ist streng darauf zu achten, dass sämtliche Ausläufer des Tumors mit entfernt werden und die Abtragungstiefe nicht zu flach oder zu oberflächlich genommen wird. Es hat sich bewährt, die Grenzen des Rumpfhautbasalioms vor der Operation einzuzeichnen, dann den Tumor zu unterspritzen (nicht umspritzen). Durch die Unterspritzung wird der Bereich leicht angehoben und kann anschließend einfacher abgetragen werden. Das Skalpell (15er oder 10er Klinge) sollte flach am Rand der Einzeichnung angesetzt werden, wobei der gesamte Tumor so mit den Fingern freigelegt wird, dass alle Bereiche gut mit dem flachliegenden Skalpell erreicht werden können. Nur so ist gewährleistet, dass der Tumor gleichmäßig abgetragen werden kann. Die anschließende Blutung aus den freiliegenden Kapillaren kann mit 30%-iger Eisen-III-chlorid-Lösung gestillt werden.

Da die Rezidivneigung hoch ist, sollten Kontrolluntersuchungen in den ersten 2 Jahren im dreimonatigen Abstand erfolgen, anschließend reicht eine dermatologische Kontrolle in halbjährigen Abständen.

2.1.6.2 Plattenepithelkarzinom (Spinaliom, spinozelluläres Karzinom)

Das Plattenepithelkarzinom ist ein Tumor, der infiltrativ und zerstörend wächst und im Gegensatz zum Basalzellkarzinom hämatogen und lymphogen metastasieren kann. An der Haut findet man zehnmal häufiger Basalzellkarzinome, an den Schleimhäuten bzw. Übergangsschleimhäuten (z.B. Lippe) häufiger bzw. fast ausschließlich Plattenepithelkarzinome. Gefährdet sind besonders Erwachsene mit heller Haut in sonnenreichen Gegenden der Erde. Vorstufen sind aktinische Keratosen an der Haut und Erythroplasie Queyrat der Genitalschleimhaut. Plattenepithelkarzinome zeichnen sich durch breitbasig aufsitzende, hyperkeratotische Hauterscheinungen mit zentraler Erosion und Krustenauflagerung aus. Die Umgebung ist meist entzündlich gerötet.

Die Therapie besteht aus radikaler Entfernung der Tumormassen, wobei „Stahl" oder „Strahl" (Skalpell oder Röntgenstrahlen) als ebenbürtig anzusehen sind. Die Röntgenweichstrahltherapie ist hervorragend geeignet, allerdings müssen einige Besonderheiten beachtet werden: Ein hochdifferenziertes Plattenepithelkarzinom spricht ebenso schlecht auf ionisierende Strahlen an wie ein sklerodermiformes Basalzellkarzinom. Über Knorpel und Knochen (Nasenspitze, Ohrmuschel, Schläfenregion, Phalangen etc.) sollten keine Röntgenstrahlen therapeutisch eingesetzt werden, um Knorpel- oder Knochennekrosen zu vermeiden. In bestimmten Regionen des Körpers (Temporal-, Parietalregion) kommt es durch die träge Gefäßreaktion zu kosmetisch unbefriedigenden Ergebnissen nach einer Röntgentherapie. Bei Neoplasien am Kopf kommt es durch die Röntgentherapie zu einer Epilation am behaarten Kopf. Diese Gefahr besteht immer, wenn eine Röntgen-Tumordosis angewendet werden muss. Um die

Häufigkeit von radiogenen Nebenwirkungen, die nach 2–20 Jahren auftreten, zu vermindern, sollte das Mindestalter der Patienten 65 Jahre betragen.

Die Exzision des Tumors sollte mit einem deutlichen Sicherheitsabstand erfolgen und eine dreidimensionale histologische Untersuchung des Exzisates durchgeführt werden. Die Deckung des Defektes wird sich nach den gegebenen Wundverhältnissen richten, wobei die Wunde je nach Größe des Defektes primär oder sekundär verschlossen wird. Eine spontane sekundäre Wundheilung sollte nur in Ausnahmefällen angestrebt werden, da die Narben durch Narbenzug häufig kosmetisch nicht befriedigend sind. Nach Sicherung der Diagnose und der radikalen Entferung des Tumors sollten alle in der operativen Dermatologie anwendbaren Verschlussmöglichkeiten eingesetzt werden, um eine kosmetisch ansprechende Wunde und Narbe zu erhalten.

Aufgrund der Metastasierungsmöglichkeit sind neben der Wunde und der gesamten Haut die regionären Lymphknoten in regelmäßigen Abständen (vierteljährlich in den ersten 2 Jahren postoperativ, anschließend halbjährlich für weitere 3 Jahre, anschließend jährlich) zu kontrollieren.

2.1.6.3 Unguis incarnatus – Therapie

Der eingewachsene Zehennagel wird am häufigsten an den Großzehen beobachtet, wobei beide Seiten eines Zehennagels betroffen sein können. Als Ursache für den eingewachsenen Zehennagel wird die Bildung eines Nagelspornes angesehen, der meist durch falsches Nagelschneiden verursacht wird. Mechanische Belastung, Druck durch zu enges Schuhwerk, Dyshidrose der Füße oder Nagelwachstumsstörungen begünstigen das Einwachsen der Nägel. Spontane Entzündung des Nagelwalles wird u.a. von Diabetikern oder bei Durchblutungsstörungen berichtet.

Nach Rötung des Nagelwalles kommt es zu einer Druckschmerzhaftigkeit, die besonders stark an der oberen (distalen) „Ecke" der Zehe auftritt. Durch Bildung von Granulationsgewebe und eitrigem Sekret wirkt das klinische Bild komplizierend.

Vor jedem operativen Eingreifen, das die Nagelform irreversibel verschmälert, sollte eine konservative Behandlung versucht werden. Diese kann von Fußpflegern (Podisten) oder speziell ausgebildeten Ärzten erfolgen. Hier hat sich die Einlage von Baumwollstreifen oder Kunststoffröhrchen bewährt. Die Anhebung der Nagelränder durch Kunststoffspangen oder – nicht immer schmerzfrei – durch Metallspangen führt erst nach langer Behandlungszeit (evtl. Monaten) zur Besserung. Rezidive sind allerdings mit diesen Methoden nicht zu vermeiden.

Die operative Sanierung umfasst verschiedene Methoden, je nachdem wie viele Anteile der Zehe entfernt werden. Bei der klassischen Methode nach Emmert wird ein Keil exzidiert, der den seitlichen Nagelteil, das Nagelbett, die Nagelwachstumszone und den seitlichen Nagelwall enthält. Das Ergebnis ist ein verschmälerter Nagel und eine verschmälerte Zehe mit Ausbildung einer Narbe. Eine weitere Variante ist die Exzision der seitlichen Nagelwachstumszone, wobei der seitliche Anteil der Nagelwurzel nach Inzision des hinteren Nagelwalls entfernt wird (Haneke 1979). Hier wird nur der Nagel verschmälert, die Form der Zehe aber nicht verändert. Allerdings kommt es auch hier zu Bildung einer Narbe. Bei der Nagelmatrixteilexzision mit Phenolisation erfolgt kein Schnitt durch die Haut, sondern der eingewachsene Nagelteil wird bis zur Nagelwurzel unter dem proximalen Nagelwall exzidiert. Der entstandene Kanal wird mit Phenol verätzt. Mit dieser Methode wird nur der Nagel verschmälert, die Form der Zehe bleibt unverändert, es entsteht keine Narbe.

Bei der Operation nach Emmert werden als häufige Komplikationen Narbenschmerzen bei Witterungswechsel, bakterielle Infektionen bzw. Ausbreitung der bestehenden Infektion und Rezidive mit erneutem Einwachsen des Nagels angegeben. Bei der Entfernung der Nagelwurzel ist genau darauf zu achten, dass besonders nach lateral die Nagelmatrix radikal entfernt wird. Außerdem darf die Gelenkkapsel des Interphalangealgelenkes der Großzehe nicht verletzt werden. Deutlich seltener werden die unerwünschten Wirkungen bei der Phenolkaustik beobachtet, wobei die Rezidivrate gering ist und durch die Vermeidung von Hautschnitten keine Narben entstehen. Allerdings ist streng darauf zu achten, dass das Phenol nicht auf die gesunde Haut kommt, da es sonst zu schwer heilenden Nekrosen kommt. Die Kontraindikationen wie starke arterielle Durchblutungsstörungen und ggf. auch schwerer Diabetes mellitus sind in jedem Fall zu beachten.

Literatur

Baluga JC, Casamayou R, Carozzi E, Lopez N, Anale R, Borges R, Alvarez E, Baez C, Cedres C, Guelfi C, Larrosa H, Sassi R, Polero Y (2002) Allergy to local anaesthetics in dentistry. Myth or reality? Allergol Immunopathol (Madr) 30: 14–19

Bjerring P, Andersen PH, Arendt-Nielsen L (1980) Vascular response of human skin after analgesia with EMLA cream. Br J Anaesth 63: 655–660

Brown RS, Paluvoi S, Choksi S, Burgess CM, Reece ER (2002) Evaluating a dental patient for local anesthesia allergy. Compend Contin Educ Dent 23: 125–128

Calobrisi SD, Drolet BA, Esterly NB (1998) Petechial eruption after the application of EMLA cream. Pediatrics 101: 471–473

Cetinkaya F (2001) Sensitivity to local anaesthetics among asthmatic children. Int J Paediatr Dent 11: 405–408

de Waard-van der Spek FB, Oranje AP (1997) Purpura caused by Emla is of toxic origin. Contact Dermatitis 36: 11–13

Eichmann F (1984) Gefahren und Komplikationen der Elektrochirurgie. In: Konz B, Braun-Falco O (Hrsg) Komplikationen in der Dermatologie. Springer, Berlin Heidelberg

Fernandez-Redondo V, Leon A, Santiago T, Toribio J (2001) Allergic contact dermatitis from local anaesthetic on peristomal skin. Contact dermatitis 45: 358

Godwin Y, Brotherston M (2001) Hyperpigmentation following the use of Emla cream. Br J Plast Surg 54: 82–83

Haneke E (1979) Chirurgische Behandlung des Unguis incarnatus. In: Salfeld K (Hrsg) Operative Dermatologie. Springer Berlin Heidelberg, S 184–188

Hoss DM, Gross EG, Grant-Kels JM (1999) Histopathology of an adverse reaction to a eutectic mixture of the local anesthetics lidocaine and prilocaine. J Cutan Pathol 26: 100–104

Landes E (1984) Komplikationen und Risiken der Dermabrasion. In: Konz B, Braun-Falco O (Hrsg) Komplikationen in der operativen Dermatologie. Springer, Berlin Heidelberg

Lehmann P (1984) Risiken bei Lokal- und Regionalanästhesie. In: Konz B, Braun-Falco O (Hrsg) Komplikationen in der Dermatologie. Springer, Berlin Heidelberg

Lodi A, Ambonati M, Coassini A, Kouhdari Z, Palvarini M, Crosti C (1999) Contact allergy to „caines" caused by anti-hemorrhoidal ointments. Contact Dermatitis 41: 221–222

Müller RPA (1981) Defektdeckung bei der operativen Therapie ausgedehnter Hauttumoren. Fortschr Med 99 24: 929–933

Nettis E, Colanardi MC, Ferrannini A, Tursi A (2002) Reported latex allergy in dental patients. Oral Surg Oral Med Oral Pathol Oral Radiol Endod 93: 144–148

Neukam D (1989) Operative Dermatologie in der Praxis, Kohlhammer

Petres J, Rompel R (1996) Operative Dermatologie. Lehrbuch und Atlas. Springer, Berlin Heidelberg

Ronnerfalt L, Fransson J, Wahlgren CF (1998) EMLA cream provides rapid pain relief for the curettage of molluscum contagiosum in children with atopic dermatitis without causing serious application-site reactions. Pediatr Dermatol 15: 309–312

Ross TC, Merk HF (2001) Allergic contact dermatitis from benzocaine ointment during treatment of herpes zoster. Contact dermatitis 44: 127

Schulz H (1988) Operative Dermatologie im Gesicht. Praxisfähige Eingriffe. Diesbach, Berlin

Thakur BK, Murali MR (1995) EMLA cream-induced allergic contact dermatitis: a role for prilocaine as an immunogen. J Allergy Clin Immunol 95: 776–778

Van Den Hove J, Decroix J, Tennstedt D, Lachapelle JM (1994) Allergic contact dermatitis from prilocaine, one of the local anaesthetics in EMLA cream. Contact Dermatitis 30: 239

Villada G, Zetlaoui J, Revuz J (1990) Local blanching after epicutaneous application of EMLA cream. Dermatologica 181: 38–40

2.2 Spezielle Operative Dermatologie: Ausgewählte Themen

Alexander Konstantinow

2.2.1 Perioperative Antibiotikaprophylaxe (PABP)

Das Auftreten von Wundinfektionen im Rahmen von operativen Eingriffen hängt direkt oder indirekt von verschiedenen **Risikofaktoren** ab. Die wichtigsten hiervon sind:

1. Schlechte Hygiene (einschließlich Mundhygiene), Alkohol- und Nikotinabusus
2. Immunsuppressive Therapie, Immunschwäche
3. Diabetes mellitus, chronische fortgeschrittene Niereninsuffizienz
4. Konsumierende Erkrankungen und Malnutrition (z.B. bei metastasierenden Tumorerkrankungen)
5. Fettsucht
6. Ausbildung des Operateurs und operative Technik
7. Präoperative Vorbereitung des Operations-/Wundgebietes (Rasur, Duschen, u.a.)
8. Art und Dauer der Operation
9. Wundheilungsstörungen in Folge schlechter Wundranddurchblutung bei zu starker Spannung der Wundränder

Das Operationsgebiet lässt sich nach dem **Grad der Kontamination** wie folgt einteilen (Haas und Grekin, 1995):

- aseptisch
- bedingt aseptisch (kontaminierte Areale wie Mundhöhle, Nasenschleimhaut, stark behaarte und seborrhoische Bereiche, Perineum)
- kontaminiert (erodierte Tumoren, Ulzera, akute nichtpurulente Entzündungen)
- septisch (Ulzera, eitrige Zysten, Abszesse und nekrotische (eiternde) Tumoren)

Der perioperative Einsatz von Antibiotika kann zu einer deutlichen Reduktion postoperativer Wundinfektionen beitragen (Tabelle 1)

Die Wundinfektionsrate in der operativen Dermatologie ist gering (unter 5%; Whitaker et al., 1988; Haas und Grekin, 1995). Sie lässt sich durch eine postoperative systemische Antibiose, noch mehr aber durch eine lokale Applikation von Antiseptika im Wundbereich verringern (Bencini et al., 1991). Eine Untersuchung von Sebastian und Steinmann (1995) ergab als häufigsten Erreger in der Dermatochirurgie Staphylococcus aureus (über 70%), mit großem Abstand gefolgt von Streptokokken (11%) und Enterokokken (11%). Gramnegative Erreger (Pseudomonas, Proteus) machten durchschnittlich lediglich 5% des Keimspektrums aus, sind aber als Feuchtkeime insbesondere bei Ulcus cruris und Verbrennungswunden gehäuft anzutreffen. Bei Erwachsenen wird im Bereich der Nasenostien und des Perineums gehäuft (20–40%) Staphylococcus aureus gefunden. Derzeit sind ein Großteil der S. aureus-Stämme penicillinresistent. Die Inzidenz von methicillinresistenten Staphylokokken (MRSA) beträgt in Deutschland gegenwärtig etwa 9% (Peltroche-Llacsahuanga et al., 1998), wobei diese Spezies zumindest bei ambulanten Eingriffen nur selten Wundinfektionen verursacht. Allerdings muss stets an die mögliche Entwicklung einer S. aureus-Sepsis gedacht werden, die eine Letalitätsrate von 30% und mehr aufweist (Jensen et al., 2002). Gefürchtet sind Schmierinfektionen mit Streptokokken der Gruppe A (z.B. in kleinen Panaritien), weil sie sich außerordentlich rasch systemisch ausbreiten können.

2.2.1.1 Indikationen für eine PABP

Bei Routineeingriffen und Fehlen von Risikofaktoren seitens des Patienten wird eine PABP in der Regel als nicht notwendig angesehen. Bei kontaminierten und septischen Arealen und Wunden ist die PABP in der Regel gerechtfertigt (Kretschmer et al., 2001).

Tabelle 1. Einfluss einer PABP auf die Häufigkeit von Wundinfektionen (nach Kernodle und Kaiser, 1995; Kretschmer et al., 2001)

Grad der Kontamination des OP-Gebietes	Wundinfektion ohne PABP [%]	Wundinfektion nach PABP [%]
Aseptisch	5,1	0,8
Bedingt aseptisch	10,1	1,3
Kontaminiert/septisch	21,9	10,2

Besondere Erwähnung verdient die **Endokarditisprophylaxe** (Kretschmer et al., 2001). Sie ist zwingend indiziert

1. bei jedem chirurgischen Eingriff an Patienten mit einer künstlichen Herzklappe
2. bei Eingriffen in kontaminierten Arealen und Vorliegen einer Herzerkrankung mit hohem Endokarditisrisiko (angeborene Herzvitien, hypertrophe Kardiomyopathie, erworbene Erkrankungen der Herzklappen, vorangegangene Endokarditis).

Obwohl bei Eingriffen an nicht infizierter (aseptischer) Haut nur selten eine Bakteriämie bzw. Endokarditis auftritt (George, 1995) und deshalb eine PABP bei den unter Punkt zwei genannten Herzerkrankungen nach den derzeitigen Richtlinien der American Heart Association nicht vorgesehen ist, halten wir eine PABP im Falle der erwähnten Vorerkrankungen für indiziert. Diese Auffassung wird unter anderem von der Mehrheit der amerikanischen Dermatologen geteilt (Rabb und Lesher, 1995). Dies gilt natürlich erst recht bei bedingt aseptischen, kontaminierten und septischen Operationsarealen. Antibiotika der Wahl sind Amoxicillin und Clindamycin, ferner Teicoplanin und Vancomycin (Kretschmer et al., 2001).

Auch wenn es sich bei den dermatochirurgischen Operationen i.d.R. um relativ kleine Eingriffe handelt, so darf man keinesfalls vergessen, dass sich aus kleinen lokalen Infektionen schwere, lebensbedrohliche systemische Infektionen entwickeln können. Eine solche für den Dermatologen relevante Infektionserkrankung ist die **nekrotisierende Fasziitis** (Kujath und Eckmann, 1998; Fustes-Morales et al., 2002), deren Letalität je nach Kollektiv mehr als 30% betragen kann. Sie tritt meist nach Bagatelltraumen, durch ein bestehendes Ulcus cruris oder postoperativ v.a. nach Eingriffen an den unteren Extremitäten, im Abdomen- und Genitalbereich („Fournier-Gangrän") bevorzugt im höheren Lebensalter (>65) auf. Diabetes mellitus ist der wichtigste Risikofaktor bei Erwachsenen. Als weitere Risikofaktoren werden eine periphere arterielle Verschlusskrankheit, chronischer Alkoholismus, Niereninsuffizienz, Unterernährung, Immunsuppression sowie eine HIV-Infektion angesehen. Die Rolle von nichtsteroidalen Antiphlogistika wird kontrovers diskutiert. Je nach Erreger werden zwei Typen unterschieden: Typ I ist eine Mischinfektion mit einer oder mehreren Spezies aus der Familie der Enterobacteriaceae und Anaerobiern; der Typ II wird durch β-hämolysierende Streptokokken der Gruppe A oder C verursacht. Die Diagnose der nekrotisierenden Fasziitis erfolgt klinisch (Frühzeichen: relativ harte Induration, Ödem und Schmerzen) und erfordert auch im Verdachtsfall rasches und konsequentes Eingreifen (chirurgisches Debridement mit vollständiger Entfernung des nekrotischen Gewebes, nachfolgend intensivmedizinische Überwachung unter systemischer Antibiose mit Penicillin (während der ersten Tage in Kombination mit Clindamycin)). Toxische Prozesse und Septikämie können zum Multiorganenversagen führen. Am höchsten gefährdet sind immunsupprimierte Patienten. Leider wird bei nur etwa 30% der Patienten im Initialstadium die richtige Diagnose gestellt. Im Verdachtsfall ist deshalb eine tiefe Biopsie (mit Muskelfaszie) zu empfehlen.

2.2.1.2 Zeitpunkt und Dauer der PABP

Nach Classen et al. (1992) hat eine PABP, die früher als 2 h präoperativ oder später als 3 h postoperativ verabreicht wird, signifikant höhere Infektionsraten (ca. 3,5%) zur Folge. Die geringsten Infektionsraten (0,6%) wurden bei einer Antibiotikagabe 0–2 h vor Operationsbeginn beobachtet. Die einmalige präoperative Gabe der höchstmöglichen Antibiotika-Einzeldosis wird hinsichtlich der Schutzwirkung in der Regel als ausreichend angesehen. Bei chirurgischen Eingriffen, die länger als 3 h dauern, sollte eine zweite Dosis verabreicht werden. Dies gilt auch für Reoperationen bzw. Zweiteingriffe am gleichen Tag. In diesen Fällen sollte die Halbwertszeit der zuvor eingesetzten Präparate berücksichtigt werden (Kretschmer et al., 2001).

Tabelle 2. Empfehlung für eine PABP in der operativen Dermatologie in Abhängigkeit vom geplanten Eingriff bei Abwesenheit zusätzlicher Risikofaktoren (in Anlehnung an Kretschmer et al., 2001)

Eingriff	PABP
Große und kleine Exzisionen mit Primärverschluss, einschließlich Lappenplastiken	–
Hauttransplantation nach Wundgrundkonditionierung (Sekundärheilung)	+
Lappenplastiken mit Durchtrennung von Schleimhaut (Nase, Mund), Lippenplastiken	+
Rhinophym	+
Composite grafts	+
Acne-inversa-Chirurgie	+ bei sofortiger Defektversorgung, sonst Einzelfallentscheidung
Inguinale Lymphadenektomie	+
Hyperhidrosechirurgie (axillär)	+
Expanderimplantation	+
Emmert-Plastik (modifiziert nach Haneke)	+ (bei primärem Wundverschluss)
Zirkumzision	–
Hodenbiopsie	+
Varizenoperation u./o. paratibiale Fasziotomie beim venösen Ulcus cruris	+ (gezielt nach Abstrich)
Varizenoperation	–
Spalthauttransplantation beim Ulcus cruris	Einzelfallentscheidung (nach Abstrich)
Proktologische Operationen	–
Haartransplantationen	(+) Einzelfallentscheidung
Skalpreduktionsplastiken	(+) Einzelfallentscheidung
Dermabrasion	–
Laser Skin Resurfacing (Gesicht)	+ (zusätzlich antivirale Prophylaxe mit 2-mal 400 mg Aciclovir über 7 Tage bei perioraler Abrasion)
Kryotherapie	–

Sekundäre Wunddeckung und PABP: Defekte, die im Rahmen eines zweizeitigen Vorgehens zunächst offen bleiben, erfordern meist nur lokale antiseptische Maßnahmen (Ausnahmen: Herzklappenerkrankungen, Immunsuppression). Ist jedoch eine Defektdeckung geplant, so ist, nach entsprechender externer Wundvorbereitung, eine PABP in der Regel indiziert.

Tabelle 2 gibt Empfehlungen für eine PABP in Abhängigkeit vom geplanten Eingriff wieder. Die Empfehlungen entsprechen weitgehend den Leitlinien der Deutschen Dermatologischen Gesellschaft, des Bundesverbands Deutscher Dermatologen und der Vereinigung für Operative Dermatologie. Sie gelten nur bei Abwesenheit von Risikofaktoren sowie bei optimaler externer Vorbereitung des Operationsfeldes (z.B. Sanierung von S. aureus-Herden, Rasieren, Waschen/Duschen, Antiseptika).

In Tabelle 3 sind die PABP-Empfehlungen in Abhängigkeit vom erwarteten Keimspektrum aufgeführt (Kretschmer et al., 2001). Die Inzidenz einer Kreuzallergie zwischen Cephalosporinen und Penicillinen wird mit <5% angegeben.

Kurz gefasst lautet das optimale Vorgehen hinsichtlich der PABP wie folgt: Risikofaktoren erfassen, ggf. Antibiotikum festlegen, Operationsfeld präoperativ optimal vorbereiten (Rasieren, Waschen/Duschen, ggf. S. aureus-Sanierung mit Mupirocin-Salbe oder Lavasept®-Gel 0,2%). Antibiotikagabe etwa eine Stunde präoperativ per os (falls Intubationsnarkose: i.v. zu Beginn der Narkoseeinleitung). In der Regel reicht eine einmalige hohe (höchstmögliche) Dosis aus.

Tabelle 3. PABP in Abhängigkeit vom erwarteten Keimspektrum (nach Kretschmer et al., 2001)

Erwartetes Spektrum	1. Wahl	Bei Penicillin- oder Cephalosporinallergie
S. aureus (Haut)	Amoxicillin und Clavulansäure Isoxazolylpenicillin (Penicillinase-resistentes Penicillin) Erst- oder Zweitgenerations-Cephalosporine	Clindamycin[1] Erythromycin
Streptokokken (einschließlich S. viridans (Mundhöhle))	Amoxicillin Erst- oder Zweitgenerations-Cephalosporine	Clindamycin[1]
Enterokokken (perianal/perigenital)	Amoxicillin	Chinolon
E. coli (perianal/perigential)	Erst- oder Zweitgenerations-cephalosporine Amoxicillin	Trimethoprim/Sulfamethoxazol

[1] Clindamycin führt relativ häufig zu einer pseudomembranösen Kolitis.

2.2.2 Versorgung von Hautdefekten mit freien Transplantaten (FT)

Der Goldstandard des Hautersatzes ist nach wie vor das autologe Hauttransplantat. Entsprechend ihrer Dicke und Aufbau werden die in der Dermatologie verwendeten FT in Epidermistransplantate (reine **Keratinozyten-Sheets**), **Spalthauttransplantate** (bestehen aus Epidermis und dem oberen Korium), **Vollhauttransplantate** (Epidermis sowie das gesamte Korium), reine **Koriumtransplantate** sowie sog. **Composite grafts** (Haut, Stütz- und Bindegewebe) unterteilt. Grundlegende Voraussetzung für die Anwendung eines FT ist ein gut durchblutetes, sauberes Empfängerareal (Wunde). Mit zunehmender Transplantatdicke steigt zwar die mechanische Belastbarkeit bei gleichzeitig abnehmender Schrumpfungsneigung. Allerdings sind dickere Transplantate besonders anspruchsvoll hinsichtlich Vaskularisation und Kontaminationsgrad der zu deckenden Wunde. Ein genereller und entscheidender Vorteil der Spalthauttransplantate im Vergleich zu Vollhauttransplantaten sind die relative Anspruchslosigkeit und vor allem auch die großflächige Entnahmemöglichkeit. Entscheidende Voraussetzung für das Angehen eines Transplantats ist eine suffiziente postoperative Ruhigstellung der transplantierten Region (ggf. Schienung!). Durch angemessene Blutstillung im Empfängerareal soll eine postoperative Blutung mit ihren oft fatalen Folgen für das Transplantat vermieden werden (CAVE: Sickerblutungen trotz Kompressionsverband!). Die postoperative Wundkompression darf nicht zu stark sein, da eine verminderte oder gar aufgehobene Wundperfusion zur Transplantatnekrose führt.

2.2.2.1 Epidermale Ersatzverfahren

Die In-vitro-Herstellung von autologen konfluenten, mehrlagigen Keratinozyten-Sheets (ca. 8–20 Zellschichten) erfordert 2–3 Wochen. Das Wundbett muss sehr keimarm und gut durchblutet sein und reichlich Dermisanteile enthalten (Konstantinow et al., 1991; Abb. 1a,b). Alternativ zum Sheet-Transplantat kann eine Suspension aus kultivierten Keratinozyten und einem humanen Zweiphasen-Fibrinkleber (Stark et al., 1995; Tanczos et al., 1999; Siedler und Schuller-Petrovic, 2000) oder Keratinozyten-Sheets auf Hyaluronsäureester-Membranen (Hollander et al., 1996) zum Erfolg führen. Allogene Keratinozyten dienen als biologisch aktiver Wundverband (Freisetzung von Wachstumsmediatoren) und werden in der Regel nach 10–14 Tagen von autologen Keratinozyten ersetzt, ohne dass eine klinisch fassbare Abstoßungsreaktion beobachtet wird.
Ein gravierender Nachteil der reinen Keratinozyten-Transplantate ist ihre sehr geringe mechanische Belastbarkeit

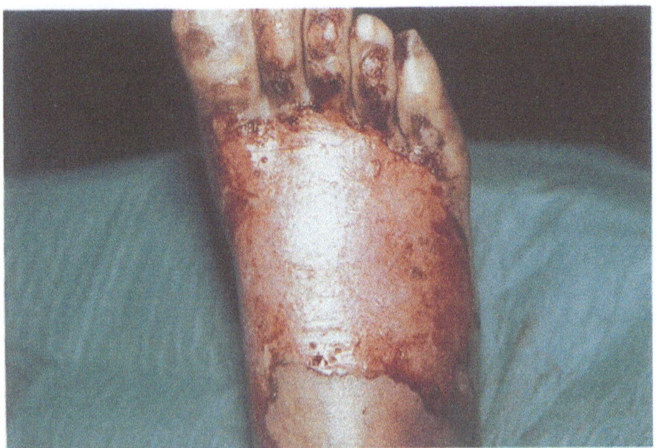

Abb. 1a. Wunddeckung mit autologen Keratinozyten: Zustand nach mitteltiefer Verbrennung π°

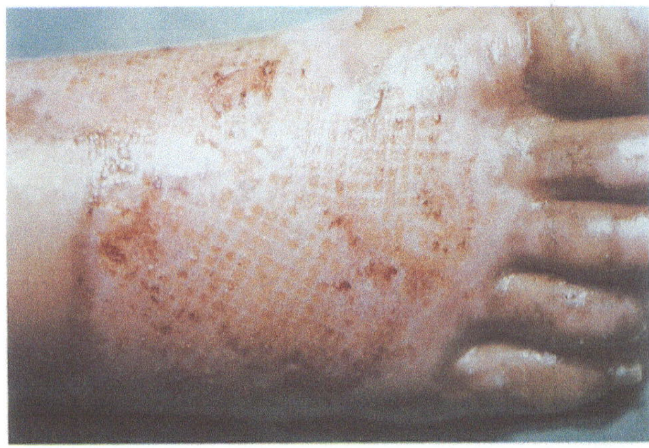

Abb. 1b. Wunddeckung mit autologen Keratinozyten: Zustand 10 Tage nach Keratinozytenapplikation (Sheets)

sowohl bei der Übertragung auf die Wunde wie auch nach dem Einheilen im transplantierten Wundbett (postoperativ absolute Ruhigstellung für mindestens 2–3 Wochen erforderlich!) aufgrund der geringen Transplantatdicke. Bei autologen Keratinozyten kommt es außerdem erst nach 1–5 Jahren (!) zu einer normalen dermal-epidermalen Verzahnung, sodass in diesem Zeitraum wegen der instabilen Wundoberfläche mit einem Abgleiten der Epidermis (Erosion oder Blasenbildung) nach Bagatelltraumen gerechnet weden muss. Da die mechanische Stabilität der Transplantate entscheidend von der Anwesenheit dermaler Strukturen abhängt, werden bei anspruchsvollen Wunden (Ulzera, Verbrennungswunden) epidermal-dermale Transplantate verwendet. Reine Keratinozyten-Verbände führen bei solchen Wunden nur sehr selten zum Erfolg (Rue et al., 1993; Stark et al., 1995). Sie eignen sich hingegen hervorragend zur Versorgung sehr flacher, sauberer Wunden wie z.B. Spalthaut-Donorareale, oberflächliche Dermabrasions- und Verbrennungswunden (Konstantinow et al., 1991).

2.2.2.2 Spalthauttransplantate

Bei der Operationsplanung muss unbedingt die unterschiedliche Oberflächenstruktur und Pigmentierung von Entnahmestelle (Transplantat) und Empfängerregion berücksichtigt werden. Deshalb sind Spalthauttransplantate im Gesicht nur in besonderen Fällen (z.B. große Defekte und schlechter Allgemeinzustand) gerechtfertigt. An mechanisch besonders belasteten Stellen (v.a. Palmae und Plantae) dürfen nur dicke Transplantate, am besten in Kombination mit einem umgekehrten Koriumtransplantat (Kap. 2.2.2.4), appliziert werden. Man unterscheidet dünne (0,2–0,3 mm), mitteldicke und dicke (0,6–0,7 mm) Transplantate. Nur motorgetriebene Elektrodermatome gewährleisten zuverlässig eine gleichmäßige, reproduzierbare Transplantatdicke. Im Notfall können Handdermatome (Humby-Schink-Messer) eingesetzt werden. Als Donorareal eignen sich vor allem der laterale proximale Oberschenkel und die Glutealregion, ggf. auch die Oberarminnenseite. Bei kleineren Defekten und besonders hohen kosmetischen Anforderungen (unsichtbare Entnahmestelle) dient das Capillitium als Donorareal. Ein weiterer Vorteil dieses Spenderareals ist die extrem rasche und komplikationslose Epithelisierung (innerhalb von 4–7 Tagen). Die sofortige Schrumpfung des Transplantats schon unmittelbar nach der Entnahme um ca. 20–25% ist bei der Operationsplanung unbedingt zu berücksichtigen. Die Entnahmestelle wird unmittelbar vor dem Eingriff mit einem Gleitspray benetzt oder mit einer Fusidinsäure-haltigen Salbe leicht eingefettet, um eine optimale Wirkung der Dermatomklinge zu ermöglichen. Ist die Haut hingegen zu trocken, so wird bei zu dünn gewählter Transplantatdicke die Dermatomklinge entweder nur die Hornhaut abradieren oder aber ein ungleichmäßiges, zerfetztes Transplantat erzeugen (Abb. 2.).

Im Normalfall wird eine Wunde mit einem Transplantat so verschlossen, dass nachfolgend keine oder nur geringe Niveauunterschiede zwischen dem transplantierten Areal und der Wundumgebung bestehen. Bei sehr tiefen Wunden (z.B. nach einer Tumorexzision bis zur Muskelfaszie) muss aus Gründen der mechanischen Stabilität, der Funktion und Ästhetik eine ausreichende Granulation abgewartet (ca. 3–5 Wochen) und/oder die Wunde mit einem Koriumtransplantat (Kap. 2.2.2.4) teilweise aufgefüllt werden, bevor sie schließlich mit einem Spalthauttransplantat verschlossen wird. Wird die Wunde aber nicht entsprechend vorbereitet und sofort gedeckt

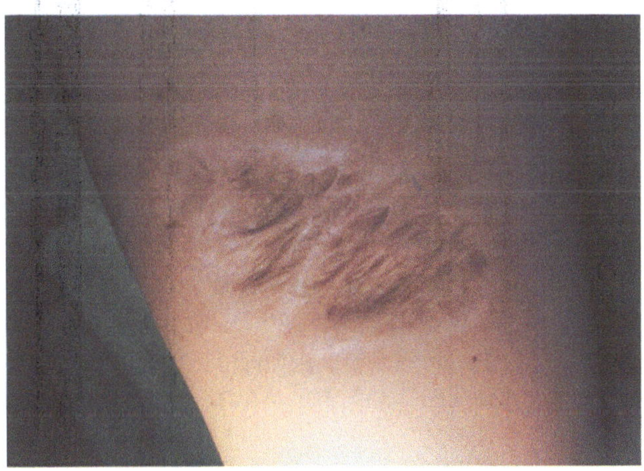

Abb. 2. Zustand 6 Jahre nach sofortigem Wundverschluss mittels Spalthaut: 1996 Exzision eines superfiziell spreitenden Melanoms am Oberschenkel (TD 1,8 mm) bis zur Muskelfaszie und mit einem inadäquat großen seitlichen Sicherheitsabstand. Die Wunde (18 x 11 cm) wurde in gleicher Sitzung mit einem sehr inhomogen entnommenen mitteldicken Spalthauttransplantat gedeckt. Nachfolgend über anderthalb Jahre Wundheilungsstörungen und ein inakzeptables kosmetisches Ergebnis

(dies ist nur in besonderen Einzelfällen gerechtfertigt!), so entstehen hässlich eingesunkene, mechanisch wenig stabile Areale (Abb. 2.).

Bei relativ tiefen Wunden mit steilen Wundrändern empfiehlt sich vor der endgültigen Fixierung des Transplantats vor allem aus kosmetischen Gründen eine deutliche Abschrägung der Wundränder. Über die Notwendigkeit einer Nahtfixation des Transplantats v.a. beim Ulcus cruris gehen die Meinungen auseinander (Kaufmann und Landes, 1992). Fibrinkleber sind bei sachgemäßer Wundvorbereitung nicht erforderlich. Um ein Abgleiten des Transplantats weitgehend auszuschließen, bevorzugen wir die Fixierung mittels Klammern (CAVE: nicht im Gesicht!) oder feinem Nahtmaterial (v.a. im Gesicht). Die Wunddrainage muss durch **Schlitzung des Transplantats** unbedingt sichergestellt werden, da sonst Blutungen im Wundbett das Transplantat vom Wundbett trennen und somit zu seinem Absterben führen. Eine Schlitzung ist bei kleinen Transplantaten (Durchmesser kleiner als 2 cm) meist nicht erforderlich. Die sog. **Gittertransplantate** („mesh grafts") sind wegen ihrer Dehnbarkeit und ihrer Lochung bei großflächigen und sezernierenden Wunden (Ulzera, Verbrennungswunden) indiziert. Das in der Dermatologie übliche Schlitzungsverhältnis beträgt 1:1,5. In Ausnahmefällen (große Wunde, kleines Spenderareal) ist auch eine Rasterung im Verhältnis 1:3 gerechtfertigt (relativ große Löcher!) **CAVE**: Die mittels Schneidewalze hergestellten Gittertransplantate mit ihren zahlreichen, gleichmäßig großen Löchern sind wegen des postoperativ auffälligen permanenten Netzmusters im **Gesicht** vor allem aus kosmetischen, aber auch aus funktionellen (starke Schrumpfungstendenz!) Gründen **absolut kontraindiziert!** Postoperativ empfehlen wir zur Kontraktionsprophylaxe die tägliche Applikation von narbenpflegenden Externa (z.B. Contractubex®) sowie einen konsequenten Lichtschutz über mindestens 2 Jahre.

Sonderfall: Reverdin-Läppchen: Bei den sog. Reverdin-Läppchen handelt es sich um bis zu 1 cm im Durchmesser große mitteldicke Spalthauttransplantate (enthalten Epidermis und oberes Korium), die durch tangentiale Hautabtragung mittels Skalpell gewonnen werden. Die Läppchen werden inselartig auf den Defekt verteilt. Die Entnahmestellen werden i.d.R. der Spontanheilung überlassen. Die Entnahme schöner rundlicher, gleichmäßig flacher Läppchen erfordert sehr viel Geschick. Meist ist das kosmetische Ergebnis wegen der häufig recht unterschiedlichen Form und Dicke der Läppchen wie auch der Entnahmestelle nicht überzeugend. Ein weiterer Nachteil ist die insuffziente Fixationsmöglichkeit. Dadurch kommt es postoperativ relativ leicht zu einem mehrfachen tangentialen Abgleiten der Transplantate und somit zu einem suboptimalen Einwachsen (ein langer ungestörter Kontakt des Transplantats mit dem Wundbett ist entscheidend für den Erfolg!). Die Methode sollte deshalb nur in Ausnahmefällen bei kleineren Hautdefekten und fehlender adäquater apparativer Ausstattung für eine Spalthautentnahme angewandt werden.

2.2.2.3 Vollhauttransplantate

Vollhauttransplantate weisen im Vergleich zu Spalthauttransplantaten eine merklich geringere Schrumpfungsneigung und bessere mechanische Belastbarkeit auf bei allerdings wesentlich höheren Ansprüchen an das Transplantatbett hinsichtlich Perfusion/Nutrition. Nach der Entnahme muss das Transplantat unbedingt entfettet werden, um die Diffusion nicht zu behindern. Das Belassen von Fettanteilen führt unweigerlich zur Transplantatnekrose. Durch Entfernen der Fettschicht und Ausdünnen der Dermis werden Haarfollikel sicher entfernt, die sonst zu einer unerwünschten Behaarung führen können (Abb. 3). Sickerblutungen im Empfängerbett sind besonders gefürchtet, da sie ebenfalls schnell zu (Teil-) Nekrosen des Transplantats führen. Der primäre postoperative Verband muss einerseits einen leichten Druck erzeugen, um die freigelegten Gefäße zu komprimieren,

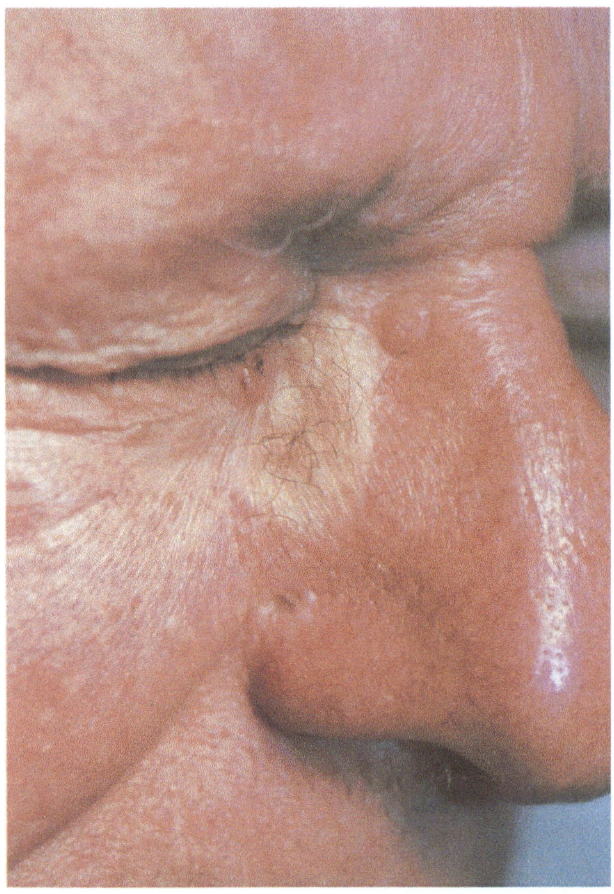

Abb. 3. Landwirt mit multiplen soliden und sklerodermiformen Basalzellkarzinomen im Gesicht auf dem Boden einer ausgeprägten aktinischen Schädigung. Im medialen Augenwinkel **behaartes** Vollhauttransplantat (Z.n. Basaliomexzision)

andererseits darf der Druck die Perfusion nicht zu sehr einschränken. Eine mehrtägige Transplantat-Ruhigstellung begünstigt den Erfolg wesentlich. Die ästhetischen Ergebnisse sind sehr unterschiedlich und lassen sich präoperativ nicht sehr genau voraussagen (Petres und Rompel, 1996). V.a. im Gesicht ist eine merkliche Polsterbildung sehr störend. Deshalb müssen Transplantat und Transplantatbett besonders gut aufeinander abgestimmt werden. Gegebenenfalls muss das Tansplantat dermal ausgedünnt werden, wodurch letztendlich ein dickes Spalthauttransplantat entsteht.

2.2.2.4 Das umgekehrte autologe Koriumtransplantat (Haneke, 1981; Pleier et al., 1984; Fratila und Bertlich, 1997)

Das umgekehrte Koriumtransplantat eignet sich hervorragend zur Deckung tiefer Hautdefekte an mechanisch stark beanspruchten Lokalisationen, v.a. an Fußsohlen, Palmae und Capillitium. Dabei bildet das Koriumtransplantat einen neuen dermalen Wundgrund, der nach einer 1–4 wöchigen Einheilungsphase als Basis für ein Spalthauttransplantat dient. Nur bei sehr gut durchbluteten Wunden ist eine Deckung mit einem Korium- und einem Spalthauttransplantat in einer operativen Sitzung in Erwägung zu ziehen (Fratila und Bertlich, 1997). Auf keinen Fall jedoch ist das einzeitige Vorgehen generell zu empfehlen, schon gar nicht bei schlecht vaskularisierten Wunden z.B. bei pAVK oder Spongiosa (Abb. 4).

Mit dem umgekehrten Koriumtransplantat erzielt man im Palmoplantarbereich funktionell und kosmetisch oft bessere Ergebnisse als mit einem sehr aufwendigen und hinsichtlich seiner Gefäßfunktion unberechenbaren myokutanen Lappen (CAVE: Gefäßanschlüsse). Die Kontraktionsneigung der Koriumtransplantate ist sehr gering.

Als Donorareal für dünnere Transplantate besonders geeignet ist der laterale Oberschenkel. Das Koriumtransplantat (Dicke: 0,6–1,2 mm) wird i.d.R. im Verhältnis 1:1,5 geschlitzt (gemesht) und wächst meist auch auf einem schlecht vaskularisierten Wundgrund wie der Tabula externa weitgehend problemlos ein. Vor der weiteren Versorgung sollte eine zusätzliche ausreichende Granulation abgewartet werden. Der endgültige Wundverschluss erfolgt mit Spalthaut aus einer anderen Körperregion (z.B. kontralateraler Oberschenkel). Auf keinen Fall darf die Spalthaut vom Korium-Donorareal entnommen werden! (Folge: tiefdermaler Defekt mit verzögerter, narbiger Sekundärheilung.)

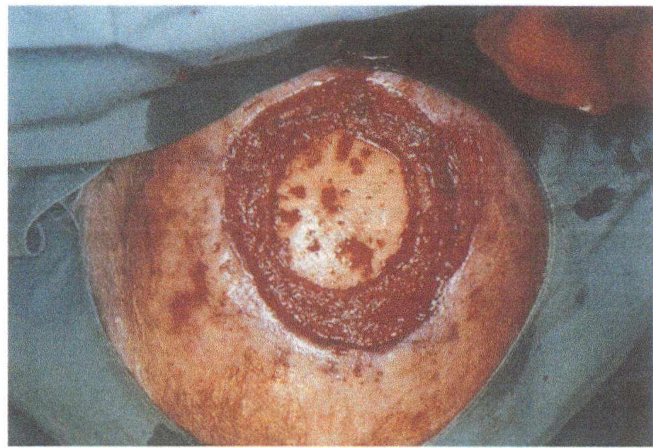

Abb. 4. Schlecht vaskularisiertes Wundbett. Zustand nach tiefer Exzision eines spinozellulären Karzinoms mit Entfernung des Periosts. Oberflächliche Anfrischung der Tabula externa mittels Skalpell. Die freigelegten feinen superfiziellen Gefäße können nur ein relativ dünnes Koriumtransplantat ernähren

2.2.2.5 Composite grafts (Segmenttranplantate)

Diese stellen hinsichtlich der Vaskularisation höchste Ansprüche an das Empfängerareal. Grafts größer als etwa 1,5 cm können in der Regel von den Wundrändern des Empfängerareals nicht ausreichend ernährt werden, sodass eine (Teil-)Nekrose vorprogrammiert ist. In der Dermatologie sind Haut-Knorpeltransplantate üblich. Entnahmestellen: Ohrmuschel (zur Rekonstruktion von Nasenflügel und -spitze sowie des kontralateralen Ohrs) und Lider (bei Liddefekten).

2.2.2.6 Artifizieller Hautersatz

Derzeit werden einige dermale und epidermal-dermale Äquivalente kommerziell angeboten. Ihre Entwicklung wurzelt in den Bedürfnissen der Verbrennungsmedizin (rasche permanente Deckung großflächiger tiefer Verbrennungswunden bei guter postoperativer Funktionalität). Alle bisher angebotenen Produkte sind hinsichtlich Annahmerate und Zuverlässigkeit, Handhabung und Kosten einem gewöhnlichen Spalthauttransplantat deutlich unterlegen (Muhart et al., 1999; Kremer und Berger, 2000; Sheridan et al., 2001). Die Anwendung dieser Produkte bzw. Verfahren im Rahmen der operativen Dermatologie sollte deshalb vorerst nur besonderen Fällen vorbehalten bleiben. Die Produkte sind zudem z.T. extrem teuer (s.u., z.B. AlloDerm® ca. 1 Euro/cm², Apligraf®: ca. 25–145 Euro/cm²).
Folgende Produkte werden derzeit komerziell angeboten (Phillips, 1999; Kremer und Berger, 2000):

2.2.2.6.1 Dermisersatz

Eine Ersatzdermis dient als neues Wundbett für ein dünnes Spalthaut- oder Keratinozytentransplantat.

AlloDerm®: Dezellulierte Leichenhautdermis (keine Abstoßungsreaktion bekannt), in der EU als zertifiziertes Medizinprodukt (CE) zugelassen. Indiziert bei vollschichtigen Hautdefekten (z.B. drittgradige Verbrennungen) sowie Augmentationsbehandlungen bei plastisch-chirurgischen Eingriffen.

Integra®: Zweischichtiger Hautersatz aus 3D-Rinderkollagenmatrix sowie Silikonfolie. Nach Einwachsen der Matrix wird die Silikonfolie entfernt und die Wunde wie bei AlloDerm® transplantiert. In der EU ebenfalls zugelassen (CE). Bisher gute Erfahrungen.

TransCyte®: Mischung aus 3D-Nylon- und 3D-Kollagenmatrix mit abgetöteten allogenen Fibroblasten, somit Ersatz für allogene Leichenhautdermis. Nach der Inkorporation kann das neue Wundbett wie üblich mit autologer Spalthaut oder Keratinozyten versorgt werden. TransCyte® ist in den USA, Kanada, Großbritannien, den Niederlanden, Norwegen und Finnland zur Behandlung tiefer zweit- und drittgradiger Verbrennungswunden zugelassen.

Dermagraft®: D-Polylactid (= Vicryl®)- Matrix mit allogenen neonatalen Fibroblasten. Die Fibroblasten setzen Wachstumsfaktoren frei, die Matrix wird innerhalb von 4 Wochen vollständig abgebaut und dabei graduell von einer autologen 3D-Kollagenmatrix ersetzt („Remodeling"). Nach einer 3-monatigen Behandlung diabetischer Ulzera wurden relativ gute Ergebnisse erzielt (Gentkow et al., 1996). Zugelassen in Kanada, Großbritannien, den Niederlanden, Norwegen und Finnland zur Behandlung diabetischer Ulzera. In Deutschland liegt noch keine Zulassung vor.

2.2.2.6.2 KompositHaut (bestehend aus epidermalen und dermalen Komponenten)

Graftskin®/Apligraf®: 3D-Rinderkollagen-TypI-Matrix, allogene neonatale Fibroblasten und allogene Keratinozyten. Verglichen mit Spalthaut bisher eher bescheidene Therapieerfolge beim Ulcus cruris venosum (Falanga et al., 1998). Bei der Behandlung akuter Spalthaut-Entnahmewunden zeigten Spalthauttransplantate ebenfalls (wenn auch nur geringfügig) bessere Ergebnisse im Vergleich mit Apligraf® (Falanga et al., 1998; Muhart et al., 1999). Auch bei der Behandlung diabetischer Fußulzera konnte die Komposithaut nicht überzeugen. Die Transplantate heilten nicht ein; sie setzten Wachstumsfaktoren frei und entsprachen somit einem biologisch hochaktiven temporären Wundverband (Sams et al., 2002).
Apligraf® ist ein in den USA hergestelltes und zugelassenes Arzneimittel. Das Produkt ist ebenfalls in der Schweiz zugelassen, wird aber ebenso über die USA bezogen. Zwischen Herstellung und Applikation am Patienten dürfen maximal 5 Tage liegen, um ein Absterben des Zellmaterials zu verhindern. Sollte ein patientenbezogener Einzelimport des Produktes gemäß §73 AMG in Erwägung gezogen werden, so sind die Vertriebswege diesbezüglich zu überprüfen.

2.2.2.7 Gesetzliche Grundlagen für die Anwendung von allogenen Hautäquivalenten

Hautersatzmaterialien, die allogene Zellen enthalten, gelten in Deutschland als Arzneimittel und müssen nach dem Arzneimittelgesetz zugelassen sein.

Produkte, die keine menschlichen Zellen enthalten, unterliegen hingegen dem Medizinproduktgesetz. Medizinprodukte mit EU-Zertifizierung (CE) können innerhalb der EU in jedem Land ohne eine weitere landesspezifische Zertifizierung angewandt werden (Kremer und Berger, 2000).

2.2.3 Kryotherapie

2.2.3.1 Grundlagen und Indikation

Trotz eines weiten Indikationsbereichs (Tabelle 4) ist die Kryotherapie der operativen Behandlung oft unterlegen und somit lediglich Methode der zweiten Wahl. Voraussetzung für die Kryotherapie ist das Vorliegen einer histologischen Diagnose. Ziel der Kryotherapie ist die partielle oder vollständige Zerstörung einer umschriebenen Zellansammlung. Dies wird primär durch intra- und interzelluläre Eiskristallbildung und sekundär durch die daraus entstehenden toxischen Elektrolytverschiebungen und Strukturveränderungen der Membranlipoproteine erreicht. Entscheidend für eine ausgedehnte und homogene Bildung von Eiskristallen im Gewebe sind ein schnelles Einfrieren (ca. 100°C/Minute), ein langsames Auftauen (ca. 10°C/Minute) und ein Temperaturminimum im Gewebe von deutlich unter -25°C. Dadurch können schon beim ersten Zyklus gut 90% der Zellen zerstört werden. Zellen unterschiedlicher Gewebe zeigen eine unterschiedliche Kälteempfindlichkeit. So werden z.B. Melanozyten und Melanomzellen schon ab etwa -5°C zerstört. Dies ist die Ursache der häufigen, mehr oder weniger ausgeprägten Hypopigmentierungen nach einer Kryobehandlung. Die Kälteapplikation zerstört weitgehend selektiv Zellen bei Erhaltung der Bindegewebsstrukturen. Dies hat zur Folge, dass die nachfolgende Narbenbildung sehr moderat verläuft und in der Regel sehr gute kosmetische Ergebnisse liefert. Am geeignetsten und weltweit am häufigsten eingesetzt wird flüssiger Stickstoff (Siedepunkt ca. -196°C). Kohlensäureschnee (Sublimationstemperatur -78,5°C) sowie flüssiges Stickoxid (-89,5°C) können die erforderliche rasche tiefe Abkühlung nicht gewährleisten. Die Kälteeinwirkung eines Gemisches aus Kohlensäureschnee und Aceton ist etwas geringer als die des reinen Kohlensäureschnees. Nicht alle Zellen haben nach einmaligem Gefrieren eine letale Schädigung erlitten, sodass meist eine Wiederholung der Vereisung notwendig ist.

2.2.3.2 Behandlungstechnik

Anwendung finden das offene Sprayverfahren sowie das Kontaktverfahren (Kryosonde). Das Kontaktverfahren mittels Sonde zeigt die beste Wirkung nur bei Hautveränderungen mit relativ glatter Oberfläche und ist besonders für Anwendungen im Schleimhautbereich (Mundhöhle, Genitalregion) geeignet. Im Allgemeinen zieht man das offene Sprayverfahren vor, weil es sich sehr gut für Areale mit unregelmäßiger Oberfläche eignet und eine größere Tiefenwirkung erzielt (Petres und Rompel, 1996).
Durch eine kurze Kälteapplikation kommt es nach etwa 24 bis 36 Stunden zu einer (erwünschten) subepidermalen Blasenbildung mit Ödem und nachfolgend zu einer meist narbenfreien Abheilung. Die Exsudationsphase dauert 2 bis 4 Wochen und wird von den Patienten im allgemeinen als sehr lästig empfunden. Deshalb muss dieser Aspekt vor der Behandlung in geeigneter Weise angesprochen werden.
Die subepidermale Blasenbildung ermöglicht die effiziente Behandlung epidermaler Präkanzerosen und

Tabelle 4. Kryotherapie-Indikationen

Säuglingshämangiome (vor allem plan und kutan-exophytisch)
Hypertrophe Narben und Keloide
Lentigo seniles
Aktinische Keratosen
Präkanzerosen (Morbus Bowen, Erythroplasie, präkanzeröse Leukoplakie, Lentigo maligna)
Rumpfhautbasaliome
Kutane Metastasen
Pseudolymphome
Granulome (Granuloma anulare, Nekrobiosis lipoidica, Sarkoidose, Tuberculosis cutis luposa)

benigner Hautveränderungen. Bei Hämangiomen, Keloiden, hyperthrophen Narben, Pseudolymphomen und Granulomen werden durch eine adäquate Wahl der Applikationsdauer und Zykluszahl Umbau- und Abbauvorgänge ohne wesentliche Nekrosebildung induziert. Wesentlich scheint hier die Kältewirkung an den Gefäßen zu sein.

Zum praktischen Vorgehen: Zunächst wird das zu behandelnde Hautareal desinfiziert und mit einem wasserfesten Filzstift genau markiert. Die Applikationsdauer bei benignen Hautläsionen beträgt 10 bis 15, selten bis zu 25 Sekunden im Rahmen einer i.d.R. einmaligen Applikation und gegebenenfalls Wiederholungsbehandlungen im Abstand von 4 bis 6 Wochen. Thermosonden zur Messung der Temperatur im Gewebe während der Kryobehandlung sind bei guter Therapieerfahrung meistens nicht erforderlich. Die Behandlung von Lentigines seniles erfordert eine wesentlich kürzere Kontaktzeit (ca. 5 Sekunden) sowie unter Umständen eine mehrmalige Behandlung. Die Ergebnisse sind dann denen nach einer Laser-Therapie (Nd-YAG-Laser) vergleichbar (Todd et al., 2000).

Zur Technik des offenen Sprühverfahrens: Initial wird ohne Unterbrechung so lange gesprüht, bis das zu behandelnde Areal von einer homogenen Eisschicht bedeckt ist. Ab diesem Zeitpunkt wird die eigentliche Vereisungszeit gezählt, während man den Sprühvorgang fortsetzt. Die Umgebung sollte in der Regel abgedeckt werden. Zwingend ist die Abdeckung in Augennähe sowie in anderen Problemlokalisationen (Gehörgang, Nase, Mund). Besonders gut eignen sich hierzu vorgefertigte Kunststofftrichter mit unterschiedlichen Durchmessern, die eine scharfe Abgrenzung des Behandlungsareals erlauben. Bei Anwendung von Mullagen oder zurechtgeschnittenen, zum Teil mehrlagig aufgetragenen Hydrokoloidverbänden ist die Kryonarbe nicht scharf begrenzt, sondern zerfließt in ästhetisch günstiger Weise mit dem umgebenen gesunden Gewebe (Petres und Rompel, 1996). Ein großflächiges unkontrolliertes Abfließen des Kältemittels ist unbedingt zu vermeiden. Die Kälteapplikation ist mit mittelschweren bis starken Schmerzen verbunden, sodass der Eingriff unter Lokalanästhesie durchgeführt werden sollte. Gegebenenfalls muss eine suffiziente medikamentöse Schmerztherapie nach der Behandlung sichergestellt werden.

Bei Arbeiten mit flüssigem Stickstoff müssen Schutzbrille und Schutzhandschuhe getragen werden. Die Vorratsbehälter und Umfüllvorrichtungen benötigen einen gut geschützten Aufstellplatz. Die Kryotherapie selbst sollte durch eine/n Fachärztin/Facharzt oder unter deren unmittelbarer Aufsicht und Anleitung durchgeführt werden. Auf eine suffiziente Dokumentation über Lokalisation und Anzahl der behandelten Läsionen, Aufklärung des Patienten, Behandlungstechnik und Anästhesieverfahren ist zu achten.

2.2.3.3 Erläuterungen zu ausgewählten Krankheitsbildern

1. Säuglingshämangiome: Sehr gutes Ansprechen der initialen (planen) und kutan-exophytischen Formen. Bei den tiefreichenden knotigen, kutan-subkutanen Hämangiomen kommt es in der Regel lediglich zu einer Teilrückbildung. In diesen Fällen sind andere Methoden (interstitielle Nd-YAG-Laser-Therapie, operative Abtragung und/oder Embolisation) erfolgreich (Sebastian et al., 2001).
2. Hypertrophe Narben und Keloide: Wiederholte Kryotherapie in 4- bis 6-wöchentlichen Abständen, ggf. in Kombination mit einer vorausgehenden chirurgischen Abtragung oder Laserablation der hyperplastischen Areale, gilt nach wie vor als Methode der Wahl (siehe Kapitel hypertrophe Narben und Keloide).
3. Präkanzerosen:
   a) Aktinische Keratosen: Hier ist die Kryotherapie der operativen Kürettage (Ringküretten) leicht unterlegen (Kriterien: technischer Aufwand, Behandlungszeit, Möglichkeit der histologischen Kontrolle), kann aber bei großflächigen Keratosen mit dieser kombiniert werden, um die Haut für den Kürettagevorgang zu festigen (Kürettage-Kryo-Peeling; Sebastian et al., 2001).
   b) Morbus Bowen/Erythroplasie Queyrat. Bei großflächigen Läsionen und fortgeschrittenem Alter sowie Begleiterkrankungen ist die Kryotherapie gleichrangig mit der operativen Therapie.
   c) Cheilitis actinica/präkanzeröse Leukoplakie: Im Lippenbereich und vor allem an der Unterlippe kommt es nach Kryotherapie oft zu einer ausgeprägten Schwellung mit Suppuration und einer fleckigen Aufhellung des Lippenrots. Hier ist die Laserablation vor allem hinsichtlich der deutlich günstigeren postoperativen Wundheilung deutlich im Vorteil.
   d) Lentigo maligna: Hier sind die möglichen subklinischen seitlichen Ausläufer der Läsion (siehe unter Lentigo maligna) unbedingt bei der Festlegung des zu behandelnden Areals zu berücksichtigen. Ein

genügend großer seitlicher Sicherheitsabstand (bis zu 10 mm) sowie eine ausreichende Erfassung der tiefen Anteile (Haarfollikel) müssen gewährleistet sein. Das Vorliegen eines Lentigo-maligna-Melanoms muss ausgeschlossen sein. Die Behandlung besteht aus 2 Gefrier-Auftau-Zyklen.

e) Basalzellkarzinome: Bei oberflächlichen Rumpfhautbasaliomen ist die Kryotherapie neben der photodynamischen Therapie und der externen Applikation von Imiquimod die Therapie der Wahl, vor allem wenn es sich um ältere Patienten handelt, die gleichzeitig gerinnungshemmende Medikamente einnehmen. Bei allen anderen Basaliomtypen sollte nach Möglichkeit die mikrographisch-kontrollierte Exzision als Methode der ersten Wahl bevorzugt werden, vor allem wenn es sich um Basaliome vom sklerodermiformen Typ und/oder um Basaliome an besonderen Lokalisationen (medialer Augenwinkel, Nasenflügelansatz, äußerer Gehörgang und Fossa triangularis) handelt. In diesen Fällen kommt es öfter zu Rezidiven (über 7%) und insbesondere zu einem subklinischen Wachstum, das lange unentdeckt bleiben kann (Sebastian et al., 2001).

f) Spinozelluläre Karzinome: Bei relativ dünnen Tumoren in unproblematischen Regionen (siehe Basaliome) ist die Kryotherapie nach wie vor gerechtfertigt. Bei dickeren Läsionen und an Problemlokalisationen (CAVE: Metastasierungsgefahr!) ermöglicht nur die mikrographisch kontrollierte Exzision eine sichere und vollständige Entfernung bei geringst möglichen Nebenwirkungen.

g) Kutane Metastasen: Einzelne kleine Hautmetastasen sollten exzidiert werden, um gegebenenfalls eine vertiefte Tumordiagnostik vorzunehmen. Multiple oberflächliche kutane Metastaen sind eine gute Indikation für die Kryotherapie. Nachteilig sind die langen Wundheilungszeiten von 8 bis 12 Wochen (!). Tiefe subkutane Metastasen eignen sich nicht für die Kryotherapie wegen ihrer geringen Tiefenwirkung. Deshalb sollten sie exzidiert werden (Sebastian et al., 2001).

2.2.3.4 Kontraindikationen

Eine Kryotherapie ist kontraindiziert bei Kollagenosen, Kryoglobulinämie, ausgedehnten sklerodermieformen Basaliomen, invasiven Tumoren in Nasen-, Augen- und Gehörgangsnähe sowie am behaarten Kopf (Petres und Rompel, 1996).

2.2.3.5 Aufklärung der Patienten

Neben Behandlungsalternativen sollten stets die nicht vermeidbaren Nebenwirkungen (Schmerzen, Ödeme, Blasen, Hypopigmentierungen) angesprochen werden, ferner aber auch mögliche seltene Komplikationen wie Ulkusbildung bei zu tiefer Kälteeinwirkung, Wundinfektionen, Bildung von hypertrophen Narben und nachfolgend Narbenkontrakturen (!) sowie Haarverlust (Drake et al., 1994; Hundeiker et al., 2000).

2.2.4 Hypertrophe Narben und Keloide

Hypertrophe Narben und Keloide sind klinische Varianten pathologischer Narben. Keloide entstehen bei genetischer Prädisposition und unterscheiden sich sowohl klinisch und histopathologisch als auch funktionell von den hypertrophen Narben. Nur hypertrophe Narben enthalten Myofibroblasten, deren Proliferation zu einer mehr oder weniger ausgeprägten Kontraktur führen kann, während Keloide eine ausgeprägte Zunahme von Kollagen (v.a. Typ I) zeigen. Die Entstehung **hypertropher Narben** wird durch erhöhte kutane Zugkräfte und eine erhöhte Mobilität im Wundbereich begünstigt. Sie entwickeln sich schon bald nach einem operativen Eingriff und zeigen oft eine gelenkübergreifende Ausdehnung. **Keloide** treten am häufigsten in der Pubertät und im frühen Erwachsenenalter (durchschnittliches Manifestationsalter: ca. 23 Jahre) auf, und zwar eher unabhängig von Hautspannung und Mobilität im Wundbereich. Keloide entwickeln sich häufig erst mehrere Monate nach einer Operation und sind selten gelenkübergreifend (English und Shenefelt, 1999).

Sie weisen zudem eine extrem geringe Neigung zur spontanen Rückbildung. Als wichtige Faktoren bei der Keloidentstehung werden die genetische Prädisposition sowie eine Traumatisierung bzw. Entzündung der Haut angesehen. Zu den letzteren gehören u.a. Verbrennungen, Piercing, Injektionen, Akne (!), Follikulitiden, Zoster und Insektenstiche.

Therapie: Die Wahl der Therapiemethode hängt von der Art der Narbe, der Größe und der Funktionseinschränkung ab. **Nur eine Kombination mehrerer Methoden führt** v.a. bei Keloiden (hohe Rezidivneigung!) **zu einer akzeptablen Erfolgsrate**. Sehr wichtig ist die

Primärprävention durch eine sorgfältige Operationsplanung. Insbesondere die Bildung hypertropher Narben kann oft durch Minimierung der Hautspannung und Wahl geeigneter Nahttechnik und Nahtmaterial (Fremdkörperreaktion) verhindert werden.

Die Erfolgsraten der einzelnen Methoden und Therapiekombinationen divergieren in der Literatur z.T. beträchtlich, wobei die i.d.R. unterschiedlichen behandlungstechnischen Parameter und das sehr uneinheitliche Patientengut streng genommen meist keinen direkten Vergleich zulassen. Aus diesem Grunde kann auch keine universelle Therapieempfehlung gegeben werden. Bei Keloiden sind alle bisher bekannten Therapieverfahren (einschließlich Kombinationen) mit einer mehr oder weniger hohen Rezidivwahrscheinlichkeit behaftet. Vor allem bei größeren Keloiden und Narben mit Funktionseinschränkung ist die Exzision Therapie der Wahl, allerdings nur in Kombination mit weiteren adjuvanten Behandlungsmethoden (intra- bzw. periläsional Kortikosteroide, Silikon-Folien, Kompression, Kryotherapie, in Ausnahmefällen auch Radiotherapie) postoperativ. Wird die Narbe nicht operativ entfernt, so wird als „Therapieerfolg" die Abflachung der Narbe (nicht deren Verschwinden!) definiert.

Operative Therapie: Hypertrophe Narben mit funktionell wirksamen Kontrakturen müssen operativ revidiert werden, falls sie den konservativen Therapieverfahren widerstehen (frühestens ein Jahr postoperativ; Koller, 2000). Dabei wird zum Beispiel durch eine Z-Plastik die Narbe verlängert und die Hauptzugrichtung um ca. 90° verlagert, somit die Wundspannung reduziert. Das Narbengewebe selbst kann (muss aber nicht) im Rahmen der Z-Plastik exzidiert werden (McGregor, 1987; Alster und West, 1997; Koller, 2000). Lineare hypertrophe Narben ohne merkliche Kontraktur können vollständig exzidiert werden, wobei der Verschluss größerer Hautdefekte durch regionale Lappenplastiken (u.U. nach Gewebe-Expansion) oder autologe Voll- und Spalthauttransplantate erfolgen kann. Nach erfolgter Exzision sollte im Falle eines primären Wundverschlusses wegen der Irritationspotenz des Fadenmaterials lediglich eine dermal-subkutane Wundrandadaptation erfolgen und die epidermale Lücke mit sterilen Klebestreifen überbrückt werden. Die alleinige Exzision einer hypertrophen Narbe ohne adjuvante Nachbehandlung führt in etwa 50%–80% der Fälle zu Rezidiven (English und Shenefelt, 1999).

Bei Keloiden wird von einigen Autoren eine intramarginale (unvollständige) Exzision unter Belassung von Narbenresten empfohlen in der Vorstellung, dadurch die Gefahr der übersteigerten Ankurbelung der Kollagensynthese in der Keloidumgebung zu umgehen. Es wird auch empfohlen, Keloide lediglich zu planieren (tangentiale Abtragung im Hautniveau) und anschließend, wie nach einer Exzision, mit anderen Methoden fortzufahren (s.u.).

Zur **(Rezidiv-)Prophylaxe** wird ab der 3. postoperativen Woche die tägliche Applikation einer **Silikon-Gel-Folie** (positive Wirkung durch Okklusion und Zunahme der Narbenhydratation) über jeweils 12–18 Stunden am Tag über viele Monate empfohlen (Sebastian und Stein, 1997; Tilkorn und König, 2000). Die Silikon-Folie (besser: Gel) wird jeweils direkt auf die stets gut gereinigte Narbe aufgetragen, wobei die Wirkung umso günstiger ist, je aktiver und jünger die Narbe ist. Zwischen den Behandlungen kann die Narbe mit leicht fettenden Urea- oder Salicylsäure-haltigen Salben gepflegt werden.

Laserbehandlung: Als Alternative zur chirurgischen Exzision hat die alleinige Anwendung von Lasern (CO_2, Erb-YAG) bisher in den meisten Fällen enttäuscht. Bei der CO_2-Ablation sind die langen Abheilungszeiten zu beachten (Ochsendorf et al., 2000; Werner und Raulin, 2000). Nur gefäßwirksame Lasersysteme (derzeit v.a. Nd-YAG) versprechen eine merklich höhere Erfolgsrate bei stark vaskularisierten Narben und Keloiden (English und Shenefelt, 1999; Tilkorn und König, 2000). Bei dicken, aktiven Narben und Keloiden (ab etwa 1 bis 1,5 cm Dicke) liefert die interstitielle Nd-YAG-Laserbehandlung gute Erfolge. Ist eine chirurgische Teilabtragung nötig, so sollte sehr frühzeitig (nach Abschluss der Wundheilung) mit der Lasertherapie begonnen werden (Tilkorn und König, 2000).

Kryotherapie mit flüssigem Stickstoff: Bei frischen, kleinen und flachen Keloiden führt die Kryomonotherapie zu guten Ergebnissen (Erfolgsraten 61–74%). Im Sprüh- oder Kontaktverfahren werden i.d.R. 2 Gefrier-Auftau-Zyklen pro Sitzung durchgeführt (Kälteapplikation je nach Narbendicke über je 15–20 s) und die Behandlung ggf. mehrfach in 4- bis 6-wöchentlichen Abständen wiederholt (Zouboulis et al., 1993; Tilkorn und König, 2000). Ungünstig ist die lange Abheilungszeit der schmerzhaften erodierten Kryowunde (ca. 4 Wochen) sowie, v.a. bei nachfolgender intraläsionaler Steroidapplikation, die Schmerzhaftigkeit der eigentlichen Behandlung. Eine vorangehende Lokalanästhesie (EMLA-Creme®, ggf. Infiltrationsanästhesie) ist deshalb i.d.R. indiziert. Junge, frische Keloide sprechen wesentlich besser auf die Monotherapie an als alte, inaktive. Diese sollten deshalb zuvor exzidiert oder planiert werden. Die Kombination von Kryotherapie mit einer intraläsionalen Steroidinjektion bringt nach Sebastian und Stein (1997) keine besseren Ergebnisse oder schnelleren Erfolge als die Kryo-Monotherapie. Vergleiche zwischen der Kombination von operativer Abtragung/Kryochirurgie (flüssiger Stickstoff) und Erb-YAG-Laserablation/Kryochirurgie ergaben keine Unterschiede hinsichtlich Rückbildung und Narbenqualität (Hackert et al., 2000). Laser und Skalpell reduzieren lediglich die Keloiddicke. Als wesentlich wird jedoch die nachfolgende Kälteapplikation erachtet, die sowohl die Mikrovaskularisation wie auch die Kollagensynthese entscheidend beeinflusst. Primär weniger gut vaskularisierte (meist länger bestehende) Keloide sprechen auf die Kombinationstherapie besser an als stark durchblutete (Müller und Nashan, 1998; Hackert et al., 2000). Nach Abtragung und Kryotherapie können zusätzlich intraläsional Kortikosteroid-Kristallsuspensionen injiziert und/oder eine Kompressionstherapie mit und ohne Silikon-Gel-Folie angeschlossen werden.

Intraläsionale Glukokortikosteroidapplikation: Diese wird üblicherweise mit einer Kryotherapie kombiniert (s.o.). Am häufigsten findet Triamcinolonacetonid Anwendung (ca. 10–40 mg/ml), i.d.R. kombiniert mit einem Lokalanästhetikum sowie Hyaluronidase (ca. 150 mg). Die Injektion sollte streng intraläsional erfolgen. Ein Abfließen in die Narbenumgebung kann zu einer länger anhaltenden Depigmentierung führen. Oft sind mehrere Behandlungen in 2- bis 6-wöchentlichen Abständen nötig (evtl. Koordination mit parallel durchgeführter Kryotherapie!). Häufige Nebenwirkungen dieser Methode sind Hautatrophie, Teleangiektasien und Pigmentierungsstörungen.

Kompressionsbehandlung: Die Kompression mit individuell zugeschnittenen elastischen Druckbandagen ist insbesondere nach frischen Verbrennungswunden erforderlich (Primär-Prophylaxe). Narben älter als 8–12 Monate sprechen merklich schlechter auf die Monotherapie an. Da die Kompressionsbandagen über mindestens 18–20 Stunden täglich über mindestens 1 Jahr angewandt werden müssen, erfordert die Behandlung eine hohe Compliance seitens des Patienten. Zudem ist es in mehreren Körperregionen häufig wegen insuffizienter Fixierungsmöglichkeiten der Bandagen nicht möglich, den erforderlichen Kompressionsdruck (25–40 mm Hg) auf Dauer zu erzielen.

Radiotherapie: Die Röngenbestrahlung sollte trotz guter bis sehr guter Ergebnisse (72–92% weitgehende Rezidivfreiheit) im Rahmen von Therapiekombinationen **nur in Ausnahmefällen** (sehr großer Leidensdruck seitens des Patienten) bei sonst therapieresistenten Keloiden Anwendung finden (Klumpar et al., 1994; Ragiowansi et al., 2001). Da Keloide gehäuft im jugendlichen Alter auftreten, müssen die möglichen Spätfolgen der Röntgenbestrahlung (Atrophie von Kutis und Subkutis, chronische Radiodermatitis mit der Potenz einer späteren malignen Entartung) unbedingt berücksichtigt und mit dem Patienten besprochen werden! Die prophylaktische Strahlenbehandlung von primär verschlossenen Wunden nach erfolgter Exzision hypertropher Narben gilt hingegen (wegen der suboptimalen Relation zwischen Nutzen und potentiellen Nebenwirkungen) als nicht mehr zeitgemäß (Richtlinien der FDA der USA, 1978; Goldschmidt, 1988; Tilkorn und König, 2000). Hier sollten alle anderen Methoden der Rezidivprophylaxe angewandt werden. Erst bei Mehrfachrezidiven von hypertrophen Narben kann eine fraktionierte Radiatio indiziert sein (z.B. ab dem 10. postoperativen Tag 3 mal 1–2 Gy/Woche, GD 6–10 (12) Gy). Gesamtdosen über 12 Gy führen zu keiner weiteren Steigerung der Erfolgsrate (English und Shenefelt, 1999)! In neueren Arbeiten wird die postoperative interstitielle Radiotherapie mit 192-Iridium als billigere und in der Durchführung einfachere Methode beschrieben. Sehr uneinheitlich wird der Beginn der Radiatio gewählt (1.–21. postoperativer Tag), wobei eine sehr frühe Bestrahlung die Wundheilung ungünstig beeinflussen könnte.

Weitere Therapieoptionen, die ebenfalls in Kombination mit anderen Methoden angewandt werden können, sind die intraläsionale Applikation von **5-Fluorouracil** (Berman und Flores, 1998; Fitzpatrick, 1999) bzw. **IFN-γ** (Reduktion der Kollagensynthese). Nach einer Behandlung hypertropher Narben mit IFN-γ (Monotherapie 3x/Wo über 3 Wochen) wurde eine Reduktion der Narbengröße um 30–50% festgestellt (Pittet et al., 1994).

Eine vielversprechende neue Therapiemethode ist die postoperative externe Applikation von **Imiquimod** (Tyring, 2001). Erfahrungen an größeren Patientenkollektiven liegen jedoch noch nicht vor.

Ebenfalls gute Ergebnisse (innerhalb von ca. 18 Monaten Nachbeobachtungszeit) wurden durch intra- und postoperative peri- bzw. intraläsionale Applikation von Verapamil erreicht (D'Andrea et al., 2002).

Zur **Beurteilung der Therapieeffizienz** in der täglichen Praxis empfiehlt sich allein die Fotodokumentation. In Einzelfällen ist der Einsatz eines Laser- Doppler-Imaging-

Systems zur Beurteilung der Mikrozirkulation im Keloid sinnvoll (maximale Eindringtiefe ca. 1,5 mm).

Atrophe Narben: Schüsselförmige Akne-Narben können mittels Stanzelevation und nachfolgender Fixierung des angehobenen Hautzylinders mit feinen Nähten behandelt werden (Koller, 2000). Bei besonders tiefen kleinen Einziehungen kann sogar die Transplantation eines ausgestanzten Hautzylinders sinnvoll sein. In manchen Fällen führen Augmentationstechniken zu einem lang anhaltenden Ergebnis. Dermabrasion und Laser können Narbentrichter abflachen (Änderung des Lichteinfalls und somit des optischen Eindrucks), aber nicht gänzlich planieren, da eine zu tiefe Abtragung mit der erhöhten Gefahr einer auffälligeren sekundären Vernarbung verbunden ist.

2.2.5 Operative Eingriffe in der Kopf- und Hals-Region

Operative Eingriffe in der Kopf-Hals-Region stellen hinsichtlich Ästhetik und Funktion eine große Herausforderung dar. Bei der Versorgung von größeren Tumoren an problematischen Stellen (z.B. Lippenbereich) ist oft ein zwei- / mehrzeitiges Vorgehen sinnvoll (Exzision, lückenlose mikroskopische Schnittrandkontrolle, ggf. Nachexzision/en) bis zum Nachweis der Tumorfreiheit, plastische Wundversorgung). Hierbei ist aus funktioneller Sicht vorteilhaft, im ersten Schritt lediglich – einem Graben ähnlich – den Sicherheitsabstand um den Tumor zu entfernen und den Defekt provisorisch zu verschließen. So kann ein Patient mit einem Tumor an der Lippe diese weiter uneingeschränkt gebrauchen, während das Präparat histologisch aufgearbeitet wird. Sollten am Schnittrand noch Tumorausläufer gefunden werden, so wird gezielt nachexzidiert und der „Graben" erweitert. Erst bei Nachweis der Tumorfreiheit der Schnittränder wird der Lippenanteil entfernt und der Defekt plastisch versorgt.

Zur Planung der Schnittführung ist in vielen Fällen die Berücksichtigung der Hautspannungslinien wesentlich. Allerdings kommt es im Rahmen des Alterungsprozesses durch Verminderung der Hautelastizität zur Bildung von Falten („wrinkle lines"), die z.T. von den Hautspannungslinien des jüngeren Menschen abweichen. Die Altersfalten stellen ein wichtiges Hautreservoir für rekonstruktive Eingriffe dar.

Postoperativ muss im Gesicht wegen der ausgeprägten Vaskularisation und des lockeren Bindegewebes v.a. periorbital mit Hämatomen und Schwellungen gerechnet werden. Als Prophylaxe werden die Hochlagerung des Oberkörpers, kühlende Gelkissen, Antiphlogistika und sogar eine einmalige Prednisolongabe (100–250 mg Prednisolonäquivalente) empfohlen.

2.2.5.1 Capillitium

Ausgedehnte operative Eingriffe am extrem gut durchbluteten Capillitium sind mit der Gefahr größerer Blutverluste verbunden. Dem muss bei der Operationsplanung Rechnung getragen werden, indem der Patient auch internistisch untersucht wird. Ggf. sind Blutkonserven bereitzustellen (Petres und Rompel, 1996). Ein schlecht eingestellter Hypertonus kann intra- und postoperativ die Blutungsgefahr deutlich erhöhen. Intraoperativ können Wundrandklammern (Kopfhautklammern nach RANEY oder Klemmen nach MARTEL) für eine gute temporäre Blutstillung im Bereich der Wundränder sorgen.

Haut, Subkutangewebe und Galea aponeurotica (Sehnenhaut des M. epicranius) bilden eine funktionelle Einheit, die eine sehr geringe Dehnbarkeit besitzt. Eine erfolgreiche Dehnungsplastik setzt deshalb eine sehr ausgedehnte Mobilisation voraus (Breite Hautdefekt: Breite Mobilisationsfläche größer als 1:4). Ist ein Primärverschluss am Capillitium geplant, so sollte die Schnittführung schräg, genauer parallel zu den Haarschäften der jeweiligen Region erfolgen. Dadurch werden i.d.R. breitere haarfreie Operationsnarben vermieden. Bei Exzisionen größer als 1 cm Durchmesser muss bis auf das Periost exzidiert werden. Durch die subgaleale Präparation wird eine gefäßschonende blutungsarme Mobilisation ermöglicht. Falls die Diagnose es erfordert, muss das Periost mitentfernt werden. Stärker blutende Gefäße werden mit resorbierbarem Nahtmaterial (3–0 oder 4–0) ligiert. Diathermie bzw. Koagulation zerstören die Haarwurzeln und sollten nach Möglichkeit nicht eingesetzt werden.

Die Wunde sollte mittels dickem Nahtmaterial (0–0 oder 2–0) oder Metallklammern verschlossen werden. Klammern haben den Vorteil, dass sie die tiefliegenden Haarwurzeln nicht schädigen. Bei größerer Wundrand-Spannung sind dermal-subkutane Adaptationsnähte sinnvoll.

Vor allem bei großflächigen Weichteildefekten können freie Transplantate sinnvoller sein als heroische Regionallappen (z.B. „Windmühlenplastik", Lange-Ionescu und Frosch, 1998), die eine großflächige Mobilisation voraussetzen. Große Lappenplastiken am Capillitium sind technisch und zeitlich aufwendig, gehen mit hohen Blutverlusten einher und müssen oft in Vollnarkose durchgeführt werden. Deshalb sind freie Transplantate vor allem bei älteren Patienten in reduziertem Allgemeinzustand die sinnvollere Alternative, auch wenn sie hinsichtlich der Behaarung kosmetisch den Lappenplastiken unterlegen sind. Ein intensives präoperatives Gespräch mit dem Patienten hilft, die richtige Therapiewahl zu treffen. In vielen Fällen ist eine Kombination aus Lappenplastik (z.B. Rotationslappen oder Insellappen) und freiem Transplantat die beste Lösung, insbesondere, wenn es sich um sehr große Defekte (größer als 8 cm) handelt. Vor allem bei jungen Patienten mit normaler Haartracht und Vollhautdefekten im Stirn- und inferioren Capillitiumbereich ist auf eine genaue Rekonstruktion der Stirn-Haarlinie zu achten.

Sehr gute Ergebnisse lassen sich mit einem umgekehrten (geschlitzten/gemeshten) Koriumtransplantat erzielen, welches als Basis für ein Spalthauttransplantat dient (zweizeitige Defektdeckung). Der Nachteil der Hauttransplantate, haarfrei zu sein, kann durch eine spätere Haartransplantation verringert werden. Falls das Periost im Rahmen der Therapie entfernt wurde, so ist die Oberfläche des freiliegenden Schädelknochens viel zu schlecht vaskularisiert, um als Transplantatbett zu dienen. In diesem Fall können durch oberflächliche Abtragung der Tabula externa (Skalpell, Schleifung mit bestimmten Schleifköpfen) oder Fensterung (Anlegen von Bohrlöchern mit 2–4 mm Durchmesser, die bis zur Spongiosaschicht reichen) viele ausreichend dimensionierte Blutgefäße freigelegt werden, die das Überleben eines Koriumtransplantats ermöglichen. Ohne Koriumtransplantat dauert die Bildung einer ausreichend dicken Granulationsschicht 3–5 Wochen und länger. Das Einwachsen eines Koriumtransplantats als Basis für ein späteres Spalthauttransplantat dauert hingegen nur 7–10 Tage. Dies und auch die im Vergleich zum Granulationsgewebe bessere mechanische Belastbarkeit des Koriumtransplantats sind wichtige Aspekte, die bei der Therapieplanung berücksichtigt werden müssen. Auf jeden Fall sollte aber die Bildung einer ausreichend dicken Granulationsschicht abgewartet und unmittelbar vor der Transplantation die Wundränder angeschrägt werden, um kosmetisch auffällige und stigmatisierende Dellen und Kanten zu vermeiden.

2.2.5.2 Gesicht

Bei der **Entfernung von malignen Tumoren geht i.d.R. Radikalität vor Funktion und Kosmetik**! Gefürchtet sind spinozelluläre Karzinome und sklerodermieforme Basaliome im Bereich der Lidhaut, der Lidwinkel und der Nase, da sie bei mangelhafter Compliance seitens der Patienten wie auch bei inkonsequenter Therapie unbemerkt die Orbita, Stirn- und Nasenbein sowie Nasenseptum infiltrieren können (Abb. 7a–c, 9).

Im Gesicht sind die Fältchenlinien („wrinkle lines") das Pendant zu den Hautkraftlinien des übrigen Integuments. Die Patienten werden aufgefordert, die mimische Muskulatur der jeweiligen Region zu betätigen (z.B. den Mund spitzen, lächeln, die Stirn runzeln), um die Fältchen besser darzustellen.

Vor allem bei größeren Eingriffen sollte der Oberkörper intraoperativ hochgelagert werden (20°–30°), um Blutungen zu reduzieren.

In der Regel bieten lokale und regionale Lappenplastiken bessere funktionelle und kosmetische Ergebnisse als freie Transplantate. Hautlappen müssen ggf. stellenweise ausgedünnt werden, um Kisseneffekte zu vermeiden. Besonders auffällig sind freie Transplantate in einem aktinisch geschädigten Empfängerareal mit vielen Teleangiektasien. Falls Alter und Begleiterkrankungen eine ausgedehnte Rekonstruktion mittels Lappenplastiken verhindern, können je nach Wundtiefe, Granulationszustand und Lokalisation Voll- bzw. Spalthauttransplantate eingesetzt werden. Vollhauttransplantate (entfettet!) sind wegen der geringeren Schrumpfungstendenz den Spalthauttransplantaten vorzuziehen, wenn das Empfängerareal sehr gut vaskularisiert ist. Als Donorareale für Vollhauttransplantate eignen sich vor allem die zervikale, prä- und retroaurikuläre sowie die supraklavikuläre Region.

Die Anwendung von Gittertransplantaten („mesh grafts") im Gesicht gilt wegen der sehr auffälligen Netzstruktur sowie der erhöhten Schrumpfungsneigung als Kunstfehler.

Ein primärer Wundverschluss sollte auf keinen Fall erzwungen werden, weil eine zu große Spannung an den Wundrändern zu Nekrosen führt. Um möglichst spannungsfreie Wundverhältnisse zu erreichen, ist eine suffiziente Unterminierung der Wundränder anzustreben. Diese ist in Richtung des größeren Hautreservoirs ausgedehnter. Fixe Strukturen (z.B. Nasenflügelansatz) dürfen nicht mobilisiert werden! Bei relativ großer Wundspannung hat sich die Anwendung von feinen dermal-subkutanen Adaptationsnähten (insbesondere spätresorbierendes PDS®-Material) bewährt.

Sehr wichtig ist auch das Niveau der Unterminierung. Im Gesicht erfolgt diese in der oberen Fettschicht, d.h. oberflächlich subkutan, um die mimische Muskulatur nicht mit einzubeziehen und Nervenverletzungen (v.a. N. facialis) zu umgehen (Petres und Rompel, 1996; Robinson, 1996). Allerdings lässt sich im Falle einer ausgedehnten Tumorinfiltration eine Nervenverletzung im Rahmen der operativen Therapie nicht immer vermeiden (Abb.5).

Besonders geeignete Lappenplastiken für das Gesicht sind, mit Ausnahme der medialen Stirnregion, der Rotationslappen sowie der subkutan gestielte Verschiebelappen (SGVL). Der SGVL leistet vor allem bei kleinen und mittelgroßen (bis etwa 5 × 3 cm) Defekten im Mittelgesicht gute Dienste (Diem, 1999). Beim SGVL muss eine suffiziente arterielle Durchblutung sichergestellt sein. Die Umschneidung des Lappens erfolgt nach Möglichkeit bis zur Muskelfaszie (CAVE: Nervenverletzungen!), um eine gute Verschieblichkeit zu gewährleisten. Gegebenenfalls muss die Fettschicht des Lappens durch mehrfache sehr feine horizontale Spreizungen weiter aufgelockert werden. Der umschnittene Lappen darf auf keinen Fall unterminiert werden, weil ja dadurch die Gefäße durchtrennt werden. Der Hebedefekt kann i.d.R. durch Wundrandunterminierung spannungsfrei verschlossen werden. Da die vaskuläre Versorgung ausschließlich durch Muskelgefäße von subkutan erfolgt, ist die Durchblutung auch stark vom Lappen-Verschiebungswinkel abhängig. Ist dieser größer als 45°, so muss aufgrund von Modellrechnungen mit einer Reduktion der Blutstromstärke auf weniger als 25% des Normalwertes und somit mit ischämischen Wundheilungsstörungen gerechnet werden. Verschiebungswinkel von bis zu 30° werden aus theoretischer Sicht als problemlos erachtet (äußerst geringe Nekrosegefahr; Stefan et al., 2000). Bei Ischämiegefahr können Vasodilatanzien (z.B. Buflomedil, Pentoxiphyllin u.a.) hilfreich sein. Voraussetzung für die Bildung der SGVL ist eine gut ausgebildete und somit leicht verschiebliche Fettschicht.

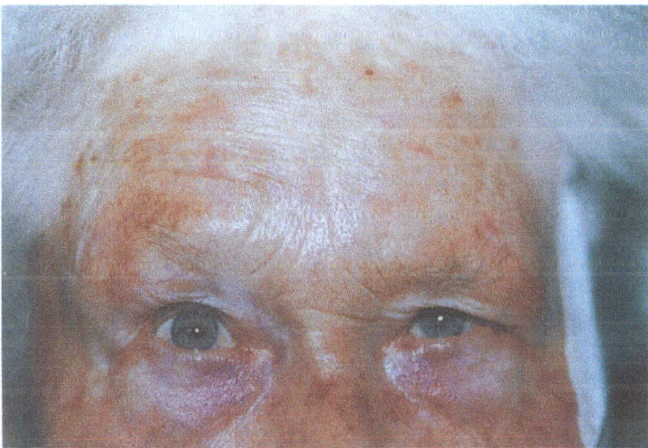

Abb. 5. Zustand nach operativer Läsion des Stirnastes des N. facialis links (Augenbrauen- und Lidptose) nach ausgedehnter Tumorrsektion links präaurikulär

2.2.5.3 Stirnregion

Die Stirnhaut ist zwar weniger straff als die angrenzende Skalphaut, dennoch sind v.a. wegen der Position der Augenbrauen nur bestimmte Lokalplastiken zum primären Defektverschluss geeignet. Bei älteren Patienten bieten die präformierten Falten eine gewisse Reserve. Folgende Punkte sollten bei der Planung von Lappenplastiken in der Regel berücksichtigt werden:

1. Form und Kontinuität der Haarlinien sollten möglichst gewahrt bleiben.
2. Bei einem ohnehin tiefen Haaransatz ist eine weitergehende tiefe Verlagerung der Stirn-Haar-Grenze zu vermeiden, ebenso
3. eine Verziehung/Asymmetrie der Augenbrauen und
4. der Lidwinkel.
5. Verlauf des R. temporalis des N. facialis (Abb. 5)
6. Die Topographie der Äste des N. frontalis (N. ophthalmicus V/1).

Eine geringfügige Elevation der Augenbrauen ist jedoch vertretbar, da es in der Regel innerhalb von Monaten zu einer Nivellierung kommt.

Dehnungsplastiken liefern bei Defekten bis zu 1 cm Durchmesser meist sehr gute Ergebnisse. Bei größeren Defekten haben sich vor allem die U- und die H-Plastik (Abb. 6a,b), subkutan gestielte Lappen, Rotationslappen (i.d.R. nur im Schläfenbereich) sowie freie Transplantate (erst nach entsprechender Wundgranulation) am besten bewährt. Schwenklappenplastiken sind meist auffälliger und es kommt nicht selten zu einer ungünstigen Polsterbildung. Die Anwendung von Gittertransplantaten gilt wegen ihrer sehr auffälligen Struktur wie in allen anderen Gesichtsregionen v. a. aus kosmetischer, aber auch aus funktioneller Sicht als Kunstfehler. Transplantate (i.d.R. Spalthauttransplantate) sollten horizontal entsprechend der bekannten Hautkraft- und individuellen Faltenlinien geschlitzt werden.

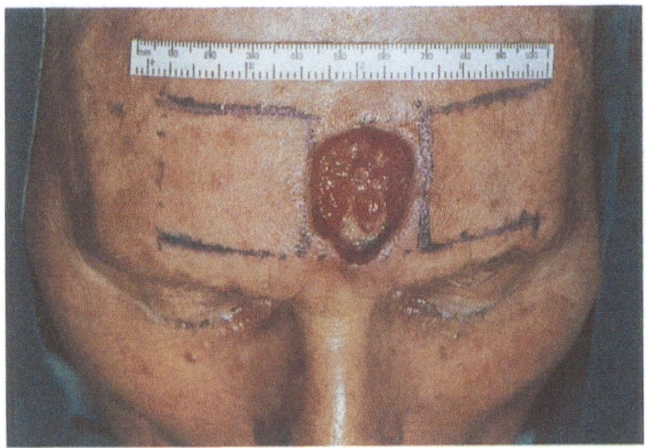

Abb. 6a. H- Plastik: Defekt nach Melanomexzision

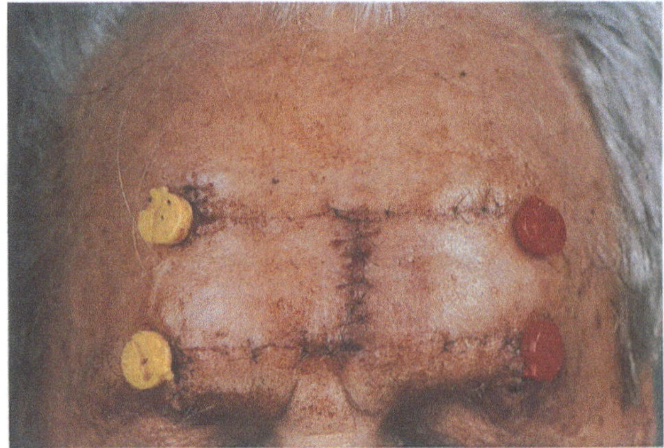

Abb. 6b. H- Plastik: Zustand am 3. postoperativen Tag

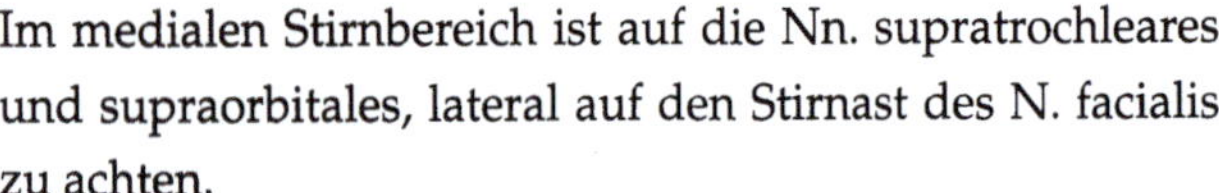

Im medialen Stirnbereich ist auf die Nn. supratrochleares und supraorbitales, lateral auf den Stirnast des N. facialis zu achten.

Lipome der Stirnregion: Diese asymptomatischen Lipome stellen aufgrund ihrer meist unüblichen subkutanen Lage eine Besonderheit dar und bereiten dem ungeübten Operateur häufig Probleme. Sie treten vor allem bei Männern im mittleren bis höheren Alter auf und werden häufig als epidermale Zyste fehlinterpretiert. Die Stirnlipome befinden sich typischerweise supraperiostal/subfaszial unterhalb der frontalen Stirnmuskulatur (M. occipitofrontalis) oder ihrer sehnigen Fortsetzung nach okzipital (Galea aponeurotica). Gelegentlich werden auch intramuskuläre Lipome gefunden (Truthahn et al., 1985; Salasche et al., 1989; Wörle et al., 2000). Das Lipom ist häufig relativ gut am Periost fixiert. Aufgrund der tiefen Lokalisation kann im Rahmen der operativen Entfernung eine Verletzung der Stirnnerven nicht immer umgangen werden, lässt sich aber durch vorsichtige stumpfe Präparation weitgehend vermeiden. Insbesondere ist auf die temporalen Äste des N. facialis zu achten (CAVE: Lähmung der Stirnmuskulatur).

2.2.5.4 Augenbrauen und Lider

Wegen der überragenden Bedeutung der Augenbrauen für den Gesichtsausdruck muss bei der Operationsplanung auf ihre Form und Position ganz besonders geachtet werden. Sollte eine Augenbraue z.B. nach einer drittgradigen Verbrennung vollständig entfernt werden müssen, so ist nachfolgend unbedingt eine Rekonstruktion anzustreben, z.B. durch einen Schwenklappen aus dem Capillitium.

Bei Operationen im Lidbereich müssen folgende Vorgaben erfüllt werden:

1. Sicherung des Lidschlusses bzw. Vermeidung eines Ektropiums
2. Sorgfältige, stufenlose Rekonstruktion der Lidkanten
3. Nach Möglichkeit Schonung der Tränenwege (Tränenpünktchen und Tränenkanal)
4. Lidwinkel (Form, Position/Verziehung)

Das periorbitale Hautgewebe ist zart und neigt selbst bei kleinen Eingriffen zu ausgeprägten Ödemen. Deshalb ist die kurzzeitige postoperative Gabe abschwellend wirkender Antiphlogistika sinnvoll, u.U. in Kombination mit Glukokortikosteroiden.

Dem operativen Eingriff geht immer die Applikation protektiver Augensalben voraus, ggf. zusätzlich harte Skleralschalen. Aufgrund der Feinheit der Strukturen ist die Verwendung einer Lupenbrille äußerst hilfreich.

Bei der Deckung von Liddefekten mit freien Transplantaten (Donorareal: retroaurikulär, kontralaterales Lid) muss das Transplantat während der Einheilungsphase (ca. 1 Wo.) in gespanntem Zustand fixiert werden, um einer Dislokation und frühzeitigen Schrumpfung entgegenzuwirken. Dies lässt sich durch temporäres Vernähen der Lidkanten (Blepharoraphie) erreichen.

Defekte im Unterlidbereich sollten nicht mit **Spalthauttransplantaten** versorgt werden, da diese wegen der merklichen Schrumpfungstendenz oft zum Ektropium führen.

Bei älteren Patienten ist die Produktion von Tränenflüssigkeit oft vermindert, sodass funktionsbeeinträchtigende Verletzungen der Tränenabflusswege nicht immer zu merklichen Beschwerden führen müssen. Die Rekonstruktion eines Tränenpünktchens und/oder eines Tränenkanals ist sehr schwierig und misslingt häufig.

Bei **Exzisionen im Bereich der Lidkanten** müssen die Fäden mindestens 3 cm lang belassen und mit Steristrips an der Lidbasis fixiert werden, da zu kurze, nicht fixierte Fäden u.U. zu einer mechanischen Reizung der Konjuktiven führen. Werden kleinere (bis ca. 1,5 × 0,4 cm) wimperntragende Lidkantenanteile exzidiert, können die Defekte mit einem behaarten Schleimhauttransplantat aus dem Nasenvestibulum versorgt werden.

Blepharochalasis, Ptose der Augenbrauen und Blepharoplastik: Bei der Indikationsstellung für eine **Oberlidstraffung** muss besonders sorgfältig auf das gleichzeitige Vorliegen einer Ptose der Augenbrauen geachtet werden. Im Normalfall beträgt in jungen Jahren der Abstand zwischen dem Rand des Oberlids und der Augenbraue 15–20 mm. Mit der Alterung des oberen Gesichtsdrittels sinken die Augenbrauen über dem Supraorbitalrand und können somit eine Blepharochalasis vortäuschen oder verstärken, indem sie einen lokalen Hautüberschuss im Lidbereich verursachen. Folglich ist beim gleichzeitigen Vorliegen einer Augenbrauen-Ptose und einer Blepharochalasis die Anhebung (Reposition) der Augenbrauen (endoskopisch oder als koronarer Lift) stets als erste Maßnahme durchzuführen. Erst danach kann der wahre Hautüberschuss im Lidbereich korrekt erfasst werden (Epker und Kennedy, 1996).

Eine präoperative Analgo-Sedierung verhindert meist hämatomprovozierende hypertone Krisen.

Lidstraffungen sollten nur von erfahrenen Operateuren durchgeführt werden, da schon eine wenige Millimeter betragende Überkorrektur zum Ektropium führen kann (v.a. Unterlider)! Zwischen einem guten Operationsergebnis und einer entstellenden Komplikation liegen bei der **Unterlidkorrektur** oft nur 1–2 mm (Olbrisch, 2000). Die Blepharoplastik mittels Laser wird wegen der Handhabung und der postoperativen Wundheilung kritisch diskutiert (Olbrisch, 2000). Bei einer schwach ausgeprägten Blepharochalasis im Unterlidbereich kann eine CO_2-Laser-Behandlung aufgrund der auftretenden Hautstraffung einen operativen Eingriff (Exzision) überflüssig machen. Äußerst selten wurde nach Blepharoplastiken eine ein- oder beidseitige Erblindung beobachtet, v.a. bei Anwendung Adrenalin-haltiger Lokalanästhetika. Ursachen waren retrobulbäre Hämatome, Thrombosen der Zentralvene bzw. Zentralarterie, Neuritiden und Druckatrophien des N. opticus (Petres und Rompel, 1996).

Häufig findet sich neben einer Blepharochalasis auch ein mehr oder weniger ausgeprägter Prolaps der Tränendrüse (10–15%, laterales Oberlid) und des orbitalen Fettgewebes. Das prolabierte Fettgewebe muss entfernt, die Glandula lacrimalis ggf. repositioniert (Dakryoadenopexie) werden, da sonst das kosmetische und auch funktionelle Ergebnis nicht optimal ist. Bei jedem Patienten zwischen 20 und 50 Jahren, der eine leichte Schwellung im lateralen Oberlidbereich aufweist, muss an eine Tränendrüsenhernie gedacht werden. Bei einer intraoperativen Verletzung der Drüsenkapsel erscheint die freigelegte Struktur rosafarben und weist eine feste, lobuläre Konsistenz auf. Bei versehentlicher Abtragung der Tränendrüse kommt es intra- und postoperativ zu stärkeren Blutungen. Eine prolabierte Tränendrüse kann in seltenen Fällen Ausdruck anderer Erkrankungen sein: Tumoren, Lymphome, Sarkoidose u.a.. Die (versehentlich) entnommenen Anteile sollten deshalb histologisch untersucht werden.

2.2.5.5 Wangenregion

Nahplastiken sind im Wangenbereich funktionell und kosmetisch den freien Transplantaten deutlich überlegen (v.a. bei Mitbeteiligung der Unterlidregion). Freie Transplantate sind jedoch bei eingeschränkt operablen Patienten sinnvoller, wobei die Anwendung von Gittertransplantaten (mesh grafts) v.a. wegen der auffälligen Struktur, aber auch wegen der merklichen Schrumpfungsneigung unbedingt zu vermeiden ist (Kunstfehler!). Besonders gut zur Defektdeckung im Wangenbereich eignen sich Rotationslappen und subkutan gestielte Lappen. Letztere haben den Vorteil, dass die Lappenumgebung kaum mobilisiert werden muss (Fratila und Kaufmann, 1997). Kosmetisch auffällig und somit unvorteilhaft ist i.d.R. der doppelte Schwenklappen („bilobed flap") sowie der Transpositionslappen nach Limberg bzw. Dufourmentel.

Die Präparation von Hautlappen sollte in der oberen bzw. zwischen der oberen und mittleren Fettschicht erfolgen, um Verletzungen größerer Gefäße (A. transversa faciei, Vasa facialis) und Nerven (Rr. zygomatici und Rr. buccales des N. facialis) zu umgehen. CAVE: In den einzelnen Wangen-Subregionen weist die Fettschicht eine unterschiedliche Dicke auf! Präaurikulär ist auf die Topographie der Glandula parotis und des N. facialis ganz besonders zu achten. Bei der Durchtrennung eines Astes des N. facialis müssen die Nervenstümpfe nach Möglichkeit sofort reanastomosiert werden (Petres und Rompel, 1996). Die Bedeutung des

N. facialis bzw. seiner Äste kann nicht oft genug herausgestellt werden: Er versorgt nicht nur die mimische Muskulatur (Gesichtsausdruck), sondern innerviert und schützt insbesondere die Gesichtsöffnungen (Augen, Nase, Mund).

2.2.5.6 Nase

Maligne Neoplasien im Bereich der Naseneingänge und der angrenzenden Oberlippe sind gefährlich, weil sie den Oberkieferknochen infiltrieren und entlang des Nasenseptums unbemerkt bis zur Schädelbasis vorwachsen können (Kastenbauer, 1999).

Die Nase stellt, wie die Lidregion, aus operationstechnischer Sicht häufig eine besondere Herausforderung dar. Schon kleine Fehler können zu einer sichtbaren Verziehung und sogar zur Behinderung der Nasenatmung führen. Die Nase besitzt mehrere funktionelle und ästhetische Untereinheiten. Jede dieser Regionen eignet sich unterschiedlich gut für die bekannten Operationstechniken. So dürfte eine spindelförmige Exzision mit nachfolgender Dehnungsplastik im Bereich der Nasenwurzel ein kosmetisch und funktionell einwandfreies Ergebnis liefern, nicht jedoch im Bereich der Nasenflügel und der Nasenspitze, wo die Haut eine vergleichsweise geringe Elastizität besitzt und zudem mit Subkutis und Perichondrium ziemlich fest verwachsen ist. Deshalb sind lokale Verschiebelappen lediglich bei sehr kleinen Defekten ohne merkliche Verziehungen möglich. Insgesamt eignen sich lokale Plastiken nur für kleinere Defekte (bis 1 cm Durchmesser). Die besten Ergebnisse erzielt man mit Lappen aus der gleichen ästhetischen Untereinheit wegen der äquivalenten Dicke, Farbe und Textur der Haut. Die Kombination mehrerer kleiner Plastiken aus der unmittelbaren Defektumgebung ist oft vorteilhafter als einzelne großdimensionierte Plastiken, die sich über mehrere ästhetische Untereinheiten erstrecken. Gegebenenfalls kann ein Teil des Defekts der Sekundärheilung überlassen werden (s.u. und Kap. 2.2.5.10). Gutartige Neoplasien können auch mehrzeitig mittels unkomplizierter Serienexzision entfernt werden. Neben den regionalen Lappenplastiken eignen sich folgende Techniken zum Defektverschluss:

1. Sekundärheilung (siehe Kap. 2.2.5.10)
2. Freie Transplantate (Voll-, Spalthaut, Composite grafts)

Aus den bisherigen Erfahrungen lässt sich folgende Aussage ableiten: Im Bereich der Nase können bei nicht penetrierenden Defekten über ein Dutzend unterschiedliche Lappenplastiken (einschließlich myokutane Insellappen) ausgeführt werden, wobei in vielen Fällen ein freies Transplantat die vergleichsweise bessere Lösung darstellt.

Vollhauttransplantate (siehe auch Kap. 2.2.2.3) sind bei der Deckung tiefer Defekte sinnvoll, da sie die geringste Kontraktionsneigung besitzen. Allerdings ist nicht selten auch bei bester Operationstechnik ein „Kisseneffekt" zu beobachten. Als Spenderareale dienen die prä- und postaurikuläre Region, die Glabella oder die Nasolabialfalte. Vor der Implantation müssen die Transplantate unbedingt entfettet und ggf. auch dermal ausgedünnt werden. Vollhauttransplantate erfordern einen sehr gut durchbluteten Wundgrund. Ein zweizeitiges Vorgehen hat deutliche Vorteile. V.a. bei der Deckung von freiliegenden Knorpelanteilen (avaskuläre Oberfläche im Gegensatz zum Perichondrium!) droht ein vollständiger Transplantatverlust durch Nekrose. Viel besser ist es, nach der Primärexzision etwa 2–3 Wochen zu warten, bis sich ein suffizienter, gut durchbluteter Granulationsrasen gebildet hat.

Spalthauttransplantate eignen sich exzellent zur Deckung kleiner flacher Defekte. Tiefe Exzisionswunden werden zunächst der Sekundärheilung überlassen. Nach etwa 2–4 Wochen ist die Wundgranulation so weit fortgeschritten, dass ein relativ dünnes (0,3–0,4 mm) Transplantat appliziert werden kann. Die Schrumpfungsneigung ist bei kleinen Transplantaten im Falle einer guten Transplantatpflege kaum wahrnehmbar. Das kosmetische Ergebnis ist bei kleinen Transplantaten meist sehr gut, bei größeren Transplantaten wird die unterschiedliche Textur und Farbe evident.

Composite grafts (siehe auch Kap. 2.2.2.5): Knorpeltragende Nasenpartien (Nasenflügel und Columella) können im Falle penetrierender Defekte nicht allein durch freie Voll- oder gar Spalthauttransplantate rekonstruiert werden, weil ihnen die Stabilität fehlt. Als Donorstelle eignet sich i.d.R. am besten die Ohrhelix. Das Überleben dieser vielschichtigen Transplantate hängt entscheidend von der Vaskularisation der Wundränder ab. Composite grafts sollten einen Durchmesser von 1,5–2,0 cm nicht überschreiten, da sonst die Blutversorgung über die Wundränder (kein Wundbett!) nicht mehr ausreicht. Eine postoperative Ruhigstellung des Grafts ist eine wesentliche Voraussetzung für sein erfolgreiches Einwachsen.

Zur Deckung von kutan-subkutanen Defekten ohne größere Knorpelbeteiligung am distalen Nasenrücken sowie an der Nasenspitze wird gerne der sog. U-Lappen eingesetzt, der allerdings nicht ohne Tücken ist. Der Lappen darf nicht zu schmalbasig geraten (Grenzverhältnis Länge:Breite 4:1), da sonst eine Nekrose der Lappenspitze provoziert wird. Weitere Nachteile: lange, senkrechte Narben, große Mobilisationsfläche im medialen Stirnbereich mit der Gefahr von Gefäß- und Nervenverletzungen, ferner Verziehung der medialen Augenbrauenanteile nach kaudal. Dabei würden nicht selten die verworfenen Burrow-Dreiecke (Glabella) als Vollhauttransplantate zur Defektdeckung ausreichen. Ähnliches gilt für die doppelte Schwenklappenplastik (bi-lobed flap): große Mobilisationsfläche zur Deckung eines vergleichsweise kleinen Defekts. Bei der Wahl eines Schwenklappens aus der Nasolabialfalte muss der Lappen ggf. durch Ausdünnen an die Defekttiefe der Empfängerregion angepasst werden, da sonst häufig eine auffällige Kissenbildung auftritt. Ferner muss eine postoperative Asymmetrie der Nasolabialregion bedacht werden, die ggf. eine ausgleichende Reduktion auf der kontralateralen Seite erfordert.

Die **Nasenspitze** stellt eine Problemzone in der Rekonstruktion nach Tumorexzision dar. Bei größeren Defekten mit Beteiligung der Nasenflügel kommt bevorzugt der **mediane gestielte Stirnlappen** zum Einsatz. Es handelt sich um einen aufwändigen, mehrzeitigen Eingriff (Abb. 7a–c). Soll eine Nasenhälfte mit Stirnlappen rekonstruiert werden, so muss die distale Lappenbreite i.d.R. mindestens 3,5 cm betragen, da sonst die unvermeidliche Gewebsschrumpfung zu einem zu schmalen Nasenflügelersatz mit deutlicher Septumdeviation und Behinderung der Nasenatmung führt. Die im Defektareal lediglich an zwei gegenüberliegenden Wundrändern fixierte Lappenspitze wird erst einmal etwa 2–4 Wochen in dieser Position unter Erhaltung des Lappenstiels belassen und dann über 1–2 weitere Wochen täglich einem zeitlich progredienten „Lappentraining" unterzogen. Das Lappentraining beinhaltet im wesentlichen ein sanftes Abklemmen der Blutversorgung der Lappenspitze über Minuten bis Stunden, um die kollaterale Gefäßversorgung zu beschleunigen und zu testen. Aufgrund der relativ großen Wundfläche und der Eröffnung der Nasenhöhle sollte man eine adäquate perioperative systemische Antibiose über 2–3 Wochen durchführen (bis zur eindeutigen Stabilisierung der Wundränder). Nach insgesamt 4–5 Wochen wird der distale Lappenanteil endgültig abgetrennt und der kraniale Lappenstumpf in das Donorareal zurückverlagert

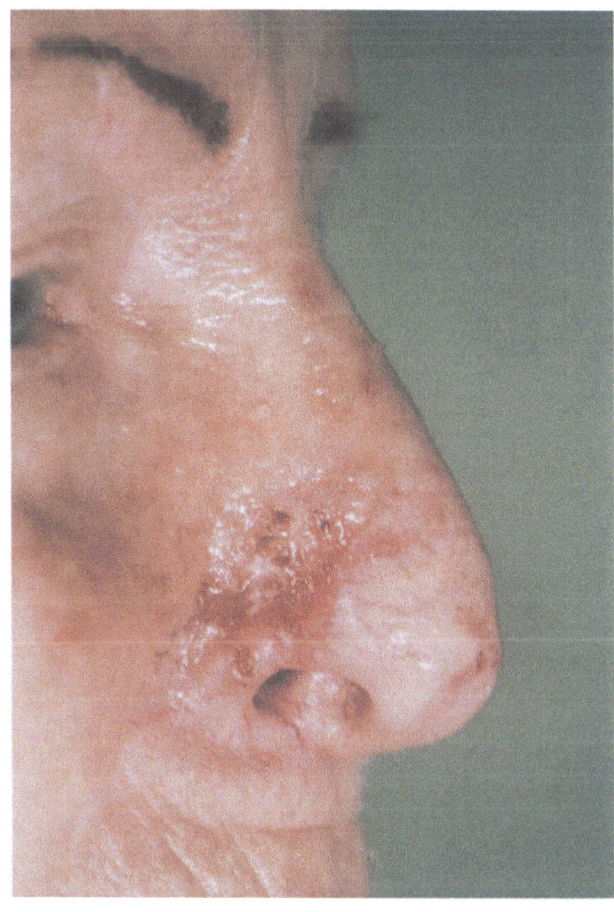

Abb. 7a. Basalioma terebrans (Nasenspitze, rechter Nasenflügel und Nasenrücken sowie rechte Wange medial): Versorgung mit einem median gestielten Stirnlappen. 1999 fraktionierte Röntgenweichstrahltherapie eines bioptisch gesicherten Basalzellkarzinoms im Bereich des rechten Nasenflügels. Aufgrund einer mangelhaften Compliance klinische Kontrolle erst drei Jahre nach Radiatio

(Boyd et al., 2000). Bei schlechter bzw. unklarer Qualität der Durchblutung eines geplanten Stirnlappens kann folgendes Vorgehen u.U. helfen: Der Lappen wird angezeichnet und die Lappenränder erst einmal nur tief inzidiert und geringfügig mobilisiert, ohne den Lappen vollständig vom Lappengrund abzutrennen. Der Lappen wird nun einige Tage in der Donorregion belassen und nur bei eindeutig suffizienter Durchblutung in den Defekt verlagert.

Bei der Rekonstruktion von **penetrierenden Defekten** (am häufigsten im Bereich der Nasenflügel) müssen die mobilisierten Hautlappen auf der Innenseite mit Spalthaut, buccaler Schleimhaut oder durch das Einschlagen des distalen Lappenanteils bzw. eines zweiten Lappens ausgekleidet werden (Ersatz der

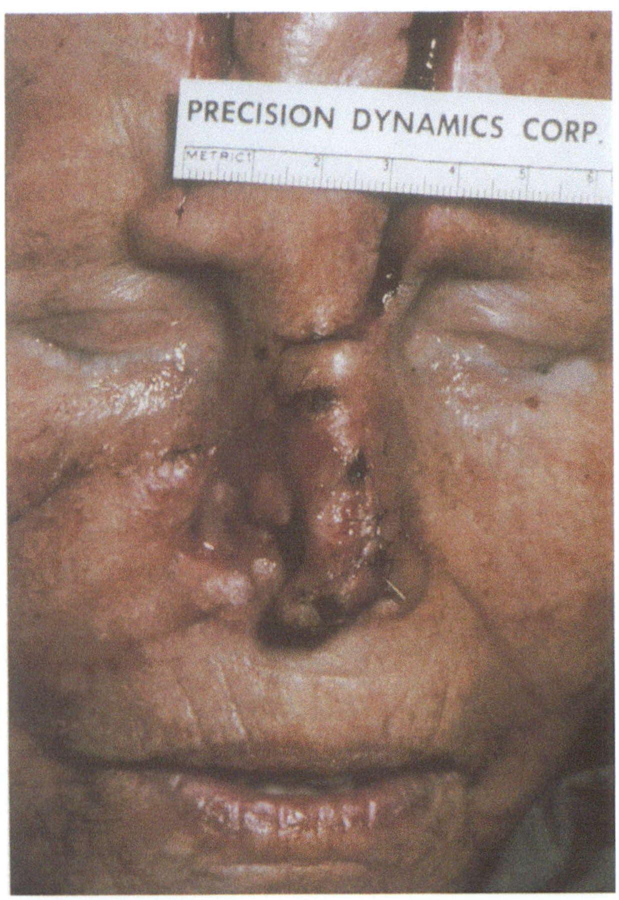

Abb. 7b. Ausgedehnter Defekt von Subkutis, Knorpel und Nasenschleimhaut bis knapp unterhalb des Nasenbeins. Der mediale Wangenbereich rechts ist bereits mit einem lateralen subkutan gestielten Lappen versorgt. Im medialen Stirnbereich der gestielte Stirnlappen kurz vor der Verlagerung

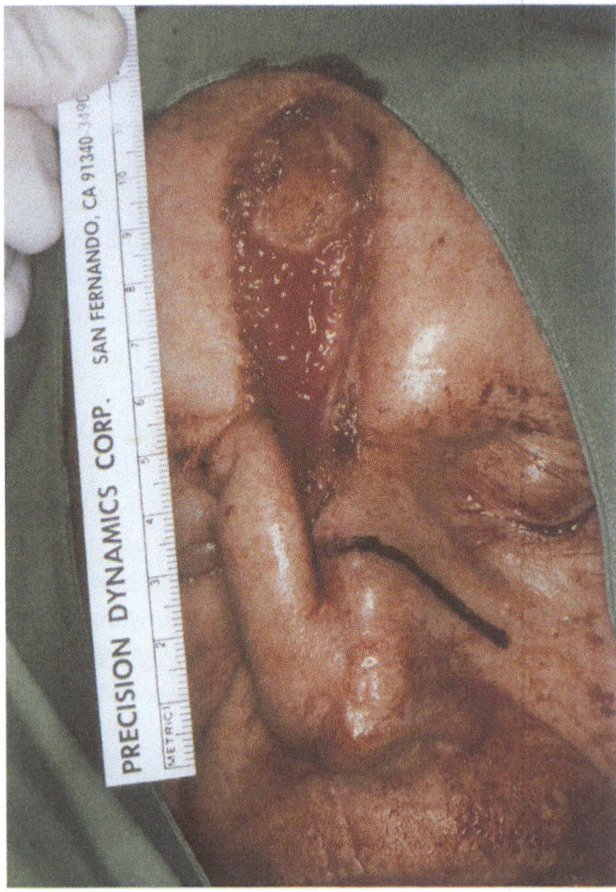

Abb. 7c. Median gestielter Stirnlappen 18 Tage nach Verlagerung der Lappenspitze in den Defekt. Die Lappenspitze zeigt eine gute Durchblutung. Vor der endgültigen Durchtrennung der Lappenspitze kann nun ein zeitlich progredientes „Lappentraining" beginnen. Deutliche Verkleinerung des Donorareals durch rasche Sekundärheilung unter temporärer Wunddeckung. Der schwarze Strich in der Nasenmitte markiert die Position des Nasenbeins

Nasenschleimhaut). Bei Verwendung eines Schleimhauttransplantates ist dieses mittels Fibrinkleber zu fixieren. Bei alleiniger Anwendung kutaner Lappen (z.B. nasolabialer Transpositionslappen, medianer Stirnlappen) zur Rekonstruktion der gesamten Ala nasi kommt es wegen des Fehlens eines stützenden Knorpels zu einem mehr oder weniger ausgeprägten Kollaps der Ala, u.U. mit Einschränkung der Nasenatmung. Eine zusätzliche Implantation von Knorpelgewebe ist deshalb i.d.R. von Vorteil. Als **Knorpeldonor** eignet sich am besten die Concharegion (v.a. bei kleineren Defekten), alternativ die Anthelix und Helix (Byrd et al., 2000). Verglichen mit den zwei letztgenannten Donorarealen führt die Entnahme von Concha-Knorpel deutlich seltener zu funktionellen Komplikationen.

Für alle Transplantate gilt: Blutungen unter das Transplantat führen unweigerlich zu Transplantatnekrosen. Deshalb ist intraoperativ auf eine adäquate Blutstillung zu achten.

Wegen der extrem zahlreichen Talgdrüsen (bakterielle Besiedelung!) muss bei der präoperativen Desinfektion des Operationsfeldes das Desinfizienz großzügig aufgetragen und zudem eine deutlich längere Einwirkzeit (ca. 10 Minuten) berücksichtigt werden. Dadurch lassen sich postoperative lokale Wundinfekte wesentlich reduzieren.

Rhinophym: Rhinophyme resultieren aus einer Hyperplasie der Talgdrüsen und des Bindegewebes sowie einer vermehrten Gefäßeinsprossung. Je nach Dominanz einer dieser Komponenten werden vier Typen unterschieden (Plewig, 1993): glandulär (v.a.

Talgdrüsenhyperplasie mit stärkerer Entzündung), fibrös (v.a. Bindegewebsvermehrung), fibroangiomatös (Gefäßektasien, Ödem, Pusteln), sowie aktinisch (vermehrt elastisches Fasermaterial).

Initiale Rhinophyme sollten zunächst konservativ behandelt werden (Isotretinoin, Metronidazol u.a.). Nicht selten kommt es dadurch zu einer weitgehenden Reduktion der Entzündungskomponente. Die Gewebsproliferation wird jedoch mit dieser Behandlung selten gebremst.

Therapie der Wahl bei fortgeschrittenen Formen ist eine oberflächliche Gewebeabtragung (Dekortikation), kombiniert mit einer hochtourigen Dermabrasion zur Feinmodellierung. Der Eingriff kann in Allgemein- oder Regionalanästhesie (Nasenblock) durchgeführt werden. Ein zu aggressives Vorgehen wie auch die elektrochirurgische Abtragung mit zu niedrigen Frequenzen (<3 Hz) ist wegen der erhöhten Gefahr einer Wundheilungsstörung mit Narbenbildung nicht empfehlenswert. Dagegen lassen sich mit der Ultrahochfrequenz-Elektrochirurgie (4 MHz) sehr gute Ergebnisse erzielen (Brodersen et al., 2000; Aferzon und Millman, 2002; Bogetti et al., 2002). Eine vollständige Exzision des Rhinophyms mit anschließender Defektdeckung durch ein freies Hauttransplantat (Spalthaut) liefert i.d.R. deutlich schlechtere kosmetische Ergebnisse (Petres und Rompel, 1996; Wlodarkiewicz et al., 2000).

Die teils heftige diffuse intra- und postoperative Blutung erschwert eine zuverlässige Einschätzung der Behandlungstiefe. Diese Blutung kann i.d.R. mittels Fibrinkleber und/oder Hämostyptika (z.B. Tabotamp® (zusätzlich breite bakterizide Wirkung) oder TissuFleece E®) gut beherrscht werden. Gegebenenfalls können einzelne Gefäße ligiert werden. Wegen der Störung der Wundheilung sollte auf elektrokaustische Eingriffe verzichtet werden. Große Knoten können mittels Skalpell abgetragen werden.

Die Exzidate sollten stets histologisch untersucht werden, da in der Literatur immer wieder über das Auftreten von malignen und semimalignen Tumoren (in der Mehrzahl Basaliome und spinozelluläre Karzinome) in bzw. auf Rhinophymen berichtet wird (Keefe et al., 1988; Plenk, 1995; Wlodarkiewicz et al., 2000; Lutz und Otley, 2001).

Die Er-YAG- sowie die CO_2-Laserablation liefern zwar sehr gute kosmetische Ergebnisse, sind aber nur bei gering ausgeprägten Formen Methode der Wahl (Börsch, 1999; Orenstein et al., 2001; Hammes et al., 2002).

Die operative Rhinophym-Therapie kann prä- und postoperativ von einer systemischen Behandlung mit Isotretinoin oder Itraconazol begleitet werden.

2.2.5.7 Lippen

2.2.5.7.1 Allgemeines

Bei fast allen Eingriffen im Bereich der Lippen kommt es postoperativ zur Ödembildung und Hämatomen, die sich jedoch i.d.R. rasch und problemlos zurückbilden. Dennoch ist der kurzzeitige Einsatz von abschwellend wirkenden Antiphlogistika meist von Vorteil. Bei größeren Eingriffen ist oft eine perioperative antibiotische Abdeckung indiziert, ebenso flüssige Kost und eine deutliche Einschränkung der verbalen Kommunikation. Vor größeren Eingriffen sollte ggf. eine zahnprothetische Behandlung abgeschlossen werden.

In der Regel können alle Eingriffe in Infiltrations- oder Block-Anästhesie durchgeführt werden (Oberlippe: Nn. infraorbitales, Unterlippe: Nn. mandibulares et mentales). Verziehungen der Mundwinkel und des Lippenrots sowie Stufenbildung bei Eingriffen an der Lippenrotgrenze müssen vermieden werden. Gegebenenfalls muss operativ revidiert werden, z.B. mittels Z-Plastik (Abb. 8a–c). Bis zu 1/3 der Lippenbreite (ca. 2 cm) kann im Rahmen einer Keil- oder WY-Plastik direkt exzidiert werden, ohne dass eine funktionell wirksame Mikrocheilie und Mikrostomie befürchtet werden muss. Auf alle Fälle müssen die Patienten präoperativ nach einer herausnehmbaren Gebissprothese befragt werden. Bei einer größeren Resektion mit konsekutiver Verkleinerung der Mundöffnung kann die bis dahin benutzte Prothese gelegentlich nicht mehr eingesetzt werden. Nach größeren Keil- oder W-Exzisionen im lateralen Lippenbereich stellt man bei der anschließenden Wundrandadaptation fest, dass es aufgrund der unterschiedlichen medialen und lateralen Lippenrotbreite zu einer merklichen Stufenbildung kommt. Dies wird durch eine mediale Lippenrotreduktionsplastik (horizontale keilförmige enorale Schleimhautexzision) korrigiert.

Freie Hauttransplantate sind v.a. an der Oberlippe kosmetisch und funktionell unbefriedigend: kosmetisch wegen der unterschiedlichen Textur und fehlenden Behaarung (bei männlichen Patienten), funktionell wegen Transplantatschrumpfung mit einer möglichen Verziehung von Oberlippe und/oder Nasenflügel bzw. Columella. In manchen Fällen können allerdings freie Hauttransplantate mit Regionalplastiken kombiniert werden.

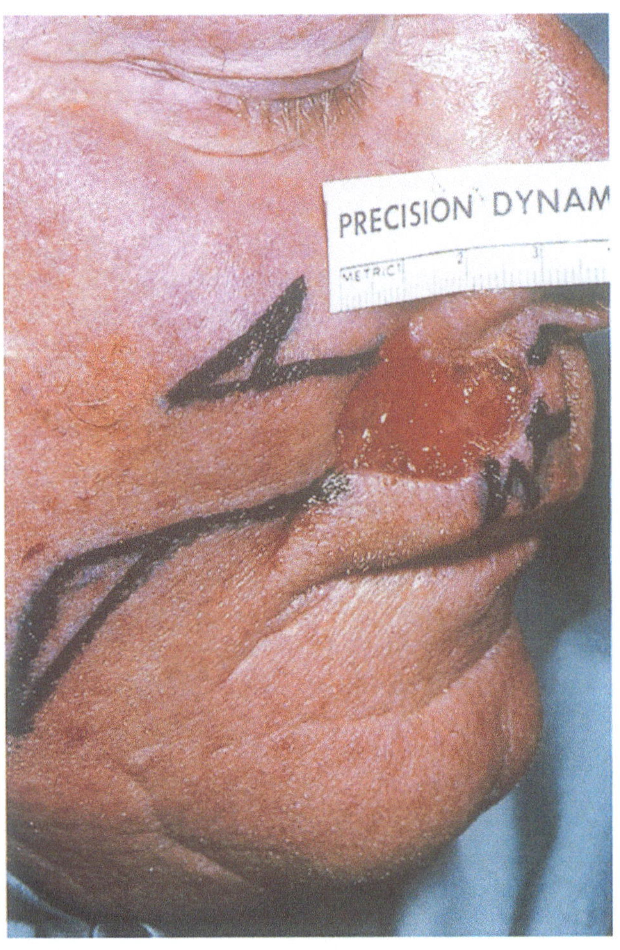

Abb. 8a. Postoperative Narbenkontraktur: Zustand nach Exzision eines Basalzellkarzinoms. U-Lappen von lateral, kombiniert mit einer medialen WY-Plastik

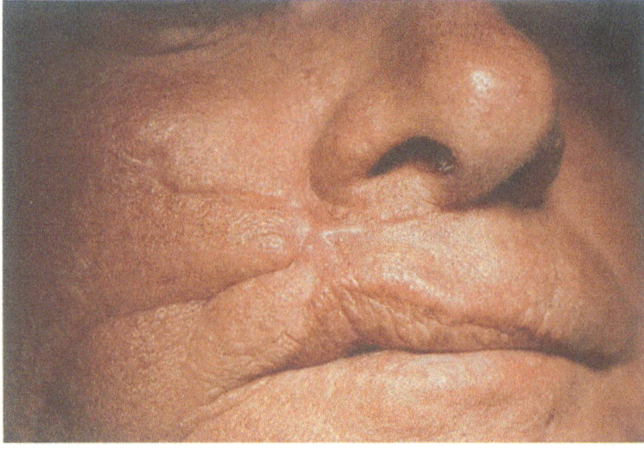

Abb. 8b. Postoperative Narbenkontraktur: Übermäßige Kontraktur der Lappenspitze mit Hochziehen der lateralen Oberlippe

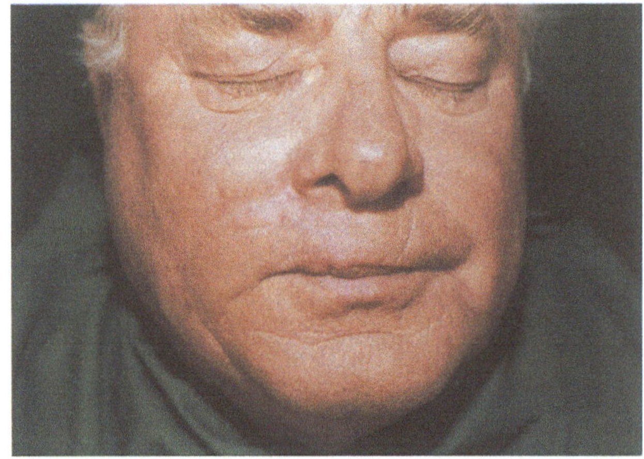

Abb. 8c. Postoperative Narbenkontraktur: Korrektur mittels Z-Plastik 4 Monate nach dem Revisionseingriff

2.2.5.7.2 Therapie der Cheilitis actinica (CA) und der Cheilitis actinica/abrasiva praecancerosa Manganotti (CAP)

Für die fortgeschrittene aktinische Cheilitis (Cheilitis abrasiva praecancerosa) gilt wegen ihrer Zugehörigkeit zu den obligaten Präkanzerosen eine absolute Behandlungsindikation wegen der sehr großen Gefahr der Entwicklung eines spinozellulären Karzinoms der Lippe. Genau genommen ist die CAP ein Karzinom in situ, d.h. ein Karzinom, welches die Basalmembran noch nicht durchbrochen hat. Tastbare Infiltrate oder Ulzerationen sind für das klinische Bild einer CA und auch einer CAP untypisch und müssen als Hinweis für ein spinozelluläres Karzinom gesehen werden. In diesem Fall ist eine histopathologische Abklärung durch eine Probebiopsie obligat.

Eine Vielzahl von Therapiemethoden ist bekannt, wobei nur ganz wenige höchsten Anforderungen genügen. Vor jeder Therapie sollte ein spinozelluläres Karzinom ausgeschlossen werden (Probebiopsie aus einem infiltrierten oder erodierten Areal), vor allem weil etwa 8% der Unterlippenkarzinome bei Diagnosestellung bereits Metastasen aufweisen (Breuninger und Garbe, 1998 b).
Die Therapiemethoden im einzelnen:

- „Chemical peeling" mit 50%-iger Trichloressigsäure: nicht ausreichend wirksam (Robinson, 1989).
- Strahlentherapie: Gilt als überholt (Hohenleutner et al., 1999).
- 5-Fluoruracil (topisch): Im Rahmen der Therapie stets schmerzhafte Erosionen bis hin zu Ulzerationen, zudem sehr oft (!) nach der Behandlung histologisch noch

Dysplasiezeichen als Ausdruck eines unvollständigen Therapieerfolges mit entsprechender Rezidiv- und Progressionsgefahr (Robinson, 1989).

- Kryotherapie: I.d.R. vollständige Beseitigung des erkrankten Lippenrots, allerdings über etwa 2 Wochen schmerzhafte Erosionen und Lippenschwellung nach der Behandlung.
- Elektrodesikkation: Verglichen mit der CO_2-Laservaporisation (s. dort) schlechter steuerbar und deshalb mit erhöhter Gefahr einer verzögerten Wundheilung und Narbenbildung.
- Photodynamische Therapie: Schmerzhaft, noch zu wenig Therapieerfahrung.
- CO_2-Laservaporisation: Indiziert bei initialer und mittelgradig ausgeprägter CA. Abtragung der Epidermis und von oberflächlichen Anteilen der papillären Dermis. Bei zu geringer Abtragungstiefe droht Rezidivgefahr. Ausgezeichnete kosmetische Ergebnisse, allerdings lange Heilungsphase (3–4 Wo). Postoperativ sollten die Patienten engmaschig beobachtet werden, um etwaige Rezidive bei zu oberflächlicher Abtragung frühzeitig zu erfassen (Hohenleutner et al., 1999). CAVE: Die CO_2-Laservaporisation besitzt beim Vorliegen einer CAP nicht die erforderliche therapeutische Sicherheit. Bei dieser obligaten Präkanzerose ist die Vermilionektomie (s.u.) Therapie der Wahl.
- Vermilionektomie/Unterlippenplastik nach Langenbeck-von Bruns: Komplette Exzision des Lippenrots (Vermilionektomie) und nachfolgend plastische Rekonstruktion des Unterlippenrots durch Mobilisation der Mundschleimhaut von der Unterlippeninnenseite bis zur Zahnleiste. Durch eine suffiziente Schleimhautmobilisation wird ein zu schmal erscheinendes Ersatz-Lippenrot vermieden. In der Regel ist die Heilungsphase sehr kurz und problemlos, bei gleichzeitig funktionell und kosmetisch guten bis sehr guten Ergebnissen (Petres und Rompel, 1996). Die komplette Vermilionektomie ist bei einer CA/CAP der einzig denkbare diagnostische Eingriff, der eine fortgeschrittene Entartung sicher ausschließen kann. Zugleich handelt es sich auch um die optimale Therapiemethode. Serienbiopsien sind bei einem ausgeprägten Befund nicht sinnvoll, da in den verbleibenden Lippenrotanteilen immer noch Karzinomanteile vorliegen können. Komplikationen: Wie bei allen Wunden können Hämatome (sorgfältige intraoperative Blutstillung!) und Wunddehiszenz (bei zu großem Abstand der Einzelknopfnähte) auftreten. Darüber hinaus sind folgende recht spezifische Komplikationen möglich: asymmetrische Anlage des neuen Lippenrots, narbige Verziehungen, lang anhaltendes Fremdkörpergefühl, Taubheitsgefühl (infolge Durchtrennung von Hautnerven). Letzteres hat u.a. zur Folge, dass eine Unterscheidung zwischen kalt und heiß nicht mehr möglich ist, wodurch sich die Gefahr einer Verbrühung durch heiße Speisen und Getränke deutlich erhöht. Durch Ausfall des Tastsinns kann die Nahrungsaufnahme erschwert sein (z.B. Trinken aus einer Tasse). Schließlich kann es durch die Neuformung der Unterlippe zu einem schlecht kontrollierbaren Speichelfluss kommen. Eine Störung der Sprechfähigkeit ist nicht bekannt. Zum Schutz des Ersatz-Lippenrots sind postoperativ rückfettende UV-protektive Externa indiziert (Salben, Lippenstifte). Sollte die enorale Schleimhaut zur vollständigen Lippenrotrekonstruktion nicht ausreichen, kann man sich mit einem Zungenlappen nach McGregor behelfen.
- Lip-Shaving: Flache Abtragung oberer Hautschichten, z.B. als tangentiale Exzision mit dem Skalpell oder durch eine Laserablation (CO_2-Laser). Das Stratum basale als unterste Epidermisschicht bleibt i.d.R. erhalten, sodass sich das Verfahren nur für initiale CA-Formen eignet.

2.2.5.8 Mundhöhle

Der Dermatologe betätigt sich i.d.R. im vorderen Drittel der Mundhöhle. Ein Mundspreizer erleichtert den Zugang wesentlich. Schon bei kleineren Eingriffen kann es wegen der guten Vaskularisation zu stärkeren Blutungen kommen. Um die sich daraus ergebende Aspirationsgefahr zu minimieren, sollte ein Absauggerät eingesetzt, zumindest aber bereitgehalten werden. Auf den Ausführungsgang der Glandula parotis ist sorgfältig zu achten. Der Wundverschluss wird mit resorbierbarem Nahtmaterial vorgenommen.

2.2.5.9 Ohr

Die Topographie des äußeren Ohrs ist komplex. Die Haut ist mit dem Knorpel größtenteils ziemlich fest verwachsen, sodass eine Mobilisation oft viel Geschick erfordert. Ebenfalls Schwierigkeiten bereitet häufig die Lokalanästhesie, weil das Ohr über mehrere Zervikal- und Hirnnerven sensorisch versorgt wird (Versorgungsgebiete oft überlappend). Meist ist eine Kombination aus Block- und Infiltrationsanästhesie erforderlich. Im Bereich des äußeren Gehörganges und der Concha ist allein die Infiltrationsanästhesie wirksam.

Wird bei Keilexzisionen (einschließlich Modifikationen) mehr als ein Drittel der Helix entfernt, klappt bei einer primären Wundrandadaptation das Ohr deutlich nach ventral um. In der Regel führen die WY- und die Trendelenburg-Plastik zu besseren kosmetischen Ergebnissen als die einfache Keilexzision. Zur Verkleinerung des Defekts kann ein composite graft vom kontralateralen Ohr eingesetzt werden. Die Größe des Grafts entspricht dem halben Exzisionsdefekt, wodurch man an beiden Ohrmuscheln eine angenähert gleiche Größe erzielt. Defekte des Helixrandes können auch durch Verschiebung der verbleibenden Helixanteile unauffällig verschlossen werden. Freie Transplantate liefern v.a. bei größeren Hautabtragungen nach vorbereitender Wundgranulation gute Ergebnisse. Falls das Perichondrium reseziert wurde, muss der freie Knorpel – ähnlich dem Vorgehen am freiliegenden Schädelknochen – mit einem Skalpell oder einer Kanüle an mehreren Stellen angestochen werden, um die Bildung von Granulationsgewebe zu begünstigen. Wegen der teils sehr heftigen intraoperativen Blutung selbst bei kleineren Eingriffen ist eine geschickte Assistenz (manuelle Kompression der Resektionsränder) sehr von Vorteil. Bei suffizienter Arbeitsweise treten Komplikationen (Othämatome, Otserome, Knorpelnekrosen) selten auf.

Therapie der Chondrodermatitis nodularis chronica helicis Winkler: Bei typischer Lokalisation (Helixbereich) wird die Keilexzision vielfach als Therapie der Wahl empfohlen. Allerdings erreicht man mit der relativ einfachen subkutanen Chondrektomie vergleichbare Heilungserfolge bei deutlich besserem kosmetischen Ergebnis (Petres und Rompel, 1996).

Basaliome und Karzinome der Ohrmuschel werden leider im Anfangsstadium oft übersehen oder als „Ekzem" fehlbehandelt. So können die Neoplasien unbemerkt über den Gehörgang und über das Mittelohr bis in die mittlere Schädelgrube vordringen und damit i.d.R. inkurabel werden (Kastenbauer, 1999).

Die Behandlung von Basaliomen und spinozellulären Karzinomen mittels Röntgenweichstrahlung ist nur ganz selten indiziert, weil die komplexe Topographie und Anatomie des Ohrs meist eine vollständige selektive Zerstörung des Tumorgewebes verhindert. So kann z.B. ein insuffizient bestrahltes sklerodermiformes Basaliom im Bereich der Fossa triangularis unbemerkt größere Areale der Ohrmuschel und Ohrbasis infiltrieren, bevor es durch oberflächliche Ulzeration und Sickerblutungen klinisch auffällig wird (Abb. 9).

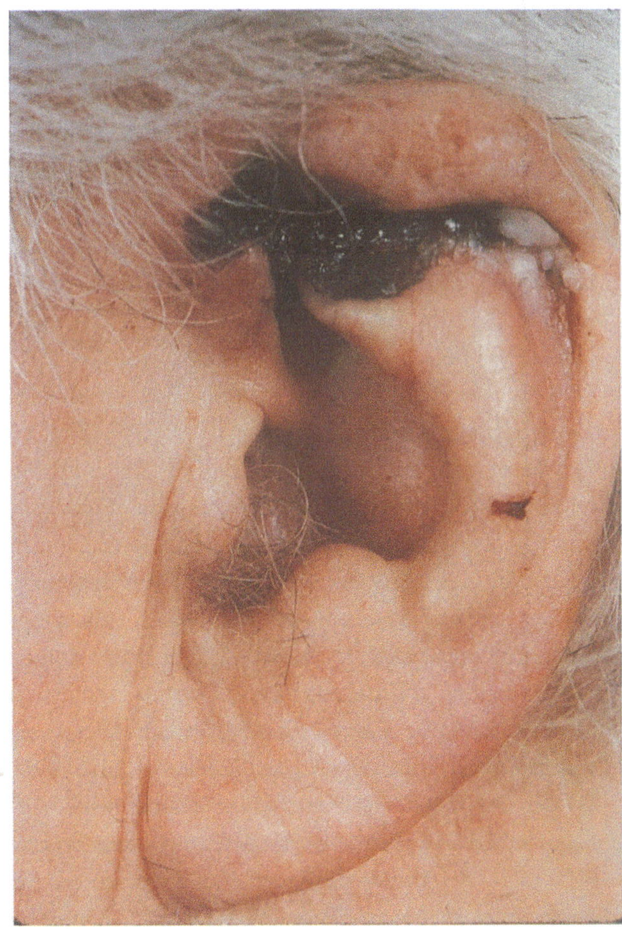

Abb. 9. Ausgedehntes sklerodermiformes Basalzellkarzinom, ausgehend von der Fossa triangularis des linken Ohrs. Der ursprüngliche Tumor wurde $1^1/_2$ Jahre zuvor mittels Röntgenweichstrahlen insuffizient behandelt und der Therapieerfolg nachfolgend inkonsequent kontrolliert. Letztendlich mussten im vorliegenden Fall die gesamte Ohrmuschel mit Anteilen des äußeren Gehörgangs sowie größere periaurikuläre Areale (insgesamt ca. 60 cm^2) abgetragen werden

2.2.5.10 Sekundäre Wundheilung in der Gesichtschirurgie

Die Sekundärheilung ist ein bewährtes Therapieprinzip in der Chirurgie und operativen Dermatologie (z.B. Mohs' Chemochirurgie). Ziel der offenen Wundbehandlung ist die Erzielung einer merklichen Granulation mit sekundärer Epithelisierung (vollständiger Wundverschluss), zumindest aber eines Granulationsrasens, der in einem weiteren Schritt mit einem Transplantat gedeckt werden kann. Selbst große Hautdefekte von mehr als 10 cm Durchmesser heilen spontan ab, allerdings erst nach vielen Wochen und unter Bildung instabiler Narben. Bei kleineren Exzisionen kommt es i.d.R. nach ca. 4 bis 6 Wochen zu einem vollständigen Wundverschluss. An bestimmten Lokalisationen im Gesicht (konkave Areale mit gut verschieblicher Haut (Abb. 10) führt die Spontanheilung oft zu besseren kosmetischen Ergebnissen als mittels plastisch-chirurgischer Eingriffe (Zitelli, 1983; Becker et al., 1991; Snow et al., 1994; Skaria et al., 1997; Dieberg et al., 1999). Ein Nebeneffekt ist die Umgehung der Gefahr einer lokalen Verschiebung von nichtexzidierten Tumorresten im Rahmen plastisch-rekonstruktiver Eingriffe.

Einige lokalisationstypische Probleme sollen nachfolgend besprochen werden:

Nasenflügel: nicht selten Hochzug des Nasenflügels durch Narbenkontraktion.

Nasenflügelbasis und laterale Oberlippe: Hochzug und Verziehung der Oberlippe durch Narbenkontraktur (Abb. 11a–g).

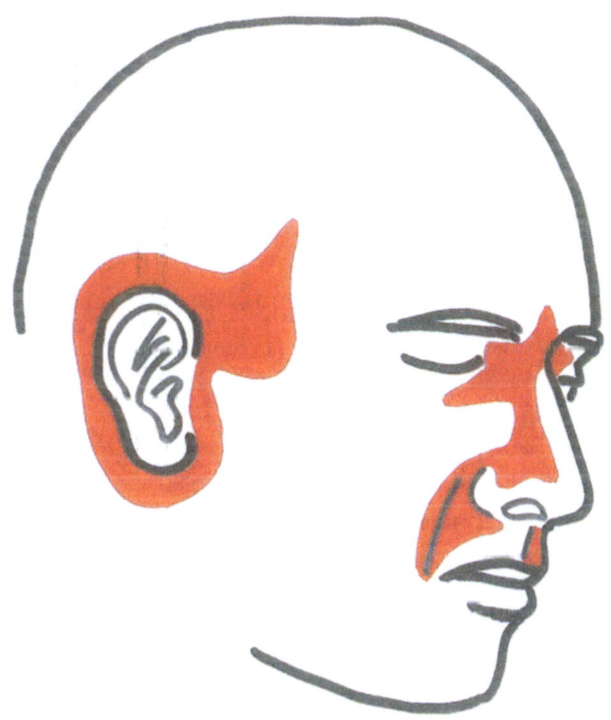

Abb. 10. Sekundäre Wundheilung: Bei Wunden in konkaven Arealen (rote Flächen) an der Nase, den Augen, Ohren und Schläfen führt die Sekundärheilung zu sehr guten funktionellen und kosmetischen Ergebnissen. (Nach Zitelli, 1983; Dieberg et al., 1999)

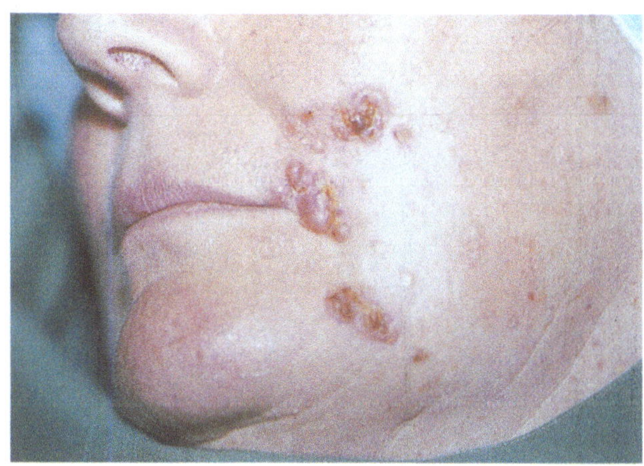

Abb. 11a. Kombination von Sekundärheilung und plastischer Korrektur: Ausgangsstatus: multiple Basaliome im Bereich der linken Wange medial, über 3 Jahre als „Herpes“ fehlbehandelt

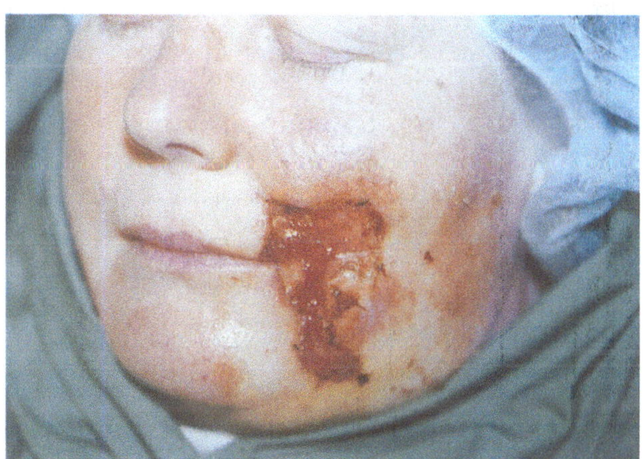

Abb. 11b. Kombination von Sekundärheilung und plastischer Korrektur: Ausgedehnte Tumorexzision

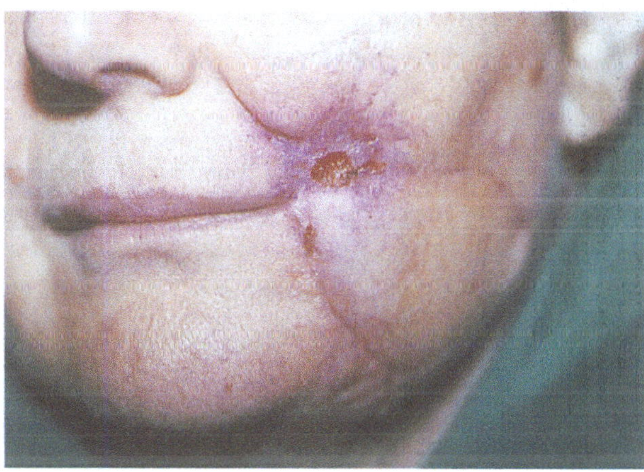

Abb. 11c. Kombination von Sekundärheilung und plastischer Korrektur: Auf Wunsch der Patientin lediglich plastische Versorgung mittels Rotationsplastik unterhalb der Mundlinie. Der obere Wundanteil wurde vorerst der Sekundärheilung überlassen. Zustand 4 Wochen postoperativ

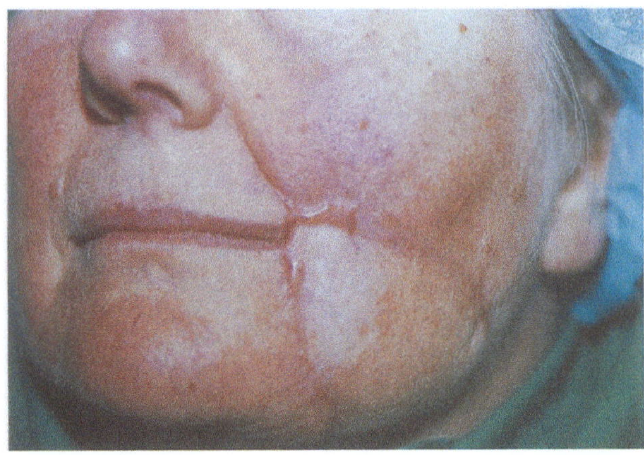

Abb. 11d. Kombination von Sekundärheilung und plastischer Korrektur: Narbenkontraktur horizontal und vertikal im linken Mundwinkel $3^1/_2$ Monate postoperativ

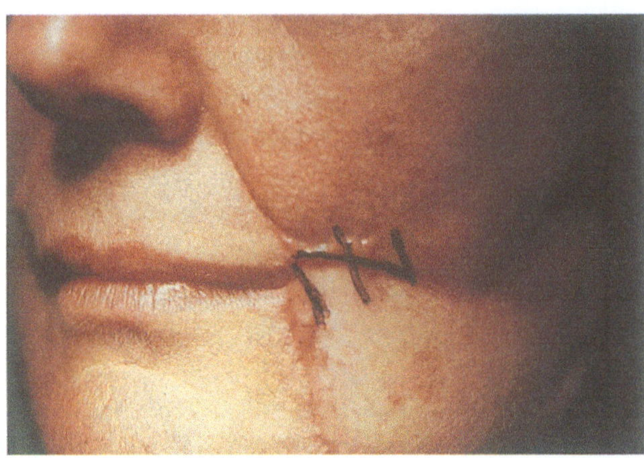

Abb. 11e. Kombination von Sekundärheilung und plastischer Korrektur: Zweizeitige Narbenrevision mittels Z-Plastiken

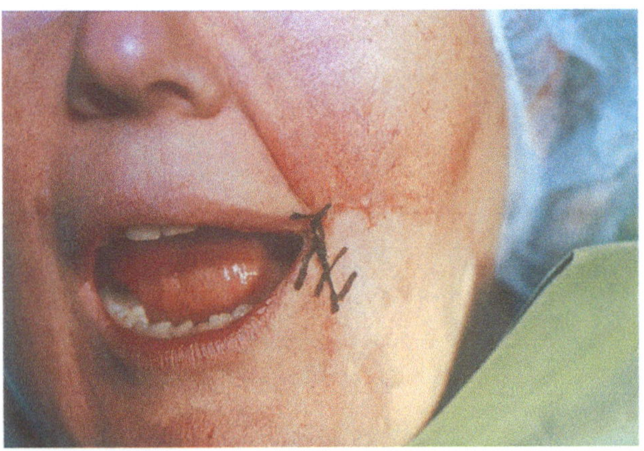

Abb. 11f. Kombination von Sekundärheilung und plastischer Korrektur: Zweizeitige Narbenrevision mittels Z-Plastiken

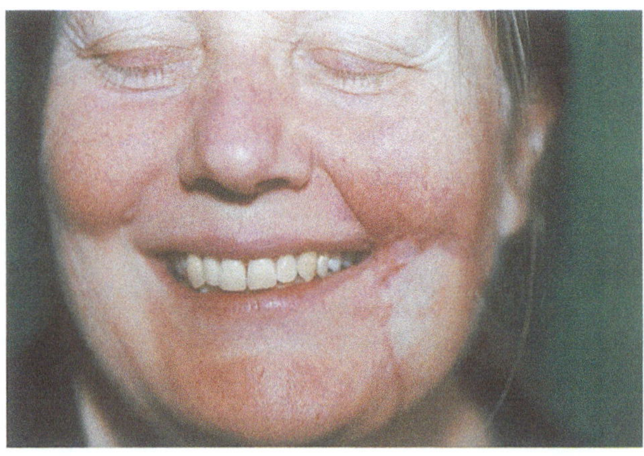

Abb. 11g. Kombination von Sekundärheilung und plastischer Korrektur: Endergebnis nach insgesamt 7 Monaten

Medialer Augenwinkel: Meist sehr gute kosmetische und funktionelle Ergebnisse, jedoch gelegentlich (ca. 10%) Eversio puncti lacrimalis oder unerwünschte Faltenbildung.

Schlechte kosmetische und funktionelle Ergebnisse erhält man am Ohrrand, an der Wange (u.U. Unterlid-Ektropium!), am Nasenrücken und Kinn.

Tiefe Wunddefekte heilen schlechter ab als oberflächliche, ebenso Defekte in stark lichtgeschädigten Hautarealen. Die sekundäre Wundheilung lässt sich nach unserer Erfahrung gut mit einem partiellen operativen Wundverschluss kombinieren, womit die Heilungsphase verkürzt und das kosmetische Ergebnis optimiert werden kann.

2.2.5.11 Hals und Nacken

Bei Hautmobilisationen am lateralen Hals sollte i.d.R. die mittlere Fettschicht angestrebt werden, um eine Verletzung der auf dem Platysma liegenden V. jugularis externa zu vermeiden.

Bei größeren Defekten im Kieferwinkel sollten bei der Deckung mittels Rotationsplastiken diese über den dorsalen Rand der Schlüsselbeingrube geführt werden, um die V. jugularis externa nicht zu gefährden. Werden Schwenklappen eingesetzt, so sind diese aus der lateralen Nackenregion zu mobilisieren.

2.2.6 Therapie der Basalzellkarzinome (BZK) im Kopfbereich

Das Basalzellkarzinom ist ein langsam wachsender, lokal destruierender Tumor, der i.d.R. nicht metastasiert. Die Ausbreitungsgeschwindigkeit wird auf durchschnittlich 0,2 bis 0,4 mm/Monat (Gordon et al.,

2000), die Metastasierungshäufigkeit mit etwa 0,003–0,4% aller Basaliompatienten geschätzt. Häufigste Metastasenlokalisationen sind die regionalen Lymphknoten, ferner Pleura, Leber und Skelettsystem (Lo et al., 1991; Telfer et al., 1999). Abgesehen von der extrem seltenen Metastasierung kann der Tumor durch direkte Zerstörung lebenswichtiger Strukturen (bei zerebralem Befall!) zu einem letalen Ausgang führen.

BZK stammen von den Zellen der Basalzellschicht und/oder der äußeren Wurzelscheide der Haarfollikel ab und treten in unterschiedlichen Differenzierungs-Subtypen auf. Mischformen sind häufig. Auch sog. Kollisionstumoren (Mischtumor aus Basalzell- und Plattenepithelkarzinom) können auftreten. Von allen BZK-Subtypen weisen der infiltrativ-sklerodermiforme und der metatypische Typ die mit Abstand höchste Malignität mit einem hohen Lokalrezidivrisiko auf. Das metatypische BZK (ähnelt fokal stark einem Plattenepithelkarzinom) besitzt darüber hinaus die Fähigkeit zur Metastasierung (Breuninger und Garbe, 1998a). Bei der Wahl der Therapiemethode gilt die Regel: „your first shot is your best shot" (McGovern und Leffell, 1999). Ergebnisse von Therapiestudien bezüglich Rezidivhäufigkeit sind nur eingeschränkt vergleichbar, weil Patientendaten, Tumorkollektive und Behandlungsparameter stark variieren. Makroskopische Rezidive insuffizient behandelter relativ gutartiger BZK-Subtypen zeigen histologisch oft ein invasiv-sklerodermiformes (fibrosierendes) Muster. Solche Rezidive sind oft aggressiver und folglich schwerer zu behandeln (McGovern und Leffell, 1999).

Bei BZK im Gesichtsbereich wird aus kosmetischen und funktionellen Gründen meist ein (zu) knapper Sicherheitsabstand gewählt, sodass stets mit Rezidiven, aber natürlich auch mit Neubildungen gerechnet werden muss. Auf die lokalisationstypischen Probleme wurde zum Teil bereits eingegangen. Bei einem Sicherheitsabstand von 3 mm vom sichtbaren Tumorrand beträgt nach Untersuchungen von Breuninger (1998) die Rezidivrate je nach Größe des Primärtumors zwischen 18 und 46%! Erst ab einem Sicherheitsabstand von über 1,5 cm kann bei Basaliomen i.d.R. von einer Exzision in sano (Ausnahmen!) ausgegangen werden.

Die mikrographisch kontrollierte Exzision mit lückenloser Randschnittkontrolle stellt die derzeit effektivste Methode dar mit dem Vorteil, die Vollständigkeit der Resektion durch die histologische Untersuchung überprüfen zu können. Die Rezidivrate beträgt 0,5 bis 5%. Bei Rezidivtumoren steigt die Rezidivrate auf ca. 15% an (Breuninger und Garbe, 1998a). Am häufigsten finden sich Rezidive in der sog. „H-Zone" (McGovern und Leffell, 1999): lateraler Augenwinkel (43%), Augenbrauenregion (24–33%), Ohr (24%), Nase (19%). Die Rezidivhäufigkeit nimmt mit der Tumorgröße zu. Bei der Behandlung von bis zu 5 mm großen BZK treten nur sehr selten Rezidive auf, wobei der Einsatz der mikrographisch kontrollierten Exzision die Gefahr noch entscheidend vermindert.

Ist eine Nachexzision nach unvollständiger Entfernung eines primären BZK unbedingt notwendig?

Diese Frage wird nach wie vor kontrovers diskutiert (Sussman und Liggins, 1996). **Eine spontane Rückbildung** der in der Exzisionswunde verbliebenen BZK-Reste aufgrund einer schwachen lymphozytären Reaktion scheint nach neueren Untersuchungen von Robinson und Fisher (2000) **nur bei einer Minderheit** von Patienten aufzutreten. Die Autoren empfehlen eine frühzeitige Nachexzision, um die Ausdehnung des Eingriffs so gering wie möglich zu halten. Bei sehr großen und histologisch „aggressiven" Basaliomen kann es ratsam sein, die Wundversorgung zuerst mit einem freien Hauttransplantat vorzunehmen. Erst nach einem etwa 2-jährigen rezidivfreien Intervall kann ggf. eine bessere plastisch-chirurgische Defektversorgung mittels einer Lappenplastik vorgenommen werden.

Wann kann dennoch auf eine Nachexzision verzichtet werden?

Eine solche Entscheidung ist vertretbar, wenn folgende Kriterien erfüllt sind:

- **Das BZK wurde histologisch knapp oder nicht sicher in toto exzidiert.**
- **Die Tumorreste sollten möglichst oberflächlich gelegen sein.**
- **Kein BZK vom sklerodermiformen Typ.**
- **Eine zuverlässige engmaschige Wiedervorstellung des Patienten muss gewährleistet sein.**

Bei oberflächlichen Tumorresten können, falls der Patient eine Nachexzision ablehnt, folgende Lokaltherapien angewandt werden: Imiquimod, Radiatio, Kryotherapie. Schlechtere Ergebnisse werden unter einer lokalen Behandlung mit α-Interferon, 5-Fluorouracil und der photodynamischen Therapie beobachtet (Buechner et al., 1997; Telfer et al., 1999).

BZK im Ohrbereich: Sklerodermiforme BZK im Bereich der Fossa triangularis, des äußeren Gehörganges und der retroaurikulären Umschlagfalte können unbemerkt zunächst größere Areale der tieferen Hautschichten der

Ohrmuschel und Ohrbasis infiltrieren, bevor sie klinisch durch oberflächliche Ulzeration und Sickerblutungen evident werden (vgl. Kap. 5.9. sowie Abb. 9).
Besonders schwierig zu behandeln sind **BZK im Lidbereich.** Therapiemethode der Wahl ist die Exzision (s.o.). Die Behandlung erfordert jedoch eine sehr große operative Erfahrung. Eine Kooperation mit einem ophthalmologischen Zentrum ist anzustreben, v.a. bei mittelgroßen und großen Tumoren mit unklarer Ausdehnung. Bei histologisch in sano entfernten BZK wird eine Rezidivrate von 0 bis 6% beobachtet. Die Rezidivhäufigkeit nimmt mit der Größe des Tumors zu (Esser und Konen, 2000).
Die Strahlentherapie und die Kryotherapie sollten bei Patienten angewandt werden, die aufgrund ihres Allgemeinzustandes für einen operativen Eingriff nicht geeignet sind. Nach einer Strahlentherapie beträgt die 5-Jahres-Rezidivrate 7–9,6%. Mögliche Komplikationen einer Radiatio im Lidbereich sind Wimpernverlust, Hautatrophie und Lidektropium, Atrophie der Tränendrüse und Okklusion/Verschluss der Tränenwege, selten auch Kataraktbildung und Strahlenretinopathie (Esser und Konen, 2000). Die Kryotherapie im Lidbereich stellt sehr hohe Anforderungen an die Indikationsstellung und an die Durchführung. Die Probleme und Komplikationen der Kryotherapie liegen vor allem in der postoperativen Heilungsphase. Die Wundheilung zieht sich über durchschnittlich vier Wochen hin. Exsudation und nekrotisches Gewebe können zu einer Konjunktivalisierung der Lidkante oder einem Narbenektropium führen. Davon abgesehen ist es aufgrund der genannten Folgen und weiterer Effekte der Vereisungstherapie (Pigmentstörungen, Erytheme) oft schwierig, BZK-Rezidive frühzeitig zu erfassen (Esser und Konen, 2000). Bei BZK-Rezidiven wird die Anwendung der Kryotherapie als weniger hilfreich angesehen (Telfer et al., 1999).
Bei sehr großen, destruierenden **inoperablen BZK** kann eine systemische Chemotherapie mit Paclitaxel (El Sobky et al., 2001) oder cis-Platin (Telfer et al., 1999) versucht werden.

2.2.7 Shave-Exzision von melanozytären Nävi

Die Methode der Shave-Exzision wird wegen der gelegentlich schlechteren histologischen Beurteilbarkeit der Präparate immer noch kontrovers diskutiert. Allerdings steht und fällt die Methode mit der richtigen Indikation und Technik!

2.2.7.1 Indikation

Kleine (bis ca. 15 mm im Durchmesser) und klinisch sowie auflichtmikroskopisch eher unauffällige Pigmentmale vom makulösen und papulösen Typ ohne Behaarung. Vor einer Shave-Exzision auffälliger Nävi ist abzuraten, da im Falle einer unvollständigen Entfernung die Pigmentläsion histologisch nur unter Vorbehalt bewertet werden kann.
Bei unklarer Tiefenausdehnung kann zur Beurteilung die hochauflösende 20 MHz-Sonographie eingesetzt werden. In den allermeisten Fällen ist jedoch eine gute klinische Erfahrung ausreichend. Sollte sich das klinisch unverdächtige Pigmentmal nach unvollständiger Shave-Exzision als Melanom erweisen, hat dies nach heutiger Sicht keine Verschlechterung der Prognose zur Folge (Smolle, 1992; Breuninger et al., 2000).

2.2.7.2 Shave-Technik

Die Applikation des Lokalanästhetikums (stets mit Adrenalinzusatz!) erfolgt unter den Nävus und auch intradermal. Als Abtragungsinstrument werden 10er und 15er Skalpellklingen und auch Rasierklingen empfohlen. Nach persönlicher Erfahrung eignen sich auch gebogene Skalpellklingen (Nr. 12) mit Griff sehr gut, wobei der Skalpellgriff eine gute Klingenführung gewährleistet. Ringküretten eignen sich v.a. bei kleinen Nävi im Gesicht. Bei Rasierklingen lässt sich die Konvexität der Schnittfläche durch entsprechende Fingerfixierung sehr variabel gestalten (Gambichler et al., 2001). Auf alle Fälle setzt die erfolgreiche Shave-Exzision eine gehörige Übung voraus, um ausgefranste, zackige und zu tiefe oder zu oberflächliche Schnittränder und Exzidate zu vermeiden. Als Wundverband geeignet sind Pflasterstrips (belassen bis zur Spontanablösung) und kleine Hydrokolloidstreifen. Postoperativ sind Sickerblutungen sehr häufig (Nachlassen der Adrenalin-Vasokonstriktion!), sodass unbedingt ein suffizienter Druckverband angelegt werden muss, um Patientenirritationen zu vermeiden.

2.2.7.3 Kosmetisches Ergebnis

Der Shave-Defekt epithelisiert sich in der Regel problemlos aus den verbliebenen Haaranlagen. Verglichen mit der konventionellen Exzision neigen die Shave-Narben nach einer Studie von Breuninger et al. (2000) eher zur Hypertrophie (13,7% vs. 3,7%) und zu einer helleren Farbe (50,1% vs. 38,4%), zeigen dafür aber weniger oft Wundheilungsstörungen (7,9% vs. 15%) und werden von den Patienten subjektiv im Durchschnitt besser bewertet. Makroskopische Narbenfreiheit wurde nur nach Shave-Exzision beobachtet. In bis zu einem Drittel waren nach etwa einem halben Jahr Narben makroskopisch nicht mehr eindeutig erkennbar (Hudson-Peacock und Lawrence, 1995; Breuninger et al., 2000). Die leicht erhöhte Tendenz zur Narbenhypertrophie (s.o.) wurde vor allem bei disponierten Patienten beobachtet.

2.2.7.4 Rezidive

Mittels Shave-Technik wurden nach Breuninger et al. (2000) 97,2% der Junktionsnävi, 83% der Compoundnävi und 79% der intradermalen Nävi vollständig entfernt. Bei histologisch unvollständig entfernten Nävi zeigte nur etwa ein Drittel der Compoundnävi makroskopische Rezidive (Junktionsnävi 0%, intradermale Nävi 20%). Andererseits zeigten auch die histologisch in toto sanierten Areale makroskopische Rezidive (Junktionsnävi 10%, Compoundnävi 19,3%, intradermale Nävi 16,1%). Insgesamt führten Shave-Exzisionen etwa 3-mal so häufig zu einem Rezidiv wie nach konventioneller Exzision (18,1% vs. 6,0%). Bei der Shave-Exzision fanden sich die Rezidive vor allem im Zentrum der Narbe, bei der konventionellen Exzision eher seitlich der Narbe bzw. am Narbenrand. Nach einer Untersuchung von Meisel et al. (1997) zeigten 22% der in toto und 36% der nicht in toto exzidierten melanozytären Nävi makroskopische Rezidive. Es gibt allerdings keinen Hinweis dafür, dass eine unvollständige Entfernung ein erhöhtes Hautkrebsrisiko birgt.

Wieder aufgetretene Pigmentherde im zuvor geshavten Areal können sowohl klinisch wie auch histologisch (!) einem initialen superfiziell spreitenden Melanom ähneln (**„Pseudomelanom"**), wobei die histologische Beurteilung dem erfahrenen Untersucher in der Regel keine besonderen Schwierigkeiten bereitet (Kornberg und Ackermann, 1975; Sexton und Sexton, 1991; Breuninger et al., 2000). Compoundnävi neigen am ehesten zu Rezidiven. Die Zeitspanne zwischen der Nävusentfernung und dem Auftreten des Rezidivs beträgt in der Regel einige Wochen (Meisel et al., 1997; Breuninger et al., 2000). Der Patient muss über die Möglichkeit eines Rezidivs aufgeklärt werden.

2.2.8 Augmentation in der ästhetischen Dermatologie

Da die verschiedenen Füllmaterialien größtenteils im Rahmen elektiver, ästhetischer Eingriffe Anwendung finden, sollten sie hinsichtlich ihrer Gewebsverträglichkeit möglichst nebenwirkungsfrei sein.

Viele heterologe (z.B. Kollagen, Hyaluronsäure) und alloplastische (z.B. Silikon, Acrylate, Gore-Tex) Implantatmaterialien bergen schwer kalkulierbare Risiken hinsichtlich bakterieller Infektionen und unspezifischer Entzündungsreaktionen. Diese Komplikationen treten gehäuft in talgdrüsenreichen Arealen (v.a. Gesicht!) auf. Durch heterologe Proteine wird das Immunsystem aktiviert, sodass einerseits eine Resorption der Implantate, andererseits eine chronische Entzündungsreaktion (Granulombildung) auftreten kann. Alloplastische Materialien sind i.d.R. biochemisch innert und können vom Körper nicht abgebaut werden. Sie können jedoch noch viele Jahre nach der Augmentation zu heftigen, lang anhaltenden granulomatösen Entzündungen führen.

In der ästhetischen Medizin können aufgrund der derzeit bekannten Daten folgende Implantatmaterialien bedenkenlos verwendet werden: autologe Materialien (Eigenfett, Korium) sowie L-Polymilchsäure. Bei der Anwendung von Kollagen- und Hyaluronsäure-Implantaten treten gelegentlich unspezifische Entzündungsreaktionen (Granulombildung) und Allergien auf. Aus medizinischer Sicht abzulehnen sind injizierbare Acrylat-Suspensionen und flüssiges Silikon (Bioplastique®, PMS 350®), die oft nach einer klinischen Latenzphase zu teilweise heftigen Nebenwirkungen führen (siehe nachfolgend).

2.2.8.1 Eigenfett-Augmentation (Lipofilling)

Nach bisherigen Untersuchungen überleben höchstens etwa 25% (meist 5–15%) der transplantierten Zellen auf Dauer, sodass eine Überkorrektur sowie mehrere Behandlungen erforderlich sind. Das implantierte Fettgewebe wird sehr rasch (i.d.R. innerhalb von 2–3 Wochen) resorbiert und bestenfalls durch eine Fibrose (Narbe) ersetzt (Schuller-Petrovic, 1997; Lemperle, 2000). Das Spenderareal (Hüften, Unterbauch, Oberschenkel) wird mit Tumeszenzlösung anästhetisiert. Ein entscheidender Nebeneffekt der Tumeszenzlösung ist die Homogenisierung der Fettschicht (siehe Kap. 10). Anschließend wird das Fett manuell mit 5–10 ml Spritzen entnommen und sofort streng subkutan injiziert (geschlossenes System), wobei eine etwa 25%-ige Überkorrektur anzustreben ist. Verbleibendes Fettgewebe kann bei etwa −20°C eingefroren und bei später erforderlichen Korrekturen (frühestens nach 8 Wochen) eingesetzt werden. Die Methode ist einfach und kann ambulant durchgeführt werden.

2.2.8.2 Autologe Dermistransplantate

Diese finden bei der Unterfütterung von Falten z.B. im Bereich der Glabella, Nasolabialfalten und der Lippen Anwendung. Postoperativ kommt es innerhalb eines Jahres zu einer mehr oder minder starken Vernarbung im Transplantationsgebiet sowie zu einer variablen (20–60%) Transplantatresorption (Lemperle, 2000; Spitalny, 1998).

2.2.8.3 Bovines Kollagen

Verschiedene bovine Kollagenpräparate werden seit über zwei Jahrzehnten kommerziell angeboten, so z.B. Zyderm I® (35 mg Kollagen/ml, entsprechend 3,5% Kollagen), Zyderm II® (65 mg Kollagen/ml, entspr. 6,5% Kollagen), Resoplast® (6,5% Kollagen), ferner Zyplast® (35 mg Glutaraldehyd vernetztes Kollagen/ml) als Weiterentwicklung von Zyderm I. Durch die Quervernetzung der Kollagenmoleküle beim Zyplast wird eine höhere Stabilität und somit ein langsamerer Abbau der Füllsubstanz erreicht.

Das heterologe Material wird innerhalb von 1–4 Monaten i.d.R. vollständig resorbiert (Phagozytose durch Makrophagen und Histiozyten). Individuelle und lokalisationsbedingte Faktoren beeinflussen z.T. erheblich den Implantatabbau. So erfolgt die Resorption unter einer ständig bewegten Gesichtsfalte wesentlich schneller als in mimisch weniger aktiven Regionen wie den lateralen Wangenarealen. Kollagen-Implantate im Bereich der Nasolabialfalten, der Glabellafalten oder in den radiären Perioralfalten sind sogar oft schon nach 2–3 Wochen nicht mehr sichtbar (Lemperle, 2000). Da bovines Kollagen in jedem Fall resorbiert wird, können bei Ausbleiben sekundärer persistierender Entzündungsreaktionen keine lang dauernden Unregelmäßigkeiten verursacht werden. Vor der eigentlichen Behandlung ist eine Intrakutantestung einschließlich Spätablesung nach 4 Wochen obligat. Die Spätablesung soll v.a. granulomatöse Fremdkörperreaktionen erfassen. Etwa 1–4,5% der Patienten zeigen eine positive Reaktion und müssen von der Behandlung ausgeschlossen werden. Der Umstand, dass Patienten erst durch den Kollagen-Test auf Rinderkollagen sensibilisiert werden können, kann nach sorgfältiger Abwägung nicht als Argument gegen eine Testung gewertet werden.

2.2.8.4 Hyaluronsäure (HS)

HS ist eine wesentliche Komponente der extrazellulären Matrix tierischen Bindegewebes. Artspezifische Unterschiede sind nicht bekannt. Die Substanz wird seit gut drei Jahrzehnten ohne Probleme in der Ophthalmologie und Orthopädie angewandt. Die Anwendung als Augmentationsmaterial im Bereich der Haut ist hingegen relativ neu.

Reine HS muss wegen der kurzen Gewebe-Halbwertszeit (etwa 3 Minuten) durch chemische Quervernetzung einzelner HS-Ketten (Aldehyd- bzw. Vinyl-Sulfon-Verfahren) stabilisiert werden (Micheels, 2001). Das im Rahmen der Aldehyd-Vernetzung entstehende sog. „Hylan-A" ist wasserlöslich und für die Hautaugmentation nicht geeignet. Die über das Vinyl-Sulfon-Verfahren entstehende HS-Modifikation ist wasserunlöslich und wird als „Hylan B" bezeichnet (Konz, 1999). Derzeit werden zwei Hylan-B-Produkte kommerziell angeboten: Hylaform® und Restylane®, die eine unterschiedliche Hylan-B-Konzentration und auch einen unterschiedlichen Grad der Quervernetzung aufweisen. Die HS des Hylaform® wird aus Hahnenkämmen extrahiert und zeigte in den bisherigen Untersuchungen keine immunologische Aktivität. Die HS des Restylane® wird aus Kulturen von nicht pathogenen Streptokokken-Spezies (S. equi oder S. zooepidemicus) gewonnen. Bei beiden Produkten wird die native HS in unterschiedlichem Ausmaß chemisch vernetzt und stabilisiert, sodass letztlich zwei chemisch ungleiche HS-Derivate entstehen. Bei beiden Präparaten wurde die Verarbeitung der nativen HS mehrfach umgestellt und demzufolge die Eigenschaften der Produkte selbst verändert, sodass Untersuchungen aus früheren Jahren nicht uneingeschränkt mit Beobachtungen aus jüngster Zeit vergleichbar sind (Micheels, 2001).

Bei etwa 0,5–3% der Patienten wurden im Rahmen der Behandlung verzögert einsetzende unspezifisch-entzündliche oder granulomatöse Lokalreaktionen vom Fremdkörpertyp beobachtet. Im einzelnen finden sich entzündlich gerötete, teils zystische, bis haselnussgroße kutan-subkutane Knoten (Abb. 12). Gelegentlich werden auch entsprechende IgG- und IgE-Antikörper im Serum gefunden (Lupton und Alster, 2000; Lowe et al., 2001; Micheels, 2001). Als Grund für diese gelegentlich auftre-

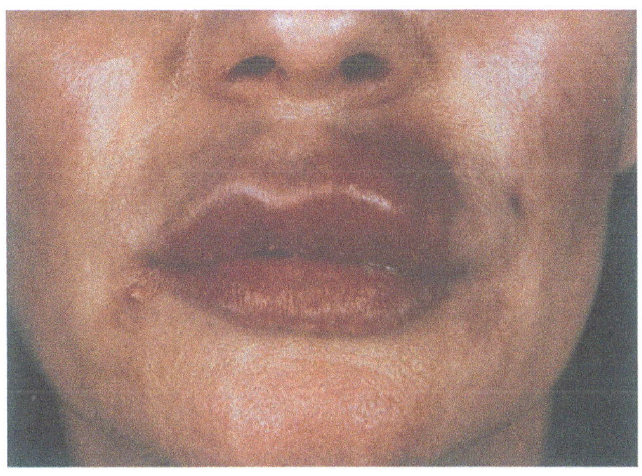

Abb. 12. Granulomatöse lokale Entzündungsreaktionen im Bereich der Oberlippe linksseitig sowie initiale Abszessbildung im rechten Mundwinkel nach Augmentationsbehandlung mit einem Hyaluronsäurederivat

tende Fremdkörperreaktion werden sowohl die chemische Veränderung der nativen HS wie auch Verunreinigungen im Rahmen der Herstellung (z.B. während der bakteriellen Fermentation) vermutet. Die Reaktion kann schon nach wenigen Tagen, aber auch nach vielen Monaten einsetzen und persistiert über viele Monate, zeigt aber meist einen selbstlimitierenden Verlauf. Die Patienten reagieren unterschiedlich auf die o.g. HS-Derivate. So kann ein Patient nur auf eine oder aber auf beide Substanzen eine Fremdkörperreaktion entwickeln. Dies überrascht nicht, da es sich chemisch um unterschiedliche Produkte handelt.

Die Hersteller von Hylaform® und Restylane® halten bisher eine Hauttestung vor der therapeutischen Produktapplikation für überflüssig. Aufgrund der obigen Daten empfehlen wir inzwischen im Gleichklang mit anderen Autoren (Lupton und Alster, 2000; Lowe et al., 2001; Micheels, 2001) nachdrücklich eine intradermale Hauttestung mehrere Wochen vor dem geplanten Eingriff in Analogie zur Behandlung mit Kollagenpräparaten. Allerdings sind negative Testergebnisse keine Garantie für eine problemlose Behandlung. Auf alle Fälle angebracht ist eine sorgfältige Aufklärung der Patienten.

Neu auf dem Markt sind hochgereinigte unvernetzte HS-Präparate (Viscontour®, Hyalsystem®), die wesentlich biokompatibler sein sollen (schnellerer Abbau!).

Therapeutisch hat sich bei deutlichen granulomatösen Lokalreaktionen die kombinierte orale Gabe von Minocyclin (2 × 250 mg/d über mindestens 7 Tage) und Glukokortikosteroiden (anfangs 100 mg Prednisolonäquivalente/d über 5–7 Tage) sowie die externe Applikation von kochsalzgetränkten Kompressen bewährt. Bei besonders stark entzündeten Knoten kann intraläsional Triamcinolonacetonid (CAVE: unbedingt Gegenanzeigen, Anwendungsbeschränkungen und Nebenwirkungen im Kopfbereich beachten!) injiziert werden (Lupton und Alster, 2000), u.U. in Kombination mit 5-Fluorouracil. Der Therapie sollte eine mikrobiologische Diagnostik vorausgehen, um rein bakteriell bedingte Entzündungen abzugrenzen.

Häufiger treten leichte Nebenwirkungen auf: Schwellung, Ekchymosen, Erytheme, Juckreiz und Brennen sowie akneiforme Papelchen. Diese bilden sich i.d.R. rasch zurück.

2.2.8.5 Polyacrylate

Eigenschaften: Das derzeit zur Hautaugmentation verwendete Polymethylmethacrylat (PMMA, Plexiglas®) wird seit Jahrzehnten als Knochenzement (z.B. Palacos®) sowie als Material für Herzschrittmacher und Augenlinsen eingesetzt. Polyacrylate sind chemisch innert und biologisch nicht abbaubar.

Derzeit wird PMMA als Artecoll® in Form einer Kollagensuspension angeboten. Artecoll® ist eine sterile, Lidocain-haltige Suspension von glattpolierten PMMA-Mikrosphären (30–40 µm) in BSE-freiem bovinen, chemisch modifizierten 3,5%-Kollagen („A-telo-Kollagen“) im Verhältnis 1:3.

Über die effektive Persistenz von Artecoll® im Gewebe liegen noch keine relevanten Daten vor. Die Mikrosphären werden in geringem Ausmaß phagozytiert, ohne dass enzymatische Abbauprozesse nachgewiesen werden konnten. Das Gewebe wird durch Artecoll® angeregt, Fibroblasten und Kollagen zu produzieren. Nach der Resorption des Kollagenanteils kommt es zu einer bindegewebigen Verkapselung der PMMA-Kügelchen.

Indikationen: Lippenaugmentation, Eindellungen nach Rhinoplastik, Trepanationslöcher und andere kleine Knochendefekte im Gesicht (epiperiostale Applikation).

Kontraindikationen: Periorbitale „Krähenfüsse“, eine sehr dünne Haut sowie Allergie gegen Kollagen.

Hauttestung: Da Artecoll® Rinderkollagen enthält, muss mindestens 4 Wochen vor der geplanten Behandlung ein Kollagen-Hauttest durchgeführt werden. Dabei ist die vom Hersteller gelieferte Testspritze mit dem reinem Kollagen des Artecoll® (Resoplast®) zu verwenden. Wie bei Kollagen üblich zeigen etwa 2–5% der Patienten eine positive Testreaktion auf Resoplast®. Es ist aber sinnvoller, die Testreaktion mit Artecoll® durchzuführen, um eventuell auftretende Fremdkörperreaktionen bzw. eine überschießende Fibroblastenreaktion vor der eigentlichen Behandlung zu erfassen (Wiest et al., 1999).

Technik und Komplikationen: Für die Faltenbehandlung sollte Artecoll® nur oberflächlich-subdermal (an der Dermisgrenze) platziert werden. Bei zu oberflächlicher (intradermaler) Injektion kommt es meist zu einer lividen Verfärbung und deutlichen Knötchenbildung (Lemperle, 2000). Ferner kommt es relativ häufig zu linsen- bis erbsgroßen Fremdkörpergranulomen sowohl auf die PMMA-Partikel wie auch auf das verwendete Rinderkollagen. Aber auch bei subdermaler Injektion wurden vereinzelt Lipogranulome beobachtet (Sommer et al., 1999).

Einige Anwender bevorzugen die Mikro-Droplet-Technik (Wiest et al., 1999), während andere die fächerförmige Applikation (Tunneltechnik) favorisieren (Lemperle, 2000). Unmittelbar nach der Augmentation muss das Implantat mit den Fingern nachbearbeitet (modelliert) werden. Durch die mimische Muskulatur kommt es nach der Implantation oft zu einer Umverteilung der Implantate mit Knoten- und Strangbildung. Deshalb wird eine weitgehende Ruhigstellung der Mimik für 2–3 Tage empfohlen. Bei der Hälfte der Patienten sind weitere Behandlungen in 3-bis 6-monatigen Intervallen erforderlich, um das gewünschte Ergebnis zu erzielen. Die Behandlung kann mit anderen Augmentationsmethoden kombiniert werden.

Der Vorteil einer permanenten Augmentation mit PMMA ist zugleich auch ihr Nachteil. Bei Sichtbarwerden und Granulombildungen muss das mit Artecoll® behandelte Areal u.U. exzidiert werden. Deshalb ist es unbedingt erforderlich, die Lage der Artecoll®-Depots sehr genau zu dokumentieren (Op-Bericht). Die Granulome treten Monate bis wenige Jahre nach der Implantation auf. Das Volumen des injizierten Materials scheint einen wesentlichen Faktor bei der Entstehung und Ausbreitung einer granulomatösen Gewebsreaktion darzustellen. Sehr kleine Mengen Artecoll® rufen eine nur sehr begrenzte Fibroblastenreaktion hervor. Bei Applikation von größeren Mengen ist das Risiko einer Gewebsreaktion merklich erhöht (Maas et al., 1997; Lemperle et al., 1998; Wiest et al., 1999).

Therapie der Fremdkörpergranulome: Minocyclin p.o. (z.B. 2–3 × 200mg/d p.o. über 7 Tage) und Glukokortikosteroide p.o. analog der Behandlung bei Hyaluronsäure-Granulomen. Ggf. können eine Triamcinolonacetonid-Kristallsuspension (CAVE: Gesicht! Gegenanzeigen und Kontraindikationen beachten!) sowie 5-Fluoruracil intraläsional injiziert werden. Bei Therapieresistenz müssen die Herde exzidiert werden. Gerade deshalb ist es sehr nützlich, die genaue Lage der Artecoll®-Implantate zu kennen (s.o.).

2.2.8.6 Flüssiges Silikon

Bei den in der ästhetischen Medizin als Implantatmaterial verwendeten Silikonen handelt es sich um biochemisch weitgehend innerte organische Siliziumverbindungen. Diese in vivo nicht vorhandene chemische Reaktivität kann jedoch nicht mit einer hohen Gewebsverträglichkeit gleichgesetzt werden. Flüssiges Silikon wurde noch vor einigen Jahren oft im Rahmen von ästhetisch-chirurgischen Eingriffen zur Konturverbesserung eingesetzt, doch werden immer mehr Fälle bekannt, bei denen nach einer mehrjährigen (10–27 Jahre) klinischen Latenzzeit durch eine schleichende Aktivierung von Makrophagen z.T. sehr heftige entzündliche Fremdkörperreaktionen auftreten. Gelegentlich manifestieren sich die granulomatösen Entzündungen klinisch schon nach wenigen Wochen (Bigatà et al., 2001).

Nebenwirkungen und Komplikationen: Diese sind seit Jahrzehnten bekannt (Jenny, 1975). Die Ausprägung der Nebenwirkungen ist sehr variabel und hängt u.a. von der chemischen Zusammensetzung sowie der applizierten Menge ab, sie treten aber auch bei sehr guter Qualität („medical grade"-Silikon) und Injektionstechnik auf. Dies trifft auch für Silikonmischungen zu (Bioplastique®, Rudolph et al., 1997; Hoffmann et al., 1999). Folgende unerwünschte Wirkungen und Komplikationen wurden bisher beschrieben (Soost et al., 2001):

a) Granulombildung, Fibrosierung, chronische Entzündung, nachfolgend Hautulzeration und entstellende Narben (Mastruserio et al., 1996). Die Granulome können weit entfernt vom Applikationsort entstehen (Verschleppung von Silikonpartikeln durch Lymphfluss, s.u.).
b) Metastatische Wanderung über das lymphatische und vaskuläre System, sodass Implantationsmaterial in Lymphknoten (Lymphadenopathie), Haut, Leber (granulomatöse Hepatitis), Niere, Lunge, Knochenmark und Gehirn nachgewiesen werden konnte (Rae et al., 1989; Rudolph et al., 1997; Soost et al., 2001; Suzuki et al., 2002).

c) Chronische Lidschwellungen mit und ohne Erythem (selten; DD Dermatomyositis, Meyer et al., 1998; Suzuki et al., 2002).
d) Beeinträchtigung des Immunsystems: Abfall der Immunglobuline (Schnabel et al., 1998), Depression der Killerzellaktivität (Wilson und Munson, 1996).
e) Karzinome (Talmor et al., 1995). Flüssiges Silikon gilt als potentielles Karzinogen.
f) Plasmozytominduktion (Rabkin et al., 1996).

Nachweis von Silikon im Gewebe: Der eindeutige Nachweis von relevanten Silikonmengen im Gewebe (CAVE: Silizium kommt im Körper in kleinen Mengen vor) gelingt derzeit nur mit der Fourier-Infrarotspektroskopie (typische Silikon-Absorptionslinien bei ca 1260, 1000 und 795 µm (Lenzen, 2001). Histologisch finden sich lediglich unspezifische, nicht verkäsende epitheloidzellige Granulome.

Therapie der Silikongranulome: Die systemische Applikation von Minocyclin (100mg/d) führte bei kleineren Herden innerhalb weniger Monate zu einer klinisch vollständigen Rückbildung (Senet et al., 1999; Suzuki et al., 2002). Zusätzlich können die Granulome lokal mit Kortikosteroiden umspritzt, ganz oder teilweise exzidiert oder mittels Liposuktion entfernt werden. Bei der Planung von Exzisionen muss bedacht werden, dass sich Silikonpartikel diffus im Gewebe verteilen. Auch nach erfolgter Exzision einzelner Herde muss deshalb damit gerechnet werden, dass sich in klinisch zunächst unauffälligen Arealen de novo Granulome entwickeln können.

Abschließende Bewertung: Flüssiges Silikon ist billig und erlaubt zunächst ein permanentes Auffüllen von Weichteilvertiefungen. Allerdings treten nach mehrjähriger Latenz häufig entzündliche Gewebsreaktionen in nicht vorhersehbarer Ausprägung, Anzahl und Verteilung auf (metastatische Implantatwanderung!). Die bisher gebräuchlichen Silikonverbindungen haben zudem eine karzinogene Potenz und können das Immunsystem beeinträchtigen. Aus diesen Gründen muss die Applikation von flüssigem Silikon heutzutage als medizinischer Kunstfehler gewertet werden, zumal seit Jahren wesentlich besser verträgliche Materialien wie Hyaluronsäure und L-Polymilchsäure zur Verfügung stehen.

2.2.8.7 Gore-Tex®

Gore-Tex® ist ein biokompatibles, chemisch innertes weich-flexibles Gewebe aus Polytetrafluoräthylen (Teflon®). Es findet seit Jahren breite Anwendung als Gefäßersatzmaterial und in Form von Netzen in der Hernienchirurgie. Aufgrund der faserig-porösen Struktur kommt es nach Implantation zum moderaten Einwachsen von Bindegewebszellen und Blutgefäßen.

Gore-Tex® wird in der ästhetischen Medizin in Form von 2–10 mm breiten Streifen und Fäden in Analogie zu Koriumtransplantaten zur dauerhaften Unterfütterung von Falten (Stirn-, Glabella- und Nasolabialfalten) und zur Lippenaugmentation eingesetzt.

Idealerweise sollte das Implantat in der oberen Subkutis an der Grenze zur Dermis liegen. Eine (versehentliche) Implantation in der Dermis hat sehr oft lokale granulomatöse Entzündungen zur Folge (Lemperle und Höhler, 1975; Walter und Wiest, 1995; Hoffmann et al., 1999). Auf alle Fälle kann das Implantat unter der Haut getastet werden, auch wenn es sich mit der Zeit oft weich und natürlich anfühlt.

Die Implantation von Gore-Tex® ist ein sehr anspruchsvoller Eingriff. Er erfordert eine exzellente Operationsplanung, da das permanente Implantat selbst kleinste Fehler nicht verzeiht. Eine exakte Platzierung des Implantats ist entscheidend für den Behandlungserfolg. Die Implantate werden mit Hilfe eines Trokars oberflächlich subdermal platziert. Um eine spätere Schrumpfung des Implantats zu verhindern, darf es auf keinen Fall gedehnt oder gezogen werden! Wenn nach der Implantation die Haut uneben erscheint, spannt oder Wellen bildet, liegt das Implantat sehr wahrscheinlich zu oberflächlich. Bei manchen Patienten kommt es trotz guter Technik zu einer Verformung des Implantats (Bildung einer Rille oder Rolle), die bei bestimmten mimischen Bewegungen sichtbar wird.

Bei der Implantation von Fäden zur Lippenaugmentation können die Implantatenden durch die dünne Lippenhaut (v.a. beim Lachen) sichtbar werden oder diese sogar perforieren. Die Augmentation der Oberlippe darf auf keinen Fall über die gesamte Breite mit einem einzigen durchgehenden Faden erfolgen, weil dadurch unausweichlich eine deutliche und unnatürliche Verziehung des Cupidobogens verursacht wird. Vielmehr müssen für die Behandlung der Oberlippe zwei Gore-Tex®-Fäden verwendet werden. Für die Augmentation der Unterlippe wird i.d.R. ein durchgehender Faden empfohlen. Selbst bei optimaler Technik kommt es jedoch vor, dass die eingesetzten Fäden durch das ständige Mundöffnen dislozieren und eine Delle verursachen.

Die poröse Struktur des Materials bringt es mit sich, dass im Falle einer eitrigen bakteriellen Lokalinfektion eine

systemische Antibiose keine ausreichende Wirkung zeigt und die Infektion persistiert. Als Infektionsprophylaxe eignet sich die präoperative Vakuumevakuation der Implantate und die nachfolgende Durchfeuchtung mit Antiseptika oder antibiotikahaltigen Lösungen (Walter, 1999).
Im Falle einer merklichen Lokalinfektion bzw. Granulombildung muss das Material wieder restlos entfernt werden. Daher ist es besonders wichtig, die Anzahl und die genaue Lage der eingebrachten Implantate genau zu dokumentieren (Op-Bericht, Krankenakte).
Eine fotografische Dokumentation vor und nach Implantation ist ebenfalls nachdrücklich zu empfehlen.

2.2.9 Genuine Hyperhidrosis axillaris (GHA)

Unter einer Hyperhidrosis versteht man eine generalisierte oder regional umschriebene funktionelle Überfunktion der ekkrinen Schweißdrüsen. Sie tritt nicht nur anlagebedingt (idiopathisch) auf, sondern kommt auch im Rahmen neurologischer oder innerer Erkrankungen vor. Im letzteren Fall sollten die Grunderkrankungen vorrangig behandelt werden. Bei leichten Formen der idiopathischen GHA erreicht man mit externen Lokaltherapeutika (Metallsalze, Gerbstoffe) zufriedenstellende Ergebnisse. Bei ausgeprägteren Formen hat sich unter den konservativen Therapien die intradermale Injektion von Botulinumtoxin (Wirkung: Blockierung der sympathischen Innervation der Schweißdrüsen) mit Abstand am besten bewährt. Die Wirkung tritt 3–10 Tage nach Injektion ein und hält durchschnittlich etwa 7 Monate an. Als Ansprechraten werden etwa 90% angegeben, wobei eine (temporäre) Schweißreduktion um bis zu 50% erreicht wird (Rompel und Scholz, 2001). Bisher wurde in einem einzigen Fall über eine etwa 2 Monate anhaltende generalisierte Muskelschwäche berichtet. Es handelte sich um eine untergewichtige Patientin, bei der in einer Sitzung sowohl die Axillen als auch die Handflächen mit einer Gesamtdosis von 1400 U Dysport® behandelt wurden (Tugnoli et al., 2002).
Alternativ können in schweren Fällen operative Verfahren angewandt werden:

1. Subkutane Schweißdrüsenkürettage (SSK) mit einem großdimensionierten scharfen Löffel in Tumeszenzanästhesie
2. Subkutane Schweißdrüsensaugkürettage (SSSK, Saugkanüle mit scharf geschliffenen Öffnungen) in Tumeszenzlokalanästhesie
3. Chirurgische (Teil-)Exzision der Schweißdrüsenareale (CAVE: mögliche funktionelle Beeinträchtigung durch Narbenzug)

SSK und SSSK sind minimal invasive, schonende Verfahren, deren Wirkung auf der Zerstörung der ekkrinen Schweißdrüsen und der Durchtrennung der sympathischen Innervation beruht. Das Ergebnis ist im günstigsten Fall eine Normhidrosis (Ziel des Eingriffs!), nie eine Anhidrose. Die Erfolgsraten sind vergleichbar, wobei die Methoden in einer Sitzung auch kombiniert werden können (Hasche, 1999). Mittels SSK wird bei 85–90% der Patienten eine ganz wesentliche Reduktion der Schweißaktivität von durchschnittlich 55–60% über einem Beobachtungszeitraum von 28 Monaten (Median) erreicht (Rompel und Scholz, 2001). Der Operationserfolg hängt vom Anteil der zurückgelassenen funktionstüchtigen Schweißdrüsen ab. Am meisten profitieren von dieser Behandlung Patienten mit einer stark ausgeprägten Schweißsekretion.
Präoperativ ist der Jod-Stärke-Test einschließlich Fotodokumentation (gegebenenfalls mit Gravimetrie) zur Festlegung des besonders schweißaktiven Areals obligat (schweißabsondernde Areale färben sich schwarzblau). Die Schweißareale stimmen meist mit der Achselbehaarung überein. Eine präoperative Anibiotikaprophylaxe ist erforderlich (Gyrasehemmer über 3–5 Tage).
Entscheidend für die Komplikationsrate ist die möglichst geringe intraoperative Gewebstraumatisierung. Dies wird dadurch erreicht, dass vor der Kürettage das markierte Gebiet mit einer langen Präparierschere auf Höhe der oberen Subkutis unterminiert wird. Die Haut darf mit dem scharfen Löffel jedoch nicht zu stark ausgedünnt werden (Risse, Nekrosegefahr!).
Postoperativ können auch bei optimaler Arbeitstechnik leichtere superfizielle Blutungen (10–13%) auftreten, weshalb wir stets eine Saugdrainage einlegen und das Wundareal mit einem mittelstarken Kompressionsverband abschließen. Meist tritt eine deutliche Reduktion der Axillarbehaarung auf (Zerstörung der Haarwurzeln). Weitere, relativ häufige Nebenwirkungen sind transiente Parästhesien und das Auftreten einer kompensatorischen Hyperhidrosis in anderen Schweißdrüsen-tragenden Arealen. Selten werden kleinherdige epidermale Nekrosen beobachtet (ca. 2%, Rompel und Scholz, 2001). Nekrosen größerer Teilbereiche, persistierende Parästhesien und abszedierende Wundinfektionen sollten bei sachgerechter superfizieller Präparation nicht auftreten.
Bei etwa 5–7% der mittels SSK-/SSSK behandelten Patienten ist ein Zweiteingriff erforderlich.

2.2.10 Liposuktion

Die Liposuktion ist seit ihrer Einführung im Jahre 1977 der am häufigsten durchgeführte ästhetisch-plastische Eingriff weltweit.

2.2.10.1 Indikation

Die Liposuktion ist bisher die einzige Methode zur selektiven Entfernung von umschriebenen Adipozytenansammlungen. Der Erfolg bleibt auf Dauer bestehen. Bei ausgeprägter Adipositas ist ein mehrzeitiges Vorgehen sinnvoll. Grundsätzlich ist die Fettabsaugung kein Verfahren zur Gewichtsreduktion! Die verschiedenen Körperregionen eignen sich unterschiedlich gut für die Technik der Liposuktion. Eine i. allg. schlechte Gewebsretraktion zeigen die medialen und ventralen Oberschenkelareale (v.a. bei Frauen über 45 J.), die mediale Glutaealregion, die Oberarme sowie die Axillen. In den Axillen sowie an den Oberarmen medial besteht zudem ein erhöhtes Risiko für Nervenschädigungen. Eine relativ gute Retraktion findet sich in der lateralen Glutaealregion, der Pubisregion, dem oberen Abdomen und dem Rücken, den Oberschenkelaußenseiten und den Waden.

Eine **relative Kontraindikation** für die Behandlung sind Patienten mit einer ausgeprägten Erkrankung von Herz, Lunge, Leber sowie mit einer Niereninsuffizienz, ferner psychisch labile Patienten und solche mit übersteigerter Angst vor Nadeln und Injektionen.

Eine **absolute Kontraindikation** sind Patienten mit inaktivierenden, lebensbedrohlichen Allgemeinerkrankungen, Gerinnungsstörungen sowie Allergie auf die verwendeten Lokalanästhetika.

2.2.10.2 Tumeszenzlokalanästhesie (TLA)

Die Einführung der Tumeszenzanästhesie durch Klein (1987) brachte einen enormen Fortschritt sowohl hinsichtlich des Operationsrisikos wie auch der kosmetischen Resultate. Die ursprüngliche Tumeszenzrezeptur nach Klein hat inzwischen mehrere Modifikationen erfahren (Sattler et al., 1997; Sattler und Sommer, 2001; Sommer et al., 2001). Der Zusatz von Steroiden (10 mg Triamcinolonacetonid) wird wegen des antiinflammatorischen Effekts empfohlen. In einer Sitzung werden maximal 6 Liter Lösung eingesetzt. Als lokalisationsspezifische Richtwerte gelten folgende Flüssigkeitsmengen: Hüfte bds.: ca. 5 l, lateraler/ventraler Oberschenkel (bds.) ca. 4 l, medialer Oberschenkel (bds.) ca. 3 l, Knie (bds.) ca. 2 l, Hals 0,8 l.

Die Lösung muss auf alle Fälle prall in die abzusaugenden Areale bis zum Erreichen einer wassermelonenartigen Konsistenz des Gewebes injiziert werden. Allerdings besteht durch die TLA-bedingte Auftreibung des Fettgewebes die **Gefahr einer Überkorrektur aufgrund einer zu aggressiven Entfettung**. Die Adrenalin-bedingte Vasokonstriktion verzögert die Abflutung des Lokalanästhetikums, wodurch dessen Serumspiegel kaum 2 µg/ml überschreiten (Sattler und Sommer, 2001). Die Tumeszenzlösung wirkt wie eine interstitielle Infusion und gleicht Flüssigkeitsverluste aus, welche zuvor ein erhebliches Operationsrisiko darstellten. Nach einer initialen Hydrodissektion kommt es nach einer Einwirkzeit von 1/2 bis 1 Stunde zu einer ausgeprägten Homogenisierung des behandelten Fettgewebes. Dies ermöglicht eine weitgehend atraumatische und selektive Fettaspiration unter weitgehender Schonung von Blut- und Lymphgefäßen sowie des subkutanen Bindegewebsgerüstes. Voraussetzung hierfür ist jedoch die Anwendung von dünnen Kanülen (Durchmesser 2–4 mm) mit mindestens 6 Löchern wegen der gleichmäßigeren Verteilung der Saugkraft. Dadurch reicht der Sog gerade aus, um die Fettläppchen herauszulösen. Das Einsaugen und somit die Zerstörung von Bindegewebsfasern wird weitgehend vermieden. Für Feinarbeiten optimal sind 24-Loch-Kanülen (Sommer und Sattler, 1997). Vorteilhaft sind auch vibrierende Kanülen, die das Bindegewebe noch besser schonen sollen (Coleman, 2000).

Postoperativ muss durch Offenlassen der Inzisionsstellen eine suffiziente Drainage des Op-Feldes ermöglicht werden. Das Tragen von Kompressionsmiedern wird nachdrücklich empfohlen.

Die maximale Gewebsschrumpfung und somit das endgültige kosmetische Ergebnis sind i.d.R. nach 4 Monaten erreicht (diffuse lobuläre Fibrose).

Der Einsatz von **Ultraschall** zur Homogenisierung des Fettgewebes wird aufgrund zahlreicher Nebenwirkungen (Serome, Hautverbrennungen, persistierende postoperative Hypo- und Hyperästhesien durch Schädigung der Nervenscheiden) weitgehend abgelehnt (Sattler und Sommer, 2001).

2.2.10.3 Komplikationen

Die lege artis durchgeführte Liposuktion in TLA ist ein sehr komplikationsarmes Verfahren (Sommer und Sattler, 1997; Sattler und Sommer, 2001):

Hämatome/Serome (0,3%), tiefe Beinvenenthrombosen (0,1%), Wundinfektionen/Erysipel (0,03%), Unregelmäßigkeiten/Wellenbildung (0,03%).
Folgende Komplikationsmöglichkeiten und Fallstricke sind zu beachten:

- Übersteigerte Erwartung seitens der Patienten/psychisch auffällige Patienten
- Gefahr der Überkorrektur
- Zuviel Fett in einer Sitzung entfernt (längere Operationsdauer, folglich größere Op-Risiken)
- Gefahr des Lungenödems bei zusätzlicher i.v. Applikation von Flüssigkeit
- Bei zu kalter TLA-Lösung Gefahr der Hypothermie mit Arrhythmie
- Unpräzises Anzeichnen des Op-Feldes, folglich suboptimale Fettabtragung
- Bei Kombination mit anderen kosmetischen Eingriffen gesteigertes Op-Risiko (z.B. Thromboserisiko) wg. Verlängerung der Op-Dauer

2.2.10.4 Liposuktion bei HIV-Patienten

Neuere HIV-Therapieprotokolle haben in der Regel eine beträchtliche lebensverlängernde Wirkung. Im Rahmen dieser Therapien wird gehäuft eine Fettumverteilung beobachtet, die für HIV-Patienten relativ charakteristisch ist und deshalb als stigmatisierend empfunden werden kann. Insbesondere werden folgende Auffälligkeiten beschrieben (Rodwell et al., 2000; Cox, 2001):
Abdominelle Fettvermehrung (ca. 30%), Lipodystrophie im Wangenbereich (ca. 20%), Stiernacken (ca. 10%), Fettzunahme im Brustbereich, Lipodystrophie an Armen und Beinen. Es sind mehrere Umverteilungsmuster bekannt.
Dementsprechend wird von immer mehr HIV-Patienten u.a. eine korrektive Fettentfernung bzw. Fettaugmentation gewünscht. HIV-Patienten stellen in mehrfacher Hinsicht Problempatienten dar:

- Erhöhtes Infektionsrisiko für das behandelnde Op-Personal
- Erhöhtes perioperatives Infektionsrisiko für den HIV-Patienten aufgrund der Immunsuppression
- Beeinträchtigung der Metabolisierung des Lokalanästhetikums (v.a. Lidocain) durch die antivirale Behandlung der Grunderkrankung. Sowohl eine Beschleunigung als auch eine Verlangsamung des Abbaus sind möglich.

2.2.11 Alopezie und Haartransplantationen

Zur Behandlung von narbigen Alopeziearealen prinzipiell am besten geeignet ist eine operative Reduktion bzw. vollständige Exzision der haarlosen Bereiche. Voraussetzung für diese invasive Therapie ist ein entsprechend großer Leidensdruck sowie eine gute Compliance seitens des Patienten. Abhängig von Lokalisation und Größe sind verschiedene operative Techniken indiziert: Dehnungsplastik, Verschiebe-/Rotationsplastik, mehrzeitige (Serien-)Exzision, Expander-Aufdehnung. Bei großen haarlosen Arealen ist die Dehnung benachbarter behaarter Kapillitiumanteile mittels Expander die einzige (wenn auch sehr aufwändige und zeitraubende) Möglichkeit des Defektverschlusses ohne sekundäre Weichteildefekte (Tilkorn und Schwipper, 1999).
Autologe Haartransplantationen (Eigenhaartransplantationen): Die Technik der Eigenhaartransplantation hat in den letzten Jahren zahlreiche Modifikationen erfahren. Der größte Fortschritt ist die Präparation von Minigrafts (3–5 Haare) und Mikrografts (1–2 Haare) statt der früher üblichen Stanzzylinder mit Durchmessern von 3–4 mm und 15–20 Haarfollikeln.
Haarfollikel bestehen aus besonders sensiblen Zellen, die bei mechanischer oder thermischer Irritation oder Traumatisierung meist rasch ihren Zyklus unterbrechen bzw. das Haarwachstum ganz einstellen. Da in vielen Fällen eine rein kosmetische Indikation vorliegt und auch wegen der oft unrealistischen Erwartungshaltung der Patienten muss in der präoperativen Aufklärung auf die Empfindlichkeit der Haartransplantate hingewiesen werden.
Indikationen: Alopecia androgenetica, narbige posttraumatische Alopezie (z.B. nach Verbrennungen und Verbrühungen), angeborene Alopezie.
Kontraindikationen: Floride Erkrankungen der Haut und des Haarapparates wie Alopecia areata, Lichen ruber, Missverhältnis von benötigter und vorhandener Spenderfläche, unrealistische Erwartungshaltung und psychische Störungen seitens des Patienten.
Bei der Behandlung von **Narben** sollte aufgrund der verminderten bzw. gestörten Perfusion im vernarbten Empfängerareal und der damit verbundenen erhöhten Gefahr eines Transplantatverlustes eine Probebehandlung eines kleinen Areals durchgeführt werden. Ganz allgemein erscheint eine initiale Probebehandlung kleiner Flächen sinnvoll, um triggerbare Grunderkrankungen wie z.B. einen Lichen ruber planopilaris auszuschließen.

Junge Patienten mit einer initialen androgenetischen Alopezie wollen häufig ihre ursprüngliche Haarlinie wiederhergestellt haben. Diese Patienten müssen darauf hingewiesen werden, dass ihr Haarausfall unter Umständen bis zur Vollglatze fortschreiten kann. Aus diesem Grund erscheint eine Transplantation vor dem 25. Lebensjahr in der Regel wenig sinnvoll. Eine zu früh aufgefüllte tiefe Haarlinie erscheint in späten Jahren bei fortschreitendem Effluvium als auffällig unnatürlich dicht. Bei **transsexuellen** männlichen Patienten besteht meist der Wunsch nach einer „femininen" Haarlinie. Hier ist eine sehr sorgfältige präoperative Exploration der Patientenerwartung vorzunehmen. In der Regel sollte die Behandlung nur unter psychotherapeutischer Begleittherapie durchgeführt werden (Halsner, 2000).

In den meisten Fällen kann die ursprüngliche Haardichte der Empfängerregion selbst nach einem mehrzeitigen Vorgehen wegen der Größendivergenz von Spender- und Empfängerareal nicht wiederhergestellt werden. Auf Narbenflächen sollte wegen der schlechten Durchblutung mehrzeitig vorgegangen werden, wobei anfänglich eine geringe Transplantatdichte sinnvoll ist.

Technik: Die Entnahme und Aufarbeitung der Transplantate ist, wie auch die optimale Vorbereitung des Empfängerareals, von entscheidender Bedeutung. Als Spenderregion dient in der Regel der Okzipitalbereich. In Lokalanästhesie (Tumeszenzanästhesie) wird ein entsprechend dimensionierter Hautstreifen entnommen, der dann in kleinste follikuläre Grafts (1–4 Haarfollikel) geschnitten wird. Die Fläche des Donorstreifens muss sehr sorgfältig kalkuliert werden (Normalwert Haardichte: ca. 2 Haare/mm^2). Die Breite des Streifens hängt in erster Linie von der Dehnbarkeit der Haut ab und sollte zur Vermeidung einer postoperativen Dehiszenz 2 cm nicht überschreiten. Die Dissektionsebene liegt parallel zu den Haarschäften, die Schnittführung ist horizontal und orientiert sich an den Hautkraftlinien, die Mobilisation erfolgt innerhalb des Fettgewebes oberhalb der Galea aponeurotica dicht unterhalb der Haarfollikel. Die Galea selbst soll nicht durchtrennt werden, da sie als Verankerung für die dermal-subdermalen Adaptationsnähte dient und auch sonst eine wichtige Stützfunktion hat. Die Durchtrennung oder Teilresektion der Galea führt i.d.R. zu einer spürbaren Verminderung der mechanischen Belastbarkeit der Narbe (Wagner et al., 2000). Beim Primärverschluß des Donordefekts darf überdies die Traktion an den Wundrändern nicht zu stark sein, da sonst eine Narbendehiszenz vorprogrammiert ist, in Extremfällen sogar eine straffe Atrophie. Die von Seery (2002) vorgestellte Technik der dermal-subdermalen Wundrandadaptation unter Schonung der Wundränder eignet sich besonders gut zur Erzielung optimaler Narben.

Die Präparation der Mini- und Mikrografts aus der entnommenen Gewebsellipse ist sehr anspruchsvoll und zeitaufwendig. Einerseits dürfen die Grafts nicht allzu viel überschüssiges Gewebe enthalten, andererseits brauchen die Follikel aber intakte periadventielle Gewebsstrukturen. Die Entfernung von überschüssigem Gewebe (einschließlich Epidermis!) erfolgt bis dicht an die Follikel. Ein wichtiges Problem stellt die temporäre Graftversorgung nach Explantation dar. Durch die fehlende Blutzirkulation und somit den dramatischen O_2-Mangel kommt es ab der 2. Stunde zu Funktionsstörungen auf Zellebene bis zum Zelltod. Die ischämiebedingte Apoptose während der In-vitro-Präparation kann durch die ex-vivo-Behandlung der Grafts mit einem künstlichen Sauerstoffträger (Tributylfluoramin) über gut 24 Stunden verhindert werden (Wagner et al., 2000).

Die Grafts werden entweder in Holes (Lochtechnik) oder Slits (Schlitztechnik) im Empfängergebiet implantiert. Bei gekonnter Ausführung führen beide Techniken zu gleichwertigen Ergebnissen (Neidel, 2000). Bei der Vorbereitung der Empfängerregion hat sich der Er:YAG-Laser bewährt. Im Vergleich zur „Cold-steel"-Technik treten nur kleinere intraoperative Blutungen auf, wodurch die Gefahr einer Graft-Dislokation gemindert wird. Die gesetzten „Holes" sind jedoch, im Gegensatz zum CO_2-Laser, ausreichend blutnass. Bei Anwendung von CO_2-Lasern wird das Empfängerareal thermisch so stark geschädigt, dass die transplantierten Haare verzögert oder überhaupt nicht wachsen (Neidel, 2000; Podda et al., 2000). Die Nachteile der CO_2-Laser-Behandlung im Einzelnen (Neidel, 2000): Gefahr der Verbrennung durch zu hohe Energiedichte und zu flacher „Schusslinie", absolut trockene (blutfreie) Implantationskanäle (wg. Vaporisation), deshalb oft kein Haarwachstum bei Kanälen mit einem Durchmesser über 1 mm (d.h. CO_2-Laser allenfalls für Mikrografts geeignet).

Nur die aufwändig hergestellten Kleinsttransplantate (Durchmesser ca. 1 mm) gewährleisten ästhetisch befriedigende Ergebnisse. Insbesondere für den unmittelbaren Haaransatz sollten möglichst Einzelhaartransplantate eingesetzt werden. Jede Empfängerregion verlangt nach einer individuellen Lösung. So sind im Bartbereich feste Haare sinnvoll, während bei einer Korrektur bzw. Rekon-

struktion der Augenbrauen feine Spenderhaare ein unauffälligeres Bild gewährleisten (Halsner, 2000).
Sowohl die haartragenden Zylinder (bzw. die einzelnen Haare) wie auch die Transplantationskanäle sollten achsenparallel zur Haarwuchsrichtung der Empfängerregion gesetzt werden. Bei starker Hautatrophie des Empfängerareals wie auch im Bereich der Augenbrauen und Schläfen ist eine extrem flache Implantation erforderlich, um ein Überstehen der Transplantate zu verhindern (Nordström, 1979).
Etwa 3–4 Wochen nach der Transplantation tritt regelmäßig ein temporäres synchrones Effluvium aller Transplantate auf (traumatisch bedingtes vorzeitiges Eintreten der Follikel in die Telogenphase), und erst einige Wochen später kommt es zu einem kontinuierlichen regelmäßigen Haarwachstum.

2.2.12 Dermabrasion

Auch im Zeitalter der Laser hat die Dermabrasion eine Daseinsberechtigung. Die Indikationsstellung und die korrekte Durchführung erfordern viel Erfahrung und eine ruhige Hand.

2.2.12.1 Indikationen

Narben, Fremdkörpereinsprengungen, epidermale Nävi, Rhinophym. Bei einer Behandlung im Gesichtsbereich sind wie beim Lasern die ästhetischen Untereinheiten zu beachten.
Etwa 75% der Patienten mit Akne-Narben stufen ihren postoperativen Hautzustand als deutlich gebessert ein. Im Lidbereich ist eine Dermabrasion wegen der sehr dünnen Lidhaut äußerst gefährlich und somit kontraindiziert.

2.2.12.2 Technik

Wie bei einer Laserbehandlung ist präoperativ oft eine 4-wöchige externe Vorbehandlung mit 0,025–0,05% Vitamin-A-Säure sinnvoll, ebenso – v.a. bei perioralen Eingriffen – eine perioperative Herpes-Prophylaxe (2-mal 400 mg Aciclovir über 7 Tage). Der Eingriff erfolgt im Gesichtsbereich unter Leitungsanästhesie (Nn. supraorbitalis, supratrochlearis, ethmoidalis, temporofacialis, infraorbitalis, mentalis), Tumeszenz- oder Allgemeinanästhesie. Die Applikation eines Vereisungsmittels zur Stabilisierung der Hautoberfläche ist problematisch, weil es durch die kältebedingte Gefäßokklusion während der Dermabrasion zu einer Fehleinschätzung der erreichten Tiefe führt (zu tiefe Dermabrasion!). Die Fräse wird in einer geraden Linie senkrecht zur Drehrichtung in Richtung des Operateurs gezogen, um ein unkontrolliertes Abrutschen zu verhindern (Epker, 1996). Beim hochtourigen Schleifen sollte nicht über die papilläre Dermis hinweg dermabradiert werden. Der kombinierte Einsatz von mehreren Schleifköpfen mit unterschiedlich grober Körnung ist vorteilhaft: zu Beginn des Eingriffs gröbere Körnung (= höhere Abtragungsleistung), abschließend feingekörnter Schleifkörper (Müller et al., 1999).
Bei einer Dermabrasion im Gesicht sollte der Patient bis zu 48 Stunden mit hochgelagertem Oberkörper/Kopf ruhen bzw. schlafen. Der erste Verbandswechsel erfolgt etwa 24 Stunden postoperativ.
Postoperativ sollten über mindestens 6 Monate v.a. in der lichtreichen Jahreszeit täglich potente Lichtschutzpräparate angewandt werden.

2.2.12.3 Komplikationen

Frühkomplikationen sind selten (kleine lokale Entzündungen und Pustelbildung <3%).
Spätkomplikationen: Am häufigsten werden Hypopigmentierungen (ca. 15%, meist reversibel) beobachtet, seltener Hyperpigmentierungen (7%) und Milien (5%, meist reversibel unter externer Retinoidtherapie). Sehr selten (<1%) treten Narben auf, und zwar nur durch zu tiefes Schleifen bis zur Subkutis (Wörle et al., 1999).

2.2.13 Mukoide Dorsalzyste (MDZ)

Bei der MDZ handelt es sich aufgrund der fehlenden epithelialen Zystenwand um eine Pseudozyste mit gallertartig-mukoider Flüssigkeit. Die Pathogenese der MDZ wird kontrovers diskutiert. Sie entsteht wahrscheinlich durch Effusion von Synovialflüssigkeit im Rahmen eines degenerativen oder entzündlichen Gelenkprozesses mit Schädigung der Gelenkkapsel. Insbesondere scheinen Osteophyten durch eine chronische Traumatisierung der Gelenkkapsel die Entstehung einer MDZ zu begünstigen. In den meisten Fällen wurde eine Kommunikation zwischen Gelenk und Pseudozyste nachgewiesen. (De Berker und Lawrence, 2001). Zur Abschätzung der Zystenausdehnung und einer möglichen Verbindung zum Gelenk eignet sich die NMR-Technik (Schmoeckel et al., 2000). Alternativ kann bei entsprechender Erfahrung auch mit einer Methylenblau-Lösung (s.u.) gearbeitet werden.

Folgende **Therapieverfahren** stehen zur Verfügung:

Einfache Punktion: hohe Rezidivrate, möglicherweise erhöhte Infektionsgefahr.

Kryotherapie: Heilungsraten zwischen 56 und 86% (Böhler-Sommeregger et al., 1988).

Exzision (spindelförmige Querexzision) und Ausräumung bis zur Gelenkkapsel: Heilungsraten zwischen 88 und 100%. Früher wurden bei der chirurgischen Entfernung neben der eigentlichen Zystenexzision auch die Osteophyten in Gelenknähe entfernt und somit einer der möglichen kausalen Faktoren für eine Kapselschädigung beseitigt. Die Osteophytenresektion ist allerdings mit der Gefahr einer Gelenkversteifung oder eines Streckdefizits (bis zum „Schwanenhals", in ca. 25%!, Gingrass et al., 1995) verbunden.

Eine wenig traumatisierende und sehr erfolgreiche Operationsmethode wurde von De Berker und Lawrence (2001) vorgestellt: Durch Injektion von 0,1 ml Methylenblau in das der MDZ benachbarte Gelenk wird das Leck in der Gelenkkapsel sichtbar gemacht. Anschließend wird die Zyste teilweise umschnitten, tief subkutan präpariert und aufgeklappt. Die nun sichtbare Austrittsöffnung für den Farbstoff wird mit einem resorbierbaren Faden (5/0) ligiert (ggf. in Kombination mit Elektrodesikkation). Anschließend wird der kleine Hautlappen zurückverlagert und mittels Fäden fixiert. In der Regel kommt es zu einer Involution der MDZ innerhalb von 4–6 Wochen.

2.2.14 Behandlung von Venenkrankheiten einschließlich des Ulcus cruris venosum

2.2.14.1 Komplikationen der primären Varikose

Eine ausgeprägte primäre Varikose ist wegen der relativ häufigen Komplikationen (s. nachfolgend) keineswegs ein harmloses, größtenteils kosmetisches Krankheitsbild. Eine wichtige Komplikation der primären Varikose ist die oberflächliche Varikothrombose mit sekundärer Entzündung (**Thrombophlebitis superficialis**). Die Häufigkeit der Varikophlebitis wird mit 30–44% bei schwerer und 11–20% bei leichter Varikose angegeben (Leu et al., 1996). Dabei reicht die Thrombusausdehnung häufig viel weiter, als das klinische Bild vermuten lässt (Blättler und Frick, 1993; Leu, 1994; Guex, 1996; Rabe, 1998). Normalerweise heilt die Thrombophlebitis superficialis weitgehend komplikationslos aus. Einige Untersuchungen haben jedoch bei gut einem Drittel (23–44%) der Patienten eine **Beteiligung der tiefen Venen** nachgewiesen (Blättler und Frick, 1993; Jorgensen et al., 1993). Der Thrombus kann bis in den Krossenbereich hinein aszendieren und über die Krosse der Vena saphena magna und/oder parva sowie über insuffiziente Perforansvenen in das tiefe Venensystem einwachsen. Ferner können autochthone Thromben in den Muskel- und Leitvenen des Unterschenkels ohne Kontinuität zur Varikophlebitis auftreten. Die tiefen Beinvenenthrombosen fanden sich überwiegend im Bereich der Unterschenkelvenen oder im Bereich der Vena poplitea und verliefen in der Regel klinisch stumm. Die Häufigkeit von **Lungenembolien** im Rahmen einer Thrombophlebitis superficialis wird in neueren Studien mit mindestens 4% angegeben, wobei sie in der Regel klinisch stumm verlaufen (Partsch und Mostbeck, 1979; Lutter et al., 1991; Rabe, 1998; Blättler et al., 2000).

Die empfohlene Therapie reicht von lokalen Maßnahmen wie Stichinzision und Thrombosexpression, Kompressionsverbänden und heparinhaltigen Topika bis zu Heparin- und oraler Antikoagulantientherapie (Rabe, 1998; Blättler et al., 2000). Bettruhe ist nachteilig! (Gefahr des appositionellen Thrombuswachstums bis ins tiefe Venensystem). Deshalb: Mobilisation! Bei rezidivierenden Phlebitiden und vorbestehender Varikosis empfiehlt sich eine baldige operative Sanierung der insuffizienten Venenabschnitte. Eine weitere mögliche Komplikation der Varikose ist die **Varizenblutung** (spontan oder nach Bagatelltraumen).

Die klinische Entwicklung einer Stammvarikosis ist zwar im Einzelfall nicht vorhersehbar, aber durch zunehmende Volumenbelastung besteht die Gefahr einer **sekundären Leitveneninsuffizienz** und als Spätfolge eines Ulcus cruris venosum auf dem Boden einer Dermatolipo(faszien)sklerose als Endstadium einer chronischen venösen Insuffizienz.

2.2.14.2 Therapie der primären Varikose

In Anbetracht der o.g. Fakten erscheint es sinnvoll, ganz abgesehen vom kosmetischen Aspekt, den Circulus vitiosus frühzeitig zu unterbrechen. **Die operative Behandlung ist die Therapie der ersten Wahl** und besteht in der Ausschaltung insuffizienter Abschnitte des epifaszialen Venensystems und deren Verbindung zum tiefen Venensystem durch Krossektomie und Resektion bzw. Unterbrechung insuffizienter Vv. perforantes. Bei Vorliegen trophischer Störungen (Dermatosklerose und Dermatoliposklerose) mit und ohne Ulcus cruris sind faszienchirurgische Eingriffe bzw. die tiefe tangentiale Ulkusabtragung indiziert. Ziel der Behandlung ist eine deutliche Besserung der venösen Hämodynamik. Voraussetzung ist eine sorgfältige präoperative Diagnostik. **CAVE: Sekundäre Varizen im Rahmen des postthrombotischen Syndroms.** Hier ist nur dann eine Operationsindikation gegeben, wenn die Kollateralfunktion nicht aufgehoben wird und somit eine Verschlechterung der Hämodynamik ausgeschlossen ist. Dies muss präoperativ eindeutig abgeklärt werden.

Operationstechnische Probleme sind vor allem bei fortgeschrittenen Krankheitsbildern in Kombination mit ausgeprägter Adipositas sowie bei trophischen Störungen zu erwarten.

Präoperative Diagnostik: Das oberflächliche und tiefe Venensystem, aber auch der arterielle Status (!) müssen suffizient untersucht werden. Geeignet sind die Duplexsonographie und die aszendierende Pressphlebographie, letztere vor allem bei Rezidivvarikosis und Verdacht auf anatomische Varianten (relativ häufig) (Hach und Hach-Wunderle, 1994). Plethysmographische Verfahren sind schnell durchführbar und eignen sich gut zur Beurteilung der Hämodynamik und vor allem zur Erfolgs- und Verlaufskontrolle. Für besondere Fragestellungen bei fortgeschrittenen CVI können gegebenenfalls Magnetresonanztomographie und Computertomographie eingesetzt werden. Beim Vorliegen livider, schlaff-atrophischer Hautareale am Unterschenkel muss differentialdiagnostisch eine Acrodermatitis chronica atrophicans im Rahmen einer Borrelieninfektion ausgeschlossen werden.

Ein operativer Eingriff im Rahmen einer primären Varikose der Vv. saphena magna/ parva kann aus bis zu vier Komponenten bestehen: der Krossektomie, der Stammvenenresektion („Stripping"), der Exhairese von Seitenästen und der Dissektion der Perforansvenen.

Die Eingriffe können in Vollnarkose, Spinalanästhesie, aber auch in unterschiedlichen Ausführungen der Lokalanästhesie (reine Infiltrationsanästhesie, Tumeszenzanästhesie, gegebenenfalls Kombination mit Femoralisplexusanästhesie) durchgeführt werden. Eine präoperative Abheilung von bestehenden Ulzera wird nicht mehr gefordert. Im Normalfall bietet die **Tumeszenzanästhesie** die größten Vorteile. Sie ist einfach zu applizieren, die postoperativen Schmerzen sind sehr gering und die Patienten können sofort mobilisiert werden (geringes Thrombose- und Embolierisiko). Intraoperativ besonders angenehm ist die geringe Blutungsneigung und die mühelose Präparation der Krossenregion aufgrund der Hydrodissektion (Selzle et al., 2001). In der Regel reichen etwa 500 ml Tumeszenzlösung pro Unterschenkel aus. Bei einer fortgeschrittenen Dermatoliposklerose im Unterschenkelbereich müssen oft größere Mengen Lokalanästhetika appliziert werden (schlechte, z.T. unvollständige Gewebspenetration). Außerdem ist meist eine ausreichende präoperative Analgesie (z.B. Tramadol, Buprenorphin, Piritramid) sowie eine Sedierung (z.B. Midazolam) erforderlich.

Krossektomie: Dies ist der wesentliche Teil der Varizenoperation. Hierbei wird die saphenofemorale bzw. saphenopopliteale Verbindung unterbrochen und das Mündungssegment der epifaszialen Vene (Vena saphena magna bzw. parva) einschließlich aller Seitenäste abgetragen. Zur Verminderung von Rezidiven wird die möglichst mündungsnahe Ligatur der Stammvene angestrebt („im Niveau"). Stammvenenäste, die separat in die tiefe Leitvene einmünden, müssen abgetragen werden. Im Rahmen der Parva-Krossektomie wird eine Ligatur der Gastroknemiusvenen empfohlen, wobei die Wertigkeit dieser Unterbindung von Muskelvenen noch diskutiert wird. Die korrekte Durchführung einer Krossektomie erfordert einige Erfahrung. Leider werden die operationstechnischen Ansprüche des Eingriffs oft unterschätzt. Niedrige Komplikationsraten setzen eine große operative Erfahrung voraus (Hofer, 2001). Gefäßklemmen sollten für einen möglichen Notfall stets bereitgehalten werden.

Stammvenenresektion: Je nach Lage des distalen Insuffizienzpunktes erfolgt die Resektion komplett oder partiell. Gesunde Venensegmente werden nach Möglichkeit belassen. Bei einer inkompletten Stammvarikose (proximaler Insuffizienzpunkt: Dodd-Perforansvene) wird eine Segmentresektion des insuffizienten Abschnittes als ausreichend angesehen. Bei einer Magna-Varikose Grad III und IV nach Hach wird im allgemeinen auf die Resektion der distalen Venenabschnitte unterhalb des Kniegelenks verzichtet, um die Gefahr von Sensibilitätsstörungen zu senken. Deshalb erfolgt die Resektion im Stripping-Verfahren zwangsläufig von proximal (Leiste) nach distal, wobei verschiedene Operationstechniken (Invagination, Pin-Stripping, endoluminales Kryo-Stripping) angewandt werden. Neben der geringeren Inzidenz von Sensibilitätsstörungen wird bei dieser Art des Strippings eine Fehlplatzierung der Sonde im tiefen Venensystem weitgehend vermieden. Das

Invaginations-Stripping erfordert eine besondere Sicherung des Stripperkopfes mit einem kleinen zweiten Sondenkopf („Delphin" bzw. „Torpedo"), um im Falle des Abreißens der gestrippten Vene (v.a. am Unterschenkel) den Venenrest rasch zu finden. Bei einem zu ungestümen Strippen droht eine Mitentfernung von subkutanem Fettgewebe, was nachfolgend zu sichtbaren Vertiefungen der Hautoberfläche führt. Das Pin-Stripping (Oesch, 1996) und das Kryo-Stripping (Breuninger, 2000) eignen sich zur raschen Entfernung geradliniger ektatischer Venenabschnitte. Beim Kryo-Stripping im Unterschenkelbereich sollte wegen der Gefahr einer kältebedingten Knochennekrose auf einen ausreichenden Sicherheitsabstand zur Tibia geachtet werden.

Exhairese von Seitenästen (Phlebektomie): Die Seitenastexhairese wird über kleinstmögliche (bis 0,5 cm lange Hautinzisionen mittels feiner Klemmen oder hierfür speziell entwickelter Instrumente (z.B. Phlebextraktor nach Varady) vorgenommen. Im Einzelfall kann dies mit einer (nachfolgenden) Sklerosierungstherapie feiner Seitenastabschnitte kombiniert werden.

Ausschaltung insuffizienter Vv. perforantes: Die Dissektion kann über kleine Hautinzisionen oder endoskopisch erfolgen. Eine unnötige Traumatisation trophisch geschädigter Hautareale muss vermieden werden (Wundheilungsstörungen!). Bei solitären insuffizienten Perforansvenen und klinisch unauffälligen Hautarealen erfolgt eine selektive Dissektion über eine kleine lokale Hautinzision. Sind in einem Areal mehrere insuffiziente Perforansvenen vorhanden und liegt zudem eine deutliche trophische Hautveränderung vor, so ist die endoskopische subfasziale Perforanzdissektion indiziert. Der Eingriff wird in Blutleere unter direkter Sicht oder Videoassistenz durchgeführt (Fischer und Sattler, 1994).

2.2.14.3 Komplikationen

Diese können unterteilt werden in solche, die durch den operativen Eingriff direkt entstehen (Verletzungen von Nerven und Gefäßen, Hämatome, Serome, Wundinfektionen) auf Störungen der Gerinnung beruhen (Thrombosen, Embolien) oder auf die Art der Anästhesie (Intubationsnarkose, Spinal- bzw. Lokalanästhesie) zurückzuführen sind.

Bei sachgerechter Durchführung und Fehlen von Risikofaktoren treten selbst bei größeren Eingriffen am episfaszialen Venensystem selten **Major-Komplikationen** auf (meist unter 0,5%). Als Major-Komplikationen werden Lungenembolie, tiefe Beinvenenthrombose, Verletzungen des tiefen Venensystems, Arterienverletzungen (A. femoralis bzw. poplitea), Nervenverletzungen (N. saphenus bzw. suralis) und Sepsis eingestuft. Allerdings ist ein wirklich zufriedenstellender Vergleich der bisher vorliegenden, meist retrospektiv erhobenen Daten nicht möglich. Häufig wurden hierbei z.B. Komplikationen unterschiedlicher Ausprägung einheitlich bewertet oder zum Ausschluss einer postoperativen tiefen Beinvenenthrombose lediglich eine klinische Inspektion vorgenommen (Frings et al., 2001; Hofer, 2001, 2002).

In einer Untersuchung von Hofer (2002) trat bei 9 von 651 (1,38%) Venenpatienten postoperativ eine Mehretagen-**Thrombose** bzw. eine **Lungenembolie** auf. Bei 5 dieser 9 Patienten wurde im Nachhinein eine hereditäre Thrombophilie nachgewiesen (4 × APC-Resistenz, 1 × Protein-C-Mangel). In einem Fall wurde die hormonelle Kontrazeption mit einem Präparat der 3. Generation perioperativ nicht unterbrochen. Kontrazeptiva der 3. Generation sollen gegenüber denen der 2. Generation ein 2–3fach erhöhtes Thrombembolierisiko haben (Weiss, 1999; Rosing et al., 2001). Operative Eingriffe an Varizen sind nach neuesten Einschätzungen unabhängig vom Alter des Patienten oder der Größe des Eingriffs generell mit einem relativ hohen Thrombembolie-Risiko verbunden (Hofer, 2002). Deshalb wird für alle Patienten postoperativ neben einer adäquaten Kompressionstherapie (Oberschenkelkompressionsstrümpfe der Kompressionsklasse II über 4 Wochen) auch eine medikamentöse hochdosierte Thrombembolieprophylaxe über 10 Tage empfohlen (Partsch und Blättler, 2000; Hofer, 2002).

Verletzungen der **V. femoralis** können meist folgenlos behandelt werden. Bei Verletzungen der **V. poplitea** entwickelt sich fast immer ein postthrombotisches Syndrom.

Als schlimmste Form einer Major-**Arterienverletzung** wurde eine Totalextraktion der A. tibialis posterior bis zur A. femoralis beobachtet, die letztlich eine Gliedmaßenamputation erforderlich machen kann.

Tiefe Wundinfektionen sind ausgesprochen selten (<0,5%). Eine postoperative nekrotisierende Fasziitis wurde extrem selten beobachtet. Das Auftreten von Wundinfektionen lässt sich durch eine perioperative Antibiotikaprophylaxe (z.B. Einmalgabe eines oralen Ciclosporins, s. Kap. 1) deutlich reduzieren (Frings et al., 2002).

Major-Verletzungen am Nervensystem treten bei Magna-Operationen praktisch nicht auf, bei Parva-Operationen sind sie sehr selten (z.B. distale N. ischiadicus-Parese).

Bei Varizen-Patienten mit einer chronischen venösen Insuffizienz Grad II oder III sind fast alle Arten von Komplikationen deutlich erhöht (Hofer, 2001).

Die **Letalität** im Rahmen operativer Veneneingriffe wird mit 0% angegeben. Systematische Untersuchungen zu diesem Thema sind allerdings nicht bekannt (Frings et al., 2002).

Minor-Komplikationen wie Serome, Hämatome, Lymphzysten, Wundheilungsstörungen und Erysipele treten ebenfalls selten auf (im Durchschnitt <0,5%, Hofer, 2002). Oberflächliche Wundinfektionen (v.a. Leistenregion) bilden mit etwa 1% die häufigste Komplikation (Frings et al., 2002).

2.2.14.4 Absolute Kontraindikationen für operative Veneneingriffe

Als solche werden angesehen:

- Venenabschnitte mit hämodynamisch relevanter Kollateralfunktion beim postthrombotischen Syndrom
- Suffiziente Stammvenensegmente (Ersatzmaterial für koronare oder periphere Gefäßrekonstruktionen
- Höhergradige arterielle Verschlusskrankheit (ab Grad IIb)
- Akute Phlebothrombose

2.2.14.5 Rezidivvarikose und Pseudorezidive

Echte Varizenrezidive treten nur als Rekanalisation nach Verödungen oder Ligaturen auf. Bei allen anderen neu aufgetretenen oder fortbestehenden Varizen im Gebiet einer bereits erfolgten Strippingoperation handelt es sich um ein saphenofemorales Leistenrezidiv (Salzmann, 1993; Kluess et al., 1996). Als Ursache für ein Pseudorezidiv wird am häufigsten ein zu langer Saphenastumpf infolge unvollständiger Krossektomie (Belassen von Seitenästen!) gefunden. Das Auftreten eines Pseudorezidivs wird umso wahrscheinlicher, je weiter distal von der Krossenmündung die Ligatur der Krosse erfolgt und je weniger sorgfältig die Seitenäste im Krossenbereich saniert werden (Kluess et al., 1996). An zweiter Stelle sind Varizenrezidive auf der Basis einer Neovaskularisation (Mumme et al., 2002). Typisch für die Neovaskularisation ist die Bildung dünnwandiger, geschlängelter klappenloser Venen mit Anschluss an epifasziale Seitenäste oder an den verbliebenen Saphenastumpf. Die neu gebildeten Gefäße sind meist von narbigen Verwachsungen umgeben, die bei einer Reoperation die Präparation deutlich erschweren können. Für das Auftreten von Neovaskulaten nach korrekt durchgeführter Krossektomie sind keine eindeutig begünstigenden Faktoren bekannt. Es muss vielmehr als ein schicksalhaftes Ereignis eingestuft werden.

Eine postoperativ nachweisbare V. saphena magna/parva kann auch Folge einer anatomischen Variante (Doppelung oder Mehrfachteilung, mit Pudendalvarize, Perforansvene oder Seitenast) sein. Weitere Ursachen sind ein diffuses Venenbeet mit Reflux in Oberschenkelvarizen sowie separat in die Femoralvene einmündende Äste.

Präoperativ ist eine genaue Diagnostik zwingend erforderlich (farbkodierte Duplexsonographie und Pressphlebographie). Bei Vorliegen eines langen Venenstumpfes wird die Krossektomie wiederholt und der Stumpf mündungsnah abgetragen. Der Zugang erfolgt meist etwas proximal des ersten Eingriffes. Das Operationsrisiko bzw. die Komplikationsrate bei Rezidiv- bzw. Revisionseingriffen v.a. im Leisten- und Kniekehlenbereich ist meist deutlich erhöht (v.a. Hämatome und Abszesse, Hofer, 2001), sodass erfahrene Operateure damit betraut werden sollten. Gegebenenfalls kann eine Sklerotherapie in Betracht gezogen werden (Blättler et al., 2000).

2.2.14.6 Komplikationsprophylaxe im Rahmen operativer Veneneingriffe

Die Beachtung nachfolgender Empfehlungen hilft, die Komplikationsrate auf ein schicksalhaftes Minimum zu reduzieren (Hofer, 2001, 2002; Frings et al., 2002):

- Die meisten Patienten in der Varizenchirurgie sind älter als 40 Jahre, sodass stets mit allgemeinmedizinischen Problemen (z.B. hypertone Krise, Herzinfarkt, Diabetes mellitus) gerechnet werden muss.
- Bei multimorbiden Patienten mit schweren Allgemeinerkrankungen sind operative Eingriffe auf das funktionell Notwendige (Krossektomie, Stripping, ggf. Dissektion ausgewählter Perforansvenen) zu beschränken. Eine zeitaufwändige, ästhetisch anspruchsvolle Sanierung des Varizenleidens ist oft nicht sinnvoll.
- Bei ausgeprägter Varikosis immer nur ein Bein während eines stationären Aufenthaltes sanieren (Gefahr einer verzögerten Thromboembolie bei unzureichender Prophylaxe).
- Eine kurze Operationszeit ist eine wesentliche thromboseprophylaktische Maßnahme.
- Operative Eingriffe an der V. saphena parva bzw. in der Kniekehle scheinen gegenüber solchen an der V. saphena magna mit einem höheren Thromboembolierisiko behaftet zu sein (Hofer, 2001).

- Das **poststationäre** Thromboembolierisiko ist höher als das intrastationäre (kurze Liegezeiten!). Deshalb sollten Patienten nach der Entlassung engmaschig über 3 Monate beobachtet werden.
- Eine postoperative Kompressionstherapie (Oberschenkelkompressionsstrümpfe der Kompressionsklasse II) gilt derzeit als Standard-Thromboembolieprophylaxe (Dauer: i.d.R. 4 Wochen) in Verbindung mit einer
- konsequenten frühzeitigen postoperativen Mobilisation. Poststationär müssen intensive Bewegungsübungen über mindestens 4 Wochen nachdrücklich empfohlen werden, da die meisten Patienten auch in häuslicher Umgebung unter Bewegungsmangel leiden.
- Medikamentöse Thromboembolieprophylaxe (s. Kap. 2.2.15).
- Bei postoperativen Thrombophlebitiden sollte erneut kurzfristig niedermolekulares Heparin zur Prophylaxe appliziert werden.
- Lang dauernde Reisen sollten erst etwa 8 Wochen nach der Operation unternommen werden.
- Bei einer bereits thrombosierten V. saphena magna/parva kann der Einsatz einer Strippersonde thrombotisches Material in das tiefe Venensystem befördern und eine Lungenembolie auslösen. Deshalb ist in einem solchen Fall auf ein Stripping zu verzichten und stattdessen die insuffiziente Stammvene über multiple Exzisionen zu extrahieren.
- Verletzungen des tiefen Venensystems (V. femoralis/poplitea) ereignen sich häufig bei der Ligatur von Seitenästen im Rahmen einer Krossektomie. Die epifaszialen Stammvenen dürfen im Krossenbereich erst dann durchtrennt werden, wenn die tiefe Leitvene eindeutig identifiziert worden ist. Bei sehr unübersichtlichen anatomischen Verhältnissen (z.B. bei Revisionseingriffen) sollte auf eine Ligatur der Seitenäste oder gar auf eine Krossenabtragung im Niveau verzichtet werden.
- Eine schwere Wundinfektion lässt sich am besten durch eine rigorose Asepsis, zügiges atraumatisches Operieren sowie eine perioperative Antibiotikaprophylaxe vermeiden (s. Kap. 2.2.1).

2.2.14.7 Operative Therapie des Ulcus cruris venosum

Ein Ulcus cruris venosum ist definiert als ein Substanzdefekt von Epidermis, Dermis und Subkutis als Folge einer trophischen Störung im Endstadium der CVI (ab dem Stadium der Dermatoliposklerose) auf dem Boden einer jahrelangen ambulatorischen venösen Hypertonie im Bereich der Unterschenkel. Die Sklerose manifestiert sich zunächst in der oberen und anschließend in der tiefen Dermis und erfasst nachfolgend das subkutane Fettgewebe und schließlich die Fascia cruris. Als Folge einer länger bestehenden Dermatolipofasziensklerose entsteht schließlich das Vollbild des arthrogenen Stauungssyndroms.

Bevor Ulzera als „therapieresistent" eingestuft werden, sollte eine physiologische Wundheilung über längere Zeit gewährleistet worden sein. Dazu gehört die vollständige Abtragung von Nekrosen sowie die Beseitigung klinisch manifester Wundinfektionen, insbesondere durch Pseudomonas aeruginosa, Proteus mirabilis sowie einen Methicillin-resistenten Staphylococcus aureus (MRSA).

- **Ein Ulcus cruris, das unter optimaler Therapie innerhalb von 3 Monaten keine Heilungstendenz zeigt bzw. nicht innerhalb von 12 Monaten abheilt, gilt als therapieresistent.**
- **Therapieresistente und morphologisch ungewöhnliche Ulzera müssen histologisch untersucht werden (u.a. Malignom-Verdacht (!), Pyoderma gangraenosum).**

Die Diagnose beinhaltet neben der genauen Abklärung des venösen und arteriellen Status (arteriell bedingte Ulzerationen: 4–30%, gemischt arterio-venöse Ulzerationen: ca. 10%) eine Abklärung möglicher Typ-IV-Kontaktsensibilisierungen. Letzteres hat eine außerordentlich große praktische Bedeutung sowohl in der konservativen wie auch in der prä- und postoperativen Ulkusbehandlung, da bis zu 80% der Ulkuspatienten gegen Bestandteile der zuvor lokal angewandten Substanzen sensibilisiert sind. Präoperativ sollten Nekrosen und fibrinöse Beläge mechanisch (gegebenenfalls in perkutaner Lokalanästhesie mit Lidocain-Prilocain-Cremes) oder mittels **„Biochirurgie"** (sterile Fliegenlarven der Gattung Lucilia sericata (Fleischmann et al., 1998; Bonn, 2000; Dissemond et al., 2002) entfernt und die oberflächliche Wundkontamination mit adäquaten lokalen Antiseptika (z.B. verdünnte Jod-PVP-Lösung) reduziert werden (s.o.). Voraussetzung für den Einsatz von Fliegenlarven ist das Vorhandensein von Nekrosen, da diese von den Larven selektiv (!) als Nahrungsquelle genutzt werden. Gesundes Gewebe wird von den Verdauungssekreten der Gattung L. sericata nicht angegriffen! Darüber hinaus besitzen die Larvensekrete antimikrobielle Eigenschaften (insbesondere auch gegen MRSA-Stämme sowie andere grampositive

Bakterien) und stimulieren die Wundgranulation sowie die Epithelisierung. Im Rahmen der Nekrosenabtragung kann es gelegentlich zu einer Blutung kleinerer freigelegter Gefäße kommen. Deshalb muss der Verband täglich mehrfach inspiziert werden. In Deutschland haben die gezüchteten Lucilia-sericata-Maden den Status eines Arzneimittels.

Bei einem ausgeprägten Phlebödem hat sich die kurzzeitige präoperative Gabe von Diuretika und vor allem die apparative intermittierende Kompression (Begleiterkrankungen beachten!, Wienert et al., 2000) bewährt.

Die operative Therapie des Ulcus cruris venosum sollte neben der Ulkusdeckung nach Möglichkeit die Ausschaltung klappeninsuffizienter epifaszialer (Vv. saphena magna/parva) und transfaszialer (Krossen, Perforansvenen) Venenabschnitte beinhalten.

Chirurgische **Eingriffe an der Fascia cruris** (Fasziotomie, Faszienteilresektion, Fasziektomie) werden seit neuestem wieder kontrovers diskutiert (Schmeller und Gaber, 2001). Die paratibiale Fasziotomie (PFT) wurde ja immer mit einer mehr oder weniger radikalen Dissektion der Perforansvenen kombiniert, wobei lediglich umschriebene, medial gelegene Ulzerationen zur Abheilung gebracht werden konnten. Bei großflächigen oder gar zirkulären Ulzerationen wurde die krurale Faszien-(Teil)Resektion empfohlen, während **lateral gelegene Ulzerationen** mittels PFT nicht therapierbar sind. Hier wird die laterale Muskeltranspositionsplastik mit anschließender Spalthautdeckung empfohlen (Hach und Hach-Wunderle, 1994). **Bei Ulzera nicht-venöser Genese ist die PFT kontraindiziert!** Aufgrund der möglichen postoperativen Entwicklung einer tiefen Weichteilinfektion in Form einer Phlegmone oder (extrem selten) einer nekrotisierenden Fasziitis ist nachdrücklich eine perioperative Antibiotikaprophylaxe zu empfehlen.

Bei der **tiefen tangentialen Ulkus-Abtragung („Shave-Therapie"**, Schmeller und Gaber, 2000, 2001) wird nach Möglichkeit das gesamte indurierte, d.h. trophisch gestörte Gewebe schichtweise mittels Hand- oder Elektrodermatom abgetragen, bis in tiefen Schichten, (d.h. in Fasziennähe) besser durchblutetes und palpatorisch deutlich weicheres Gewebe erscheint (Abb. 13a–c). Auf eine Blutleere sollte in der Regel verzichtet werden, weil dadurch die Durchblutung der einzelnen Schichten besser beurteilt werden kann, ohne dass größere Blutverluste entstehen. Die frischen Defekte werden in gleicher Sitzung mit Spalthaut von 0,3 bis 0,5 mm Dicke gedeckt. Die Spalthaut sollte unbedingt gegittert („gemesht") oder geschlitzt werden, um eine angemessene Wunddrainage zu gewährleisten. Bei der Herstellung von Gittertransplantaten („mesh grafts") wird in der Regel ein Mesh-Verhältnis von 1:1,5 gewählt, bei größeren Defekten auch 1:3.

Grundsätzlich bleibt festzuhalten, dass die alleinige Ulkus-Deckung – egal mit welcher Methode – nur eine symptomatische Therapie darstellt. Entscheidend ist die Einbettung in ein Therapiekonzept, welches den pathogenetischen Faktoren kausal entgegenwirkt (Venensanierung, Kompressionstherapie). Insbesondere die Kompressionstherapie ist ein integraler Bestandteil der postoperativen Behandlung und verhindert bei konsequenter und suffizienter Anwendung zuverlässig ein baldiges Ulkus-Rezidiv.

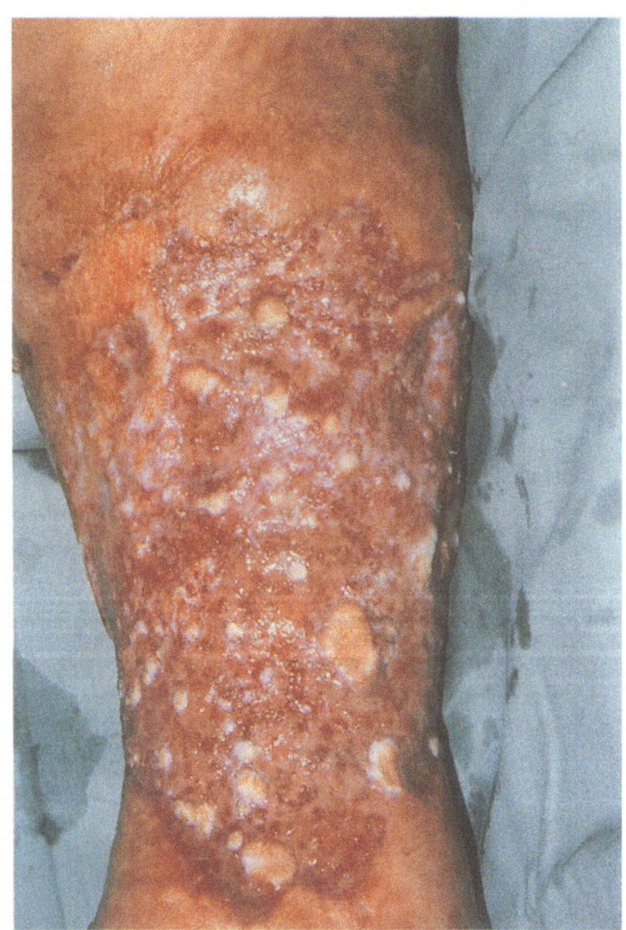

Abb. 13a. Shave-Exzision eines Ulcus cruris venosum und Deckung mit gemeshter Spalthaut: Gamaschenulkus mit wuchernden Granulationen und Fibrinbelägen

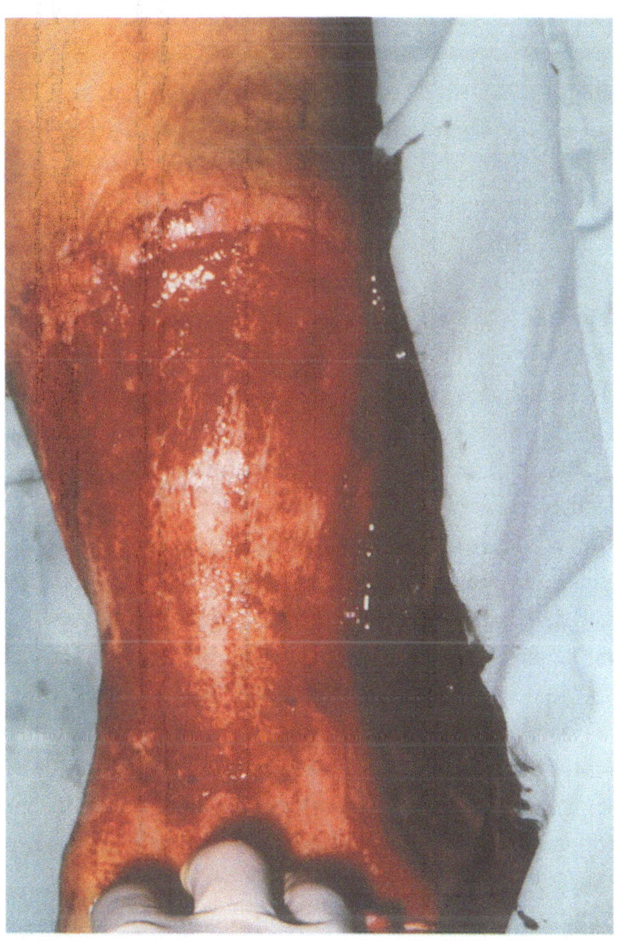

Abb. 13b. Shave-Exzision eines Ulcus cruris venosum und Deckung mit gemeshter Spalthaut: Tiefe „Shave"-Exzision des Granulationsmantels und der fibrotisch verdickten Fascia cruris zur Schaffung eines neuen, relativ keimarmen und exzellent durchbluteten Wundbetts

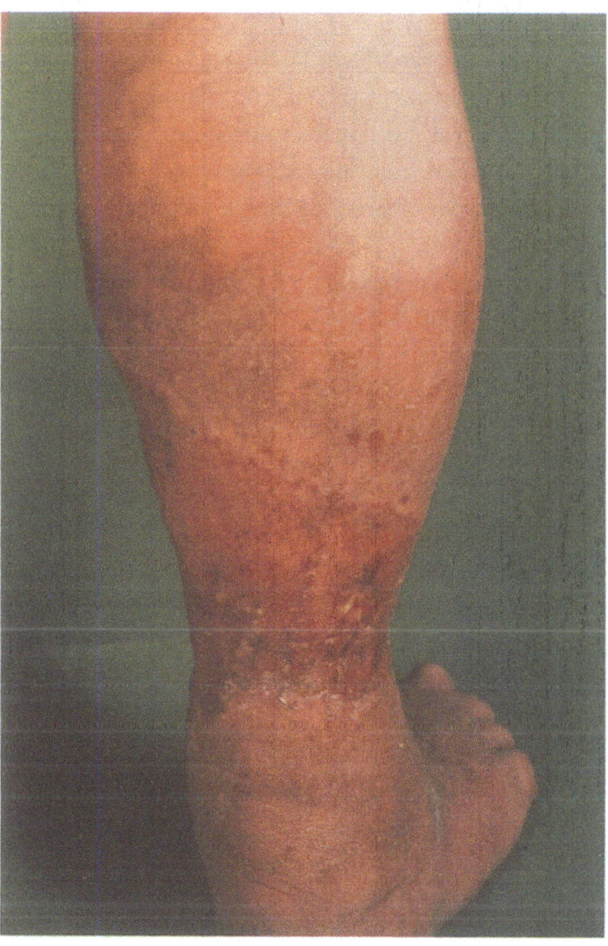

Abb. 13c. Shave-Exzision eines Ulcus cruris venosum und Deckung mit gemeshter Spalthaut: Zustand 2 Monate nach Spalthauttransplantation

2.2.15 Thromboembolieprophylaxe

Kontrollierte Studien zum Thromboembolie (TE)-Risiko bei dermatologischen Operationen liegen nicht vor. Die Risikoeinstufung erfolgt einerseits nach dem Umfang des jeweiligen Eingriffs, andererseits nach den individuellen internistischen Risikofaktoren (Partsch und Blättler, 2000; Rompel et al., 2002).

2.2.15.1 TE-Risiko

Zu den **allgemein-internistischen Risikofaktoren** zählen insbesondere:

Hereditäre und erworbene Thrombophilien, Polyzythämie, Thrombozytose, bereits durchgemachte TE, Malignome, Leberzirrhose, Koronarerkrankungen, Herzrhythmusstörungen, Apoplex, nephrotisches Syndrom, Immobilisierung, Hypovolämie/Dehydratation, Adipositas, Östrogen- und Gestagentherapie, ausgeprägte Varikosis, paroxysmale nächtliche Hämoglobinurie, thrombotisch-thrombozytopenische Purpura.

Im höheren Lebensalter (>60 J.) steigt die Inzidenz der Phlebothrombose dramatisch an. Bei etwa der Hälfte aller Patienten mit einer venösen Thrombose lässt sich eine Thrombophilie nachweisen. An das Vorliegen einer hereditären Thrombophilie (APC-Resistenz (= Faktor-V-Leiden-Mutation), Protein C- bzw. S-Mangel, Prothrombinmutation) sollte insbesondere gedacht werden, wenn sich eine TE vor dem 45. Lebensjahr manifestiert, außerdem wenn es sich um spontane, besonders ausgeprägte oder rezidivierende Ereignisse handelt, eine atypische Lokalisation vorliegt, weibliche Patienten über rezidivierende Aborte berichten und in der Familienanamnese thrombotische Ereignisse beschrieben werden (Willeke et al., 2002).

- **Eingriffe mit niedrigem TE-Risiko:** kleine und mittlere Eingriffe, Operationszeit bis etwa 1 Stunde.
- **Eingriffe mit mittlerem TE-Risiko:** mittlere Eingriffe bei Patienten mit allgemein-internistischen Risikofaktoren sowie große Eingriffe, Operationszeit >1 Stunde.
- **Eingriffe mit hohem TE-Risiko:** große Eingriffe (Operationszeit >1 h) und allgemeine Risikofaktoren.

Zu den großen Eingriffen (Op-Zeit >1 h) gehören u.a. ausgedehnte Lappenplastiken, Krossektomie und komplette Varizenexhairese, Shave-Exzision und Deckung großflächiger Ulzera, regionale Lymphknotendissektionen. Eine Intubationsnarkose weist im Vergleich der Anästhesieverfahren das höchste TE-Risiko auf, gefolgt von Spinal- und Leitungsanästhesie. Die lokale Infiltrationsanästhesie hat das niedrigste TE-Risiko (Wulf, 1995; Partsch und Blättler, 2000).

2.2.15.2 TE-Prophylaxe

Die TE-Prophylaxe setzt sich aus zwei Komponenten zusammen: physikalische Maßnahmen sowie die medikamentöse Prophylaxe mit Heparin-Derivaten.

Physikalische Maßnahmen bilden die Basis der TE-Prophylaxe und haben eine Beschleunigung der venösen Blutfließgeschwindigkeit sowie eine Reduktion der venösen Blutmenge in den Unterschenkeln zum Ziel. Dazu gehören Thromboseprophylaxestrümpfe, Kompressionsstrümpfe bzw. -verbände, Hochlagern der Unterschenkel sowie eine konsequente postoperative Frühmobilisation. Als sichere Mobilisation wird eine körperliche Aktivität über täglich mindestens 6 h angesehen (Rompel et al., 2002).

Medikamentöse TE-Prophylaxe: Niedermolekulare Heparine (NMH) weisen im Vergleich zu unfraktionierten Heparinen ein deutlich geringeres Risiko schwerer Blutungen (<1% vs. 4–10%) bei gleicher antithrombotischer Wirksamkeit auf. Die beim Standardheparin gefürchtete Induktion von Thrombozytopenien (heparininduzierte Thrombozytopenie (HIT)) wird bei NMH seltener beobachtet (<1% vs. 2–10%). Die derzeit verfügbaren NMH sind jedoch in ihrer Aktivität nicht uneingeschränkt miteinander vergleichbar, sodass die Dosierung nach den Richtlinien der Hersteller vorgenommen werden muss. NMH sind schlechter antagonisierbar als Standardheparin (Protamin). Die absoluten Kontraindikationen für eine Heparin-Gabe sind streng zu beachten. Vor jeder Antikoagulation ist die Bestimmung von aPTT sowie INR/Quick obligat. Die Thrombozyten werden vor, am 1. und 5. Tag sowie am Ende der Therapie kontrolliert (Partsch und Blättler, 2000; Rompel et al., 2002). Bei Patienten mit durchgemachter HIT können Heparinoide (Danaproid) bzw. Hirudin (Desirudin; Applikation nur bei zusätzlicher Kontraindikation für Heparinoid) eingesetzt werden.

Vitamin-K-Antagonisten (v.a. Phenprocoumon) sind im Rahmen der TE-Prophylaxe wegen der erhöhten intra- und postoperativen Blutungsgefahr nicht indiziert.

Die gleichzeitige Gabe von nichtsteroidalen Antirheumatika mit plättchenaggregationshemmender Wirkung stellt eine relative Kontraindikation dar.

Die perioperative medikamentöse TE-Prophylaxe ist bei Eingriffen mit mittlerem und hohem TE-Risiko indiziert und beginnt je nach Risikoprofil 2–12 h präoperativ. Bei mittlerem TE-Risiko reicht die tägliche Einmalgabe von 2000–3000 Anti-FXa-Einheiten NMH. Bei hohem TE Risiko werden einmal täglich 4000–5000 Anti-Fxa-Einheiten NMH verabreicht. Bei mittlerem und hohem TE-Risiko wird die TE-Prophylaxe postoperativ über etwa 10 Tage fortgesetzt. Bei einem niedrigen TE-Risiko reichen postoperativ physikalische Maßnahmen aus.

Sonderfall phlebologische Eingriffe: Die Wirksamkeit einer medikamentösen TE-Prophylaxe bei Varizenoperationen wurde bisher unzureichend evaluiert, da es keine randomisierten Vergleiche mit der alleinigen Anwendung physikalischer Maßnahmen (postoperative Kompression) gibt. Das postoperative Blutungsrisiko (interventionsbedürftige Hämatome, Suffusionen) beträgt bei Eingriffen mit mittlerem und hohem TE-Risiko und Anwendung von NMH gut 40% (Mildner und Hilbe, 2000; Haas, 2002). Die medikamentöse TE-Prophylaxe erfordert folglich trotz ihrer empirisch abgeleiteten Notwendigkeit eine sehr sorgfältige perioperative Planung.

Jeder Verdacht auf eine Beinvenenthrombose muss umgehend konsequent abgeklärt werden (farbkodierte Duplexsonographie oder aszendierende Phlebographie).

Literatur

Aferzon M, Millman B (2002) Excision of rhinophyma with high-frequency electrosurgery. Dermatol Surg 28: 735–738

Alster TS, West TB (1997) Treatment of scars. Ann Plast Surg 39: 418–432

Becker GD, Lawrence AA, Levin BC (1991) Nonsurgical repair of perinasal skin defects. Plast Reconstr Surg 88: 768–776

Bencini PL, Galimberti M, Signorini M, Crosti C (1991) Antibiotic prophylaxis of wound infections in skin surgery. Arch Dermatol 127: 1357–1360

Berman B, Flores F (1998) The treatment of hypertrophic scars and keloids. Eur J Dermatol 8: 591–595

Bigatà X, Ribera M, Bielsa I et al (2001) Adverse granulomatous reaction after cosmetic dermal silicone injection. Dermatol Surg 27: 198–200

Blättler W, Bülling B, Hertel T, Rabe E (2000) Thrombophlebitis superficialis. In: Korting HC, Callies R, Reusch M et al (Hrsg) Dermatologische Qualitätssicherung. Leitlinien und Empfehlungen. Zuckschwerdt München, S 155–158

Blättler W, Frick E (1993) Komplikationen der Thrombophlebitis superficialis. Schweiz Med Wschr 123: S 223–228

Bogetti P, Boltri M, Spagnoli G et al (2002) Surgical treatment of rhinophyma: a comparison of techniques. Aesth Plast Surg 26: 57–60

Bonn D (2000) Maggot therapy: an alternative for wound infection. Lancet 356: 1174

Böhler-Sommeregger K, Kutschera-Heinert G (1988) Cryosurgical management of myxoid cysts. J Dermatol Surg Oncol 14: 1405–1408

Borsch M (1999) Die Behandlung eines Rhinophyms mit dem CO_2-Laser. Z Hautkr 74: 253–255

Boyd CM, Baker SR, Fader DJ et al (2000) The forehead flap for nasal reconstruction. Arch Dermatol 136: 1365–1370

Breuninger H (1998) Leitlinien für Diagnostik und Therapie epithelialer Tumoren der Haut. In: Garbe C, Rassner G (Hrsg) Dermatologie. Leitlinien und Qualitätssicherung für Diagnostik und Therapie. Springer, Berlin, S 317–320

Breuninger H (2000) Kryostripping der Vena saphena magna. In: Koller J, Hintner H (Hrsg) Krankheiten der Hautanhangsgebilde, Wund- und Narbenmanagement. Blackwell, Berlin, S 275–277

Breuninger H, Garbe C (1998a) Basalzellkarzinom. Hautarzt 48(Suppl 1): 15–18

Breuninger H, Garbe C (1998b) Plattenepithelkarzinom der Haut einschließlich des Unterlippenrotes und der Augenlider. Hautarzt (Leitlinien) 20–26

Breuninger H, Garbe C, Rassner G (2000) Shave-Exzision von melanozytären Nävi der Haut. Hautarzt 51: 575–580

Brodersen JP, Kiehl P, Schommer M (2000) Therapie des Rhinophyms durch Ultrahochfrequenz-Elektrochirurgie (Radiowellenchirurgie). In: Koller J, Hintner H (Hrsg) Krankheiten der Hautanhangsgebilde, Wund- und Narbenmanagement. Blackwell, Berlin, S 111–118

Buechner SA, Wernli M, Harr T et al (1997) Regression of basal cell carcinoma by intralesional interferon–alpha treatment is mediated by CD95 (Apo-1/Fas)-CD95 ligand-induced suicide. I Clin Invest 100: 2691–2696.

Byrd DR, Otley CC, Nguyen TH (2000) Alar batten cartilage grafting in nasal reconstruction: Functional and cosmetic results. J Am Acad Dermatol 43: 833–836

Classen DC, Evans RS, Pestotnik SL, Horn SD, Menlove RL, Burke JP (1992) The timing of prophylactic administration of antibiotics and the risk of surgical wound infection. N Engl J Med 326: 281–286

Coleman WP III (2000) Powered liposuction. Dermatol Surg 26: 315–318

Cox SE (2001) Liposuction council bulletin. Dermatol Surg 27: 207–208

D'Andrea F, Brongo S, Ferraro G et al (2002) Prevention and treatment of keloids with intralesional verapamil. Dermatology 204: 60–62.

De Berker D, Lawrence C (2001) Ganglion of the distal interphalangeal joint (myxoid cyst). Arch Dermatol 137: 607–610

Dieberg S, Tilkorn H, Schwipper V (1999) „Laissez-faire" in der Gesichtschirurgie: Eigene Erfahrungen und Literaturübersicht. In: Konz B, Wörle B, Sander CA (Hrsg) Ästhetische und korrektive Dermatologie. Blackwell, Berlin, S 49–54

Diem E (1999) Subkutan gestielte Lappenplastik nach Tumorexstirpation: Eine sichere Alternative. In: Konz B, Wörle B, Sander CA (Hrsg) Ästhetische und korrektive Dermatologie. Blackwell, Berlin, S 24–28

Dissemond J, Koppermann M, Esser S et al (2002) Therapie eines Methicillin-resistenten Staphylococcus aureus (MRSA) im Rahmen der Behandlung eines chronischen Ulkus mittels Biochirurgie. Hautarzt 53: 608–612

Drake LA, Ceilley RI, Cornelison RL et al (1994) Guidelines of care for cryosurgery. J Am Acad Dermatol 31: 648–653

El Sobky RA, Kallab AM, Dainer PM et al (2001) Successful treatment of an intractable case of hereditary basal cell carcinoma syndrome with paclitaxel. Arch Dermatol 137: 827–828

English RS, Shenefelt PD (1999) Keloids and hypertrophic scars. Dermatol Surg 25: 631–638

Epker BN (1996) Ästhetische Gesichtschirurgie. München, Urban & Schwarzenberg, S 358–365

Epker BN, Kennedy BD (1996) Stirn und Augenbraue (Augenbrauen-Lift). In: Epker BN Ästhetische Gesichtschirurgie. Urban & Schwarzenberg München, S 323–351

Esser P, Konen W (2000) Therapie von Basaliomen der Lidregion. Dt Ärztebl 97: A 35–38 (Heft 1–2)

Falanga V, Margolis D, Alvarez O et al (1998) Healing of venous ulcers and lack of clinical rejection with an allogeneic cultured human skin equivalent. Arch Dermatol 134: 293–300

FDA-USA (1978) Ionizing radiation therapy for benign diseases. Federal Register 43: 6244–6245

Fischer R, Sattler G (1994) Die Indikation zur subfaszialen Endoskopie der Cockettschen Venae perforantes. Phlebologie 23: 174–179

Fitzpatrick RE (1999) Treatment of inflamed hypertrophic scars using intralesional 5-FU. Dermatol Surg 25: 224–232

Fleischmann W, Russ MK, Moch D (1998) Chirurgische Wundbehandlung. Chirurg 69: 222–232

Fratila AA, Bertlich R (1997) The reversed dermal graft: surgical procedure and clinical applications. Facial Plast Surg 13: 93–99

Fratila AA, Kaufmann R (1997) Subcutaneously pedicled island flaps. Facial Plast Surg 13: 83–92

Frings N, Glowacki P, Subasinghe C (2001) Major-Komplikationen in der Varizenchirurgie – Lassen sich die existierenden Studien vergleichen? Phlebologie 30: 31–35

Frings N, van-Thann PT, Glowacki P et al (2002) Komplikationen in der Varizenchirurgie und Strategien zu ihrer Vermeidung. Phlebologie 31: 26–37

Fustes–Morales A, Gutierrez-Castrellon P, Duran-McKinser C et al (2002) Necrotizing fasciitis. Arch Dermatol 138: 893–899

Gambichler T, Rotterdeam S, Altmeyer P, Hoffmann K (2001) Stellungnahme zur Arbeit von H. Breuninger, C. Garbe und G. Rassner (s dort) Hautarzt 52: 352–353
Gentkow GD, Scott DI, Hershon KS et al (1996) Use of Dermagraft, a cultured human dermis, to treat diabetic foot ulcers. Diabetes Care 19: 350
George PM (1995) Dermatologists and antibiotic pophylaxis: a survey. J Am Acad Dermatol 33: 418–421
Gingrass M, Brown RE, Zook EG (1995) Treatment of fingernail deformities secondary to ganglions of the distal interphalangeal joint. J Hand Surg Am 20: 502–505
Goldschmidt H (1988) Hautkrebsrisiko und allgemeine Strahlengefährdung bei der dermatologischen Strahlentherapie. In Haase W, Reisner K (Hrsg) Strahlentherapie maligner und benigner Hauterkrankungen. Steinkopf, Karlsruhe, S 183–190
Gordon PM, Cox NH, Paterson WD et al (2000) Basal cell carcinoma: are early appointments justifiable? Br J Dermatol 142: 446–448
Guex JJ (1996) Thrombotic complications of varicose veins. A literature review of the role of superficial venous thrombosis. Dermatol Surg 22: 378–382
Haas AF, Grekin RC (1995) Antibiotic prophylaxis in dermatologic surgery. J Am Acad Dermatol 32: 155–176
Haas S (2002) Thromboemboliepropylaxe in der Venenchirurgie. Phlebologie 31: 44
Hach W, Hach-Wunderle V (1994) Die Rezirkulationskreise der primären Varikose–Pathophysiologische Grundlagen zur operativen Therapie. Springer, Berlin
Hackert I, Aschoff R, Stein A, Sebastian G (2000) Chirurgische Abtragung und Kryochirurgie versus Laserablation und Kryochirurgie beim Keloid. In: Koller J, Hintner H (Hrsg) Krankheiten der Hautanhangsgebilde, Wund- und Narbenmanagement. Blackwell, Berlin, S 224–228
Halsner U (2000) Eigenhaartransplantation – Ästhetische Gesichtspunkte. In: Koller J, Hintner H (Hrsg) Krankheiten der Hautanhangsgebilde, Wund- und Narbenmanagement. Blackwell, Berlin, S 59–63
Hammes S, Greve B, Raulin C (2002) CO_2- und Er: YAG-Laser in der Dermatologie und Ästhetischen Medizin. Hautarzt 53: 447–455
Haneke E (1981) Das umgekehrte Koriumtransplantat zur Defektdeckung im Schädelbereich. Z Hautkr 56: 84–87
Hasche E (1999) Hyperhidrosis axillaris. In: Sommer B, Sattler G, Hanke CW (Hrsg) Tumeszenz-Lokalanästhesie. Springer, Berlin, S 127–130
Hofer T (2001) Komplikationen nach varizenchirurgischen Eingriffen. Phlebologie 30: 26–30
Hofer T (2002) Thrombembolien im Zusammenhang mit varizenchirurgischen Eingriffen. Phlebologie 31: 21–25
Hoffmann C, Schuller-Petrovic S, Soyer P et al (1999) Adverse reactions after cosmetic lip augmentation with permanent biologically inert implant materials. J Am Acad Dermatol 40: 100–102
Hohenleutner S, Landthaler M, Hohenleutner U (1999) CO_2-Laservaporisation der Cheilitis actinica. Hautarzt 50: 562–565
Hollander D, Stein M, Bernd A et al (1996) Autologe Keratinozytenkulturen auf Hyaluronsäureestermembranen: Eine Alternative in der komplizierten Wundbehandlung? Unfallchirurgie 22: 268–272
Hudson-Peacock MJ, Lawrence CM (1995) Shave excision of benign papular naevocytic naevi. Br J Plast Surg 48: 318–322
Hundeiker M, Sebastian G, Bassukas ID et al (2000) Kryotherapie in der Dermatologie. In: Korting HC, Calies R, Reusch M et al (Hrsg) Dermatologische Qualitätssicherung. Zuckschwerdt, München, S 237–244
Jenny H (1975) Catastrophic results after silicone injections. In: Höhler H (Hrsg) Plastische und Wiederherstellungschirurgie. Schattauer, Stuttgart, S 331–334
Jensen AG, Wachmann CH, Espersen F et al (2002) Treatment and outcome of Staphylococcus aureus bacteremia. Arch Intern Med 162: 25–32
Jorgensen JO, Hanel KC, Morgan AM et al (1993) The incidence of deep venous thrombosis in patients with superficial thrombophlebitis of the lower limbs. J Vasc Surg 18: 70–73
Kastenbauer E (1999) Chirurgische Behandlung von malignen Hauttumoren im Kopf-Hals-Bereich. In: Konz B, Wörle B, Sander C (Hrsg) Ästhetische und korrektive Dermatologie. Blackwell, Berlin, S 3–9
Kaufmann R, Landes E (1992) Dermatologische Operationen. 2.Aufl. Thieme, Stuttgart, S 56–60
Keefe M, Wakeel RA, Mc Bride DI (1988) Basal cell carcinoma mimicking rhinophyma. Arch Dermatol 124: 1077–1079
Kernodle DS, Kaiser AB (1995) Postoperative infections and antimicrobial prophylaxis. In: Mandell GL, Bennet JE, Dolin R (eds) Principles and practice of infectious diseases. 4. edn. Churchill Livingstone, New York, pp 2742–2756
Klein JA (1987) The tumescent technique for liposuction surgery. Am J Cosmetic Surg 4: 236–237
Kluess HG, Mulkens PJM, Rabe E, Kreysel W (1996) Die Magna-Krossektomie: Qualitätsanspruch an Planung und Durchführung. In: Dummer R, Panizzon R, Burg G (Hrsg) Operative und konservative Dermatoonkologie im interdisziplinären Grenzbereich. Blackwell Berlin, S 272–274
Klumpar DI, Murray JC, Auscher M (1994) Keloids treated with excisions followed by radiation therapy. J Am Acad Dermatol 31: 225–231
Koller J (2000) Operative Narbenkorrektur. In: Koller J, Hintner H (Hrsg) Krankheiten der Hautanhangsgebilde, Wund- und Narbenmanagement. Blackwell, Berlin, S 179–183
Konstantinow A, Mühlbauer W, Hartinger A et al (1991) Skin banking: A simple method for cryopreservation of splitthickness skin and cultured human epidermal keratinocytes. Ann Plast Surg 26: 89–97
Konz B (1999) Hautaugmentation mit Hyaluronsäure. In: Konz B, Wörle B, Sander CA (Hrsg) Ästhetische und korrektive Dermatologie. Blackwell, Berlin, S 210–213
Kornberg R, Ackerman AB (1975) Pseudomelanoma. Recurrent melanocytic nevus following partial surgical removal. Arch Dermatol 111: 1588–1590
Kremer M, Berger A (2000) Perspektiven des künstlichen Hautersatzes. Dtsch Ärztebl 97: A-1222–1227 (Heft 18)
Kretschmer L, Zimmermann O, Stein A et al (2001) Perioperative Antibiotikatherapie in der Dermatologie. Hautarzt 52: 609–614
Kujath P, Eckmann C (1998) Die nekrotisierende Fasziitis und schwere Weichteilinfektionen durch Gruppe-A-Streptokokken. Dtsch Ärztebl 95: A-408–413
Lange-Ionescu S, Frosch PJ (1998) Die „Windmühlenplastik" zur Deckung von großen Defekten auf dem behaarten Kopf. Hautarzt 49: 556–559
Lemperle G (2000) Faltenbehandlung und Lippenvergrößerung. In: Lemperle G (Hrsg) Ästhetische Chirurgie. Ecomed, Landsberg, Kap. VI-3

Lemperle G, Gauthier-Hazan N, Lemperle M (1998) PMMA-Mikrospheres (Artecoll) for long-lasting correction of wrinkles: refinements and statistical results. Aesthetic Plast Surg 22: 356–365

Lemperle G, Höhler H (1975) Granulome nach Unterspritzung von Gesichtsfalten mit Teflon-Paste. In: Höhler H (Hrsg) Plastische und Wiederherstellungschirurgie. Schattauer, Stuttgart, S 335–338

Lenzen C (2001) Überblick und kritische Analyse von Implantaten und Transplantaten in der ästhetischen Gesichtschirurgie. Mag Ästhet Chirurg 1: 22–27

Leu HJ (1994) Phlebitides- a survey. VASA 23: 289–298

Leu AJ, Hoffmann U, Franzeck KK et al (1996) Varikophlebitis und Thrombophlebitis saltans sive migrans. DMW 121: 527–531

Lo JS, Snow SN, Reizner GT et al (1991) Metastatic basal cell carcinoma: report of twelve cases with a review of the literature. J Am Acad Dermatol 24: 715–719

Lowe NJ, Maxwell CA, Lowe P et al (2001) Hyaluronic acid skin fillers: adverse reactions and skin testing. J Am Acad Dermatol 45: 930–933

Lupton JR, Alster TS (2000) Cutaneous hypersensitivity reaction to injectable hyaluronic acid gel. Dermatol Surg 26: 135–137

Lutter KS, Kerr TM, Roedersheimer LR et al (1991) Superficial thrombophlebitis diagnosed by duplex scanning. Surgery 110: 42–46

Lutz ME, Otley CC (2001) Rhinophyma and coexisting occult skin cancers. Dermatol Surg 27: 201–202

Maas CS, Papel ID, Greene D et al (1997) Complications for injectable synthetic polymers in facial augmentation. J Dermatol Surg Oncol 23: 871–877

Mastruserio M, Pesqueira MJ, Cobb CW (1996) Severe granulomatous reaction and facial ulceration occuring after subcutaneous silicone injection. J Am Acad Dermatol 34: 849–852

Mc Govern TW, Leffell DJ (1999) Mohs surgery. Arch Dermatol 135: 1255–1259

McGregor I (1987) Die Z-Plastik. In: Plastische Chirurgie. Springer, Berlin, S 31–48

Meisel CW, Landthaler M, Stolz W (1997) Shave-Exzision von Pigmenttumoren: eine kritische Stellungnahme. In: Hohenleutner U, Landthaler M (Hrsg) Operative Dermatologie im Kindes- und Jugendalter. Blackwell, Berlin, S 68–72

Meyer DR, Bui HX, Carlson JA et al (1998) Silicone granulomas and dermatomyositis-like changes associated with chronic eyelid edema after silicone breast implant. Ophthal Plast Reconstr Surg 14: 182–187

Micheels P (2001) Human anti-hyaluronic acid antibodies: Is it possible? Dermatol Surg 27: 185–191

Mildner A, Hilbe G (2000) Blutungskomplikationen bei der Varizenchirurgie. Phlebologie 29: 163–166

Müller H, Nashan D (1998) Der Erbium-YAG-Laser im Vergleich zur Kryochirurgie bei der Korrektur von hypertrophen Narben und Keloiden. Z Hautkr 73: 345

Müller RPA, Mailänder W, Katsch J (1999) Validierung zweier kosmetisch relevanter Parameter bei der hochtourigen Dermabrasion am Hautmodell. In: Konz B, Wörle B, Sander CA (Hrsg) Ästhetische und korrektive Dermatologie. Blackwell, Berlin, S 253–264

Muhart M, McFalls S, Kirsner RS et al (1999) Behavior of tissue-engineered skin. Arch Dermatol 135: 913–918

Mumme A, Olbrich S, Barbera et al (2002) Saphenofemorales Leistenrezidiv nach Stripping der Vena saphena magna: technischer Fehler oder Neovaskularisation? Phlebologie 31: 38–41

Neidel FG (2000) Vorbereitung des Graft-Empfänger-Areals: Klinge versus Laser. In: Koller J, Hintner H (Hrsg) Krankheiten der Hautanhangsgebilde, Wund- und Narbenmanagement. Blackwell, Berlin, S 54–58

Nordström RE (1979) Punch hair grafting under split-skin grafts on scalps. Plast Reconstr Surg 64: 9–12

Ochsendorf FR, Beier C, Kaufmann R (2000) Lasertherapie bei Narben. In: Koller J, Hintner H (Hrsg) Krankheiten der Hautanhangsgebilde, Wund- und Narbenmanagement. Blackwell, Berlin, S 201–205

Oesch A (1996) PIN-Stripping. Phlebologie 25: 177–182

Olbrisch RR (2000) Lidstraffung. In: Lemperle G (Hrsg) Ästhetische Gesichtschirurgie. Ecomed, Landsberg, S 1–8

Orenstein A, Haik J, Tamir J et al (2001) Treatment of rhinophyma with Er: YAG laser. Lasers Surg Med 29: 230–235

Partsch H, Blättler W (2000) Leitlinien zur Thrombembolie-Prophylaxe. Phlebologie 29: 106–113

Partsch H, Mostbeck A (1979) Lungenembolien bei oberflächlicher Phlebitis? Acta Med Austr 6: 156–160

Peltroche-Llacsahuanga H, Haase G, Lutticken R (1998) Methicillin-resistente Staphylococcus aureus (MRSA)-klinische Implikationen. Chirurg 69: 801–805

Petres J, Rompel R (1996) Operative Dermatologie. Lehrbuch und Atlas. Springer, Berlin

Phillips T (1999) Tissue-engineered skin. Arch Dermatol 135: 977–978

Pittet B, Rubbia-Brandt L, Desmouliere A et al (1994) Effect of gamma-interferon on the clinical and biologic evolution of hypertrophic scars and Dupuytren's disease: an open pilot study. Plast Reconstr Surg 93: 124–1235

Pleier R, Hundhammer KJ, Balda BR (1984) Defektdeckung nach Melanomexcision an der Fußsohle: Das umgekehrte Koriumtransplantat als wertvolle Lösung. In: Mahrle G, Schulze HJ, Krieg T (Hrsg) Fortschritte der Operativen und Onkologischen Dermatologie (Band 8). Springer, Berlin, S 112–115

Plenk HP (1995) Rhinophyma, associated with carcinoma, treated successfully with radiation. Plast Reconstr Surg 95: 559–562

Plewig C (1993) Akne und Rosazea, 2.Aufl. Springer, Berlin

Podda M, Spieth K, Kaufmann R (2000) Laser-assistierte Haartransplantation bei narbiger Alopezie. In: Koller J, Hintner H (Hrsg) Krankheiten der Hautanhangsgebilde, Wund- und Narbenmanagement. Blackwell, Berlin, S 54–58

Rabb DC, Lesher JL (1995) Antibiotic prophylaxis in cutaneous surgery. Dermatol Surg 21: 550–554

Rabe E (1998) Die Varikophlebitis der unteren Extremitäten – harmloses Krankheitsbild oder lebensbedrohlicher Zustand? In: Garbe C, Rassner G (Hrsg) Dermatologie. Leitlinien und Qualitätssicherung für Diagnostik und Therapie. Springer, Berlin, S 484–487

Rabkin C, Silvermann S, Tricot G et al (1996) The national cancer institute silicone implant/ multiple myeloma registry. Curr Top Microbiol Immunol 210: 385–387

Rae V, Pardo R, Blackwelder P et al (1989) Leg ulcers following subcutaneous injection of a liquid silicone preparation. Arch Dermatol 125: 670–673

Ragiowansi R, Corners PG, Glees JP et al (2001) Ear-lobe keloids: treatment by a protocol of surgical excision and immediate postoperative adjuvant radiotherapy. Br J Plast Surg 54: 504–508

Robinson JK (1989) Actinic cheilitis: A prospective study comparing four treatment methods. Arch Otolaryngol Head Neck Surg 115: 848–852

Robinson JK (1996) Elliptical incisions and closures. In: Robinson JD, Arndt KA, Le Boit PE et al (Hrsg) Atlas of cutaneous surgery. WB Saunders Philadelphia, pp 91–108

Robinson JK, Fisher SG (2000) Recurrent basal cell carcinoma after incomplete resection. Arch Dermatol 136: 1318–1324

Rodwell GEJ, Maurer TA, Berger TG (2000) Fat redistribution in HIV disease. J Am Acad Dermatol 42: 731–734

Rompel R, Rabe E, Hackert I et al (2002) Spezielle Aspekte zur Thromboembolieprophylaxe in der operativen Dermatologie. Hautarzt 53: 179–182

Rompel R, Scholz S (2001) Subcutaneous curettage vs. injection of botulinum toxin A for treatment of axillary hyperhidrosis. J Eur Acad Dermatol Venerol 15: 207–211

Rosing J, Curvers J, Tans G (2001) Oral contraceptives, thrombosis and haemostasis. Eur J Obstet Gynecol Reprod Biol 95: 193–197

Rudolph CM, Soyer HP, Schuller-Petrovic S et al (1997) Bioplastiquegranulom. Hautarzt 48: 749–752

Rue LW, Cioffi WG, Mc Manus WF et al (1993) Wound closure and outcome in extensively burned patients treated with cultured autologous keratinocytes. J Trauma 34: 662–667

Salasche SJ, McCollough ML, Angeloni VL et al (1989) Frontalis associated lipoma of the forehead. J Am Acad Dermatol 20: 462–468

Salzmann G (1993) Operationstechnik der Rezidivvarikose. Angio Archiv 24: 119–120

Sams HH, Chen J, King LE (2002) Graftskin treatment of difficult to heal diabetic foot ulcers: one center's experience. Dermatol Surg 28: 698–703

Sattler G, Rapprich S, Hagedorn M (1997) Tumeszenz-Lokalanästhesie-Untersuchung zur Pharmakokinetik von Prilocain. Z Hautkr 7: 522–525

Sattler G, Sommer B (2001) Bedeutung und gegenwärtiger Stand der Liposuktion. Mag Ästhet Chir 1: 32–43

Schmeller W, Gaber Y (2000) Behandlung therapieresistenter venöser Ulzera mittels Shave-Therapie. Dt Ärzteblatt 97: A 2464–2467

Schmeller W, Gaber Y (2001) Persistierendes Ulcus cruris und chronisches venöses Kompartmentsyndrom. Gibt es wirklich einen kausalan Zusammenhang? Phlebologie 30: 75–80

Schmoeckel C, von Mallinckrodt G, Risch M (2000) Mukoide Dorsalzyste – ganglionartige Pseudozyste des Gelenkspaltes. Hautarzt 51: 682–684

Schnabel A, Röhrich J, Schmidt K et al (1998) Zur forensischen Beweisführung bei einer Silikonembolie durch Kombination histologischer und toxikologischer Untersuchungsmethoden. Rechtsmedizin 8: 147–152

Schuller-Petrovic S (1997) Improving the aesthetic aspect of soft tissue defects on the face using autologous fat transplantation. Facial Plastic Surg 13: 119–124

Sebastian G, Hackert I, Stein A (2001) Kryotherapie versus Operative Therapie. In: Plettenberg A, Meigel WN, Moll I (Hrsg) Dermatologie an der Schwelle zum neuen Jahrtausend. Springer, Berlin, S 663–666

Sebastian G, Stein A (1997) Aktuelle Therapie pathologischer Narben. In: Hohenleutner U, Landthaler M (Hrsg) Operative Dermatologie im Kindes- und Jugendalter. Blackwell, Berlin, S 173–179

Sebastian G, Steinmann D (1995) Bakterielle Erreger und ihre aktuelle Resistenzlage auf einer dermatochirurgischen Station. In: Winter H, Bellmann KP (Hrsg) Fortschritte der operativen und onkologischen Dermatologie, Bd 9, Operative Dermatologie–Möglichkeiten und Grenzen. Springer, Berlin Heidelberg New York Tokyo, S 211–215

Seery GE (2002) Hair transplantation: Management of donor area. Dermatol Surg 28: 136–142

Selzle K, Schattenkirchner S, Kamionek I et al (2001) Die lokoregionalen Betäubungsverfahren der Varizenchirurgie im Wandel der Zeit. Phlebologie 30: 60–63

Senet P, Bachlez H, Ollivaud L et al (1999) Minocycline for treatment of cutaneous silicone granulomas. Br J Dermatol 140: 985–987

Sexton M, Sexton CW (1991) Recurrent pigmented melanocytic nevus. A benign lesion not to be mistaken for malignant melanoma. Arch Pathol Lab Med 115: 122–126

Sheridan LR, Morgan JR, Cusick JL et al (2001) Initial experience with a composite autologous skin substitute. Burns 27: 421–424

Siedler S, Schuller-Petrovic S (2000) Tissue-engineering-–Zukünftige Wundheilungssysteme. In: Koller J, Hintner H (Hrsg) Krankheiten der Hautanhangsgebilde, Wund- und Narbenmanagement. Blackwell, Berlin, 142–145

Skaria A, Adatto M, Solomon D (1997) Sekundäre Wundheilung unter Berücksichtigung der anatomischen Untereinheiten bei Operationen im Mittelgesicht. Hautarzt 48: 110–112

Smolle J (1992) Biologische Basis der Metastasierung. Hautarzt 43: 55–64

Snow SN, Stiff MA, Bullen R (1994) Second-intention healing of exposed facial scalp bone after mohs surgery for skin cancer: review of ninety-one cases. J Am Acad Dermatol 31: 450–454

Sommer B, Augustin M, Schöpf E, Sattler G (2001) Tumeszenz-Lokalanästhesie. Dt Ärztebl 98: A 545–548

Sommer B, Hennan P, Sattler G (1999) Lipogranulom nach implantierten Acryl-Perlen. In: Konz B, Wörle B, Sander CA (Hrsg) Ästhetische und korrektive Dermatologie. Blackwell, Berlin, S 203–205

Sommer B, Sattler G (1997) Indikationen Liposuktion. In: Sommer B, Sattler G, Hanke CW (Hrsg) Tumeszenz-Lokalanästhesie. Springer, Berlin, S 63–82

Soost F, Stoll C, Meister P (2001) Injizierbares Silikon. Folgen der Anwendung in der plastischen Chirurgie. Hautarzt 52: 903–906

Spitalny HH (1998) Gewebeaugmentation durch Corium-Transplantationen. In: Lemperle G (Hrsg) Ästhetische Chirurgie. Landsberg, Ecomed, Kap. IV-4

Stark GB, Kaiser HW, Horch R et al (1995) Cultured autologous keratinocytes suspended in fibrin glue (KFGS) with allogenic overgraft for definitive burn wound coverage. Eur J Plast Surg 18: 267–271

Stefan JA, Diez A, Poncar C (2000) Die subkutan gestielte Verschiebelappenplastik unter dem Aspekt einfacher geometrischer und strömungsphysikalischer Gesetze. In: Koller J, Hintner H (Hrsg) Krankheiten der Hautanhangsgebilde, Wund- und Narbenmanagement. Blackwell, Berlin, S 253–257

Sussman LA, Liggins DF (1996) Incompletely excised basal cell carcinoma: a management dilemma? Aust N Z J Surg 66: 276–278

Suzuki K, Aoki M, Kawana S et al (2002) Metastatic silicone granuloma: Lupus miliaris disseminatus faciei-like facial nodules and sicca complex in a silicone breast implant recipient. Arch Dermatol 138: 537–538

Talmor M, Tothaus K, Shannahan E et al (1995) Squamous cell carcinoma of the breast after augmentation with liquid silicone injection. Ann Plast Surg 34: 619–624

Tanczos E, Horch RE, Bannasch H et al (1999) Keratinozytentransplantation und Tissue Engineering. Zentralbl Chir 124(Suppl 2): 85–90

Telfer NR, Colver GB, Bowers PW (1999) Guidelines for the management of basal cell carcinoma. Br J Dermatol 141: 415–423

Tilkorn H, König M (2000) Konservative Behandlung hypertropher Narben und Keloide. In: Lemperle G (Hrsg) Ästhetische Chirurgie, Kap. VI-13

Tilkorn H, Schwipper V (1999) Die Vordehnung der Haut –Zwei Methoden zur Vermeidung von Spenderdefekten. In: Konz B, Wörle B, Sander CA (Hrsg) Ästhetische und korrektive Dermatologie. Blackwell, Berlin, S 39–48

Todd MM, Rallis TM, Gerwels JW et al (2000) A comparison of 3 lasers and liquid nitrogen in the treatment of solar lentigines. A randomized, controlled, comparative trial. Arch Dermatol 136: 841–846

Truthahn AP, Garden JM, Caro WA et al (1985) Facial and scalp lipomas: case reports and study of prevalence. J Dermatol Surg Oncol 11: 981–984

Tugnoli V, Eleopra R, Quatrale R et al (2002) Botulism-like syndrome after botulinum toxin type A injections for focal hyperhidrosis. Br J Dematol 147: 808–809

Tyring S (2001) Imiquimod applied topically: A novel immune response modifier. Skin Ther Lett 6: 1–4

Wörle B, Bredl R, Konz B (1999) 20 Jahre Erfahrung in der Dermabrasion von Aknenarben. In: Konz B, Wörle B, Sander CA (Hrsg) Ästhetische und korrektive Dermatologie. Blackwell, Berlin, S 246–252

Wörle B, Kunte C, Schaller M, Konz B (2000) Das Lipom der Stirn. Hautarzt 51: 661–665

Wagner KH, Schieber A, Moser W (2000) Entnahmetechnik und Präparation der Grafts bei Eigenhaarverpflanzungen – Der Einfluß von FC-43 auf die Pathophysiologie des Grafting. In: Koller J, Hintner H (Hrsg) Krankheiten der Hautanhangsgebilde, Wund- und Narbenmanagement. Blackwell, Berlin, S 71–78

Walter C (1999) Gore-Tex®–Ein Implantationsmaterial, wofür? In: Konz B, Wörle B, Sander CA (Hrsg) Ästhetische und korrektive Dermatologie. Blackwell, Berlin, S 214–218

Walter C, Wiest L (1995) Gore-Tex: Eine Offensive bei der Faltenkorrektur. In: Tilgen W, Petzoldt D (Hrsg) Operative und konservative Dermato-Onkologie. Springer, Berlin, S 157–161

Weiss G (1999) Risk of venous thrombembolism with third-generation oral contraceptives: A review. Am J Obstet Gynecol 180: 295–301

Werner S, Raulin C (2000) Lasertherapie von Narben: Sinn oder Unsinn? In: Koller J, Hintner H (Hrsg) Krankheiten der Hautanhangsgebilde, Wund- und Narbenmanagement. Blackwell, Berlin, S 206–210

Whitaker DC, Grande DJ, Johnson SS (1988) Wound infection rate in dermatologic surgery. J Dermatol Surg Oncol 14: 525–528

Wienert V, Altenkämper H, Berg D et al (2000) Apparative intermittierende Kompression (AIK). In: Korting HC, Callies R, Reusch M et al (Hrsg) Dermatologische Qualitätssicherung. Leitlinien und Empfehlungen. Zuckschwerdt, München, S 194–197

Wiest LG, Landthaler M, Stolz W (1999) Hautaugmentation mit Polymethylmethacrylat (Artecoll®). In: Konz B, Wörle B, Sander CA (Hrsg) Ästhetische und korrektive Dermatologie. Blackwell, Berlin, S 196–202

Willeke A, Gerdsen F, Bauersacks RM et al (2002) Rationelle Thrombophiliediagnostik Dtsch Ärztebl 99: A 2111–2118 [Heft 31–32]

Wilson SD, Munson AE (1996) Silicone-induced modulation of natural killer cell activity. Curr Top Microbiol Immunol 210: 199–208

Wlodarkiewicz A, Wojszwillo-Geppert E, Placek W (2000) Operative Behandlung beim Rhinophym unter besonderer Berücksichtigung maligner Neubildungen. In: Koller J, Hintner H (Hrsg) Krankheiten der Hautanhangsgebilde, Wund- und Narbenmanagement. Berlin, Blackwell S 119–122

Wulf H (1995) Thromboembolieprophylaxe und rückenmarksnahe Regionalanästhesie. Anästh Intensivmed 36: 216–217

Zitelli JA (1983) Wound healing by secondary intention. A cosmetic appraisal. J Am Acad Dermatol 9: 407–415

Zouboulis CC, Blume U, Butther P et al (1993) Outcomes of cryosurgery in keloids and hypertrophic scars. Arch Dermatol 129: 1146–1151

3 Allergologie

3 Allergologie

Johannes Ring und **Jürgen Rakoski**

3.1 Einführung

Allergische Erkrankungen gehören zu den großen gesundheitlichen Herausforderungen der meisten modernen Gesellschaften. Ohne dass die Gründe wissenschaftlich gesichert wären, ist die dramatische Zunahme der Prävalenz über die letzten Jahrzehnte unstrittig (Behrendt et al., 2000; Ring und Wenning, 2000). Jeder Arzt – nicht nur der Allergologe – hat deshalb heute mit allergischen Patienten zu tun. Im Folgenden sollen kurz die Fallstricke dargestellt werden, die zu den häufigsten Fehlern in der Versorgung allergiekranker Patienten führen.

3.1.1 Allergiebegriff

In der Bevölkerung ist der Begriff „Allergie" nicht einheitlich definiert, vielfach wird jede Art von Befindensstörungen darunter verstanden (Tabelle 1). Die häufigsten Mißverständnisse sind: **Allergie:**

- ist nicht ein Symptom (z. B. Schnupfen, Quaddeln, Juckreiz). So verstehen es viele Patienten, die selbstverständlich ihren Schnupfen als ihre „Allergie" bezeichnen, weil sie nicht wissen, dass Allergien sich äußerst vielgestaltig an verschiedensten Organen manifestieren können. Allergie ist ein Mechanismus, der zur Krankheit führt.
- ist nicht eine Empfindlichkeit gegen toxisch-irritative Stoffe („allergisch gegen Zigarettenrauch oder Autoabgase") Irritative Prozesse sind von allergischen zu trennen; beide folgen einer Dosis-Wirkungskurve, wobei bei allergischen Reaktionen sehr niedrige Schwellenkonzentrationen dieses Phänomen oft verschleiern, sodass scheinbar ein „Alles-oder-nichts"-Geschehen vorliegt. Selten gibt es auch allergische Reaktionen gegen toxische Stoffe; meist sind die Allergie-Auslöser – ausgenommen manche Kontaktallergene – relativ harmlose Substanzen.
- ist nicht angeboren (wohl aber genetisch beeinflusst in manchen Manifestationsformen). Kein Mensch kommt bereits allergisch auf die Welt, auch wenn im Nabelschnurblut schon spezifische IgE-Antikörper nachgewiesen werden können; es liegt dann eine Sensibilisierung, jedoch noch keine Allergie vor. Allergische Erkrankungen beginnen frühestens gegen Ende des ersten Trimenons, meist als atopisches Ekzem. Hautveränderungen oder Rhinitis-Symptome unmittelbar nach der Geburt sind nicht allergischen Ursprungs.
- ist nicht eine psychische Aversion, auch wenn die Seele allergische Reaktionen positiv und negativ beeinflussen

Tabelle 1. Definitionen

Empfindlichkeit	Normale Reizbeantwortung
– Überempfindlichkeit	– Eine das normale Maß übersteigende Reizbeantwortung
– Toxizität	– Normale Giftigkeit einer Substanz
– Intoxikation	– Reaktion auf die normale pharmakologische Toxizität
– Sensibilisierung	– Verstärkung der Empfindlichkeit nach wiederholtem Kontakt
– Allergie	– Krankmachende Überempfindlichkeit aufgrund immunologischer Sensibilisierung
– Idiosynkrasie	– Nicht-immunologische Überempfindlichkeit ohne Bezug zur pharmakologischen Toxizität
– Pseudo-Allergie	– Nicht-immunologische Überempfindlichkeit mit klinischen Symptomen, die allergischen Erkrankungen entsprechen

kann. Es fehlen Hinweise für eine psychische Verursachung der Allergie; wohl aber gibt es reichlich Evidenz für eine amplifizierende Rolle von psychischen Einflüssen auf einen sensibilisierten Organismus, oft im Sinne konditionierter Reaktionen.

- ist nicht lebenslang gleich stark bestehend („einmal allergisch – immer allergisch"). Allergien – wie jedes biologische Phänomen - entstehen und klingen auch wieder ab. Wir wissen wesentlich mehr über die Mechanismen der Entstehung als über die Mechanismen der spontanen Abheilung. Alter ist für viele Allergien die beste Therapie, der beste Arzt jener, der den Patienten so zufriedenstellend behandelt, dass er mit ihm zusammen die Spontanheilung erlebt. Allerdings gibt es Unterschiede in der Dauer von allergischen Reaktionen zwischen einzelnen Allergenen: so verliert sich die Kuhmilch-Allergie beim Kleinkind relativ häufig, während z. B. Fisch- oder Erdnuss-Allergien wesentlich langer bestehen bleiben.
- ist nicht unheilbar! Aus dem oben Gesagten folgt, dass Allergien auch spontan abklingen können. Auch durch kausale Therapie wie Allergen-Karenz oder spezifische Hyposensibilisierung können Allergien dauerhaft geheilt werden. Am schnellsten klingt eine allergische Sensibilisierung ab, wenn das auslösende relevante Allergen konsequent gemieden wird.
- ist nicht eine allgemeine Übererregbarkeit (allergisch gegen alles). Allergie ist vielmehr immer eine spezifische Überreaktion des Organismus gegen bestimmte Stoffe, manchmal auch sehr viele. Aber niemand ist allergisch gegen alles; umgekehrt kann jedoch alles (fast alles cum grano salis) eine Allergie auslösen.

Was aber ist Allergie? Allergie ist eine **„spezifische Änderung der Immunitätslage im Sinne einer krankmachenden Überempfindlichkeit"** (Ring, 1982). Dabei richtet sich die Überempfindlichkeit meist gegen exogene nicht-infektiöse Stoffe. Autoimmun-Phänomene werden von manchen Autoren als „Auto-Allergie" (hat nichts mit Aversion gegen Kraftfahrzeuge bei besonders umweltbewussten Menschen zu tun) eingeordnet.

Eine allergische Erkrankung liegt dann vor, wenn die entsprechenden Symptome reproduzierbar durch spezifische Stoffe ausgelöst werden und eine immunologische Sensibilisierung (spezifische Antikörper oder Zellen) nachgewiesen werden kann.

Es gibt jedoch klinische Zustandsbilder (z. B. Urtikaria, Angioödem, Anaphylaxie, Asthma), die klinisch wie allergische Reaktionen imponieren, ohne dass Antikörper oder sensibilisierte Zellen nachweisbar wären. Man vermutet nicht-immunologische Mechanismen und spricht von „Pseudo-Allergie" (Beispiele: Lokalanästhetika, Röntgenkontrastmittel, Acetylsalicylsäure, Lebensmittel-Additiva u.a.m.). Der Begriff „Pseudo-Allergie" ist negativ definiert; es kann sein, dass lediglich die adäquaten diagnostischen Techniken zum Nachweis einer Allergie fehlen. Der Terminus „Pseudo" darf keinesfalls herabmindernd als „psychisch" oder „eingebildet" gedeutet werden; man kann an einer pseudo-allergischen Reaktion sterben!

Wer mit allergiekranken Patienten Umgang hat, wandert ständig auf dem Grat zwischen Bagatellisierung und Übertreibung; es gibt Menschen, die gerne „allergisch" sein wollen, weil es modern ist; daneben gibt es Patienten, die durch allergische Erkrankungen lebensgefährdet sind (Asthma, Anaphylaxie), ohne es zu wissen oder ernst zu nehmen.

Dieses Kapitel kann kein Lehrbuch der Allergologie ersetzen. Für die richtige Behandlung und Diagnostik sei auf die zahlreichen Leitlinien, Positionspapiere und Handbücher verwiesen (Fuchs und Schulz, 1987; Holgate et al., 1996; Magnussen, 1996; Mygind und Dahl, 1997; Bachert, 1998; Heppt et al., 1998; Wahn et al., 1998; Ring, 2003). Im Folgenden sollen nur die Fallstricke in Diagnostik und Therapie kurz angerissen werden, die zu den häufigsten Fehlern führen.

3.1.2 Allergiediagnostik

Klinische Untersuchung. Allergiediagnostik hat im Gegensatz zu anderen Bereichen der Medizin immer zwei Dimensionen, nämlich

1) die Diagnose der Krankheit (z. B. Asthma, atopisches Ekzem, Urtikaria etc.) und ihre Abgrenzung gegen differentialdiagnostisch in Frage kommende nicht-allergische Erkrankungen,
2) die Ermittlung der auslösenden Substanz.

Viele Fehler entstehen bereits bei der Diagnose der Erkrankung, wenn ein atopisches Ekzem mit Psoriasis oder Skabies verwechselt wird oder Arzneimittelexantheme diagnostiziert werden, während Masern vorliegen. Zur guten Allergiediagnostik gehört deshalb Erfahrung in den relevanten Organ-Disziplinen, wobei Dermatologie, Pneumologie und Hals-Nasen-Ohren-Heilkunde im Vordergrund stehen. Beim Verdacht auf Atopie kann der Erfahrene durch Beobachtung bestimmter Stigmata

(Ichthyosis-Hände, verstärkte Unterlidfalte, weißer Dermographismus etc.) wertvolle Hinweise gewinnen, ohne dass irgendein Test in vivo oder in vitro veranlasst werden müsste. Die Allergiediagnostik beruht auf vier Säulen:

- Anamnese
- Hauttest
- In-vitro-Diagnostik
- Provokationsverfahren

Anamnese. Die Anamnese nimmt im Rahmen der Allergiediagnostik den wichtigsten Platz ein. Sie liefert auch die entscheidenden Hinweise zur klinischen Symptomatik vergangener Reaktionen (oft kommt der Patient ja im erscheinungsfreien Intervall, nachdem er eine schwere Reaktion erlebt hat).

Die allergologische Anamnese erfordert große Erfahrung und ist zeitaufwendig (mindestens so arbeitsintensiv wie eine „homöopathische Anamnese"). Oft erhält man die entscheidenden Informationen erst beim vierten oder fünften Nachfragen, wenn der Patient zu Hause Zeit zum Nachdenken und zur Selbstbeobachtung hat.

Ausgedehnte Anamnese-Fragebögen stehen zur Verfügung, stellen aber lediglich Hilfsmittel für ein „strukturiertes Interview" dar. Viel wichtiger ist es, zunächst einfach zuzuhören und nicht gleich bestimmte Symptome „hineinzufragen" („Hatten sie Kloßgefühl?"). Es ist überraschend, wie bunt und vielgestaltig Patienten ihre Symptome beschreiben, wenn man sie lässt. Es ist gefährlich, bei manchen Patienten zu viel Symptome direkt abzufragen, weil man dadurch auch neue Symptome erzeugen kann („total allergy syndrome").

Eine große Schwierigkeit bei jeder Anamnese ist die Frage nach der Normalität des eigenen Lebens. Patienten vermuten ja nicht, dass alltägliche Dinge die Ursache ihrer Beschwerden sind, weil sie diese lange Zeit (Monate bis Jahre) gut vertragen haben. Es ist aber typisch für die Allergie, dass sie nicht beim Erstkontakt auftritt, sondern erst nach einer gewissen Zeit, in der die immunologische Sensibilisierung erfolgt. Pseudo-allergische Reaktionen können bereits beim Erstkontakt auftreten.

Viele Patienten geben auf gezielte Fragen des Arztes nach den besonderen Umständen vor dem Auftreten der Symptomatik die lapidare Antwort „ganz normal"; es ist dann wichtig, den absoluten Hergang der Ereignisse aus der Erinnerung zu locken. Dann hört man z. B. Aussagen wie „ein Liter Orangensaft", „eine Dose Erbsen", ein „halbes Glas Erdnussbutter" u.a.m.), alles Dinge, die für den Patienten nichts Besonders darstellen, dem Arzt jedoch entscheidende Hinweise geben können.

Gezielt abgefragt werden muss der zeitliche Ablauf der Ereignisse. Hier ergibt sich mit relativ großer Sicherheit eine Einteilung in Soforttyp, Serumkrankheitstyp oder Spättyp-Reaktionen. Dazu gehört auch die Frage nach der Tages- und Jahreszeit (saisonale gegen perenniale Rhinitis). Der Mensch hat ein extremes Kausalbedürfnis und verwechselt deshalb gerne zeitliche Zusammenhänge mit kausalen Wirkungsketten. Der Allergologe muss bei der Anamnese „sine ira et studio" einfach sammeln, ohne gleich zu werten. Keine allergologische Anamnese darf ohne Familien-Anamnese (nicht nur im Hinblick auf Atopie, sondern auf alle Arten von Überempfindlichkeitsreaktionen, insbesondere gegen Arzneimittel sowie bestimmte Grundkrankheiten) abgeschlossen werden.

Wichtige Informationen lassen sich auch aus der durchgeführten Therapie zur Bekämpfung der Beschwerden ableiten, etwa im Hinblick auf den Schweregrad einer anaphylaktischen Reaktion, aber auch im Hinblick auf die Natur der Symptome. Bei Narkosezwischenfällen sind unbedingt das Anästhesie-Journal sowie weitere Informationen vom damals behandelnden Arzt zu besorgen.

Medikamentöse oder sonstige Therapieverfahren – auch wegen anderer Krankheiten - sind wichtig. So verstärken Beta-Blocker und ACE-Hemmer unter Umständen die Intensität allergischer Reaktionen.

Auch frühere Erfahrungen mit komplementär-medizinischen („alternativen") Verfahren sind wichtig, da diese vom Patienten meist für „ungefährlich" (die Natur ist gut) betrachtet werden. Es gibt auch Allergien gegen pflanzliche Heilmittel, Homöopathika und Melkfett.

Bei der Besprechung alternativer Verfahren empfiehlt es sich, ein Maximum an Toleranz zu zeigen. Dabei gilt die Maxime „Tolerant gegen Menschen, aber nicht gegen Ideen!" Wenn der Patient fragt, hat er ein Recht auf Wahrheit und ehrliche Einordnung des wissenschaftlichen Wertes bestimmter Verfahren (Dorsch und Ring, 2002), ohne dass Schuldzuweisungen gegeben werden. Manchmal ist ein solches Gespräch nicht emotionsfrei zu führen. Dann empfiehlt sich der Satz: „Wir sind in einer weltanschaulichen Debatte, und ich streite nicht über Religion!"

Die Frage nach den örtlichen Gegebenheiten (Innenraum, Außenluft) ist ebenso wichtig wie die nach den Begleitumständen (Sport, Hobby, Berufsausübung, Begleiterkrankung etc.), um auch seltene Allergien zu erfassen (Köhn et al., 2000).

Bei Nahrungsmittelallergien werden häufig Intoxikationen (z. B. alter Fisch, Pilzgerichte) mit allergischen Unverträglichkeiten verwechselt. Länger gelagerter Thunfisch entwickelt hohe Histaminkonzentrationen, die direkt Anlass zu pseudo-allergischen Reaktionen geben können. Der Allergologe ist wie ein Detektiv, Sherlock Holmes ist unser Vorbild. Justus von Liebig hat einmal gesagt: „In der Wissenschaft ist alles wichtig". Dies Satz gilt ganz besonders für die Allergologie.

Allergenkunde. Neben dem Wissen über allergische Erkrankungen in Pathophysiologie, Diagnostik und Therapie sind profunde Kenntnisse über die möglichen Auslöser von Symptomen aus der Umwelt (Allergene) in Luft, Nahrung, Kleidung etc. von entscheidender Bedeutung (Hausen und Vieluf, 1997). Dabei sind die kausalen Verursacher der Allergie die Allergene, die bei IgE-vermittelten Reaktionen häufig bereits molekular aufgeklärt und rekombinant erhältlich sind. Andere Umweltfaktoren wie z. B. Luftschadstoffe können modulierend in die Allergie-Entwicklung eingreifen, und zwar auf allen Ebenen von der genetischen Suszeptibilität über die Entwicklung der Sensibilisierung, die Entwicklung der Hyperreaktivität von Haut und Schleimhäuten bis hin zur Auslösung der akuten Krankheitssymptome (Behrendt et al., 2000). So können z. B. Dieselrußpartikel die IgE-Bildung verstärken, die sich aber gegen natürliche Allergene (z. B. Pollen) richtet. Der Mensch wird nicht allergisch auf Dieselruß, Dieselruß kann aber Allergien verstärken.

Besonders kompliziert wird die allergologische Anamnese durch das Phänomen der „Summation" (Ring, 2003): darunter versteht man die Manifestation einer klinischen Symptomatik (z. B. Anaphylaxie) nur bei gleichzeitigem Einwirken verschiedener Reize neben dem Allergen, wie z. B.:

- physische Anstrengung (meist vor dem Essen als Anstrengungs-induzierte Nahrungsmittel-Anaphylaxie),
- akute Infektion (z. B. Urtikaria nach Analgetika bei grippalem Infekt),
- Exazerbation der atopischen Grunderkrankung (Verschlechterung von Asthma oder atopischem Ekzem),
- Exposition gegen verschiedene Allergene (z. B. Katze im Auto bei starkem Pollenflug und Verzehr von Nüssen),
- starke psychische Belastung,
- gleichzeitige Einnahme bestimmter Medikamente (Beta-Blocker, ACE-Hemmer, nicht-steroidale Antiphlogistika).

Bei Insektengift-Allergien sind Angaben über das auslösende Insekt von besonderer Wichtigkeit. Es überrascht, dass selbst hochgebildete Personen den Unterschied zwischen Biene und Wespe häufig nicht erkennen. Bildmaterial, die Frage nach dem persistierenden Stachel, die Jahreszeit (im Frühjahr mehr Bienen, im Herbst mehr Wespen) sowie nach besonderen geographischen Umständen können Zusatzinformationen geben.

Auf dem Boden der sorgfältig – und meist nicht nur einmal – erhobenen allergologischen Anamnese wird dann die Entscheidung über das weitere diagnostische Vorgehen getroffen, d. h. die Auswahl der Testverfahren und der getesteten Substanzen (Przybilla et al., 2001).

Hauttest: Hautteste können entweder als epikutane (Pflaster-Test = Patch-Test) oder kutane (Prick-, Scratch-, intrakutan) Testverfahren durchgeführt werden. Bei jedem Hauttest ist mit besonderer Sorgfalt vorzugehen, da es sich um eine Minimalvariante eines Provokationstestes handelt, wird doch das Organ Haut mit einem möglicherweise Allergie-auslösenden Stoff exponiert.

Bei sehr schweren Reaktionen in der Anamnese empfiehlt es sich, mit einem Reibtest zu beginnen, bevor Prick-, Scratch-oder Intrakutanteste eingesetzt werden.

Bei allen kutanen Testverfahren ist es wichtig, eine negative (z. B. 0,9 % Kochsalz) und eine positive (z. B. Histamin) Kontrolle mitzuführen.

Nach Möglichkeit sollten standardisierte Extrakte verwendet werden. Beim Testen von unbekannten Substanzen ist Vorsicht geboten, sie müssen zuvor auf ihre irritative Potenz geprüft werden.

Unlösliche Stoffe dürfen auf keinen Fall intrakutan injiziert werden, ebenso wenig wie Substanzen, die in irritierenden Lösungsmitteln zubereitet worden sind (z. B. alkoholische Extrakte).

Bei stark sensibilisierten Patienten und gleichzeitiger Allergenbelastung kann auch der Hauttest zu unerwünschten Allgemeinreaktionen (Anaphylaxie) führen. Deshalb Vorsicht mit Hauttestungen während starker Pollenflugzeit bei Heuschnupfen-Patienten!

Probleme in der Ablesung entstehen durch falsch positive und falsch negative Testreaktionen:

Falsch negative Reaktionen sind bei antiallergischer Therapie (Gabe von Antihistaminika oder manchen Psychopharmaka) zu erwarten oder bei zu starker Antigenverdünnung.

Auch bei zu kurzem zeitlichen Abstand nach einer anaphylaktischen Reaktion (eventuelle Refraktärphase durch

Verbrauch von Antikörpern) können falsch negative Reaktionen auftreten.

Falsch positive Reaktionen entstehen durch zu hohe Konzentration irritierender Beimengungen, bei Testung von direkt Histamin-freisetzenden Stoffen (z. B. Kodein als Bestandteil mancher Schmerzmittel) sowie bei Patienten mit Urticaria factitia.

Beim Epikutantest können Pflasterreizungen die Ergebnisse verwischen. Ein sogenanntes „angry-back"- oder „Excited-skin"-Syndrom tritt dann auf, wenn bei noch akut bestehenden ekzematösen Hautveränderungen oder bei starker Sensibilisierung und polyvalenter Allergie zu viele positive Testreaktionen erzeugt werden (Fuchs und Aberer, 2002). Mehr als fünf eindeutig positive Epikutantest-Reaktionen gegen nicht verwandte Allergene definieren einen „angry back"; dann müssen die einzelnen Substanzen in zeitlichen Intervallen von ca. mindestens vier Wochen (ausgenommen die sehr starken Reaktionen) in kleinen Gruppen mit größerem örtlichen Abstand nachgetestet werden.

Die Ablesungszeit ist entscheidend: bei Soforttyp-Reaktionen wird nach 15–20 Minuten abgelesen. Es empfiehlt sich aber auch nach 6–12 Stunden noch einmal den Patienten zur Selbstbeobachtung anzuhalten, um so genannte Spätreaktionen („late cutaneous reactions") zu erfassen. Spättyp-Reaktionen („delayed type hypersensitivity") werden nach 48 und 72 Stunden abgelesen.

Der Epikutantest muss mindestens zweimal abgelesen werden, um die Kinetik der Testreaktionen (Crescendo oder Decrescendo) zur Unterscheidung von toxischen und allergischen Phänomenen zu erfassen. Diese beiden Spätablesungen müssen in die Logistik der Diagnostik eingebaut werden, deshalb werden Epikutanteste normalerweise Montag und Dienstag begonnen, wenn nicht am Wochenende abgelesen werden soll.

Die Qualität der Extrakte ist entscheidend. Häufig sind bei Nahrungsmitteln flüchtige Allergene relevant, die nur bei Testung von nativen Produkten erfasst werden (z. B. charakteristischerweise bei Apfel-Allergie). Hier hat sich z. B. der Prick-zu-Prick-Test (erst mit der Lanzette in die Frucht, dann direkt in die Haut) bewährt. Intrakutanteste zeigen häufiger falsch positive Reaktionen als Prickteste.

Bei der Epikutantestung von unbekannten Substanzen müssen bestimmte Empfehlungen beachtet werden, Prüfung des pH-Wertes (zwischen 5 und 8), Löslichkeit (z. B. in Wasser, Öl oder Vaselin; Fuchs und Aberer, 2002). Arbeitssubstanzen werden üblicherweise mit 10% der Anwendungskonzentration getestet. Bei Kosmetika muss man zwischen „Leave-on"-(Cremes, Make up, etc.) und „Rinse-off"-Produkten (z. B. Shampoo, Seifen) unterscheiden. Letztere sind wesentlich irritativer!

In vitro-Diagnostik: Die In-vitro-Diagnostik allergischer Erkrankungen umfasst den Nachweis von Immunglobulin E (Gesamt-IgE) ebenso wie die Bestimmung spezifischer IgE-Antikörper im Serum. Bei Immunkomplex-Erkrankungen kann auch der Nachweis von IgG- oder IgM-Antikörpern wichtig sein.

Meist werden Radio-Immun- oder Enzym-Immun-Verfahren eingesetzt, wobei das Allergen entweder an eine feste Phase (z. B. Papierscheibe oder Kunststoffschwämmchen) gebunden wird. Es gibt auch kompetitive Teste mit löslichen Allergenen. Der Allergologe verfügt aufgrund seiner speziellen zusätzlichen Weiterbildung über die notwendige Kenntnis der Labormethoden, um diese richtig einzusetzen und zu interpretieren. So werden bei Liquid-phase-Techniken unter Umständen andere Epitope des Allergenmoleküls erkannt als bei Solid-phase-Testen.

Bei sehr hohen Gesamt-IgE-Werten ist die Relevanz spezifischer IgE-Antikörpernachweise kritisch zu hinterfragen. Häufig sind alle getesteten Allergen-spezifischen Antikörper positiv.

Es ist auch wichtig, die Dosis-Wirkungs-Beziehungen dieser In-vitro-Teste zu kennen, IgE-Konzentrationen zeigen meist einen exponentiellen Verlauf. Bei der Bildung von Mittelwerten muss deshalb das geometrische Mittel gewählt werden.

Auch der Nachweis von IgG-Antikörpern kann wichtig sein bei IgE-vermittelten Erkrankungen, als Parameter einer stattgehabten Immunreaktion allgemein (z. B. Sensibilisierung gegen Biene oder Wespe) sowie eventuell als prognostischer Marker; hier ist aber noch Forschungsarbeit zu leisten.

IgG-Antikörper gegen Nahrungsmittel werden vereinzelt als diagnostische Methode eingesetzt. Bislang steht jedoch der wissenschaftliche Nachweis aus, dass diese IgG-Antikörper-Tests den Patienten hilfreiche Informationen bringen. Jeder Mensch bildet auch gegen von ihm verzehrte Nahrungsmittel eine gewisse Menge an IgG-Antikörpern, sodass sich aus dem einfachen IgG-Nachweis keine diagnostische Aussage für die krankmachende Allergie ableiten lässt.

Neben spezifischen serologischen Verfahren gibt es die unspezifischen Methoden der Messung von Mediatoren der entzündlichen Reaktion wie z. B. Histamin oder Histamin-Abbauprodukten in Blut und Urin oder des Eosinophilen Cationischen Proteins (ECP) als Marker der Intensität einer atopischen Entzündung bei Asthma und atopischem Ekzem.

Mastzelltryptase als Aktivierungsprodukt von Mastzellen mit längerer Halbwertszeit ist sinnvoll bei Verdacht auf anaphylaktische Reaktionen; die Bestimmung kann auch noch bis zu 24 Stunden post mortem möglich sein (Przybilla et al., 2001).

Neben serologischen Testen gibt es zelluläre Teste in der Allergie-Diagnostik, wie z. B. die In-vitro-Histaminfreisetzung oder Degranulation bzw. Aktivierung von basophilen Granulozyten nach Allergenstimulation, die Leukotrien-Sekretion nach Allergenstimulation (CAST-ELISA) sowie den Lymphozytentransformationstest (LTT). Letzterer erfordert jedoch noch wissenschaftliche Forschungsarbeit, da bei sehr starken individuellen Streuungen viele Fremdstoffe und auch Allergene unspezifische Lymphozytenaktivierungen auslösen können. Der LTT steht deshalb derzeit nur als aufwendiges Instrument für wissenschaftliche Fragestellungen, nicht jedoch für die klinische Routine zur Verfügung.

Es ist zu warnen vor dem unkritischen Nachweis so genannter Lymphozytenaktivierungen durch Metallsalze (z. B. Quecksilber, Amalgam) und daraus abzuleitenden allergischen Erkrankungen. Es gibt seltene Fälle von echter Amalgam-Allergie, die jedoch im Epikutantest und durch die Inspektion und den Nachweis relevanter Symptome nachgewiesen wird (Fuchs und Aberer, 2002). Daneben gibt es noch eine Reihe wissenschaftlich gänzlich unbewiesener bzw. widerlegter Diagnostikverfahren, wie z. B. Haarmineralstoff-Analyse, Pendeln, Bioresonanzverfahren und v.a.m., die mit ständig neuen Namen bei ähnlichen Grundprinzipien und fehlender Evidenz sich großer Beliebtheit erfreuen (Dorsch und Ring, 2002).

Provokationstestung. Die wichtigsten Provokationstestungen für die Praxis umfassen:

- konjunktivale
- nasale
- bronchiale
- orale
- parenterale Provokation.

Unter Provokationstest versteht man die Exposition eines Zielorgans mit dem fraglichen Allergen. Die Provokation muss unter kontrollierten Bedingungen und in Notfallbereitschaft erfolgen. Sie beinhaltet ein nicht ganz geringes Risiko für den Patienten. Hat sich eine eindeutige Allergie bereits durch die vorher durchgeführten Schritte (Anamnese-, Hauttest- und In-vitro-Diagnostik) erzielen lassen, wird der Provokationstest entbehrlich. Er muss indiziert sein und unter Einsatz entsprechender Kontrollen durchgeführt werden (bei Nahrungsmitteln am besten Placebo-kontrolliert und doppel-blind).

Beim nasalen Provokationstest empfiehlt sich neben der Beobachtung subjektiver und objektiver Symptome die Messung quantitativer objektiver Parameter durch die Rhinomanometrie (Bachert, 1998; Mygind und Dahl, 1997). Bei der bronchialen Provokation unterscheidet man unspezifische (Acetylcholin, Histamin, Kaltluft) Verfahren zur Bestimmung der bronchialen Hypereaktivität von den selten eingesetzten Allergen-spezifischen Provokationsverfahren (eventuell für Gutachtenzwecke oder in ausgewählten unklaren Fällen; Magnussen, 1996).

Dem Provokationstest vorausgehen muss eine Allergen-Karenz, d. h. Elimination vermuteter Allergene, die jedoch nicht notwendigerweise bereits zur Beschwerdefreiheit führen muss, da komplexe Begleitumstände zu beachten sind (s. o. Summations-Phänomene). So kann z. B. das Meiden von Hühnerei keinerlei Erfolg zeigen, weil gleichzeitig die Katze im Bett sitzt, während die Elimination der Katze bei gleichzeitigem Genuss fraglicher Nahrungsmittel ebenfalls erfolglos bleibt. Dennoch sind beide Auslöser relevant für das Krankheitsbild. Aus Eliminationsverfahren allein lässt sich die Diagnose häufig nicht stellen, Provokationstestungen sind erforderlich.

Besondere Vorsicht ist bei der Provokationstestung mit Arzneimitteln zu beachten. Man muss immer mit niedrigen Dosen beginnen, keinesfalls auf einmal eine ganze Einmaldosis (etwa bei Verdacht auf Penicillin-Allergie eine intramuskuläre Penicillin-Injektion)! Hier sind lebensbedrohliche Schockreaktionen beschrieben worden. Leider stehen bei vielen Arzneimitteln keine zuverlässigen Testreagentien für Hauttest oder In-vitro-Diagnostik zur Verfügung, so dass die Provokation neben der Anamnese das einzige diagnostische Verfahren darstellt. In kleinen Mengen und ansteigenden Dosen werden die Substanzen in Kapseln verpackt und geblindet Placebo-kontrolliert exponiert. Danach werden subjektive und objektive Symptome erfasst.

Wichtig: Vor Hauttesten und Provokationstesten bei Anaphylaxie-Verdacht unbedingt Beta-Blocker und ACE-Hemmer absetzen. Sie verstärken die Symptomatik anaphylaktischer Reaktionen und verhindern eine erfolgreiche Adrenalin-Therapie.

In der Interpretation der Provokationsergebnisse muss die simple Regel beachtet werden: negative Ergebnisse sind schlechter als positive. Ein negatives Ergebnis schließt eine Allergie nicht aus. Aus kontrollierten Studien wissen wir, dass auch bei hochgradiger Allergie bei wiederholter Exposition 40% der Patienten nicht mehr reagieren, wohl aber möglicherweise bei der übernächsten Gelegenheit. Dies hat schon viele Patienten und Ärzte dazu verführt, aus der fehlenden Reaktion bei wiederholter Applikation zu schließen, dass keine Allergie vorläge. Dieser Schluss ist falsch! Man kann lediglich daraus schließen, dass an diesem Tag die bewusste Substanz vertragen wurde. Man sieht daraus, wie wichtig die weitere Forschung auf dem Gebiet der Allergie-Diagnostik ist, um für möglichst viele Allergene zuverlässige Hauttest- und In-vitro-Diagnostik-Verfahren zu entwickeln, die Provokationstestungen möglichst entbehrlich machen können.

Ein häufiger Fehler, der auch vielen Ärzten unterläuft, ist das Verwechseln von „Sensibilisierung" und „Allergie". Ein positiver Prick-Test zeigt ebenso wie ein positiver RAST eine Sensibilisierung, besagt jedoch noch nichts über die Relevanz dieser Sensibilisierung für das aktuelle Krankheitsbild. Diese Relevanz muss entweder durch eindeutige Anamnese oder durch Provokation überprüft werden. Erst dann kann eine Allergie diagnostiziert werden. Leider werden aber häufig aus In-vitro-Ergebnissen oder Hauttestresultaten bereits weit reichende therapeutische Schlüsse gezogen, wie z. B. die Empfehlung bestimmter Karenz-Maßnahmen, Diäten oder gar die Einleitung einer spezifischen Hyposensibilisierung.

Ein häufiger Fehler ist die unüberlegte Ausstellung eines Allergie-Passes, der nicht mit einem Testergebnis oder einem Notfallausweis verwechselt werden darf. Der Allergie-Pass richtet sich an Menschen, denen er vorgelegt wird und bezieht sich deshalb in erster Linie auf anthropogene Allergene (Pollen können nicht lesen!).

Während bei Epikutantest-Ergebnissen nur gesichert positive Reaktionen eingetragen werden sollen, kann bei Arzneimittelallergie auch ein so genannter „Verdachts-Ausweis" ausgestellt werden. Im Allergie-Pass sollen immer die Begründung und die jeweiligen Testergebnisse mit angegeben werden (z. B. anamnestischer Verdacht, Hauttest positiv, RAST positiv etc.). Die häufigsten Fehler in der Diagnostik von Arzneimittel-Unverträglichkeiten sind:

- ungenügende Anamnese
- Testung der falschen Substanz
- falsches Testverfahren
- falsche Interpretation von Hauttestreaktionen (besonders intrakutan)
- ungenügende Vorsichtsmaßnahmen bei Hauttest und Provokation
- Fehleinschätzung psychischer Faktoren (Unter- und Überschätzung)
- unüberlegte Ausstellung eines Allergie-Passes.

Ein weit verbreiteter grundlegender Fehler ist der Verzicht auf eine Allergie-Diagnostik. Der Rat an einen Patienten mit Arzneimittel-Unverträglichkeit „dann nehmen Sie es einfach nicht mehr!" ist ähnlich weise wie die Empfehlung an einen Patienten mit abdominellen Druckschmerz „dann drück halt nicht mehr hin!"

3.1.3 Allergietherapie

Therapie: Die erste, sinnvollste und preisgünstigste Therapie allergischer Erkrankungen ist die Allergen-Karenz, d.h. die Meidung des auslösenden Agens. Dies ist in vielen Fällen möglich. Gelingt dies – bei ubiquitären Allergenen – nicht, ist die zweite kausale Möglichkeit die Allergen-spezifische Immuntherapie (spezifische Hyposensibilisierung), bei der das fehlgeleitete Immunsystem umgestimmt und von der krankmachenden IgE-Reaktion in eine normale IgG-Reaktion überführt wird.

Bei den Karenz-Empfehlungen sollte nicht zu fanatisch verfahren werden. Wohnraumsanierung heißt nicht, dass alles verglast und betoniert werden muss! Durch neue Methoden der Allergen-Nachweise in der Umwelt des Patienten, z. B. Milben-Allergen im Hausstaub, Tierhaarepithel in Innenräumen, gelingt eine spezifische Sanierungsempfehlung, die dem Patienten auch ein wohnliches Umfeld erlaubt (Wahn et al., 1998).

Bei den Karenz-Empfehlungen wird oft vergessen, dass für viele Patienten klimatherapeutische Verfahren den Durchbruch zur richtungsweisenden Besserung bringen, nachdem sämtliche diagnostischen und therapeutischen Bemühungen in der Ebene erfolglos waren. Dabei bestehen wissenschaftlich nachgewiesene Erfolge insbesondere für die Klimatherapie auf den Nordsee-Inseln und im Hochgebirge (über 1500 m), wobei durchaus individuelle Verträglichkeitsunterschiede bestehen (Borelli und Simon, 2001).

Die Empfehlung ungerichteter (und nicht indizierter) Diätverfahren bei Verdacht auf Nahrungsmittelallergie ist abzulehnen, da sie

- vom Patienten oft schwer durchzuführen ist
- zu Mangelernährung Anlass geben kann

- den Therapeuten ungerechtfertigt der Verantwortung enthebt
- die Lebensqualität erheblich beeinflusst
- bei unbeabsichtigtem Wiedereinführen relevanter Allergene zu anaphylaktischen Reaktionen führen kann (nach Przybilla et al., 2001).

Für individuell gesicherte Allergien gibt es rationale Diätempfehlungen (Behr-Völtzer et al., 2002).

Psyche und Allergie. Viele allergische Erkrankungen unterliegen einer starken psychosomatischen Beeinflussung. So können emotionale Erregungen oder Stresszustände Attacken allergischer Erkrankungen (z. B. eine Asthmaverschlechterung) auslösen. Die wichtigsten psychischen Auslöser umfassen neben der Erwähnung von Allergenen (anekdotischer Charakter) die einfache Erwähnung der Krankheit (Asthma oder Juckreiz), die Anwesenheit von Ärzten, die Nähe eines Krankenhauses sowie negative Erlebnisse mit persönlicher Kritik oder Erfahrung von Ablehnung. Allein die Frage nach dem Befinden kann Symptom-auslösend wirken. Deshalb muss man manchen Ehepaaren getrennte Schlafzimmer empfehlen.

Allergen-spezifische Immuntherapie (Hyposensibilisierung). Die wichtigsten Grundsätze zur Indikation und Kontraindikation dieser Therapieform sind in zahlreichen Richtlinien und Positionspapieren auf nationaler und internationaler Ebene niedergelegt (Ring und Wenning, 2000; WHO, 1998). Die häufigsten Fehler werden bereits durch falsche Indikation oder Nichtbeachtung von Kontraindikationen gemacht (Tabelle 2).

Die Formulierung der Extrakte erfordert große Erfahrung. Häufig werden unkritisch zu viele und nicht relevante Allergene in einem Extrakt gemischt. Dabei ist auch auf Begriffe zu achten: Pollen sind keine Allergene, sondern Allergenträger bzw. -quellen, die zahlreiche Allergene enthalten. Die Hyposensibilisierungslösung sollte im Idealfall nur einige wenige Allergenquellen enthalten, wobei verwandte Allergene aus verschiedenen Gräser- und Getreide-Pollen als „eine Allergenquelle" betrachtet und gemeinsam eingesetzt werden können. Es hat sich bewährt, saisonale und perenniale Allergenquellen nicht zu mischen. Bei der Durchführung der Hyposensibilisierung sind bestimmte Regeln zu beachten, insbesondere die Erhebung einer Kurzanamnese zur Verträglichkeit der letzten Allergengabe sowie zum allgemeinen Befinden des Patienten (Grunderkrankung, Infekt, Überanstrengung etc.) sowie zur Begleitmedikation (Beta-Blocker!).

Nach der Injektion ist unbedingt eine Wartezeit von mindestens 30 Minuten in der Praxis zu beachten. Die streng subkutane Injektionstechnik muss erlernt werden (Vermeidung von intravasaler Injektion durch Aspiration). Die Injektion soll nur durch den erfahrenen Arzt erfolgen. Die richtige Verdünnung des Extraktes ist von Arzt und Assistenzpersonal zu überprüfen. Hier können fehlerhafte Konzentrationsschritte zu ungewünschten Dosis-Steigerungen und damit zu erheblichen Nebenwirkungen führen.

Besondere Vorsicht ist bei Wechsel der Extraktflaschen in der Erhaltungstherapie (leichter Dosisrückgang) zu üben sowie bei kosaisonaler Fortführung der Therapie (Reduzierung der Dosis während starken Pollenfluges). Außerdem müssen Pausen bei Infekten oder Impfungen eingehalten werden. In einer Allergologen-Praxis muss das medizinische Assistenzpersonal in die Abläufe eingebunden und auf mögliche Notfälle trainiert werden.

Auch bei der sublingualen/oralen Hyposensibilisierung kann es – wenn auch viel seltener – zu unerwünschten Reaktionen kommen, die sich als anaphylaktoide Reaktion oder Exazerbation der atopischen Grunderkrankung äußern können.

Besondere Sorgfalt ist bei Patienten mit Asthma zu üben. Die symptomatische Behandlung (antientzündlich und bronchodilatorisch) darf während der Hyposensibilisierung keineswegs ausgesetzt werden.

Pharmako-Therapie: Der häufigste Fehler der Pharmako-Therapie generell besteht in dem „Ex-juvantibus"-Denken, wobei ohne exakte Diagnose zum Teil eingreifende Pharmaka (z. B. Kortikoide) eingesetzt werden.

Die Pharmako-Therapie muss sich in ihrer Strategie an einem Gesamtkonzept ausrichten von Mastzellstabilisierung über Mediator-Antagonismus, antientzündlicher Therapie bis hin zur Therapie am Erfolgsorgan (z. B. bron-

Tabelle 2. Allergen-spezifische Immuntherapie (Hyposensibilisierung)

Indikationen

- Schwere der allergischen Erkrankung
- Schwierige oder unmögliche Allergenkarenz
- Nachweis der IgE-vermittelten Sensibilisierung

Kontraindikationen

- Infektion (akut, chronisch)
- Immunopathie (z. B. Autoimmunerkrankung)
- Sekundäre Schäden am Reaktionsorgan
- Mangelnde Compliance
- Schwere kardiovaskuläre Erkrankung
- Einnahme von ß-Blockern

chodilatorisch, sekretolytisch oder Restauration der gestörten epidermalen Barriere).

Ein Problem der täglichen Praxis beim Einsatz von Glukokortikoiden ist die Auseinandersetzung mit der weit verbreiteten „Kortikophobie", die vom Arzt ernst genommen und im geduldigen Gespräch diskutiert werden muss. Kortisonnebenwirkungen können durch Auswahl der richtigen Wirkungsstärke und Galenik heute in den meisten Fällen vermieden werden.

Dabei kommt auch der zirkardianen Dosierung eine Rolle zu. Das unkritische „3 × eine" oder „2 × täglich einschmieren" muss im Einzelfall überdacht werden. Für topische Kortikoid-Therapie am Hautorgan genügt in der Regel die 1 × tägliche Applikation von Kortikoid, die in der zweiten Tageshälfte durch Applikation von dermatologischer Basisbehandlung (Emollentien) ergänzt wird.

Die so beliebten Antihistaminika sind systemisch wirksam, aber topisch weitgehend nutzlos. Der dennoch angenehm kühlende Effekt z. B. bei Insektenstichen ist wahrscheinlich durch das alkoholische Gel bedingt.

Auch wenn pharmakologisch nicht völlig verstanden, gibt es individuell spezifische Unterschiede in Wirksamkeit und Verträglichkeit von Histamin-H1-Antagonisten, die für die Praxis bedeutsam sind. Die meisten neueren Produkte besitzen neben der H1-antagonisierenden Wirkung auch noch andere anti-allergische bzw. Mastzell-stabilisierende, antieosinophile oder sonstige entzündungshemmende Eigenschaften. Deshalb ist eine differenzierte Antihistaminika-Therapie sinnvoll, nicht ein einfach unkritisches Gleichsetzen aller Präparate. Zur besonderen Gegebenheit der Pharmako-Therapie bei allergischen Erkrankungen (wie z. B. Asthma, Ekzem, Urtikaria) sei auf die entsprechenden Fachlehrbücher verwiesen (Fuchs und Schulz, 1987; Holgate et al., 1996; Magnussen, 1996; Mygind und Dahl, 1997; Bachert, 1998; Heppt et al., 1998; Wahn et al., 1998; Middleton et al., 2001; Ring, 2003).

Literatur

Bachert C (Hrsg) (1998) Praktische Allergologie. Thieme, Stuttgart

Behrendt H, Ewers HJ, Hüttl R, Jänicke M, Plassmann E, Rehbinder E, Sukopp H (2000) Der Rat von Sachverständigen für Umweltfragen (SRU): Sondergutachten „Umwelt und Gesundheit". Metzler-Poeschel, Stuttgart

Behr-Völtzer Ch, Hamm M, Vieluf D, Ring J (Hrsg) (2002) Diät bei Nahrungsmittel-allergien und -intoleranzen. 2. Aufl. Urban und Vogel, München

Borelli S, Simon D (2001) Wissenschaftliche Untersuchungen zur Wirkung der Hochgebirgsklimatherapie. Phys Med Rehab Kur 11:104–109

Dorsch W, Ring J (2002) Komplementärmethoden oder so genannte Alternativmethoden in der Allergologie. Allergo 11:163–170

Fuchs E, Schulz KH (Hrsg) (1987) Manuale Allergologicum. Dustri, München

Fuchs Th, Aberer W (2002) Kontaktekzem. Dustri, München

Hausen BM, Vieluf IK (1997) Allergiepflanzen – Pflanzenallergene. Ecomed, Landsberg

Heppt W, Renz H, Röcken M (Hrsg) (1998) Allergologie. Springer, Heidelberg

Holgate ST, Church MK, Kapp A (eds) (1996) Allergologie. Ullstein-Mosby, Wiesbaden

Köhn FM, Ollert M, Schuppe HC, Rakoski J, Schill WB, Ring J (2000) Spermaallergien. Reproduktionsmedizin 16:183–188

Middleton E, Ellis P, Reed Ch (eds) (2001) Allergy: principles and practice, 4th ed. St. Louis, Mosby

Magnussen H (1996) Asthma bronchiale. In: Konietzko N, Fabel H (eds): Weißbuch Lunge. Pneumologie 50:573–624

Mygind N, Dahl R (eds) (1997) Instant Allergy. Blackwell, Oxford

Przybilla B, Bergmann KCH, Ring J (Hrsg) (2001) Praktische allergologische Diagnostik. Steinkopff, Darmstadt

Ring J (1982) Angewandte Allergologie. MMW Medizin Verlag, München.

Ring J (2003) Angewandte Allergologie, 3. Aufl. Urban und Vogel, München

Ring J, Wenning J (Hrsg) (2000) Weißbuch-Allergie in Deutschland 2000. Urban und Vogel, München.

Wahn U, Seger R, Wahn V (Hrsg) (1998) Allergien im Kindesalter, 3. Aufl. Fischer, Stuttgart

WHO Position paper (1998) Allergen immunotherapy: therapeutic vaccines für allergic diseases. Allergy 53 (Suppl 44):1–42

3.2 In-vitro-Allergiediagnostik

Markus Ollert

3.2.1 Entwicklung und aktueller Stellenwert der In-vitro-Allergiediagnosik

Das heutige Verständnis und somit die moderne Diagnostik von allergischen Erkrankungen gründen sich im Wesentlichen auf die Einteilung der Überempfindlichkeitsreaktionen in vier Typen nach Coombs und Gell (1975) und die Entdeckung der fünften Antikörperklasse, des Immunglobulins E (IgE) durch Ishizaka und Johansson in den Jahren 1966 und 1967 (Ishizaka und Ishizaka, 1966; Ishizaka et al., 1966; Johansson, 1967). Die Erkenntnis, dass die Typ-I-Reaktion nach Coombs und Gell, die auch Soforttyp-Reaktion genannt wird, auf einer IgE-vermittelten Antwort des Immunsystems nach Allergenkontakt beruht, war Ausgangspunkt für die Entwicklung der heutigen In-vitro-Allergiediagnostikverfahren (Abb. 1).

In den vergangenen drei Jahrzehnten kam es insbesondere beim Nachweis von Allergen-spezifischen IgE-Antikörpern zu einer rasanten Entwicklung unterschiedlichster Messverfahren, die heute neben dem Haut-Pricktest und dem Provokationstest die zentralen Säulen der Allergiediagnostik darstellen. Zudem hat in den vergangenen Jahren die Bestimmung von Mediatoren der allergischen Reaktion an Bedeutung gewonnen und muss in bestimmten Fragestellungen ebenfalls zur Routinediagnostik hinzugerechnet werden.

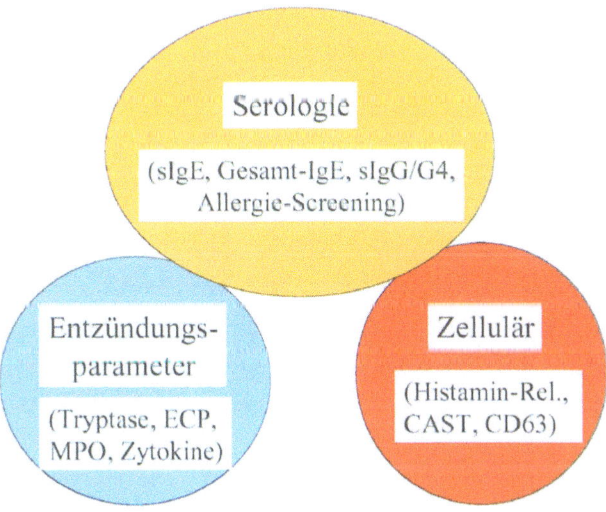

Abb. 1 Palette der wichtigsten In-vitro-Verfahren zur Allergiediagnostik

Als immunologische Testverfahren für Antigen-Antikörperreaktionen im Allgemeinen und für den Nachweis von IgE im Speziellen haben sich zunächst radioimmunologische, in der Folge enzymimmunologische und in letzter Zeit zunehmend auf Fluoreszenz- und Chemilumineszenz-Nachweis basierende Testverfahren etabliert. Meist wird der Nachweis von spezifischen IgE-Antikörpern dadurch erbracht, dass die Bindung der Antikörper an ein Allergen erfolgt, das an die feste Phase (Papierscheibe, Zelluloseschwämmchen, Mikrotiterplatte o.ä.) gebunden ist. Der so gebildete Immunkomplex wird nach Abtrennung der unspezifisch gebundenen Antikörper (Waschvorgang) mit einem gegen menschliches IgE gerichteten zweiten Antikörper nachgewiesen. Dieser zweite Antikörper war ursprünglich beim RAST-Verfahren radioaktiv markiert, ist aber inzwischen meist mit einem Enzymmarker versehen.

Neben den klassischen serologischen Methoden der IgE-Bestimmung haben Verfahren zum Nachweis von zellulären Mediatoren bei allergischen Erkrankungen inzwischen ihren festen Stellenwert in der Allergiediagnostik erlangt. Hier sind besonders die zellulären Allergietestverfahren (z.B. Histamin-Release, Sulfidoleukotrien-Release) sowie der Nachweis von Mastzell-Tryptase und von eosinophilem kationischen Protein (ECP) zu nennen (Abb. 1). Des Weiteren haben sich auf der Basis der klassischen serologischen Nachweisverfahren Methoden entwickelt, die eine Einzelallergen-basierende Auflösung der spezifischen

Antikörperantwort im Serum eines Patienten ermöglichen. Hier ist zum einen der quantitative Nachweis der Antikörperreaktivität (spezifisches IgE, gegebenenfalls auch spezifisches IgG4 bei Hyposensibilisierung) gegen rekombinante Einzelallergene zu nennen, zum anderen das Western-Blot-Verfahren, welches auf einen Blick eine komplette semiquantitative Einzelallergenanalyse der Antikörperantwort im Patientenserum für ein Allergengemisch (z.B. Bienengift, Wespengift, Wiesenlieschgras usw.) ermöglicht.

Bei allem Fortschritt in der Methodik und in der Auswahl der verschiedenen Messverfahren in der In-vitro-Allergiediagnostik ist jedoch stets zu bedenken, dass die In-vitro-Diagnostik nur einen Baustein im Hinblick auf eine allergologische Diagnose darstellt. Nach Erhebung einer ausführlichen allergologischen Anamnese sollte in der Regel ein Hauttest durchgeführt werden. Zusätzlich sollte in Ergänzung zur Anamnese und zum Hauttest eine gezielte Bestimmung von spezifischen IgE-Antikörpern mit einem etablierten Verfahren durchgeführt werden. In Einzelfällen kann die Bestimmung des spezifischen IgE auch ohne einen Hauttest erfolgen, falls dieser aus verschiedenen Gründen nicht durchgeführt werden kann. In keinem Falle sollte die Indikation zur In-vitro-Diagnostik mit zu großer Zurückhaltung erfolgen, da die in der Regel qualitätskontrolliert erhobenen In-vitro-Daten eine wertvolle Ergänzung in der Gesamtallergiediagnostik darstellen. Die hohe Sensitivität und Spezifität von In-vitro-Verfahren zum IgE-Nachweis ist durch viele wissenschaftliche Untersuchungen belegt. In einer Zeit, wo einerseits der Kostendruck im Gesundheitswesen ärztliches Handeln zunehmend beeinflusst, wo aber andererseits der Ruf nach Evidenzien-basierter Medizin immer lauter wird, sollten sich allergologisch tätige Ärzte bei der Wahl der diagnostischen Methoden stets bewusst sein, dass kein Internist nach erfolgter eingehender Anamnese und dem klinisch-inspektorischen Befund eines Ikterus auf die Bestimmung von Bilirubin oder der Leberenzyme verzichten wird. Zumindest diesen Standard sollte auch die allergologische Diagnostik für sich in Anspruch nehmen. Die Richtlinien zur In-vitro-Allergiediagnostik sind in Positionspapieren des Ärzteverbandes Deutscher Allergologen (ÄDA) und der Deutschen Gesellschaft für Allergologie und klinische Immunologie (DGAI) niedergelegt (Kersten et al., 2000; Kleine-Tebbe et al., 2001).

Generell muss bei der In-vitro-Allergiediagnostik zwischen Testverfahren zum Allergiescreening und zur gezielten Allergiediagnostik unterschieden werden. Bei der Vielzahl der verschiedenen Messverfahren auf diesem Sektor haben sich einige Verfahren besonders bewährt und können daher als Standardmethoden bezeichnet werden. Deren Einsatzmöglichkeiten, insbesondere die Vorteile ihres Einsatzes und mögliche Nachteile, sollen nachfolgend besprochen werden. Vor allem wird auch darauf eingegangen, wann ein In-vitro-IgE-Nachweis unverzichtbar ist und welche besonderen Probleme sich bei der In-vitro-Allergiediagnostik ergeben können.

3.2.2 Serologische IgE-Diagnostik

3.2.2.1 Vorteile der serologischen IgE-Diagnostik

Die verschiedenen etablierten Verfahren zum Labornachweis von spezifischen IgE-Antikörpern weisen in der Regel eine gute bis sehr gute Korrelation der Testergebnisse zum Hauttest oder zur klinischen Anamnese auf. Unabhängig von diesem Vergleich der unterschiedlichen Testmethoden für die Allergiediagnostik gibt es jedoch einige Vorteile auf Seiten des In-vitro-IgE-Nachweises. Hier ist zunächst der nicht seltene Fall zu nennen, dass Patienten sich unter Einnahme von Antihistaminika (H1- oder H2-Rezeptorantagonisten) zur Allergietestung vorstellen. Abhängig von der Pharmakokinetik des eingenommen Präparates ist ein Hauttest erst nach einem Intervall von mindestens 3 bis 5 Tagen möglich. Dies gilt für die kurz wirksamen Antihistaminika. Für mittellang oder länger wirkende Antihistaminika sind Intervalle bis zur Durchführung eines Hauttestes von 10 Tagen bis zu 4 Wochen notwendig. Auch für zentral wirkende Substanzen wie Psychopharmaka mit antihistaminem Effekt ist ein Karenzintervall bis zur möglichen Durchführung eines Hauttestes von 5 Tagen notwendig. Bei der Anwendung von topisch wirksamen Substanzen im Testgebiet beträgt das Intervall eine Woche. In all diesen Fällen bringt die serologische IgE-Diagnostik ein zuverlässiges Ergebnis und kann daher sofort durchgeführt werden. Die serologische IgE-Diagnostik ist häufig auch bei Kindern als erste diagnostische Methode vorzuziehen, da der Prick-Test bei Säuglingen und Kleinkindern zum Teil nicht zumutbar, zum Teil nur unter erheblichem Aufwand möglich ist. Eine weitere Indikation zum primären serologischen IgE-Nachweis vor Durchführung eines Hauttestes sind Fälle von schwerster Anaphylaxie (Anaphylaxie Grad 4 mit manifestem Schock, Herz-Kreislaufstillstand, Bewusstlosigkeit). Da bei solchen Patienten eine erneute schwere Anaphylaxie unter Hauttestbedingungen nicht auszuschließen ist, sollte bei dieser Konstellation immer die serologische Diagnostik vor dem Hauttest erfolgen (z.B. Insektengift-, Arzneimittel-, Latex- und Nahrungsmittelallergie). Dies gilt insbesondere bei Einnahme von Betablockern oder ACE-Hemmern. Des Weiteren gibt es eine Reihe von Erkrankungen im dermatologischen Bereich, die eine Hauttestung unter kontrollierten Bedingungen erschweren oder unmöglich machen. Hierzu zählen die Urticaria factitia, das atopische Ekzem mit Befall der Unterarme sowie andere Dermatosen in dieser anatomischen Ausprägung. Ferner sind hier Behinderungen wie partieller oder kompletter Verlust von Extremitäten, bestehende postoperative Lymphödeme oder Zustände nach beidseitiger axillärer Lymphadenektomie zu nennen. In all diesen Fällen ist man primär auf die Ermittlung von serologischen IgE-Werten angewiesen. Schließlich sollte hier auch die Tatsache, dass bei der In-vitro-IgE-Diagnostik kein De-novo-Sensibilisierungsrisiko des Patienten besteht, nicht unerwähnt bleiben.

3.2.2.2 Nachteile der serologischen IgE-Diagnostik

Bei der Interpretation von spezifischen IgE-Werten in der Allergiediagnostik sind zahlreiche Faktoren zu berücksichtigen. Diese Faktoren gliedern sich in methodische Faktoren und in patientenabhängige Faktoren. Die methodischen Faktoren berühren in erster Linie den Verantwortlichen des Allergielabors und sind daher nur indirekt vom anfordernden Arzt beeinflussbar. Insofern liegt die Verantwortung für die Auswahl der Reagenzien, des Gerätetyps zur Ermittlung der spezifischen IgE-Werte und für die Qualitätskontrolle beim Labor. Der anfordernde Arzt hat indirekt hierauf Einfluss, indem er die durchgeführte Methode zur In-vitro-IgE-Diagnostik vom Labor erfragt und Daten zur laborinternen und -externen Qualitätskontrolle und zur Evaluierung des eingesetzten Systems in Vergleichsstudien zu anderen Systemen oder zu klinischen Tests abfragt. Neben der Qualitätssicherung spielt heute in vielen Fällen auch der Faktor Zeit eine wichtige Rolle. Die bereits länger etablierten Verfahren zum Nachweis von allergenspezifischem IgE weisen nur einen geringen Automatisierungsgrad auf, benötigen dementsprechend lange bis zur Ausgabe eines Ergebnisses und binden das Personal in dieser Zeit. Durch die Einführung der ersten Vollautomaten im Bereich der Allergiediagnostik (Fa. DPC bzw. Bayer Diagnostics) ist es jetzt möglich geworden, ein Messergebnis für spezifisches IgE innerhalb von einer Stunde zu erreichen. Dies könnte im ambulanten Bereich einer Klinik, die im zugehörigen Labor auch die In-vitro-IgE-Diagnostik durchführt, dahingehend von Bedeutung sein, dass einem Patienten noch am Tag der ambulanten Vorstellung die IgE-Werte mitgeteilt und geplante therapeutische Maßnahmen sofort eingeleitet werden könnten. Die konkrete praktische Bedeutung soll anhand eines Beispiels erläutert werden: ein Patient stellt sich in der Ambulanz einer Klinik mit einem akuten Erythema migrans nach Zeckenstich vor. Es besteht die Indikation zur Antibiotika-Therapie. Gleichzeitig gibt der Patient jedoch anamnestische Hinweise für eine eventuell vorliegende Penicillinallergie an. Des Weiteren besteht eine chronische Endokarditis mit der Maßgabe des behandelnden Kardiologen, bei möglicherweise auftretenden bakteriellen Infektionen sofort antibiotisch zu behandeln. In dem vom Patienten mitgebrachten Notfallpass listet der Internist eine Palette von geeigneten Antibiotika auf, unter denen sich jedoch nicht Tetracyclin befindet. Eine allergologische Abklärung der vermuteten Penicillinallergie fand bisher nicht statt. Mittel der Wahl bei dieser Konstellation sind moderne Cephalosporine wie z.B. Ceftriaxon. Andererseits ist bekannt, dass bei bestehender Penicillinallergie in ca. 5% der Fälle Kreuzallergien mit den modernen Cephalosporinen auftreten können. Um diesen Fall praktisch lösen zu können, wurde ein Pricktest mit Penicillinderivaten sowie mit Ceftriaxon und ein ebensolcher Intrakutantest durchgeführt. Beide Tests ergaben kein positives Ergebnis. Mit der heute schnell verfügbaren spezifischen IgE-Diagnostik in den genannten Vollautomaten ist es jetzt auch möglich, diese Akutdiagnostik zur therapeutischen Entscheidung hinsichtlich der Antibiose durch ein In-Vitro-Testergebnis zu ergänzen, wodurch die diagnostische Sicherheit erhöht werden kann.

Zu den patientenabhängigen Faktoren bei der Interpretation von spezifischen IgE-Werten gehört der Gesamt-IgE-Titer. Nicht selten gibt es erhöhte spezifische IgE-Werte bei einem deutlich erhöhten Gesamt-IgE-Titer (vor allem bei Gesamt-IgE-Werten ≥ 10.000 kU/L). Ein falsch negatives Ergebnis in der serologischen IgE-Diagnostik kann durch Interferenz Antigen-spezifischer IgG-Antikörper zu Stande kommen. Diese Situation ist z.B. in der Hymenopterengiftallergie bei Imkern oder bei Patienten unter Hyposensibilisierungstherapie von Bedeutung, da die quantitativ dominierenden

IgG-Antikörper hierbei die Mehrzahl der verfügbaren allergenen Epitope im In-vitro-Ansatz besetzen. In solchen Fällen hilft die Durchführung des Tests unter Serum-Verdünnungen weiter. Ein ebenfalls negatives Ergebnis für zirkulierende spezifische IgE-Antikörper kann in Fällen von systemischer Mastozytose auftreten, wo die spezifischen IgE-Antikörper durch die Vielzahl von zirkulierenden Mastzellen oder basophilen Granulozyten über den jeweiligen hochaffinen IgE-Rezeptor absorbiert werden.

3.2.2.3 Wann ist die serologische IgE-Diagnostik unverzichtbar?

Die einzige derzeit existierende kausale Therapie für allergische Erkrankungen vom Soforttyp ist die Hyposensibilisierung oder Allergen-spezifische Immuntherapie. Entsprechend einem internationalen Positionspapier der allergologischen Fachgesellschaften und der WHO ist die serologische Bestimmung von spezifischem IgE und der dementsprechende positive Nachweis eine Grundvoraussetzung für die Indikationsstellung zur Durchführung einer Hyposensibilisierungsbehandlung (Bousquet et al., 1998). Insofern ist aus Gründen der guten klinischen Praxis und der Qualitätssicherung in der Allergologie das Heranziehen von spezifischem IgE in der diagnostischen Entscheidung unverzichtbar. Darüber hinaus sollte auch die rechtliche Komponente nicht außer Acht gelassen werden. Ein weiteres wichtiges Argument für die Bestimmung von spezifischen IgE-Antikörpern mit Hilfe der serologischen Methoden ist die Erfassung von Kreuzsensibilisierungen bzw. echten Kreuzallergien. Hierbei ist die In-vitro-Methode der Hauttestmethode deutlich überlegen. So lassen sich echte Kreuzallergien mit Hilfe des sIgE (RAST)-Inhibitionstests ermitteln (Bauer et al., 2000). Auf Ebene der Einzelallergene ist ein Inhibitionstest auch mit rekombinanten Allergenen oder im Western Blot durchführbar (Mempel et al., 2003). Der Ansatz der Einzelallergenanalyse von Antikörperreaktivitäten im Western-Blot bzw. im Inhibitionstest wird zukünftig bei der Auswahl des idealen Hyposensibilisierungsextraktes noch größere Bedeutung erlangen. Schließlich ist die Bestimmung von spezifischem IgE im Hinblick auf eine geplante Provokationstestung unverzichtbar. Hohe Konzentrationen von spezifischen IgE-Antikörpern korrelieren häufiger mit schwerer Symptomatik und verlangen dementsprechend besondere Sorgfalt und strenge Indikationsstellung.

3.2.3 Spezielle Fragestellungen und Probleme in der In-vitro-Allergiediagnostik

3.2.3.1 Begleitende In-vitro-Diagnostik bei Hyposensibilisierung

In der begleitenden In-vitro-Diagnostik bei spezifischer Immuntherapie oder Hyposensibilisierung, die sich in der Regel über mindestens drei Jahre erstreckt, werden mehrere Ebenen der Diagnostik benötigt. Vor Beginn einer Hyposensibilisierung bei Indikationsstellung ist die Primärdiagnostik oder Basisdiagnostik notwendig. Während einer Allergen-spezifischen Immuntherapie ergibt sich der Bedarf für eine Verlaufsdiagnostik, am Ende der Hyposensibilisierungsperiode entsprechend für eine Abschlussdiagnostik. Eine Kontrolldiagnostik nach der Hyposensibilisierung ist ähnlich einer Titerkontrolle nach Impfung anzustreben, kann aber derzeit noch nicht generell empfohlen werden.
Für die Indikationsstellung zur Hyposensibilisierungsbehandlung ist der Nachweis von spezifischen IgE-Antikörpern eine absolute Notwendigkeit. Darüber hinaus sind bei einigen Formen der Hyposensibilisierung weitere Punkte zu beachten. Hierzu zählt bei Indikationsstellung zur Hyposensibilisierung mit Hymenopterengiften der Nachweis des basalen Tryptasespiegels (Ludolph-Hauser et al., 2001). Bei erhöhten basalen Tryptasewerten ergibt sich ein erhöhtes Risiko, nach Abschluss einer Hyposensibilisierung erneut anaphylaktisch zu reagieren. Die erhöhten basalen Tryptasewerte werden auf eine klinisch bisher nicht diagnostizierte Mastozytose zurückgeführt. In diesen Fällen ergeben sich besondere Behandlungsschemata für die betroffenen Patienten, was gleichbedeutend mit einer längeren, eventuell sogar lebenslangen Behandlungsdauer ist. Dementsprechend sollte der Patient auch ärztlich beraten werden.
In der Verlaufsdiagnostik der Hyposensibilisierung sollten einmal jährlich für die therapierelevanten Allergenextrakte Bestimmungen auf Allergen-spezifisches IgE und gegebenenfalls IgG4 durchgeführt werden. Die Bestimmung von Allergen-spezifischem IgG4 unter Immuntherapie macht jedoch nur dann Sinn, wenn man einen Basiswert vor Immuntherapie ebenfalls ermittelt hat. Auch wenn derzeit noch nicht mit letztendlicher Sicherheit gefolgert werden kann, ob Allergen-spezifisches IgG4 protektiv im Sinne der Allergieminderung wirkt, so ist es zumindest ein Faktor, der das therapeutisch gewollte Ansprechen des Immunsystems auf die Hyposensibilisierungsbehandlung anzeigt.

Die interessanteste und wissenschaftlich umstrittenste Fragestellung an die In-vitro-Allergiediagnostik ergibt sich zum Abschluss einer Hyposensibilisierungsbehandlung. Noch immer existiert kein In-vitro-Testsystem, mit dem der Erfolg einer Hyposensibilisierungsbehandlung sicher vorhergesagt werden kann. Verschiedenste Parameter und Verfahren wurden hierbei untersucht, u.a. spezifisches IgE, spezifisches IgG, spezifisches IgG4 sowie zuletzt verstärkt der Western-Blot. Nach derzeitiger Datenlage kann keine der genannten Methoden auf der Basis von Ergebnissen aus prospektiven Studien empfohlen werden. Die Verfahren besitzen aber trotzdem eine gewisse Aussagekraft und können wie folgt herangezogen werden: Wird spezifisches IgE unter Therapie komplett negativ, so kann mit hoher Wahrscheinlichkeit davon ausgegangen werden, dass ein immunologischer Schutz durch Hyposensibilisierung eingetreten ist. Die Bestimmung des spezifischen IgG ist weniger sinnvoll. Hingegen ist die Bestimmung von spezifischem IgG4 als der Antikörper-Subklasse, die in der Regel unter Immuntherapie ansteigt, aussagekräftiger. Am interessantesten erscheint in diesem Zusammenhang die Anwendung der IgG4-Bestimmung im Western-Blot-Verfahren. Diese Methode ermöglicht die Bestimmung von spezifischen Antikörpern nicht nur der IgG4-, sondern auch der IgE-Klasse gegenüber Einzelallergenen. Somit kann auch der isolierte Mangel an spezifischer IgG4-Bildung unter Hyposensibilisierung gegenüber einem einzelnen Allergen im Gesamtallergengemisch analysiert werden. Die bisher vorliegenden retrospektiven Analysen zeigten sehr ermutigende Ergebnisse, endgültige prospektive Analysen stehen derzeit noch aus.

3.2.3.2 Allergiescreening

Ein Allergiescreening erfolgt zum einen durch die Bestimmung des Gesamt-IgE-Spiegels. Hierbei ist die Altersabhängigkeit von Gesamt-IgE zu beachten. Das Gesamt-IgE steigt beim Nicht-Allergiker von sehr niedrigen Werten im Säuglingsalter (< 1,5 kU/L) kontinuierlich an und erreicht im Alter von 10–15 Jahren seinen Maximalwert (< 300 kU/L), um dann wieder bis zum Erwachsenenalter (< 100 kU/L) abzufallen. Das Gesamt-IgE ist jedoch nur ein Screening-Parameter und gibt keine Hinweise über Allergenspezifität. Es ist ferner zu berücksichtigen, dass Gesamt-IgE auch bei anderen Erkrankungen stark ansteigen kann (z.B. Parasitosen, T-Zell-Immundefekte, bestimmte Nephritiden, Lebererkrankungen, Neoplasien, Hyper-IgE-Syndrom).

Als weitere Methoden des Allergie-Screenings werden so genannte Paneltests und Allergengemische zum spezifischen IgE-Nachweis eingesetzt. Beim Screeningtest mit Allergengemischen wird in einem Ansatz das spezifische IgE gegenüber einer Gruppe von Allergenen gemessen. Beim Panel- oder Streifentest wird eine gleichzeitige Bestimmung von spezifischen IgE-Antikörpern gegen eine bestimmte Zahl von Einzelallergenen vorgenommen. Diese Tests dienen zur Orientierung und schnellen Entscheidung, ob eine weitere, mehr ins Detail führende Diagnostik notwendig und sinnvoll ist. Gerade bei Kindern, wo man mit wenig gewonnenem Material ein Maximum an Aussage erreichen will, sind diese Tests durchaus sinnvoll. Hierbei ist aber auch wiederum zu erwähnen, dass die Frage nach der Qualitätssicherung bei dieser Form der Diagnostik ebenso wichtig ist wie bei den klassischen Methoden des spezifischen IgE-Nachweises und keinesfalls vom anfordernden Arzt außer Acht gelassen und stets kritisch hinterfragt werden sollte.

3.2.3.3 In-vitro-Diagnostik bei Anaphylaxie

Bei klinisch vermuteter Anaphylaxie ist zur Diagnosesicherung zunächst die Durchführung eines Tests auf Allergen-spezifische IgE-Antikörper notwendig. Falls sich hier kein positives Ergebnis zeigt, sollte ein zellulärer In-vitro-Allergietest angestrebt werden. Hier bietet sich neben dem Histamin-Release-Test der Sulfidoleukotrien-Freisetzungstest (CAST-ELISA) und der Basophilen-Aktivierungstest (CD63) an. Diese Tests sollten immer dann in Erwägung gezogen werden, wenn eine Diskrepanz zwischen Anamnese, klinischer Untersuchung (Hauttest) und In-vitro-Testergebnis für spezifisches IgE besteht. Insbesondere ist dies in der Routinediagnostik bei Anaphylaxie in Folge von Bienen- und Wespengiftallergie der Fall. Aber auch bei Medikamentenunverträglichkeit, Nahrungsmittelallergie und Unverträglichkeit auf Nahrungsmittelzusatzstoffe können sich spezielle Indikationen zur Durchführung eines der aufgeführten zellulären In-vitro-Allergietests ergeben.

Bei vielen Formen der Anaphylaxie, vor allem wenn der Auslöser einer anaphylaktischen Reaktion unklar ist, wird der Provokationstest unter klinisch kontrollierten Bedingungen zur Diagnosesicherung angestrebt. Die in Folge der Provokationstestung auftretenden Symptome eines Patienten können häufig eindeutig in kausalen Zusammenhang mit dem verabreichten Auslöser (Allergen) gebracht werden. Zur Verifizierung der Testsymptome bei unklaren Fällen bietet sich zur Diagnosesicherung die Bestimmung von Entzündungsmediatioren aus Effektorzellen an. Hierbei ist der Nachweis von Tryptase aus Mastzellen im peripheren Blut (Serum) des Patienten zu nennen. Tryptase wird in vitro mit Hilfe eines Enzymimmunoassays (Fa. Pharmacia) bestimmt. Der als normal anzusehende obere Grenzwert für Tryptasespiegel im peripheren Blut wird unterschiedlich beurteilt, ist aber nach verschiedenen Empfehlungen bei 10 µg/L anzusetzen. Bei der Interpretation von erhöhten Tryptasewerten nach Provokationstestung ist zu beachten, dass in jedem Fall ein Basalwert vor Beginn der Provokation ermittelt werden sollte. Als Abnahmezeitpunkte für die Tryptase nach Provokationstestung bieten sich zwei Stunden bzw. sechs Stunden an. Um die Einbindung von eosinophilen Granulozyten bei allergischen Entzündungsprozessen zu erfassen, kann auch die Bestimmung des eosinophilen kationischen Proteins (ECP) durchgeführt werden. Dieser Parameter hat jedoch eine weniger große Relevanz bei Soforttyp-Reaktionen, ist aber bei eventuellen Spättyp-Reaktionen (24 Stunden nach Provokation) von größerer Bedeutung. Auch hier gilt, dass erhöhte Werte nach Provokationstestung nur nach Hinzuziehen eines Basalwertes interpretiert werden können. Der obere Grenzwert für ECP liegt bei 12,5 µg/L. Wichtig für die Ermittlung von ECP-Werten ist die Beachtung der Tatsache, dass das Blut für die ECP-Bestimmung innerhalb von zwei Stunden nach Abnahme zentrifugiert sein muss, um korrekte Werte zu erhalten.

Eine weitere Indikation für die Bestimmung von Entzündungsmediatoren, insbesondere von Tryptase, ist die Post-mortem-Diagnostik bei vermuteten Anaphylaxie-bedingten Todesfällen (Brockow et al., 1999). Hier hat sich gezeigt, dass Tryptase äußerst stabil in den Körperflüssigkeiten nach eingetretenem Todesfall bestimmt werden kann und bis zu acht Stunden nach Eintritt des Todes noch verlässliche Werte liefert. Dies ist unter Umständen von großer Bedeutung bei intraoperativen Todesfällen, bei denen eine allergische Komponente als Auslöser einer Anaphylaxie vermutet wird. Häufig ist in diesen Fällen der eindeutige Allergieauslöser nicht zu ermitteln, es kann aber über die Bestimmung der Tryptase zumindest der indirekte Rückschluss auf das Vorliegen einer allergischen Reaktion als mögliche Todesursache gezogen werden.

Literatur

Bauer CP, Franz R, Grübl A (2000) Serologische In-vitro-Allergiediagnostik. In: Przybilla B, Bergmann K-CH, Ring J (Hrsg) Praktische allergologische Diagnostik. Steinkopff Verlag, Darmstadt, S 46–51

Bousquet J, Lockey R, Malling HJ (1998) Allergen immunotherapy: therapeutic vaccines for allergic diseases. Annals of Allergy, Asthma, & Immunology 81: 401–405

Brockow K, Vieluf D, Puschel K, Grosch J, Ring J (1999) Increased postmortem serum mast cell tryptase in a fatal anaphylactoid reaction to nonionic radiocontrast medium. J Allergy Clin Immunol 104: 237–238

Coombs RRA, Gell PGH (1975) Classification of allergic reactions for clinical hypersensitivity and disease. In: Gell PGH, Coombs RRA, and Lachmann PJ (eds) Clinical Aspects of Immunology. Blackwell Scientific, Oxford, pp 761-781

Ishizaka K, Ishizaka T (1966) Physicochemical properties or reaginic antibody. I. Association of reaginic activity with an immunoglobulin other than γA or γglobulin. J Allergy 37: 169

Ishizaka K, Ishizaka T, Hornbrook MM (1966) Physicochemical properties of reaginic antibody. V. Correlation of reaginic activity with γE-globulin antibody. J Immunol 97: 840

Johansson SGO (1967) Raised levels of a new immunoglobulin (IgND) in asthma. Lancet 2: 951

Kersten W, von Wahl PG, Lange CE, Wenning J (2000) Empfehlungen zur In-vitro-Diagnostik allergischer Erkrankungen. Allergo J 9: 21–25

Kleine-Tebbe J, Fuchs T, Lepp U, Niggemann B, Saloga J, Vieluf I, Vieths I, Werfel T, Zuberbier T, Jäger L (2001) In-vitro-Diagnostik von Nahrungsmittel-Allergien. Allergo J 10: 333–339

Ludolph-Hauser D, Rüeff F, Fries C, Schopf P, Przybilla B (2001) Constitutively raised serum concentrations of mast-cell tryptase and severe anaphylactic reactions to Hymenoptera stings. Lancet: 357: 361–362

Mempel M, Rakoski J, Ring J, Ollert M (2003) Severe anaphylaxis to kiwi fruit: immunological changes related to successful sublingual allergen immunotherapy. J Allergy Clin Immunol 111: 1406–1409

4 Dermatologische Mykologie

4 Dermatologische Mykologie

4.1 Diagnose

Matthias Möhrenschlager, Hans-Peter Seidl und **Dietrich Abeck**

4.1.1 Anamnese und klinisches Bild

Anamnese und makroskopischer Befund stehen am Beginn der diagnostischen Bemühungen. Aus der Vielzahl der durch Pilze verursachten Krankheitsbilder wird im Folgenden schwerpunktmäßig auf Onychomykose, Tinea capitis sowie Pityriasis versicolor näher eingegangen.

Onychomykose: Im Kindesalter ist die Nagelpilzerkrankung ein seltenes, wenngleich mögliches Ereignis. Im Erwachsenenalter besteht hinsichtlich der Besiedelung der Nagelplatte mit Pilzen (Abb. 1) eine Punktprävalenz von über 12% mit einer kontinuierlich ansteigenden Erkrankungszahl mit zunehmendem Alter. Männer haben im Vergleich zu Frauen ein höheres Risiko für eine Nagelpilzinfektion. Als Risikofaktoren bedeutsam erscheinen weiterhin eine familiäre Disposition für eine Fußmykose, eine Fußfehlstellung sowie die Benützung öffentlicher Duschen (Abeck et al., 1996, 2000; Korting, 1996; Haneke et al., 2000; Seebacher, 2000). Tabelle 1 gibt eine Übersicht der klinischen Typen der Onychomykose sowie der Differentialdiagnosen (Abb. 2, 3 und 4), welche die klinische Einordnung erschweren können.

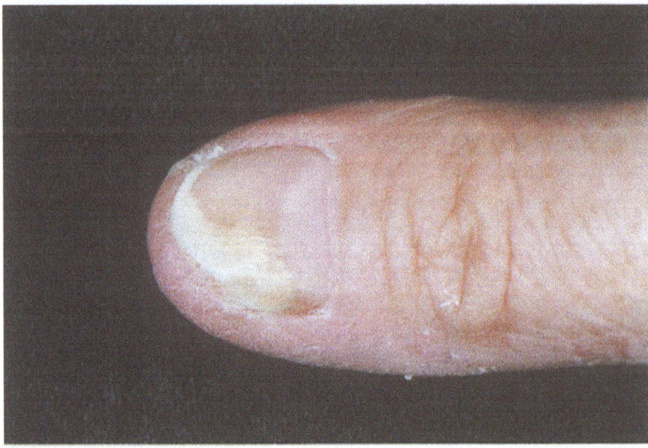

Abb. 1. Onychomykose

Tabelle 1. Onychomykose: Befallsmuster, makroskopischer Befund, Differentialdiagnose (nach Abeck et al., 1996; Korting, 1996, 2001; Köhler et al., 1998; Möhrenschlager et al., 1999, 2000; Seebacher, 2000; Seebacher und Brasch, 2000)

Distolateraler subungualer Typ: Infektion von distal nach proximal mit subungualer Ausbildung einer Hyperkeratose sowie Gelbverfärbung. Evtl. Ausbildung von Krümelnägeln.
Oberflächlich weisser Typ: Superfizielle Infektion mit Ausbildung eines weißlichen Flecks oder einer fast ganz weißlich verfärbten Nagelplatte.
Proximal subungualer Typ: Infektion von proximal über das Eponychium in die Nagelmatrix mit zunehmender Verfärbung und Dystrophie der Nagelplatte nach distal.
Dystrophischer Typ: Fehlende Ausbildung einer regelrechten Nagelplattenstruktur mit Krümelnägeln, Grübchen- und Wellenbildung.
Differentialdiagnosen (Auswahl)
Psoriasis vulgaris des Nagelorgans
Lichen ruber des Nagelorgans
Onycholysis semilunaris
Leukonychia punctata
Leukonychia striata
Leukonychia totalis
Parakeratosis pustulosa (Hjorth-Sabouraud)
Trachyonychie
Mees-Streifen
Muehrcke-Bänder
Beau-Reil-Linien

Selbstverständlich darf nicht außer Acht gelassen werden, dass beispielsweise eine durch Psoriasis vulgaris veränderte Nagelplatte zusätzlich mit einem Pilz besiedelt sein kann (Ständer et al., 2001).

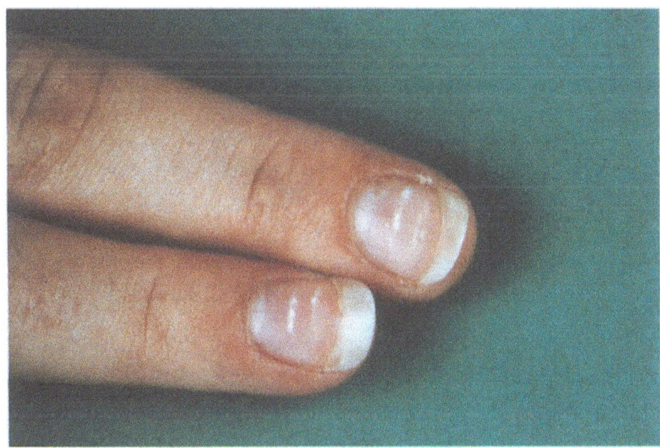

Abb. 2. Differentialdiagnose zur Onychomykose: Leukonychia striata

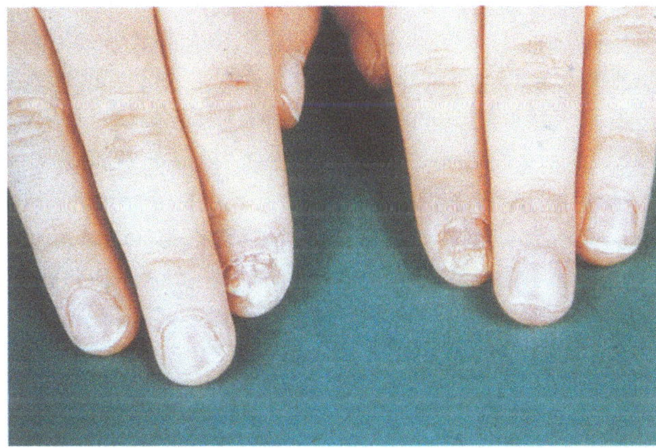

Abb. 3. Differentialdiagnose zur Onychomykose: Parakeratosis pustulosa (Hjorth-Sabouraud)

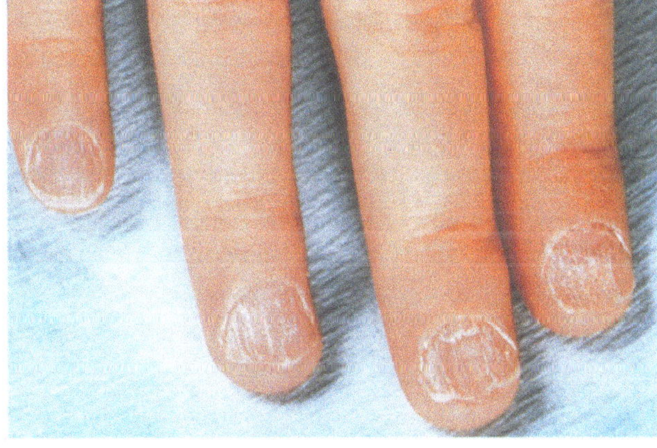

Abb. 4. Differentialdiagnose zur Onychomykose: Trachyonychie

Tinea capitis: Die Kopfpilzerkrankung ist eine überwiegend im Kindesalter auftretende Infektion mit einem Häufigkeitsgipfel zwischen dem 5. und 8. Lebensjahr und einer Bevorzugung des weiblichen Geschlechts (Abeck, 2001). Erkrankungen von Erwachsenen wurden vereinzelt berichtet (Buckley et al., 2000).

Die Haare in den befallenen Arealen sind häufig 2 bis 3 mm über dem Hautniveau abgebrochen. Entzündungszeichen können deutlich imponieren. Bei Vorliegen einer tiefen Trichomykose („Kerion celsi", Abb. 5) finden sich infiltrierte Herde mit eitriger Einschmelzung der Haarfollikel, welche narbig abheilen können (Bode et al.,

Tabelle 2. Tinea capitis – Klinik, Differentialdiagnosen (Auswahl nach Korting, 1996; Abeck, 2001)

Klinik

Nicht-entzündlicher Typus: schuppende, juckende, diffus angeordnete Flecken mit abgebrochenen, wenige Millimeter langen Haaren.

Inflammatorischer Typus: Entzündung des Haarfollikels mit z.T. tief entzündlichen, eitrigen sowie krustös bedeckten Haaranlagen („Kerion celsi", Abb. 5), welche eine vernarbende Alopezie bedingen können. Mögliche Begleitsymptome: Juckreiz, Fieber, Schmerz, Lymphadenopathie.

„Black dot" Typus: Alopezieareal mit schwarzem Punkt in der Haarfollikelöffnung (selten).

Favus: Durch Infektion mit *Trichophyton schönleinii* finden sich gelbe, Tassen-artige Schuppen („Scutula"), welche zentral von einem Haar perforiert werden. Fleckförmige Alopezieareale sowie vernarbende Bezirke können bestehen.

Differentialdiagnosen

Bakterielle Follikulitis
Folliculitis decalvans
Perifolliculitis capitis abscedens et suffodiens
Psoriasis vulgaris
Atopisches Ekzem
Seborrhoisches Ekzem
Alopecia areata
Aplasia cutis
Trichotillomanie
Traktionsalopezie
Nicht mykotisch bedingte vernarbende Alopezien (z.B. chronisch diskoider Lupus erythematodes, vernarbendes Pemphigoid, Lichen ruber follicularis, Morphea, follikuläre Muzinose, Z.n. Neoplasma (wie Basalzellkarzinom), Z.n. Varizelleninfektion („Zoster"), Z.n. *Mycobacterium leprae* -Infektion, physikalisches Trauma (wie Verbrennung, Z.n. Radiatio)

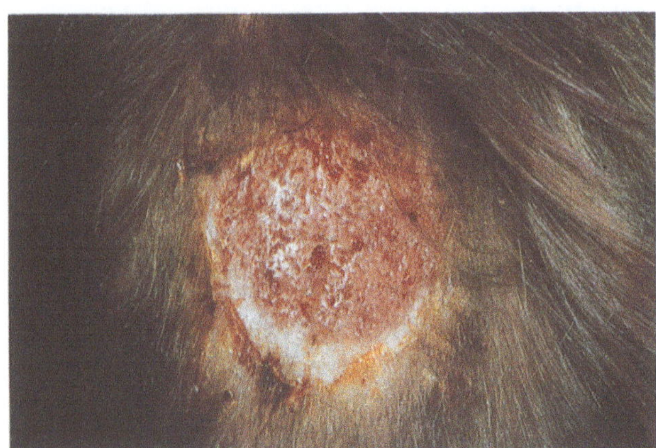

Abb. 5. Kerion celsi

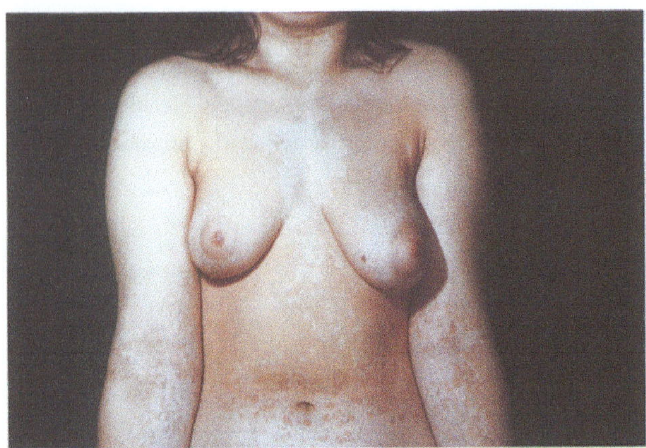

Abb. 6. Pityriasis versicolor

1980). Tabelle 2 fasst die klinischen Bilder und wichtige Differentialdiagnosen zusammen.

Pityriasis versicolor: Diese häufige oberflächliche Mykose wird durch *Malassezia (M.) furfur* hervorgerufen. An der Haut finden sich zahlreiche, konfettiartig angeordnete, schuppende Maculae, insbesondere an Oberkörper und Oberarmen (Abb. 6). Die Hautveränderungen können als Hyper- und Hypopigmentierungen imponieren (Baden, 1992). Tabelle 3 zeigt eine Auswahl bedeutender Differentialdiagnosen.

4.1.2 Native Untersuchung und kulturelle Anzüchtung

Für die diagnostische Bestätigung einer Pilzinfektion stehen die native Untersuchung auf Sporen und Hyphen sowie die kulturelle Anzüchtung der Mikrorganismen im Vordergrund (Baden, 1992; Abeck et al., 1996; Korting, 1996; Seebacher, 2000; Seebacher et al., 2000; Abeck, 2001; Wollenberg et al. 2001).

Tabelle 3. Pityriasis versicolor: Differentialdiagnosen (Auswahl; nach Korting, 1996)

Vitiligo
Pseudoleukoderm
Pityriasis alba bei atopischem Ekzem
Erythrasma
Seborrhoisches Ekzem

Voraussetzungen: Der Materialentnahme muss idealerweise ein behandlungsfreies Intervall vorausgehen (5 bis 14 Tage bei durchgeführter topischer Therapie; z.T. >9 Monate bei systemischer Antimykotikagabe), um vitale Pilzorganismen zur kulturellen Anzüchtung zu gewinnen. Können entsprechende Zeiträume nicht eingehalten werden, so vermag eine dennoch durchgeführte native Untersuchung lediglich das Vorhandensein von Sporen- und Hyphen(resten) zu dokumentieren, ohne aber eine Aussage zur Akuität der Hautinfektion machen zu können. Ein kultureller Anzüchtungsversuch wird unter diesen Bedingungen in der Regel erfolglos bleiben.

Desinfektion: Im krankheitsverdächtigen Areal muss zunächst eine Desinfektion mit 70%igem Äthanol ungeeignet: Desinfektiva mit fungiziden Zusätzen (z.B. Cutasept® F, Sterillium®) erfolgen, um eine Reduktion der kontaminierenden Begleitflora zu erzielen.

Materialgewinnung: *Hautschuppen:* Zur Entnahme des Schuppenmaterials (Capillitium, Stamm, Extremitäten) werden sterile Instrumente (z.B. Skalpell, in physiologischer Kochsalzlösung getränkter Wattetupfer, Einmalzahnbürste) verwendet. Entnahmeort des Schuppenmaterials ist der periphere Randbereich der Läsion, da hier am ehesten vitale Pilzelemente angetroffen werden können. Das verwendete Instrument sollte hierbei zur Gewinnung des Materials von innen nach außen geführt werden. Bei Hinweis auf eine Infektion mit *M. furfur* hat sich weiterhin der Tesafilmabriss als geeignet erwiesen. Unbedingt muss hier beachtet werden, dass ein identischer Abschnitt der mit Klebstoff versehenen Oberfläche mehrfach auf das krankheitsverdächtige Hautareal kurzzeitig und fest aufgedrückt wird, um ausreichend Material zu gewinnen. Bei Bläschenbildung (z.B. dyshidrosiformer Typus der Tinea pedis) sind pathogene Organismen am ehesten im Bläschendach zu erwarten. Vorsichtig sollte hier das gesamte Bläschendach abgetragen werden oder alternativ das Bläschen so inzidiert werden, dass dieses Turmluken-artig um 180 Grad umgeklappt und von der Unterseite Material entnommen werden kann.

Nagelmaterial: Leicht ablösbare, bröckelige Anteile der distalen Nagelplatte sowie durch Zangeneinsatz gewonnene, durchmesserstarke und großflächige Anteile des Nagels sind für die weitere labortechnische Aufbereitung wenig geeignet. Beste Untersuchungsergebnisse sind von feinen, möglichst weit proximal und tief (beim subungualen Typus) sowie von der Oberfläche (beim oberflächlichen Typ) entnommenen Nagelspänen zu erwarten.

Haarmaterial: Lose Haare, abgeschnittene distale Haaranteile oder Krustenmaterial vom Capillitium sind zur mikrobiologischen Untersuchung nicht geeignet. Mit der Epilationspinzette sollten insbesondere bei Ausbildung eines umschriebenen Befallareals randständige Haarstümpfe nach vorausgehender Reinigung mit 70%igem Äthanol entnommen werden.

Pustel: Bei Vorliegen einer tiefen Trichomykose, dem Kerion celsi (Abb. 5) mit eitriger Einschmelzung der Haarfollikel wird der Pustelinhalt entsprechend lichtmikroskopisch untersucht.

Nativpräparat: Zerkleinertes Untersuchungsmaterial wird gleichmäßig in möglichst einschichtiger Lage auf einen sauberen Glasobjektträger aufgebracht, welcher zuvor mit einem Tropfen 10–20% KOH-Lösung versehen worden ist. Das nunmehr der Mazeration ausgesetzte Material wird durch ein aufgelegtes Deckglas zur Oberfläche hin abgeschirmt und für mindestens zwei Stunden in eine feuchte Kammer gegeben. Gleichfalls zur Mazeration geeignet ist eine 20%ige Tetraethylammoniumhydroxid-Lösung. Alternativ kann statt der Gabe in eine feuchte Kammer eine vorsichtige, kurzzeitige und milde Erwärmung des Präparates erfolgen. Ein starkes Erhitzen oder gar ein Kochen der KOH-Lösung ist strikt zu verhindern, da das nachfolgende Auskristallisieren der Lösung eine Beurteilung verhindert. Das milde Erhitzen ist so lange fortzusetzen, bis Keratinozyten und Debris lichtmikroskopisch durchsichtig erscheinen.

Vor der mikroskopischen Betrachtung können durch leichten Druck auf das Deckglas eventuell noch vorhandene Luftblasen entfernt werden, welche die Beurteilung behindern.

Bei zunächst schwacher und zur Bestätigung bei mittlerer Mikroskopvergrößerung mit abgeblendetem Licht unter ständigem Nachfokussieren wird das Präparat nach Hyphen, Arthrosporen oder Sprosszellen durchmustert.

Einer Verwechslung mit sogenannten Mosaikfungi, welche dem chemischen Reaktionsprodukt der zugesetzten Lauge mit dem Untersuchungsmaterial entsprechen, ist möglich. Eine Unterscheidung wird erreicht, wenn nach etwa 24 Stunden das Präparat kurzzeitig über einer Flamme erwärmt wird: Mosaikfungi sind anschließend nicht mehr lichtmikroskopisch nachweisbar (Korting, 1996).

Weitere Fehlerquellen bei der lichtmikroskopischen Beurteilung und deren Erkennungsmöglichkeit gibt Tabelle 4.

Ein unauffälliges Untersuchungsergebnis kann erst nach vollständiger Durchmusterung des Präparates festgestellt werden. Der Nachweis von Pilzfäden im Nativpräparat lässt offen, ob es sich um Dermatophyten, Hefen oder Schimmelpilze handelt, denn die beiden letztgenannten können ebenfalls septierte Hyphen ausbilden. Lediglich bei *M. furfur* (kurze, sich nicht verzweigende Hyphen und umschriebene Anhäufungen von Sporen „spaghetti and meatballs") und *Piedraia hortai* (mosaikartig zusammengefügte Zellen) kann bereits lichtmikroskopisch eine Diagnosestellung erfolgen (Korting, 1996; Wollenberg et al., 2001).

Tabelle 4. Ausgewählte Situationen, welche die lichtmikroskopische Beurteilbarkeit eines Nativpräparates erschweren können, und Möglichkeiten der Abhilfe (Korting, 1996; Seebacher et al., 2000; Wollenberg et al., 2001)

Situation: **Abhilfe**

Fussel auf Deckglas: **Nach vorsichtigem Pusten ist Fussel verschwunden.**

Fussel unter Deckglas: **Lichtmikroskopisch Stärke der Fussel ≫ Pilzfaden.**
Lichtmikroskopisch Fussel abgeflacht und wie „Bandnudel" verdreht.

Haar unter Deckglas: **Lichtmikroskopisch Stärke des Haares ≫ Pilzfaden. Haar mit geradem Verlauf. Bei hoher Vergrößerung aufgespleißtes Ende des Haarschaftes, ggf. dachziegelartige Anordnung der Haaroberfläche erkennbar.**

Keratinozytenansammlungen, welche durch Lichtbrechung fädige Strukturen vortäuschen: **Lichtmikroskopisch beim Fokussieren wabenförmiges Muster der Zellränder.**

Creme-/Salbenreste: **Vollständige Reinigung des Probenentnahmeortes mit 70%igem Äthanol vor Materialentnahme.**

Luftblase: **Lichtmikroskopisch kugelrund, mit relativ breitem, dunklem Rand und relativ groß.**

Verwischte Fetttröpfchen auf Deckglas: **Lichtmikroskopisch lange, parallele Reihen kleiner Tropfen.**

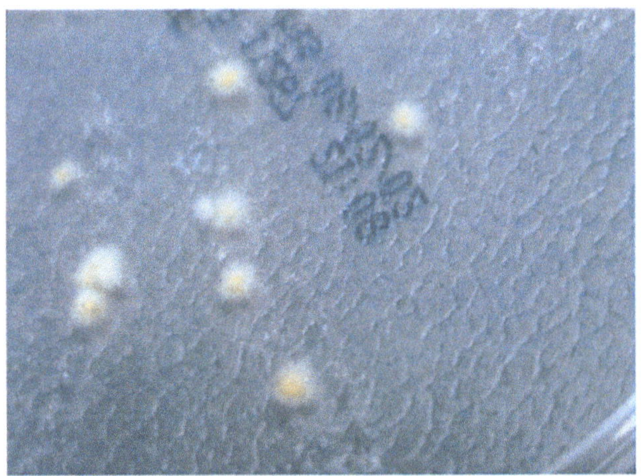

Abb. 7. Mykologische Kultur: Petrischale (hier *T. soudanense* – initiales Wachstum) (Präparation: Fr. Marga Mittermaier, Labor Dr. Seidl)

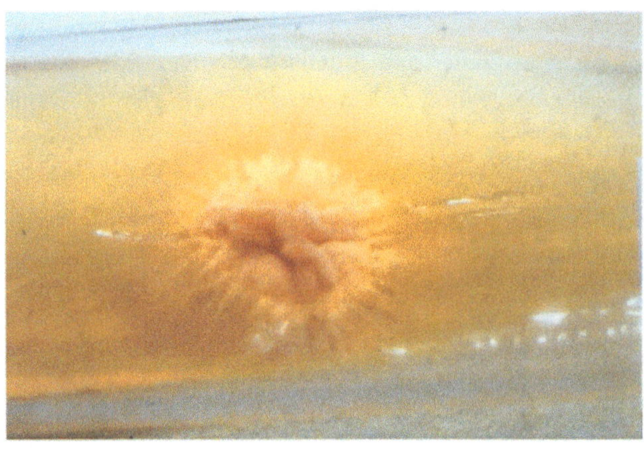

Abb. 8. Mykologische Kultur: Schrägagar (hier *T. soudanense*) (Präparation: Fr. Marga Mittermaier, Labor Dr. Seidl)

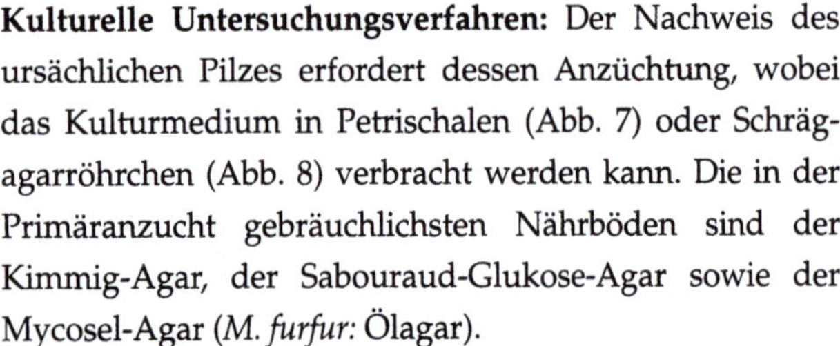

Kulturelle Untersuchungsverfahren: Der Nachweis des ursächlichen Pilzes erfordert dessen Anzüchtung, wobei das Kulturmedium in Petrischalen (Abb. 7) oder Schrägagarröhrchen (Abb. 8) verbracht werden kann. Die in der Primäranzucht gebräuchlichsten Nährböden sind der Kimmig-Agar, der Sabouraud-Glukose-Agar sowie der Mycosel-Agar (*M. furfur:* Ölagar).

Die Kulturmedien sollten bis zur Beimpfung dunkel und bei Temperaturen unterhalb der Raumtemperatur gelagert werden. Bewährt hat sich auch eine auf dem Kopf stehende Lagerung der Petrischalen, welche die Bildung von Kondenswasser verhindert und das Austrocknen der Nährböden erschwert. Schrägagar-Röhrchen trocknen demgegenüber weniger schnell aus (Seebacher et al., 2000).

Bei der Materialentnahme gilt prinzipiell das bei Anlage des Nativpräparates Gesagte. Um eine Kontamination mit Schimmelpilzsporen möglichst auszuschließen, muss im Labor auf das Aufstellen von Zimmerpflanzen verzichtet werden. Weiterhin muss durch lüftungstechnische Einrichtungen erreicht werden, dass keine Zugluft entstehen kann. Es ist weiter sinnvoll, den Deckel der Petrischale nicht vollständig abzunehmen, sondern nur kurz maulförmig zu öffnen, um das zu untersuchende Material auf den Nährboden aufzubringen. Gleichfalls soll der Stopfen des Schrägagarröhrchens nur kurzzeitig für den Beimpfungsvorgang abgenommen werden.

Um Schimmelpilzwachstum zu verhindern, sind zusätzlich Anzuchtmedien mit Cycloheximid-Zusatz bereitzuhalten sowie mit Streptomycin/Penicillin oder Chloramphenicol versehene Nährböden zur Unterdrückung des bakteriellen Begleitwachstums mitzuführen.

Das Übertragen des Untersuchungsmaterials auf das Kulturmedium kann direkt, z.B. durch Aufstreuen entnommener Hautschuppen, aber auch indirekt durch vorsichtiges Aufdrücken einer Einmalzahnbürste, durch Ausstreichen des NaCl-getränkten Abstrichtupfers sowie durch Verbringung des Materials mittels Impföse und Impfhaken nach Materialgewinnung erfolgen.

Beimpfte Platten sollten auf dem Kopf stehend inkubiert werden. Als Inkubationstemperatur ist für Dermatophyten der Temperaturbereich zwischen 25°C und 28°C zu wählen. Die frisch beimpften Primärkulturen sollten erstmals nach zwei Tagen und dann wöchentlich einmal begutachtet werden.

Hinsichtlich der makroskopischen sowie mikroskopischen (Materialgewinnung: Zupfpräparat, Kulturoberflächenabriss mittels Tesafilm (nur bei Anzüchtung in Petrischale möglich) Charakteristika der einzelnen Dermatophyten muss auf die einschlägige Fachliteratur verwiesen werden (z.B. Ausbildung und Insertion von Makro- bzw. Mikrokonidien; Vorhandensein von Spiralhyphen).

Die Inkubationsdauer beträgt bis zu 4 Wochen. Erfolgt innerhalb dieses Zeitraums kein Pilzwachstum, so ist die Kultur als unauffällig zu bewerten.

Bei der Beurteilung des kulturell gewachsenen Pilzes ist zu beachten, dass das makroskopische Bild in Abhängigkeit vom gewählten Nährboden bei gleichem Pilzorganismus unterschiedlich ausfallen kann. Es ist daher sinnvoll, sich primär auf einige wenige Nährböden im Labor festzulegen und nur bei unklarem Befund weitere Nährböden beizuziehen. Auf diese Weise wird der makroskopische Blick geschult, und vielfach gelingt eine erste diagnostische Einordnung des gewachsenen Pilzes. Bei der Abgrenzung von *Trichophyton (T.) rubrum* und *T. mentagrophytes* kann eine weitere Abklärung mittels spezieller Untersuchungen (z.B. Farbstoffbildung auf Kartoffel-Glukose-Agar, Ureasetest) erforderlich werden.

Entsorgung: Nach der Befundung können Nativpräparate und Pilzkulturen keinesfalls mit dem üblichen Hausmüll entsorgt werden. Aus der Liste der vom Bundesgesundheitsamt geprüften und anerkannten Desinfektionsmittel und – verfahren ist ein chemischer Wirkstoff auszuwählen und das zu entsorgende Material unter Beachtung der Konzentrationsvorschrift und Einwirkdauer entsprechend zu behandeln. Es ist darauf zu achten, dass nicht Luftblasen den Desinfektionsprozess beeinträchtigen. Alternativ kann mittels Dampfautoklaven bei 120°C für 10 bis 30 Minuten eine Abtötung der Organismen erzielt werden (Seebacher et al., 2000).

Hobelspanphänomen: Die kleieförmige Schuppung der Pityriasis versicolor-Herde bei Infektion mit *M. furfur* lässt sich besonders bei Bestreichen der Läsion mit einem Holzspatel induzieren und vermag bei der Abgrenzung gegenüber nichtschuppenden Störungen der Pigmentierung hilfreich zu sein (Baden, 1992; Korting, 1996). In der Diagnostik von Dermatophytosen besitzt diese Untersuchung keine Bedeutung.

Wood-Licht-Untersuchung: Das Wood'sche Glas (ursprünglich Bariumsilikat mit 9%igem Nickeloxid) ist lichtundurchlässig mit Ausnahme des Wellenlängenspektrums von 320–400 nm. Wird der Lichtstrahl einer Quecksilberdampfhochdrucklampe durch ein entsprechendes Glas geleitet, erfolgt eine Emission von Licht um 360 nm (Wood-Licht).

Idealerweise wird die Untersuchung – nach Einhaltung einer Vorwärmzeit der Geräte für einige Minuten – in einem vollständig abgedunkelten Raum nach Adaptation des Untersuchers an die Lichtverhältnisse durchgeführt.

Mittels des Wood-Lichts lassen sich Pilzinfektionen des Haarkleids und der Haut nachweisen sowie der Erfolg einer durchgeführten Therapie beurteilen (z.B. Nachwachsen von nicht fluoreszierenden Haaren inmitten von blau grün leuchtenden Haaren bei Infektion durch *M. canis*).

Bei der Tinea capitis lassen sich jedoch nur ektotrich wachsende Keime nachweisen, welche dann gezielt der nativen sowie kulturellen Diagnostik zugeführt werden können. Endotrich wachsende Fungi entgehen dem Nachweis mittels Wood-Licht. Unauffällige Untersuchungen bedürfen daher gleichfalls wie die Wood-Licht-positiven der nativen sowie kulturellen Bestätigung. Tabelle 5 gibt eine Übersicht über endotrich und ektotrich wachsende Pilze.

Tabelle 5. Ektotrich und endotrich wachsende Pilze (Auswahl; nach Elewski, 2000) (*M.*: *Microsporum; T.*: *Trichophyton*)

Ektotrich: Positive Fluoreszenz im Wood-Licht möglich
M. audouinii
M. canis
M. ferrugineum
M. distortum
T. schönleinii
Endotrich: Negative Fluoreszenz im Wood-Licht
T. tonsurans
T. violaceum
T. rubrum
T. soudanense
T. yaoundei

Neben Pilzinfektionen des Haares können auch Pilzbesiedelungen an der Haut nachgewiesen werden. So vermag die Pityriasis versicolor, welche durch den Sprosspilz *M. furfur* hervorgerufen wird, ein gold-gelbes Fluoreszenzmuster zu emittieren. Wood-Licht-positive Befunde an der Haut durch Pilze müssen gegenüber bakteriellen Besiedelungen, Pigmentierungsstörungen, Porphyrinopathien, Stoffflusen sowie Fluoreszenzmustern bei topischem und systemischem Medikamentengebrauch abgegrenzt werden. Tabelle 6 fasst die entsprechenden Wood-Licht-Befunde zusammen.

Dermatohistologische Untersuchung: Bei Auftreten einer vernarbenden Alopezie und Schwierigkeiten bei der diagnostischen Einordnung (z.B. bei einem Kerion celsi (Abb. 5, Tabelle 2) sollte aus der aktiven Randzone ein Biopsat zur feingeweblichen Analyse entnommen werden. Zur Darstellung von Pilzorganismen hat sich die Färbung nach Grocott oder die Perjodsäure-Schiff-Reaktion bewährt. Hinsichtlich der bei Probenentnahme und Beurteilung von Hautbiopsaten auftretenden Fallstricke muss auf das entsprechende Kapitel in diesem Buch verwiesen werden.

Serologische Untersuchungen: Diese sind von Bedeutung bei Systemmykosen z.B. bei Immunsupprimierten. Bei oberfächlichen Mykosen von Haut und angrenzenden Schleimhäuten Immunkompetenter kommt ihnen keine Bedeutung zu (Baden, 1992).

Tabelle 6. Nicht pilzbedingte Ursachen für den positiven Ausfall der Wood-Licht-Untersuchung (Auswahl; nach Korting, 1996; Wollenberg et al., 2001)

Ursache	Fluoreszenz
Corynebacterium minutissimum	korallenrot
Pseudomonas aeruginosa	gelb-grün
Proprionibacterium acnes	orange-rot
Vitiligo	weiß-violett
Albinismus	weiß-violett
Eschenlaub-artige Hypopigmentierung bei tuberöser Hirnsklerose	weiß-violett
Porphyria cutanea tarda	rosa-orange
Milbengänge bei Skabies	grau-weiß
Tetracyclin (systemisch)	rosa (Lunula)
Tetracyclin (topisch)	gelb (Therapieareal)

Literatur

Abeck D (2001) Tinea capitis. In: Abeck D, Cremer H (Hrsg) Häufige Hautkrankheiten im Kindesalter. 2. überarb erw Aufl. Steinkopff, Darmstadt, S 115–119

Abeck D, Gruseck E, Korting HC, Ring J (1996) Onychomykose: Epidemiologie, Pathogenese, Klinik, Mikrobiologie und Therapie. Dtsch Ärztebl 93: A 2027–2032

Abeck D, Haneke E, Nolting S, Reinel D, Seebacher C (2000) Onychomykose. Dtsch Ärztebl 97: A 1984–1986

Abeck D, Möhrenschlager M (2000) Neues zur Diagnostik und Therapie von Dermatomykosen im Kindesalter. Mycoses 43 (Suppl 2): 41–43

Baden LA (1992) Superficial fungal infections. In: Olbricht SM, Bigby ME, Arndt KA (eds) Manual of Clinical Problems in Dermatology. Little, Brown and Company, Boston, pp 142–146

Bode U, Dorn M, Ring J (1980) Kerion Celsi. Fortschr Med 98: 1348–1350

Buckley DA, Fuller LC, Higgins EM, du Vivier AWP (2000) Tinea capitis in adults. Br Med J 320: 1389–1390

Deutschsprachige Mykologische Gesellschaft/Deutsche Dermatologische Gesellschaft (2000) Tinea der freien Haut. In: Korting HC, Callies R, Reusch M, Schlaeger M, Schöpf E, Sterry W (Hrsg) Dermatologische Qualitätssicherung: Leitlinien und Empfehlungen. Zuckschwerdt, München, S 37–39

Elewski BE (2000) Tinea capitis: a current perspective. J Am Acad Dermatol 42: 1–20

Haneke E, Nolting S, Seebacher C, Abeck D, Reinel O (2000) Neue Erkenntnisse zur Epidemiologie von Fußerkrankungen. In: Plettenberg A, Meigel WN, Moll I (Hrsg) Dermatologie an der Schwelle zum neuen Jahrtausend. Springer, Berlin, S 377–378

Köhler LD, Möhrenschlager M, Ring J (1998) Congenital leukonychia totalis in two brothers. Acta Derm Venereol (Stockh) 78: 156–157

Korting HC (1996) Dermatomykosen. In: Braun-Falco O, Plewig G, Wolff HH (Hrsg) Dermatologie und Venerologie. Springer, Berlin, S 279–317

Korting HC (2001) Therapie der Onychomykose: systemisch oder topisch? In: Plewig G, Degitz K (Hrsg) Fortschritte der praktischen Dermatologie und Venerologie 2000. Springer, Berlin, S 243–249

Möhrenschlager M, Schmidt T, Ring J, Abeck D (2000) Recalcitrant trachyonychia of childhood – response to daily oral biotin supplementation: report of two cases. J Dermatol Treat 11: 113–115

Möhrenschlager M, Thomsen S, Beham A, Strom K, Abeck D, Ring J (1999) Parakeratosis pustulosa (Hjorth-Sabouraud) bei atopischem Ekzem. Akt Dermatol 25: 145–147

Seebacher C (2000) Onychomykose (Tinea unguium) In: Korting HC, Callies R, Reusch M, Schlaeger M, Schöpf E, Sterry W (Hrsg) Dermatologische Qualitätssicherung: Leitlinien und Empfehlungen. Zuckschwerdt, München, S 40–43

Seebacher C, Brasch J (2000) Qualitätssicherung in der Mykologie. In: Plettenberg A, Meigel WN, Moll I (Hrsg) Dermatologie an der Schwelle zum neuen Jahrtausend. Springer, Berlin, S 381–385

Simon C, Stille W (2000) Antibiotika-Therapie in Klinik und Praxis. 10. Aufl, Schattauer, Stuttgart

Ständer H, Ständer M, Nolting S (2001) Häufigkeit des Pilzbefalls bei Nagelpsoriasis. Hautarzt 52: 418–422

Wollenberg A, Melnik B, Buslau M, Hein R (2000) Essentielle diagnostische Verfahren in der Dermatologie. In: Plewig G, Degitz K (Hrsg) Fortschritte der praktischen Dermatologie und Venerologie. Springer, Berlin, S 499–505

4.2 Therapie

Matthias Möhrenschlager und **Dietrich Abeck**

Die Behandlung von Pilzinfektionen der Haut und Hautanhangsgebilde erfordert den an Lokalisation und Ausmaß der Erkrankung angepassten Einsatz topisch und systemisch anzuwendender Präparate. Weiterhin müssen individuelle Faktoren seitens des Patienten (u.a. Alter, Vorerkrankungen, vorbestehende systemische Medikation) stets Berücksichtigung finden. Im Folgenden wird näher auf Besonderheiten und Fallstricke bei der Therapie der Tinea capitis sowie der Onychomykose eingegangen.

4.2.1 Tinea capitis

Aufgrund unzureichender Therapieergebnisse mit allein topischen Behandlungsformen (Piérard et al., 1996) erfordert die Kopfpilzerkrankung (Abb. 1) immer eine systemische Therapie, welche von topischen Begleitmaßnahmen flankiert wird (Abeck, 2001).

Systemtherapeutika: In Deutschland ist bislang (Stand 31.12.2002) – lediglich Griseofulvin (z.B. Fulcin® S) uneingeschränkt zur systemischen Behandlung von Kindern zugelassen.

Dem Griseofulvin hinsichtlich Behandlungsdauer und Nebenwirkungsprofil ebenbürtig oder überlegen sind Itraconazol (Sempera® Kapseln) und Terbinafin (Lamisil® Tabletten). Diese Systemtherapeutika wurden durch zahlreiche Studien in ihrer Wirksamkeit bestätigt, sind jedoch noch nicht zur Behandlung der kindlichen Tinea capitis in Deutschland zugelassen. Für das gleichfalls wirksame, zur Behandlung der Kopfpilzerkrankung nicht uneingeschränkt zugelassene Fluconazol ist die Anzahl behandelter Patienten in den bisher durchgeführten Studien geringer als bei den beiden vorgenannten (Gupta et al., 1999).

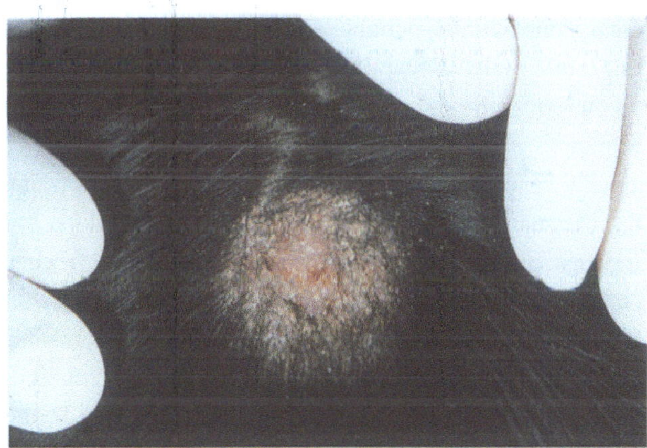

Abb. 1. Tinea capitis

Therapievoraussetzungen: Vor systemischer Anwendung von Itraconazol, Terbinafin und Fluconazol sollte bei entsprechender Klinik zumindest ein positives Nativpräparat (z.B. Schuppenmaterial vom Kopf; vgl. Kapitel „Diagnose") vorliegen.

Die Erziehungsberechtigten bzw. der volljährige Patient müssen über Wirkung, Nebenwirkung sowie Wechselwirkung der neuen Systemantimykotika informiert und über therapeutische Alternativen aufgeklärt werden. Eine schriftliche Einverständniserklärung mit der im Rahmen eines Heilversuchs durchgeführten Behandlung mit Itraconazol, Terbinafin und Fluconazol sollte dokumentiert werden.

Neben- und Wechselwirkungen, Dosierungen: Die Tabellen 1 und 2 fassen wichtige Neben- und Wechselwirkungen der oben genannten Substanzen zusammen. Die Dosierung und die Therapiedauer können der Tabelle 3 entnommen werden.

Therapieende – Therapiefortsetzung: Das Ergebnis der Pilzkultur entscheidet über eine erfolgreiche Behandlung, da die pilzbefallenen Areale auch nach einer erfolgreichen Behandlung noch über einen längeren Zeitraum Veränderungen, wie beispielsweise eine verstärkte Schuppung aufweisen können. Allein der klinische Befund ist daher

Tabelle 1. Nebenwirkungen von Griseofulvin (G), Itraconazol (I), Fluconazol (F), Terbinafin (T) (Auswahl; nach Knasmüller et al., 1997; Blumer, 1999; Friedlander, 1999; Gupta et al., 1999; Simon und Stille, 2000; Rote Liste, 2002)

	G	I	F	T
Kopfschmerz	✓	✓	✓	✓
Schwindel	✓	✓	✓	
Müdigkeit	✓	✓		
Nausea	✓	✓	✓	✓
Erbrechen	✓	✓	✓	
Durchfall	✓	✓	✓	✓
Flatulenz	✓		✓	
Magenschmerz	✓	✓	✓	✓
Dys-/Ageusie	✓		✓	✓
Exanthem	✓	✓	✓	✓
Pruritus	✓	✓		
Leberfunktionsstörung	✓	✓	✓	✓

Legende: ✓: vorhanden

Tabelle 2. Wechselwirkungen der Systemtherapeutika Griseofulvin (G), Itraconazol (I), Fluconazol (F), Terbinafin (T) (Auswahl; nach Gupta et al., 1999; Simon und Stille, 2000; Rote Liste, 2002)

	G	I	F	T
Barbiturate	W↓(G)	↓(I)		↓(T)
Phenytoin		↓(I)?	↑	
Carbamazepin		↓(I)		
Alkohol	W↑			
Warfarin	↓	↑	↑	
Kumarin	W↓	↑	↑	
orales Kontrazeptivum	W↓	↓	↓?	
Ciclosporin A	W↓	↑	↑	
Tacrolimus		↑	↑	
Midazolam (oral)		KI	↑	
Triazolam		KI	↑	
Diazepam		↑		
Buspiron		↑		
Digoxin		↑		
Methylprednisolon		↑		
Vinca-rosea-Alkaloide		↑		
Busulfan		↑		
Nifedipin		↑		
Amlodipin		↑		
Felodipin		↑		
orale Antidiabetika		↑	↑	
Rifampicin		↓(I)	↓(F)	↓(T)
Isoniazid		↓(I)		
Rifabutin		↓(I)	↑	
Theophyllin			↑	↑
Cimetidin		↑(I)		↑(T)
Astemizol		KI	↑	
Terfenadin		KI	KI	
Cisaprid		KI	KI	
Chinidin		KI		
Pimozid		KI		
Simvastatin		KI		
Lovastatin		KI		
Hydrochlorothiazid			↑(F)	
Oxybutynin		↑		
Ritonavir		↑		
Indinavir		↑		
Zidovudin			↑	
Nortriptylin				↑

Legende: ↑ / ↓: erhöhter/erniedrigter Serumspiegel der Substanz durch das Antimykotikum; W↑/W↓: Wirkungsverstärkung/Wirkungsabschwächung der Substanz durch das Antimykotikum; ↑(F)/↑(T)/↓(I)/↓(F)/↓(T) erhöhter/erniedrigter Serumspiegel von Fluconazol/ Terbinafin/Itraconazol durch die Substanz. W↓(G): Wirkungsabschwächung von Griseofulvin durch die Substanz. KI: absolute Kontraindikation

als Parameter für eine erfolgreiche Behandlung nicht ausreichend (Möhrenschlager et al., 2000).

Wird beispielsweise eine Behandlung mit Itraconazol gewählt, empfiehlt sich eine vierwöchige Gabe des Wirkstoffs in einer Körpergewicht-adaptatierten Dosierung. Die erste Kontrolluntersuchung erfolgt 14 Tage nach Beendigung der oralen Behandlung. Ist die Erregeranzüchtung zu diesem Zeitpunkt und auch zu einem zweiten Kontrolltermin zwei Wochen später negativ, gilt das Kind als geheilt. Bei einem positiven Kulturausfall erfolgt ein weiterer, diesmal lediglich 2-wöchiger Behandlungszyklus mit Itraconazol und nach weiteren 2 und 4 Wochen entsprechende Kontrolluntersuchungen (Tabelle 4).

Laborkontrollen: Weiterhin empfiehlt sich eine Kontrolle des Differentialblutbildes sowie der Leberenzyme vor Therapiebeginn und während der Einnahme der Therapeutika.

Begleitende Lokaltherapie: Die zeitgleich zur systemischen Therapie begonnene topische Behandlung dient dazu, das Infektionsrisiko für andere zu minimieren.

Tabelle 3. Systemtherapeutika, Dosierung sowie Behandlungsdauer bei Tinea capitis und Onychomykose (Auswahl; nach Abeck et al., 1996; Elewski, 1996; Drake et al., 1998; Scher et al., 1998; Seebacher, 2000; Abeck, 2001; Korting, 2001)

Wirkstoff	Dosierung	Behandlungsdauer
Tinea capitis		
Griseofulvin	10–25 mg/kg/d (evtl. bis 40 mg/kg/d) Gabe einmal täglich postprandial	≥ 8 Wochen
Itraconazol	50 mg/d (< 20 kg Körpergewicht) 100 mg/d (≥ 20 kg Körpergewicht) Gabe postprandial (Hauptmahlzeit) mit etwas Flüssigkeit	4 Wochen[1]
Terbinafin	62,5 mg/d (< 20 kg Körpergewicht) 125 mg/d (≥ 20–40 kg Körpergewicht) 250 mg/d (≥ 40 kg Körpergewicht) Gabe einmal täglich vor, während oder nach der Mahlzeit	4 Wochen[1]
Fluconazol	5 mg/kg/d	4–6 Wochen
Onychomykose		
Griseofulvin	500–1000 mg/d (mikronisiertes Präparat) 1/2 Tagesdosis 2 × postprandial	z.T. ≥ 12 Monate
Itraconazol	2 × 200 mg für 7 d; 21 Tage Pause	selten > 2 Monate (FN) bzw. > 3 Monate (ZN)
	oder 200 mg/d Gabe postprandial (Hauptmahlzeit) mit etwas Flüssigkeit	selten > 2 Monate (FN) bzw. > 3 Monate (ZN)
Terbinafin	250 mg/d Gabe einmal täglich vor, während oder nach der Mahlzeit	selten > 2 Monate (FN) bzw. > 3 Monate (ZN)
Fluconazol	150 mg/d 1 × je Woche Gabe einmal täglich zur Mahlzeit	3 bis 9 Monate (FN)[2] 3 bis 12 Monate (ZN)[2]

[1] Für *M. canis*-bedingte Infektionen möglicherweise längere Behandlungsdauer
[2] Sekundäre Resistenzentwicklung von *Candida albicans* bei längerer Anwendung von Fluconazol-haltigen Präparaten wird für möglich erachtet (Simon und Stille, 2000)
FN: Fingernagelbefall
ZN: Zehennagelbefall

Zumindest in der ersten Woche empfiehlt sich daher eine zusätzliche Applikation eines Ciclopiroxolamin-haltigen Externums. Auch kann der Einsatz Ketoconazol oder Selendisulfid-haltiger Shampoos (Haarwäsche jeden 2. Tag) erwogen werden. Zur initialen antientzündlichen und juckreizstillenden Behandlung (in der Regel die ersten drei bis fünf Tage) eines Kerion celsi können auch topische Glukokortikoide (z.B. Prednicarbat-haltige Creme), evtl. in Kombination mit einem Antibiotikum (z.B. Betamethason-17-valerat/Fusidinsäure), Verwendung finden (Abeck, 2001).

Sonderfall: Schwer verlaufende Tinea profunda: Nicht übersehen werden darf, dass eine schwer verlaufende Tinea profunda, welche mit hohem Fieber und deutlich reduziertem Allgemeinbefinden einhergeht, initial eine systemische orale Glukokortikoidgabe (z.B. Methylprednisolon-21-hydrogensuccinat 0,5–1 mg/kg Körpergewicht) täglich morgens über 3 Tage mit Dosishalbierung für die nächsten drei Tage erfordern kann. Die orale antimykotische Behandlung bleibt hiervon unberührt (Abeck, 2001).

Tabelle 4. Vorschlag für eine Itraconazol-Therapie der Tinea capitis (nach Möhrenschlager et al., 2000)

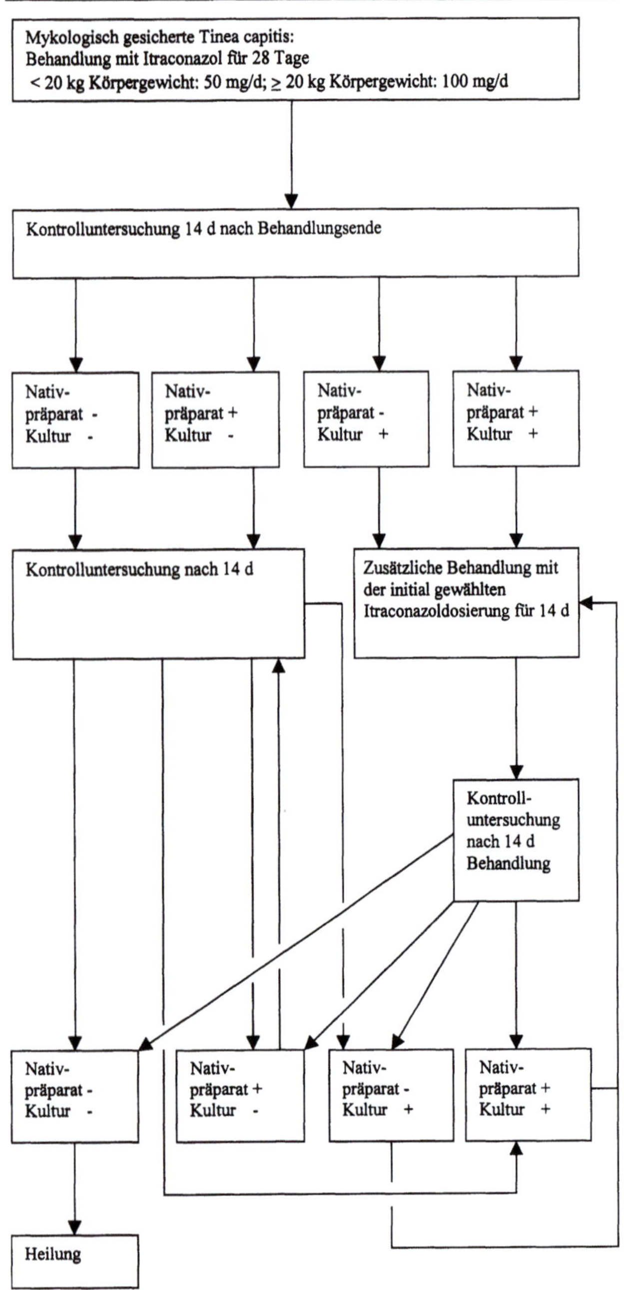

Problemfall Juckreiz: Ein begleitender ausgeprägter Pruritus kann zu Kratzexkoriationen sowie zum Keimtransfer führen und sollte daher therapeutisch angegangen werden (z.B. mit Doxylaminsuccinat- oder Dimetindenmaleat-haltigem Sirup).

Verhaltensmaßnahmen: Unbedingt einzuhaltende Verhaltensmaßnahmen bei Tinea-capitis-Erkrankungen umfassen den Verzicht auf eine gemeinsame Benutzung von Kämmen, Bürsten, Handtüchern oder Kopfbedeckungen. Ein Verbot des Besuchs von Kindergarten bzw. Schule ist nach Einleitung einer oben dargelegten systemischen und topischen Therapie in der Regel nicht notwendig. Lediglich bei nässenden Läsionen sollte eine Befreiung bis zum Abtrocknen der Läsionen erfolgen (Abeck, 2001).

Prophylaxe weiterer Erkrankungen: Von Bedeutung ist weiterhin die Aufdeckung möglicher Infektionsquellen. Eine Untersuchung der Familienmitglieder mit entsprechender kultureller Abklärung ist empfehlenswert. Weiterhin müssen Haustiere – auch solche ohne makroskopisch fassbare Veränderung – (beispielsweise des Fells) – durch mykologisch versierte Tierärzte untersucht und bei Vorliegen einer Pilzinfektion auch konsequent behandelt werden (z.B. Katzen mit Itraconazol 1,5–3 mg/kg KG/d für 15 Tage bei Infektion durch *M. canis* (Mancianti et al., 1998)).

4.2.2 Onychomykose

Die Mehrzahl der Onychomykosen (Abb. 2) wird durch Dermatophyten verursacht, von denen wiederum *Trichophyton (T.) rubrum* am häufigsten als Erreger isoliert werden kann (Abeck et al., 1996). Allerdings werden über 14% der Nagelpilzerkrankungen von Nicht-Dermatophyten verursacht (Haneke et al., 2000), was bei der Auswahl des Therapeutikums beachtet werden muss. Jede physische und psychische Beschwerden bereitende, diagnostisch abgesicherte Onychomykose sollte einer Behandlung zugeführt werden. Auch vor dem Hintergrund einer möglichen Infizierung weiterer Personen sollte eine Onychomykose behandelt werden.

Die Frage, ob die Therapie topisch oder systemisch zu führen ist, hängt ab von der Art der Onychomykose, dem

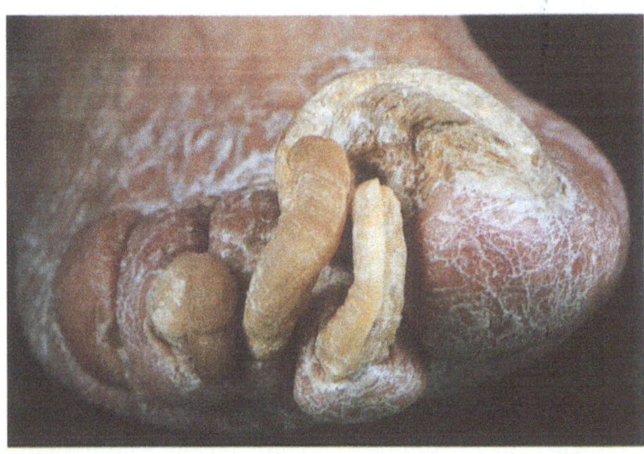

Abb. 2. Onychomykose bei Onychogryphose und begleitender Tinea pedum

Befallsgrad der Nägel sowie weiterer Patienten-individueller Faktoren (Abeck et al., 1996).

Während eine oberflächliche weiße Onychomykose immer topisch, eine proximale subunguale Onychomykose oder eine total dystrophische Onychomykose immer systemisch zu behandeln sind, ist bei der häufigsten Erscheinungsform, der distalen subungualen Onychomykose, eine topische oder systemische Behandlung möglich. Ein Befallsgrad von mehr als 70% der Nagelplatte ist in der Regel mit einer topischen Behandlung nicht erfolgversprechend zu therapieren (Seebacher, 2000). Bei einer Affektion von mehr als fünf Nägeln ist gleichfalls eine topische Behandlung häufig nicht erfolgreich. Nicht außer Acht gelassen werden darf, dass konstitutionelle Faktoren, wie Adipositas oder Arthrose-bedingte Einschränkungen der Beweglichkeit die Applikation eines Topikums beeinträchtigen können und einen Therapieerfolg *a priori* gefährden.

Topische Therapie: Die weithin geübte topische Therapie der Onychomykose setzt auf die Anwendung von Bifonazol und Harnstoff (1% beziehungsweise 40%) unter Okklusion sowie Abtragung des abgeweichten krankhaften Nagelmaterials. Des Weiteren stehen ein 5%iger Amorolfin- und ein 8%iger Ciclopirox-haltiger Nagellack zur topischen Therapie zur Verfügung (Korting, 2001).

Systemische Therapie: Für die systemische Behandlung der Onychomykose sind in Deutschland – neben dem kaum geeigneten Griseofulvin (Korting et al., 1992) – Itraconazol (Sempera® Kapseln), Terbinafin (Lamisil® Tabletten) sowie seit kurzem Fluconazol (Diflucan® Derm Kapseln) zugelassen.

Bei der Verordnung von Itraconazol, Terbinafin sowie Fluconazol sind verschiedene Gesichtspunkte zu berücksichtigen:

Applikationsmodus (Tabelle 3): Itraconazol. Möglichkeit der Pulstherapie (2 × 100 mg Kapseln für 1 Woche, nachfolgende Behandlungspause für 3 Wochen; Wiederholung im nächsten Monat (Fingernagelmykose) bzw. in den beiden folgenden Monaten (Fußnagelmykose; De Doncker et al., 1998).

Terbinafin: Kontinuierliche Gabe einer 250 mg-Tablette über zwei (Fingernagelmykose) bzw. drei Monate (Fußnagelmykose; De Backer et al., 1996).

Fluconazol: 1 × wöchentliche Gabe von drei 50 mg Kapseln für 3 bis 12 Monate bei Fußnagelmykose (Scher et al., 1998) und 3 bis 9 Monate bei Fingernagelmykose (Drake et al., 1998).

Erregerspektrum: Bei etwa vergleichbar guter Wirksamkeit gegenüber Dermatophyteninfektionen der Nagelplatte besteht eine Überlegenheit von Itraconazol und Fluconazol gegenüber Terbinafin bei einer durch Hefen bedingten Onychomykose (Roberts, 1997; Simon und Stille, 2000). Die vereinzelt vertretene Ansicht einer Resistenz von Dermatophyten (Simon und Stille, 2000) gegenüber Fluconazol kann nicht bestätigt werden. Vereinzelt wird über eine sekundäre Resistenzentwicklung von *Candida albicans* bei längerer Anwendung von Fluconazol berichtet (Simon und Stille, 2000). Das Ansprechen von Schimmelpilz-bedingter Infektion der Nagelplatte gegenüber den vorgenannten Systemantimykotika ist nicht in allen Fällen zufriedenstellend. Diesbezüglich kann eine Avulsion der Nagelplatte durch 40%ige Harnstoffsalbe mit nachfolgender täglicher topischer Applikation von z.B. Terbinafin-haltiger Creme oder aber das tägliche Auftragen eines 8%igen Ciclopiroxolamin-haltigen Nagellacks erforderlich werden. Therapiezeiträume von 8 bis 12 Monaten erscheinen diesbezüglich notwendig (Tosti et al., 2000).

Nebenwirkungsprofil: Tabelle 1 zeigt eine Auswahl möglicher Nebenwirkungen (z.B. reversible Dysgeusie bei Terbinafin), welche bei der Verordnung bedacht werden müssen und über die der Patient informiert werden sollte.

Wechselwirkungsprofil: Bei der Gabe weiterer systemisch wirksamer Medikamente müssen Wechselwirkungen während des jeweiligen Therapiezeitraums (Itraconazol (Eliminationshalbwertszeit beim Menschen: 24–36 h) 1 Woche im Monat; Terbinafin (Eliminationshalbwertszeit beim Menschen: 17 h): sämtliche Tage im Monat; Fluconazol (Eliminationshalbwertszeit beim Menschen: 30 h): 4 Tage im Monat) bedacht werden (Tabelle 2).

Erhaltungstherapie: Aufgrund der Möglichkeit eines Rezidivs in etwa 20% aller initial erfolgreich behandelten Nagelmykosen (Tosti et al., 1998) sollte nach Ausschaltung individueller Provokationsfaktoren die topische Weiterbehandlung vorzugsweise mit einer Zubereitung als Nagellack (z.B. Amorolfin-haltig; 1 × je Woche sämtliche Nagelplatten) erfolgen (Baran et al., 2000).

Unterstützende Maßnahmen: Die Entfernung infizierten Nagelmaterials (z.B. mittels Nagelfräse) hat sich im klinischen Alltag bewährt. Weiterhin empfiehlt sich die Abklärung individueller Risikofaktoren der Nagelmykose. Bei deren Vorhandensein sollten diese beseitigt werden (z.B. Nikotinkarenz im Rahmen noxenvermeidender Maßnahmen, antihyperhidrotische Maßnahmen durch Antiperspiranzien sowie Leitungswasseriontophorese, Kneippsche Wechselbäder als durchblutungsfördernde Massnahmen; Abeck, 2000).

Wichtig ist weiterhin, dass während und vor allem nach Abschluss der antimykotischen Behandlung Schuhe und Strümpfe desinfiziert werden, um eine Reinfektion zu vermeiden (Seebacher, 2000). Bewährt hat sich beispielsweise eine Schuh- und Strumpfdesinfektion mit einer 0,05% igen Benzalkoniumchlorid- sowie Didecyldimethylammoniumchlorid-haltigen Lösung (Hexaquart® S) mit einer Einwirkzeit von 1 Stunde. Das Waschen der Strümpfe bei 40°C ist als nicht ausreichend einzustufen, um lebende Pilzelemente abzutöten. Nicht außer Acht gelassen werden sollte die Möglichkeit zur Supplementierung mit Vitamin H (Biotin) bei mykosebedingter Onychodystrophie (Colombo et al., 1990; Schmidt, 1993).

Obsolete Maßnahmen: Die chirurgische Nagelextraktion ist zur Behandlung der Nagelpilzerkrankung nicht mehr indiziert, da sie in der Regel nicht nur schmerzhaft ist, sondern auch durch den Verlust der als Widerlager für digital lokalisierte Mechano- und Druckrezeptoren fungierenden Nagelplatte eine Beeinträchtigung beim Gehen und Stehen bedingen kann sowie eine Arbeitsunfähigkeit auslöst. Darüber hinaus besteht die Gefahr, durch Verletzung des Nagelbetts bleibende Nagelwachstumsstörungen zu verursachen (Seebacher, 2000; Möhrenschlager et al., 2001).

Literatur

Abeck D (2000) Onychomykose – Behandlungsbedürftigkeit und Therapieempfehlung. In: Plettenberg A, Meigel WN, Moll I (Hrsg) Dermatologie an der Schwelle zum neuen Jahrtausend. Springer, Berlin, S 375–376

Abeck D (2001) Tinea capitis. In: Abeck D, Cremer H (Hrsg) Häufige Hautkrankheiten im Kindesalter. 2. überarb erw Aufl. Steinkopff, Darmstadt, S 115–119

Abeck D, Gruseck E, Korting HC, Ring J (1996) Onychomykose: Epidemiologie, Pathogenese, Klinik, Mikrobiologie und Therapie. Dtsch Ärztebl 93: A 2027–2032

Baran R, Feuilhade M, Datry A et al (2000) A randomized trial of amorolfine 5% solution nail laquer combined with oral terbinafine compared with terbinafine alone in the treatment of dermatophytic toenail onychomycoses affecting matrix region. Br J Dermatol 142: 1177–1183

Colombo VE, Gerber F, Bronhofer M et al (1990) Treatment of brittle fingernails and onychoschizia with biotin: scanning electron microscopy. J Am Acad Dermatol 23: 1127–1132

De Backer M, de Keyser P, de Vrocy C, Lesaffre E (1996) A 12-week treatment for dermatophyte toe onychomycosis: terbinafine 250 mg/day vs. itraconazole 200 mg/day – a double-blind comparative trial. Br J Dermatol 134 (Suppl 46): 16–17

De Doncker P, Gupta AK, Marynissen G et al (1998) Itraconazole pulse therapy for onychomycosis and dermatomycoses: an overview. J Am Acad Dermatol 37: 969–974

Drake L, Babel D, Stewart DM et al (1998) Once-weekly fluconazole (150, 300, or 450 mg) in the treatment of distal subungual onychomycosis of the fingernail. J Am Acad Dermatol 38 (Suppl 6): 87–94

Elewski BE (1996) Cutaneous mycoses in children. Br J Dermatol 134 (Suppl 46): 7–11

Gupta AK, Hofstader SLR, Adam P, Summerbell RC (1999) Tinea capitis: an overview with emphasis on management. Pediatr Dermatol 16: 171–189

Haneke E, Nolting S, Seebacher C et al (2000) Neue Erkenntnisse zur Epidemiologie von Fußerkrankungen. In: Plettenberg A, Meigel WN, Moll I (Hrsg): Dermatologie an der Schwelle zum neuen Jahrtausend. Springer, Berlin, S 377–378

Korting HC (2001) Therapie der Onychomykose: systemisch oder topisch? In: Plewig G, Degitz K (Hrsg) Fortschritte der praktischen Dermatologie und Venerologie 2000. Springer, Berlin, S 243–249

Korting HC, Schäfer-Korting M (1992) Is tinea unguium still widely incurable? Arch Dermatol 128: 243–248

Mancianti F, Pedonese F, Zullino C (1998) Efficacy of oral administration of itraconazole to cats with dermatophytosis caused by *Microsporum canis*. J Am Vet Med Assoc 213: 993–995

Möhrenschlager M, Schnopp C, Fesq H et al (2000) Optimizing the therapeutic approach in tinea capitis of childhood with itraconazole. Br J Dermatol 143: 1011–1015

Möhrenschlager M, Wicke-Wittenius K, Brockow K et al (2001) Onychogryphosis in elderly persons: an indicator of long-standing poor nursing care? Report of one case and review of the literature. Cutis 68: 233–235

Piérard GE, Arrese JE, Piérard-Franchimont C (1996) Treatment and prophylaxis of tinea infections. Drugs 52: 209–224

Roberts DT (1997) Oral terbinafine (Lamisil) in the treatment of fungal infections of the skin and nails. Dermatol 194 (Suppl 1): 37–39

Rote Liste (2002) Editio Cantor, Aulendorf

Scher RK, Breneman D, Rich P et al (1998) Once-weekly fluconazole (150, 300, or 450 mg) in the treatment of distal subungual onychomycosis of the toenail. J Am Acad Dermatol 38 (Suppl 6): 77–86

Schmidt KH (1993) Vergleich der Wirkungsmechanismen verschiedener Wirkstoffe in Präparaten gegen brüchige Nägel. Z Hautkr 68: 517–520

Seebacher C (2000) Onychomykose (Tinea unguium). In: Korting HC, Callies R, Reusch M, Schlaeger M, Schöpf E, Sterry W (Hrsg) Dermatologische Qualitätssicherung: Leitlinien und Empfehlungen. Zuckschwerdt, München, S 40–43

Simon C, Stille W (2000) Antibiotika-Therapie in Klinik und Praxis, 10. Aufl. Schattauer, Stuttgart

Tosti A, Piraccini BM, Lorenzi S (2000) Onychomycosis caused by nondermatophytic molds: clinical features and response to treatment of 59 cases. J Am Acad Dermatol 42: 217–224

Tosti A, Piraccini BM, Stinchi C, Colombo MD (1998) Relapses of onychomycosis after successful treatment with antifungals: a three-year follow-up. Dermatology 197: 162–166

5 Bakteriologie

5 Bakteriologie

Martin Mempel und **Heidelore Hofmann**

Die bakteriologische Diagnostik bei Hauterkrankungen zielt auf eine rasche und sichere Identifizierung eines die Dermatose verursachenden oder aggravierenden Keimes ab. Weiterführende Untersuchung wie Antibiogramm, Virulenzfaktorbestimmung und serologische Verlaufskontrollen helfen dem Kliniker, die Rolle des isolierten Krankheitserregers bei der vorliegenden Erkrankung zu beurteilen.

Die am häufigsten verwendete diagnostische Technik in der Bakteriologie ist die kulturelle Anzucht. Hierfür sind eine Vielzahl von Abnahmereagenzien und Anzuchtmedien samt spezifischer Kulturbedingungen beschrieben. Nach erfolgter Kultivierung steht die klinische Einschätzung und gegebenenfalls die antimikrobielle Therapie im Vordergrund der Patientenbetreuung.

Es gibt zahlreiche Fehlermöglichkeiten bei der Diagnostik und Therapie bakterieller Krankheitsbilder in der Dermatologie, exemplarisch sollen einige Situationen dargestellt werden, bei denen das „Drandenken" helfen soll, rasch zur optimalen Diagnosestellung und Therapieeinleitung zu kommen.

5.1 Falsche Aufbewahrung und Lagerung des Kulturmaterials

Die meisten Anzuchtmedien sind auf der Basis von Agar-Agarzubereitungen hergestellt. Dieses Medium ist empfindlich gegenüber Austrocknung, Lichtexposition und zu warmer Lagerung. Anzuchtmedien sollten aus diesem Grund im Kühlschrank aufbewahrt und vor Kontamination, zum Beispiel durch Anflugkeime, geschützt werden. Bei Flüssigmedien (z.B. für die Blutkultur) ist unbedingt auf absolute Sterilität zu achten. Im Einzelnen muss darauf geachtet werden, dass die Abnahme mittels Stich durch ein gut desinfiziertes Hautareal erfolgt. Weiterhin sollte der Gummipropfen der Durchstechflasche vor Einspritzen des abgenommenen Blutes abgesprüht werden. Kommerziell beziehbare Fertiganzuchtmedien sollten nach dem Verfallsdatum nicht mehr verwendet werden.

5.2 Falsche Abnahmetechnik

Um die sichere Identifikation eines Infektionserregers mittels bakteriellem Abstrich zu gewährleisten, ist eine korrekte Abstrichtechnik unabdingbare Voraussetzung. Als Instrument zur Probengewinnung von oberflächlichen Hautarealen eignet sich ein steriler Watteträger, der für krustige oder trockene Hautareale vorher mit steriler physiologischer Kochsalzlösung angefeuchtet wird. Dies ist auch für Abstriche aus dem *Vestibulum nasi* zu empfehlen.

Grundsätzlich sollten für die bakterielle Keimisolierung nur sterile Abnahmematerialien zum Einsatz kommen. Bei nicht sicher sterilem Material stellt der falsch positive Keimnachweis aufgrund einer möglichen Kontamination das größte Risiko für einen Fehlbefund dar. Weitere mögliche Fehlerquellen sind die Verwendung von Drahtösen zur Probengewinnung, die vor dem Einsatz nicht vollständig abgekühlt sind (dies kann zur Hitze-Abtötung der Erreger und damit zu einem negativen Kulturergebnis führen). Für jede Lokalisation wird ein neuer Abstrichtupfer verwendet. Die Verwendung ein- und desselben Abstrichträgers zur Gewinnung von Material aus mehreren Läsionen führt unter Umständen zu einer Vermischung der Keime und damit zu einer nicht mehr möglichen Zuordnung des Erregers zur Infektionslokalisation. Beim Nasenabstrich ist darauf zu achten, dass der

Watteträger möglichst ohne Kontakt zur Nasenhaut in den hinteren Teil des *Vestibulum nasi* eingeführt wird, da die chronische Kolonisation der Nase (meist *Staphylococcus aureus*) dort am sichersten nachgewiesen werden kann.

Für den direkten mikroskopischen Nachweis von Mykobakteriosen (kutane Tuberkulose, Lepra, Schwimmbadgranulom etc.) oder von Protozooenerkrankungen (z.B. Orientbeule) ist die Durchführung einer Skarifizierung der Haut vor Probengewinnung unerlässlich. Das Bluten der Entnahmestelle sollte jedoch vermieden werden.

Das entnommene Material sollte zügig transportiert und ohne Verzögerungen verarbeitet werden. Zahlreiche Bakterien überleben außerhalb des Wirtsorganismus nur bedingt und sind nach längerer Verweilzeit auf dem Watteträger nicht mehr kultivierbar (dies gilt z.B. für *Neisseria gonorrhoeae*). Die Isolate sollten schnellstmöglich auf ein für den vermuteten Erreger geeignetes Anzuchtmedium überimpft werden. In der dermatologischen Routinediagnostik sind das vor allem der 5% Hammelblut enthaltende Columbia Agar und der Kochblutagar. In den meisten Fällen wird die bakteriologische Abnahme zur Identifikation von grampositiven Keimen durchgeführt werden. Falls bei einer abweichenden Fragestellung (z.B. gram-negativer Fußinfekt) eine weiterführende Diagnostik erforderlich ist, muss ein geeigneter Nährboden (z.B. Mc Conckey Agar) mitbeimpft oder das ausführende Laborpersonal auf die Verdachtsdiagnose hingewiesen werden.

Das isolierte Material sollte in der Technik des fraktionierten „3-Ösen"-Ausstriches auf den Nährboden aufgebracht werden. Bei dieser Technik wird das Untersuchungsmaterial mit der Öse auf einem Drittel der Platte ausgestrichen, nach Ausglühen der Öse wird dann durch das Ausstrichfeld ein senkrechter Strich gezogen und das hierbei an der Öse haftende Material erneut auf einem zweiten Drittel der Platte ausgestrichen. Der Vorgang wird ein drittes Mal wiederholt, um mit größtmöglicher Wahrscheinlichkeit singuläre Kolonie-bildende Einheiten zu erhalten (Abb. 1 und 2).

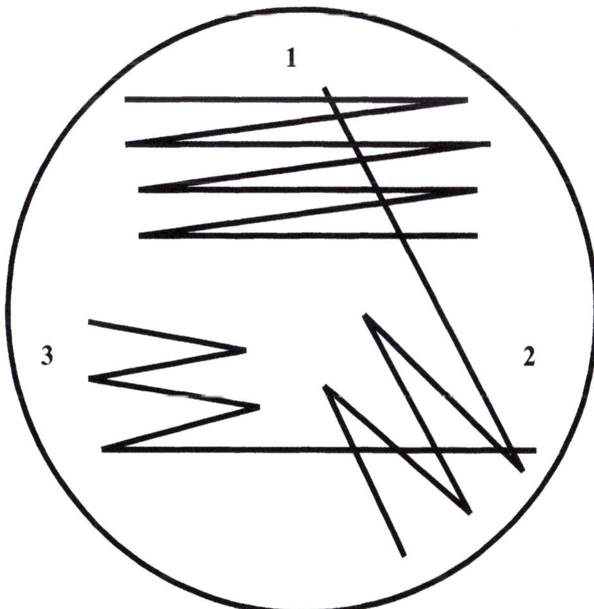

Abb. 1. Schematische Darstellung der fraktionierten Ausstrichtechnik („3-Ösen-Ausstrich"). Hierbei wird das Material an einer Seite der Petri-Schale in mehreren Längsbahnen ausgeimpft (1), die Öse wird anschließend ausgeglüht und senkrecht durch das erste Ausstrichfeld geführt, um dann erneut mehrere Längsbahnen auszuimpfen (2). Dieser Vorgang wird ein drittes Mal wiederholt, um mit hoher Wahrscheinlichkeit Einzelkolonien zu erhalten (3)

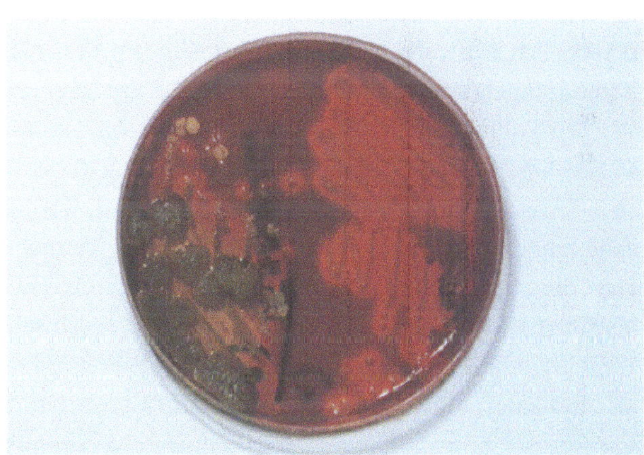

Abb. 2. Mischkultur aus verschiedenen Erregern, die eine klare Zuordnung unmöglich machen

Zu vermeiden ist hierbei die länger dauernde offene Exposition des Mediums, die zur Kontamination durch Anflugkeime führen kann. Häufige Fehlerquelle ist die Verimpfung des Materials ohne Verwendung der fraktionierten Ausstrichtechnik. Dies führt zum Bild einer Mischflora, aus der ein Einzelkolonienachweis nur mehr über Subkultivierung möglich ist. Die Verimpfung von zu großen Probemengen (z.B. bei Eitererregerdiagnostik) kann zur Überwucherung der Anzuchtplatte führen, die eine exakte Keimbestimmung stark erschwert. Falls eine unverzügliche Anzucht am Ort der Isolierung nicht möglich ist, ist beim Transport der Proben auf ein geeignetes Transportmedium und eine geeignete Transporttemperatur zu achten. Der Transport gram-positiver Erreger kann meist ohne Schwierigkeiten in gängigen kommerziellen Zubereitungen erfolgen.

5.3 Falsche Anzucht oder Nachweistechnik

Für die zu erwartende Keimflora sollten bei der mikrobiologischen Anzucht entsprechende Medien und Anzuchtbedingungen gewählt werden. In der dermatologischen Praxis ist hierbei vor allem an die Anzucht von *Neisseria gonorrhoeae* auf dem dafür geeigneten Schokoladenagar (unter Zusatz der Selektionsmarker Vancomycin, Colistin und Nystatin) bei genügend hohem CO_2-Gehalt zu denken. Dieser sollte etwa bei 5–7% in der Anzuchtluft liegen. Weiterhin muss bei der Kultur von Propionibakterien in der Anfangsphase auf anaerobe Kulturbedingungen geachtet werden. In aller Regel ist eine Anzucht bei 37°C für 24–48 Std zu empfehlen; eine Ausnahme bilden auch hier die Propionibakterien, bei denen Anzuchtzeiten bis zu 7 Tagen eingeplant werden müssen. Zu kurze Anzuchtzeiten produzieren unter Umständen ein falsch negatives Bild; zu lange Anzuchtzeiten bergen das Risiko der überproportional vertretenen Kontaminationsflora.

Zur Anzucht in Flüssigkulturen sollten Schüttelinkubatoren verwendet werden, die eine kontinuierliche Durchmischung gewährleisten.

Die Anzucht von Mykobakterien und Spirochäten (vor allem Borrelien) ist innerhalb der Dermatologie weiterhin Speziallaboren vorbehalten. Die Kulturbedingungen sind speziell und benötigen einen größeren technischen und personellen Aufwand So werden Borrelien am besten in Barbour-Stoenner-Kelly-Medium bei 33°C für mehrere Wochen kultiviert. Zum Nachweis von Mykobakteriosen stehen verschiedene Techniken zur Verfügung (Löwenstein-Jensen-Medium, Middlebrook-Agar). Diese werden aber heute aufgrund der langen Anzuchtzeit vermehrt von der Verwendung des radiometrischen BACTEC-Verfahrens abgelöst. Hierbei wird die spezifische Verstoffwechselung radioaktiv markierter Palmitinsäure als Indikator für das Wachstum von *Mycobacterium tuberculosis* verwendet. Eine häufige Quelle für unbefriedigende Kulturergebnisse dieser Erreger ist der mangelnde Hinweis auf die Verdachtsdiagnose, so dass die Gewebeproben bereits in ungeeigneten Medien zur Anzucht angesetzt sind. Dies ist insbesondere für die Verdachtsdiagnose „atypische Mykobakteriose" zu bedenken, da hier eine Anzuchttemperatur von 32°C gewählt werden muss.

Besonderes Augenmerk sollte auf die Kulturbedingungen bei Antibiogrammen gelegt werden. Ein geeignetes Inkubationsmedium stellt der Müller-Hinton-Agar dar. Ihm kann (wie im Falle der Oxacillin-Platte) das Antibiotikum direkt zugegeben werden oder (wie beim Plättchendiffusionstest) nach Inokulation der Platte aufgelegt werden. Um bei Verdacht auf Methicillinresistenz bei Staphylokokken eine Induktion der dafür verantwortlichen bakteriellen Zellsysteme (vor allem von Penicillin-bindendem Protein 2a) zu induzieren, ist der Zusatz von 2% NaCl hilfreich. Im Falle von schwer zu charakterisierenden Staphylokokken-Mischinfektionen kann die Bestimmung der *Staphylococcus aureus*-spezifischen Koagulase bzw. des Clumping factors aus Kolonien innerhalb des Hemmhofes um Oxacillin erfolgen. Dies erlaubt die Zuordnung der erhaltenen Antibiotikaresistenz zum pathogenen Keim.

Falls neben der kulturellen Abklärung ein histologischer Nachweis geführt werden soll (z.B. mykobakterielle Granulome), muss an die Durchführung der relevanten Spezialfärbungen gedacht werden. Zu nennen sind die Verwendung von Ziehl-Neelsen-Färbung bei Mykobakteriosen, die Giemsa-Färbung v.a. bei Protozoeninfektion oder die Anfärbung nach Whartin-Sterry zum Nachweis von *Bartonella henseleae* (ehemals *Rochalimea*), dem Erreger der bazillären Angiomatose.

5.4 Fehlerquellen bei der Interpretation der kulturellen Ergebnisse

Im Allgemeinen ist die Interpretation eines Kulturergebnisses ohne größere Schwierigkeiten möglich; auf spezielle Schwierigkeiten soll jedoch hingewiesen werden:

Nichtbeachtung des möglichen Erregerspektrums oder bestehender Ko-Infektionsmöglichkeiten: Ein häufiges Beispiel stellt die Impetigo contagiosa dar (sowohl klein- als auch großblasige Form). Da hierbei eine Antibiotikagabe häufig vor Erhalt des kulturellen Ergebnisses erfolgen muss, sollte sie sich am Resistenzmuster sowohl von Streptokokken als auch von *Staphylococcus aureus* orientieren. Fast immer lässt sich *S. aureus* zumindest als ko-infektiöses Agens isolieren. Eine antibiotische Therapie ausschließlich gegen Streptokokken (z. B. Penicillin G) ist hierbei nicht ausreichend.

Alleinige Therapie nach Abstrichergebnis ohne klinische Zeichen einer Infektion: Hier ist beispielsweise die Überschätzung der Resultate aus Abstrichen venöser Ulzera zu nennen. So sollte beispielsweise das kulturelle Ergebnis aus dem Ulkusabstrich ohne klinische Zeichen einer Infektion (Lymphangitis, Erysipel) mit Vorsicht beurteilt werden. Die hierbei häufig nachgewiesenen Pseudomonas spp. haben so gut wie nie eine pathogenetische Bedeutung. Falls (z. B. aus Gründen der Ulkusreinigung) eine antimikrobielle Therapie gewünscht wird, sollte diese in erster Linie antiseptisch erfolgen. Ähnliches gilt für Resultate aus dem Nasenabstrich. Ohne klinische Symptomatik (z. B. bei rezidivierender Furunkulose oder Exazerbation eines atopischen Ekzems) oder zwingende infektionshygienische Gründe (z. B. MRSA-Stämme bei Krankenhauspersonal) ist eine antibakterielle Therapie nicht angezeigt.

Nichtbeachtung der Antibiotikaresistenzsituation: Antibiotikaresistenzen sind regional und temporär unterschiedlich. Sie verändern sich mit den wechselnden Antibiotika-Anwendungsschemata und mit der Einführung neuer Präparate. So ist es heute beispielsweise nicht mehr sinnvoll, *S. aureus*-Infekte mit Erythromycin oder Penicillin V zu therapieren. Die Resistenzsituation in Deutschland zeigt resistente Stämme in 20–60% bzw. bis zu 90% der Isolate.

Des Weiteren muss bei der Interpretation der Kulturergebnisse und einer etwaigen antibiotischen Therapie die Wahl des Medikamentes nach der Gesamtheit der vorliegenden Krankheitserreger erfolgen. Es ist beispielsweise nicht ausreichend, bei einer Mischinfektion im Rahmen eines gram-negativen Fußinfektes die Auswahl des Antibiotikums ausschließlich an der Resistenzlage eines der verursachenden Keime auszurichten, ohne seine Wirksamkeit auf die anderen vorliegenden Erreger zu überprüfen.

5.5 Fehlerquellen bei der Therapie kutaner Infektionen

Grundsätzlich bestehen eine Vielzahl möglicher Komplikationen oder Fehlerquellen wie bei fast allen Krankheitsbildern der Dermatologie; im Folgenden sollen jedoch besonders häufige Krankheitsbilder und ihre Therapie herausgegriffen werden.

Erysipel: Die Therapie des Erysipels muss praktisch immer ohne gesicherte Kenntnis des verursachenden Keimes begonnen werden. Die empirische Wahl der richtigen Therapieform ist deshalb entscheidend. Grundsätzlich kann ein Erysipel nicht topisch behandelt werden, dies verbietet sich schon aufgrund der Lokalisation der Bakterien in den Lymphspalten, die mittels äußerlicher Therapie nicht zu erreichen sind. Eine antiseptische Lokaltherapie sollte jedoch unterstützend durchgeführt werden. Bei der Wahl des systemischen Antibiotikums muss bedacht werden, das Medikament in ausreichender Dosierung und ausreichend lange zu verordnen (häufig wird gerade bei der β-Lactam-Antibiotikum-Gabe zu niedrig dosiert). In der Regel sollte bei unkompliziertem Erysipel mindestens für 12 Tage antibiotisch therapiert werden. Die optimale Therapie stellt die intravenöse Gabe des Antibiotikums dar, da hierbei die höchsten Gewebespiegel erreicht werden, was bei oraler Gabe nicht sicher gewährleistet ist. Spricht die gewählte Initialtherapie nicht an (mangelnder Fieberabfall, progredienter Hautbefund, Anstieg oder Gleichbleiben der Laborparameter), sollte nach drei Tagen das Antibiotikum gewechselt werden, da von einer mangelnden Empfindlichkeit des Keimes ausgegangen werden muss. In der Regel kann eine Initialtherapie des unkomplizierten Erysipels mit Penicillin G intravenös erfolgen, bei Nichtansprechen sollte zunächst auf die breiter wirksamen Cephalosporine der 2. Generation umgestellt werden. Als weitere Alternative, z. B. bei Penicillinallergie, steht Clindamycin zur Verfügung. Bei anhaltendem Nichtansprechen oder Verdacht auf einen gram-negativen Erreger kann zusätzlich ein Aminoglykosid, z. B. Netilmycin, in Kombination mit einem der vorgenannten Präparate angewendet werden. Seit kurzer Zeit steht mit Linezolid ein Vertreter der Oxazolidinone als Reserveantibiotikum, vor allem für gram-positive Erreger, insbesondere MRSA, zur Verfügung. Besonderes Augenmerk muss auf das Erysipel bei an Diabetes mellitus oder chronischem Lymphstau erkrankten und voroperierten Patienten gelegt werden. Diese neigen zu Rezidiven und sind schwieriger zur Ausheilung zu bringen, insbesondere bei MRSA. Eine Prophylaxe sollte erwogen werden, wenn ein Erysipel zum zweiten Mal innerhalb von 6 Monaten auftritt. Die Langzeitprophylaxe sollte für 6 Monate mit Benzathin-

Penicillin (2 × 1,2 Mio E alle 2 Wochen) durchgeführt werden. Eine häufig übersehene Fehlerquelle bei der Therapie des Erysipels stellt die Sanierung möglicher Eintrittspforten dar. In Betracht kommen vor allem (diabetische) Ulzera oder Mazerationen bei Pilzinfektion. Weiterhin zu erwähnen ist die schwierige Interpretation serologischer Ergebnisse (Antikörper gegen Streptokokken und Staphylokokken) beim Erysipel. Diese haben keine sehr hohe Sensitivität oder Spezifität. Neben dem klinischen Bild sind vor allem Blutbild und Blutsenkung geeignete Laborparameter.

Impetigo contagiosa: Bei der Behandlung der Impetigo contagiosa sollte die Behandlungsform in erster Linie von der Ausbreitung der Infektionsherde abhängig gemacht werden. Bei lokalisierten Formen (<3 verschiedene Herde) kann eine topische Therapie in Betracht gezogen werden, bei disseminierten Formen (3 und mehr Herde) sollte eine systemische Therapie durchgeführt werden. Bei der Wahl des Therapeutikums muss der behandelnde Arzt die Wahrscheinlichkeit einer (Mit)besiedelung der Hautläsion durch *S. aureus* bedenken und die Wahl des Antibiotikums daran ausrichten. Die Nichtbeachtung kann zu wiederholtem Therapieversagen und Rezidiven führen. Aus diesem Grund sollte Erythromycin (auch wenn für die Therapie im Kindesalter geeignet) nicht mehr verwendet werden. Eine weitere mögliche Fehlerquelle ist die Nichtbeachtung systemischer Komplikation vor allem bei der Infektion mit Streptokokken. Zu kontrollieren ist vor allem eine mögliche Einschränkung der Nierenfunktion.

Ähnlich wie beim Erysipel gilt auch für die Impetigo contagiosa die mangelnde Verwertbarkeit serologischer Nachweise für Streptokokken und Staphylokokken; neben der bereits erwähnten Nierendiagnostik (Urinparameter) sind auch hier die Blutsenkung sowie das Blutbild die wichtigsten Laborwerte.

Nichtbeachtung der lokalen Antibiotikaresistenzsituation: Antibiotikaresistenzen sind regional und temporär unterschiedlich. Sie verändern sich mit den wechselnden Antibiotika-Anwendungsschemata und mit der Einführung neuer Präparate. So ist es heute beispielsweise nicht mehr sinnvoll, Staphylokokkeninfekte (bedingt durch *S. aureus*) mit Makroliden zu therapieren. Die Resistenzsituation in Deutschland zeigt resistente Stämme in 20–60% der Isolate.

Folliculitis nuchae scleroticans: Diese häufig bei Patienten schwarzer Hautfarbe auftretende Erkrankung spricht praktisch nie auf eine ausschließliche antibiotische Therapie an. Im Vordergrund sollte eine chirurgische Exzision der Herde stehen.

Follikulitis des Neugeborenen: Selten sind hier Staphylokokken die verantwortlichen Erreger. Bei typisch glänzender Präsentation der Haut des Kleinkindes und einer dominanten Anordnung im Bereich des Capillitiums sollte an die Malassezia-Follikulitis gedacht werden und entsprechende diagnostische und therapeutische Schritte eingeleitet werden.

Perianale streptogene Dermatitis: Therapieresistente, schmerzhafte erythematöse Hautveränderungen mit häufigem Vorkommen im Kindesalter sollten an das Vorliegen einer streptogenen Dermatitis denken lassen.

Erythema migrans: Die lokalisierte Hautinfektion durch Borrelia burgdorferi kann erhebliche diagnostische Schwierigkeiten bereiten, wenn der Zeckenstich nicht bemerkt wird oder die Entzündungsreaktion sehr gering ist. Neben dem typischen randbetonten wandernden Erythem gibt es zahlreiche atypische Varianten. Borrelien oder Borrelien-DNS konnten aus homogen geröteten, nicht wandernden Erythemen, fleckigen Erythemen, flammend roten Erysipel-artigen Veränderungen wie auch aus Pseudolymphomen und Panniculitiden isoliert werden. Es wurden sogar zentral vesikulöse Erytheme beschrieben. Die Borrelien können durch spezielle Escape-mechanismen, beispielsweise durch Bindung von humanem Plasmin an Oberflächenproteine, der Immunabwehr entgehen und über Monate durch die Haut wandern oder über Jahre persistieren. Von der lokalisierten Hautinfektion ausgehend kann es zu einer hämatogenen Disseminierung kommen, klinisch bemerkbar durch grippeartige Krankheitssymptome und verschiedenste Organmanifestationen, vor allem der Gelenke und des peripheren und zentralen Nervensystems. In der Haut können multiple scharf begrenzte ovaläre symptomlose Erytheme auftreten, die Erythemata migrantia. Sie werden häufig fehldiagnostiziert, z.B. als urtikarielles Exanthem oder Erythema anulare centrifugum.

In den ersten Tagen bis Wochen der Infektion sind oft noch keine Antikörper im Serum nachzuweisen. Die Therapie muss dann aufgrund des klinischen Verdachtes begonnen werden. Das typische Erythema migrans nach Zeckenstich ist einfach zu erkennen, atypische Varianten werden jedoch häufig nicht erkannt und erst nach Monaten serologisch diagnostiziert und behandelt. Geeignete Antibiotika sind Doxycyclin 200 mg/die,

Amoxycillin 4 × 500 mg und Cefureximaxetil 2 × 500 mg über 10–21 Tage, alternativ auch Azithromycin 2 × 250 mg über 5–10 Tage. Ein häufiger Fehler ist eine unterdosierte, zu kurze oder unwirksame Antibiotikatherapie. Insbesondere bei anderen als den genannten Cephalosporinen und Makroliden sind Therapieversager beschrieben worden.

Zu Beginn der Therapie kann eine Herxheimer Reaktion mit Fieber, Krankheitsgefühl und verstärkter Entzündungsreaktion auftreten. Diese immunologische Reaktion auf den Antigenzerfall wird oft fälschlicherweise als „Antibiotikaunverträglichkeit" interpretiert und das Antibiotikum abgesetzt. Um die Compliance zu sichern, sollten die Patienten deshalb vor Therapie über diese Möglichkeit der Herxheimer-Reaktion aufgeklärt werden.

Literatur

Abeck D, Korting HC, Mempel M (1998) Pyodermien. Hautarzt 49: 243–252

Abeck D, Seidl HP, Mempel M (1997) „Bakterienkultur" In: Korting HC, Sterry W (Hrsg) Diagnostische Verfahren in der Dermatologie. Blackwell, Berlin, Wien

Abeck D, Mempel M, Seidl HP, Schnopp C, Ring J, Heeg K (2000) Impetigo contagiosa-Erregerspektrum und therapeutische Konsequenzen. DMW 125: 1257–1259

Burckhardt F (Hrsg) (1992) Mikrobiologische Diagnostik, 2. Aufl. Thieme, Stuttgart

Gschnait F, Korting HC, Stary A (1990) Sexuell übertragbare Krankheiten. Springer, Wien

Hofmann H, Bruckbauer H (1997) „Mikroskopie von nativem und gefärbtem Material zum Nachweis von Mikroorganismen" In: Korting HC, Sterry W (Hrsg) Diagnostische Verfahren in der Dermatologie. Blackwell, Berlin, Wien

Hofmann H (2002) Frühdiagnostik der Lyme. Borreliose MMW 24: 553–558

6 Sexuell übertragbare Infektionen

6 Sexuell übertragbare Infektionen

Heidelore Hofmann und **Mirjam Vogel**

6.1 Änderung der gesetzlichen Meldepflicht

Überwiegend oder ausschließlich beim Geschlechtsverkehr übertragene Infektionskrankheiten werden als sexuell übertragbare oder sexuell übertragene Infektionen (STI) bezeichnet. Seit dem 1.1.2001 ist in Deutschland das Gesetz zur Verhütung und Bekämpfung von Infektionskrankheiten beim Menschen (**Infektionsschutzgesetz – IfSG**) gültig. Das bis dahin geltende Bundesseuchengesetz und das Gesetz zur Bekämpfung der Geschlechtskrankheiten ist damit außer Kraft gesetzt. Nach dem neuen Infektionsschutzgesetz § 7 Abs. 3 ist nur noch der direkte oder indirekte Nachweis von *Treponema pallidum* und HIV nicht namentlich innerhalb von 2 Wochen an das Robert-Koch-Institut zu melden. Die Behandlung von Patienten mit Syphilis und HIV-Infektion ist nach § 24 nur Ärzten im Rahmen der berufsmäßigen Ausübung der Heilkunde gestattet.

Bei epidemischer Ausbreitung einer sexuell übertragbaren Krankheit kann aufgrund § 15 Abs. 1 durch eine Rechtsverordnung diese Erkrankung in die Meldepflicht einbezogen werden.

6.2 HIV-Infektion

Im Rahmen dieses Buches soll keine Darstellung der HIV-Infektion erfolgen, sondern nur auf einige diagnostische Schwierigkeiten und Fallstricke hingewiesen werden.

HIV-Test: Nach wie vor gilt: Keine Durchführung eines HIV-Tests ohne Einwilligung des Patienten!! Der Patient wird aber bei entsprechender Gesprächsführung seine Einwilligung nicht verweigern, zumal die Möglichkeiten der antiretroviralen Therapie eine beträchtliche Lebensverlängerung und trotz zahlreicher unerwünschter Wirkungen auch eine Verbesserung der Lebensqualität gebracht haben.

Zunächst wird ein ELISA als Suchtest durchgeführt. Ist dieser Test positiv, wird eine zweite Blutprobe abgenommen und der Westernblot als Bestätigungstest durchgeführt. Erst nach der Bestätigung des Testes sollte mit dem Patienten das Ergebnis besprochen und gleichzeitig eine psychosoziale Betreuung angeboten werden.

Die Bestimmung der Viruslast und die Untersuchung der T-Lymphozytensubpopulation ermöglichen eine Beurteilung der Therapieindikation.

Fallstricke bei der Diagnose: Eine HIV-Infektion sollte in die differentialdiagnostischen Erwägungen einbezogen werden, wenn eine Dermatose in ungewöhnlicher Ausdehnung, in ungewöhnlichem Lebensalter oder in ungewöhnlicher Lokalisation auftritt, z.B. Zoster über mehrere Segmente, ausgedehnte Infektion mit Mollusca contagiosa bei Erwachsenen oder multilokulärer persistierender Herpes simplex (Abb.1).

Wichtig ist vor allem die Inspektion der Mundhöhle. Bereits vor Ausbruch von AIDS tritt die orale Haarleukoplakie am seitlichen Zungenrand als Zeichen einer Epstein-Barr-Virus (EBV)-Reaktivierung auf. Sie kann als pathognomonisches Zeichen für eine HIV-Infektion gelten (Abb. 2).

Die manifeste Candida-Stomatitis (Soor) und die akute nekrotisierende Gingivitis (ANUG) sind Zeichen eines schweren zellulären Immundefektes.

Das HIV-assoziierte Kaposi-Sarkom tritt bei HHV 8-infizierten Personen, überwiegend Homosexuellen auf. Es ist pathognomonisch für eine schwere T-Zell-Immunsuppression. Seit Einführung der antiretroviralen Therapie ist es selten geworden. Im Frühstadium sieht man rötlich bräunliche Infiltrate oft in den Spaltlinien der Haut, retroaurikulär (Abb. 3a), akral oder an den Schleimhäuten (Abb. 3b). Die Histologie und der HHV 8-Nachweis in der Haut sind beweisend.

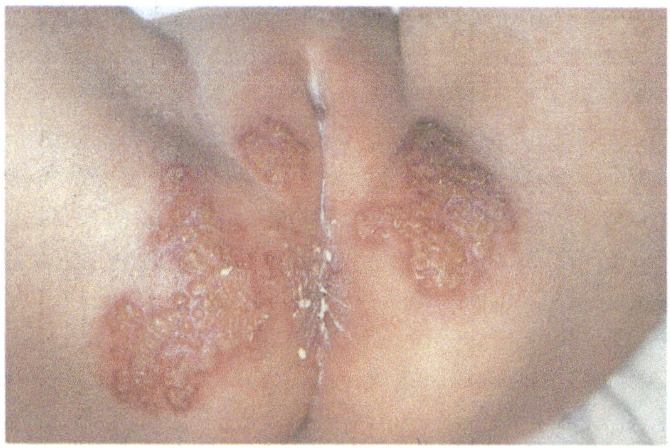

Abb. 1. Multilokulärer Herpes glutaealis bei einem Kind mit HIV-Infektion

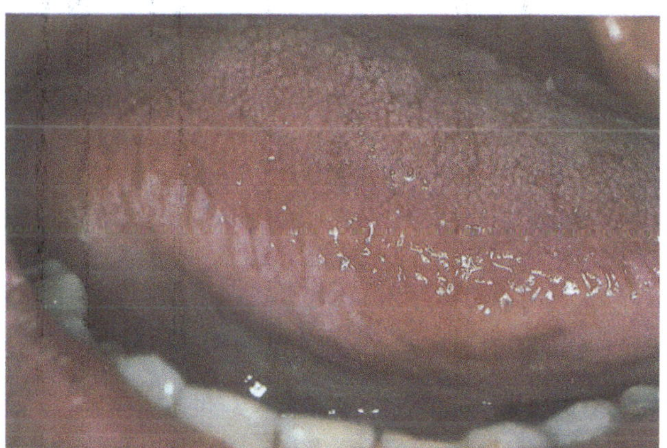

Abb. 2. EBV-Reaktivierung unter dem Bild einer Haarleukoplakie am seitlichen Zungenrand bei HIV-Infektion

Bei anamnestischen Hinweisen auf ein Risiko für sexuell übertragbare Infektionen sollen unklare makulöse Exantheme nicht nur an die Syphilis, sondern auch an eine akute HIV-Krankheit denken lassen. Sie hat einen ähnlichen Verlauf wie eine infektiöse Mononukleose. Ein generalisiertes stammbetontes makulöses Exanthem wird in 70% der Fälle beobachtet. Sollten die EBV-Antikörper negativ sein und der Patient zur Risikogruppe gehören, sollte eine HIV-Viruslastbestimmung mittels PCR (aus EDTA-Blut!) durchgeführt werden. Der Nachweis von HIV-RNA im Serum gelingt bereits ab > 50 Kopien/ml Blut und etwa 10 Tage nach Infektion. Die Spezifität ist sehr hoch. Routinemäßig wird nur HIV 1 nachgewiesen. Falls anamnestisch eine HIV 2- Infektion möglich ist, muss diese Bestimmung ausdrücklich angefordert werden. Die HIV-Antikörper sind im Serum zum Zeitpunkt der akuten HIV-Infektion meist noch nicht nachweisbar. Sie steigen innerhalb der ersten 6 Wochen an. Erst nach 3 Monaten kann eine HIV-Infektion mit einem negativen HIV-Antikörpertest sicher ausgeschlossen werden.

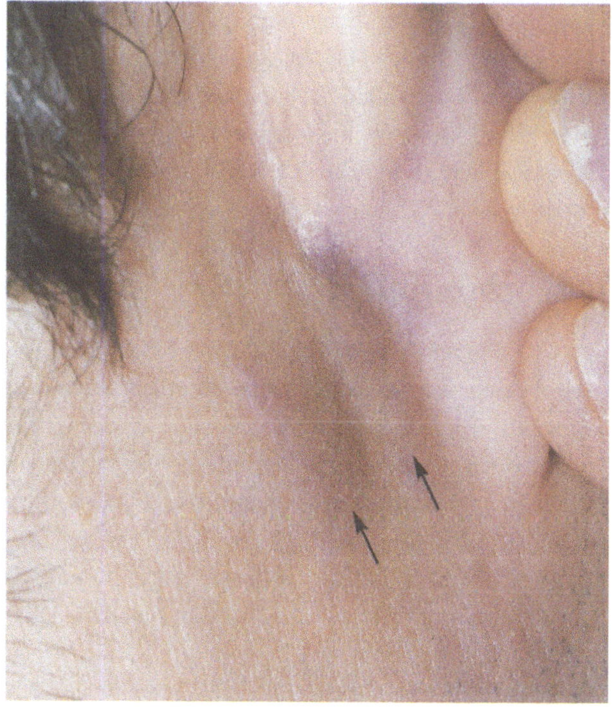

Abb. 3a. Initiales Kaposi-Sarkom in den Spaltlinien der retroaurikulären Haut bei HIV-Infektion

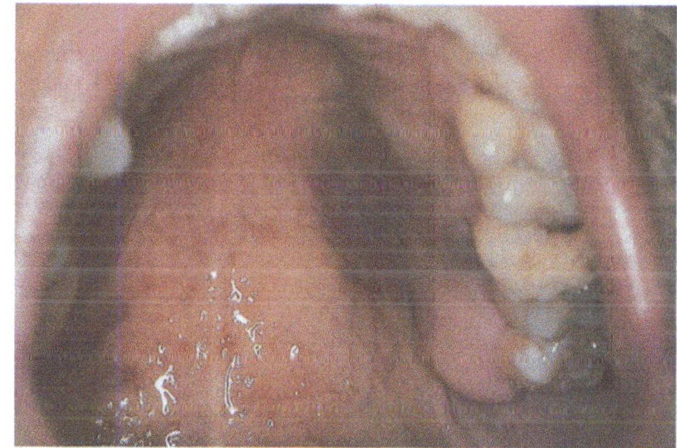

Abb. 3b. Initiales Kaposi-Sarkom am harten Gaumen bei HIV-Infektion

Meldepflicht: Für die HIV-Infektion besteht eine anonymisierte Meldepflicht des Labors, das den Bestätigungstest durchgeführt hat (blauer Vordruck). Die klinischen Daten werden vom betreuenden Arzt ergänzt und an das Robert-Koch-Institut geschickt (gelber Durchschlag).

HIV-Postexpositionsprophylaxe Indikation: Eine Indikation zur Postexpositionsprophylaxe (PEP) besteht nur, wenn die Indexperson sicher mit HIV infiziert ist. Ein erhöhtes Risiko besteht bei Injektion oder Infusion von infektiösem Material und bei Verletzungen, bei denen mit hoher Wahrscheinlichkeit infektiöses Material tiefer in die Haut inokuliert wurde Die PEP soll so früh wie möglich, innerhalb von 72 Stunden nach Exposition, begonnen werden. Ein sehr geringes Risiko besteht bei Kontakt mit Körperflüssigkeiten. Eine PEP ist in diesen Fällen nicht erforderlich.

Derzeitige Empfehlung des Robert-Koch-Institutes: Bei erhöhtem Infektionsrisiko: Combivir® (Zidovudin+Lamivudin) 1-0-1 plus Viracept® (Nelfinavir) 5-0-5 oder 3-3-3/die oder ein anderer Proteaseinhibitor über 4 Wochen. Bei geringem Risiko (CDC Empfehlung): Combivir® 1-0-1/die über 4 Wochen. Die Kostenerstattung erfolgt auf Antrag bei der Krankenkasse. Bei beruflicher Exposition ist die Anzeige des Arbeitsunfalles bei der zuständigen Berufsgenossenschaft zu machen.

6.3 Syphilis

Epidemiologie: Die Zahl der Infektionen war nach Beginn der AIDS-Epidemie mit dem Aufruf zu „Safer Sex" zunächst sehr stark rückläufig. In den letzten 10 Jahren steigen jedoch die Infektionen wieder regional stärker an. Insbesondere in Großstädten und in den osteuropäischen Ländern breitet sich die Syphilis wieder aus. Sie ist ein Marker für das Risikoverhalten bestimmter Bevölkerungsgruppen und die Wirksamkeit von AIDS-Aufklärungskampagnen.

Die Zahl der gemeldeten Syphilisinfektionen in Deutschland ist noch niedrig. Meldungen von 1995–2000 lagen jährlich zwischen 1130–1150 Fällen. Neuerdings nehmen die Syphilisinfektionen wieder zu, sie werden vor allem in Osteuropa akquiriert. Nach der Änderung der Arztmeldepflicht in die Laborberichtspflicht des IfSG stiegen die Luesmeldungen im Jahre 2000 auf 1671 Fälle/Jahr und im ersten Halbjahr 2002 bereits auf 1102 Fälle an.

Menschen mit häufig wechselnden Sexualpartnern und mangelnder Einsicht in die Notwendigkeit des Kondomgebrauches haben ein hohes Risiko, Syphilis und HIV-Infektion gleichzeitig zu erwerben. Ca 15% der Syphilisneuinfizierten sind gleichzeitig HIV-infiziert. Deshalb sollte jeder Patient mit Syphilis aufgefordert werden, auch einen HIV-Test machen zu lassen.

6.3.1 Verlauf der Infektion

Primäre Syphilis (Lues I): Die Syphilis wird durch die Spirochäte **Treponema pallidum** hervorgerufen. Die Kontagiosität sinkt wegen der Empfindlichkeit gegenüber Austrocknung und Temperaturänderung sehr schnell, sodass sie nur beim Geschlechtsverkehr über Blut oder diaplazentar übertragen werden kann.

Treponema pallidum dringt über eine Haut- oder Schleimhautverletzung in den Organismus ein und wird zunächst an Ort und Stelle vom angeborenen Immunsystem abgewehrt. Klinisch manifestiert sich die Syphilis nur in ca. 50–60%. Die Inkubationszeit beträgt 2–3 Wochen. Danach wird zunächst eine dunkelrote Papel und schließlich ein Ulkus im Bereich der Eintrittspforte, der Primäraffekt, sichtbar. Gleichzeitig kommt es zu einer zunächst einseitigen regionalen Lymphknotenschwellung. Extragenitale Primäraffekte werden häufig nicht erkannt (Abb. 4).

Zum Zeitpunkt des Primäraffektes sind mit dem gängigen Suchtest, dem TPHA-Test, im Serum in ca. 80–85% Antikörper nachweisbar. Diese serodiagnostische Lücke von 15–20% ist unbedingt zu beachten. Bei klinischem Verdacht muss ein FTAabs-Test oder ein IgM-Nachweisverfahren

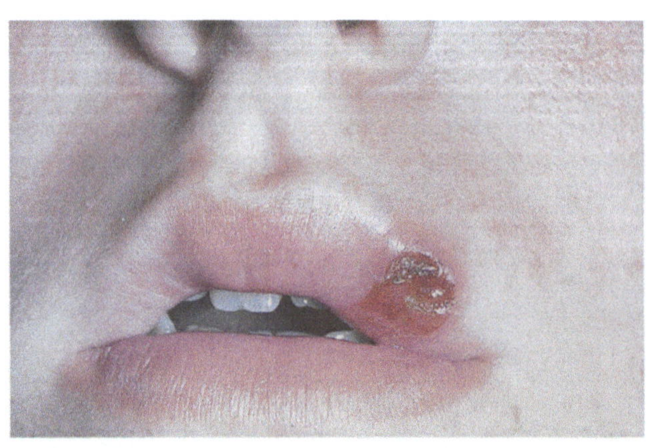

Abb. 4. Syphilitischer Primäraffekt an der lateralen Oberlippe

durchgeführt oder der TPHA-Test innerhalb der nächsten 2 Wochen wiederholt werden.

Als Schnelltest eignet sich der RPR-Test (Rapid Plasma Reagin Test), der innerhalb von 30 Minuten durchgeführt werden kann. Ein Tropfen Serum wird mit einem Tropfen Reagin (Cardiolipin mit Kohlepartikeln) gemischt. Bei Anwesenheit von Anticardiolipin-Antikörpern im Serum kommt es innerhalb von 4 Minuten zur Agglutination, die durch die Kohlepartikel sichtbar wird.

Sekundäre Syphilis (Lues II): Das nicht behandelte Primärstadium kann spontan abheilen. Erst bei Disseminierung der Treponemen nach Wochen bis Monaten wird die Syphilis mit systemischen Manifestationen wieder klinisch apparent.

Dieses Sekundärstadium kann äußerst vielgestaltig sein und hat der Syphilis die Bezeichnung des „klinischen Chamäleons" bzw. des „Affen unter den Krankheiten" eingetragen.

Kennzeichnend sind rezidivierend auftretende, in der Regel **nicht juckende** (!) Exantheme, die anfangs makulös (Roseolen) sind, später makulo-papulös, pityriasiform, psoriasiform oder akneiform sein können. **Kennzeichnend ist der Befall der Palmae und Plantae**, nahezu pathognomonisch sind entzündliche Effloreszenzen in den Hand- und Fußlinien.

Es kommt zu einer generalisierten Lymphknotenschwellung (Polyskleradenitis), Anschwellung der Lymphknoten oberhalb des Olecranons und nuchal galt selbst in Laienkreisen als verdächtig („Schwiegervatergriff"). Weitere charakteristische Befunde sind ein „Mottenfraß-ähnlicher", kleinfleckiger Haarausfall (Alopecia areolaris), akute Angina specifica mit Plaques muqueuses auf der Zunge oder am Gaumen (Abb. 5) und nässende Treponemen-haltige Papeln im Genito-Analbereich (Condylomata lata). Im Hals-Brustbereich beobachtet man gelegentlich eine bandförmige Hypopigmentierung, das Leukoderma specificum („Halsband der Venus").

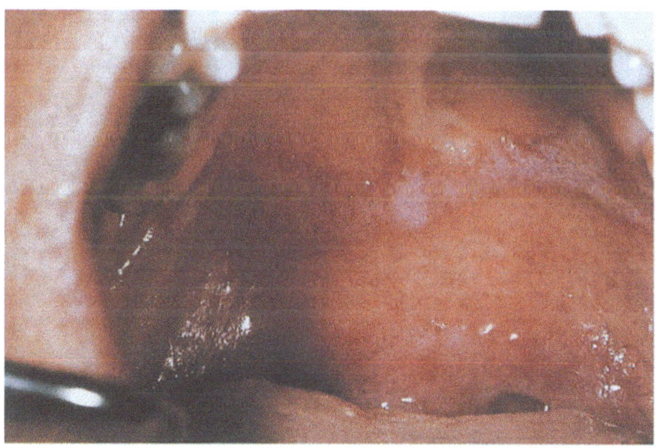

Abb. 5. Plaque muqueuse am Gaumen bei Syphilis Stadium II

In ca. 40% der Fälle treten Influenza-artige Symptome mit Oberbauchbeschwerden und nächtlichen Kopfschmerzen als Ausdruck einer Hepatitis und Meningitis auf. Sehstörungen infolge einer Iritis oder Iridocyclitis sollten auch zu einem TPHA-Test veranlassen.

Häufig wird diese exanthematische Phase als akute Virusinfektion –z.B. EBV-Infektion- fehlgedeutet. Wird auch hier nicht die Diagnose gestellt, kommt es zu einem mehrjährigen Latenzstadium mit stets nachweisbaren erhöhten IgM- und IgG- Antikörpern im Serum und bei der Neurospyhilis auch im Liquor. Als Zeichen einer frühen Neurosyphilis kann eine Optikusneuritis auftreten.

Tertiärstadium (Lues III): Von der OSLO Studie, einer Langzeitbeobachtung des Spontanverlaufes der unbehandelten Syphilis, die in der Vorantibiotikaära durchgeführt wurde, weiß man, dass nur etwa 30–40% der Patienten in das Tertiärstadium kommen (Gjestland, 1955).

Monate bis Jahre nach der Infektion kommt es zu granulomatösen Veränderungen (Gummen). Diese Gummen können sich in jedem Organ bilden, auch in Gefäßen (Mesaortitis luica) oder in den Hirngefäßen mit der Gefahr von Aneurysmen.

Quartärstadium (Lues IV): Die chronische Entzündung des ZNS kann zu Entmarkungsherden im Parenchym sowie in den Hinterwurzeln und Hintersträngen des Rückenmarkes führen, klinisch bemerkbar mit radikulitischen Schmerzen, sensorischer Ataxie, reflektorischer Pupillenstarre, Verlust der Patellar- und Achillessehnenreflexe und Optikusatrophie. Diese Manifestation wird **Tabes dorsalis** genannt.

Persönlichkeitsveränderungen, Kopfschmerzen, Sprachstörungen, Krämpfe und Demenz treten bei der **progressiven Paralyse** auf und führen zu einem schrecklichen Siechtum.

Konnatale Syphilis: Die Übertragung der Syphilis erfolgt in der Regel erst nach der 16.–20. Schwangerschaftswoche. Je nach dem Luesstadium der unbehandelten Mutter und dem Zeitpunkt der Übertragung kommt es bei der diaplazentaren Übertragung zu einer unterschiedlichen Schädigung des Kindes. Durch die Einführung des Lues-Screenings in der Frühschwangerschaft ist die Infektion in Deutschland sehr selten geworden. Die Behandlung vor der 16. Schwangerschaftwoche verhindert eine Infektion des Kindes.

6.3.2 Diagnostik

Erregernachweis: *Treponema pallidum* lässt sich nicht auf Nährböden anzüchten und kann nur in vivo, z.B. in Kaninchenhoden, vermehrt werden.
Aus dem Primärulkus und aus den Condylomata lata können Treponemen mit Hilfe der Dunkelfeldmikroskopie nachgewiesen werden. Allerdings braucht man hierzu Zeit und Geduld. Das Ulkus wird mit Äther oder Kochsalz abgewischt und das Reizsekret mit einer Öse oder Abklatsch auf einen gut geputzten Objektträger aufgenommen und mit angewärmtem Kochsalz vermischt, mit einem Deckglas abgedeckt und sofort im voreingestellten Dunkelfeldmikroskop durchmustert. Im positiven Fall sieht man die beweglichen Schraubenbakterien. Charakteristisch sind Abknickbewegungen, die durch die an beiden Polen inserierenden Endoflagellen, die in der Mitte enden, verursacht werden.
Nachweis von treponemalen Antikörpern im Serum und Liquor: Als Suchtest wird der TPHA eingesetzt, als Bestätigungstest der FTAabs-Test oder der Westernblot. Die Therapiebedürftigkeit wird an der Titerhöhe des VDRL-Testes oder durch Nachweis spezifischer IgM-Antikörper im ELISA oder 19S-IgM-FTAabs-Tests festgestellt.
Ein hoher Prozentsatz von unbehandelten Patienten befindet sich im Latenzstadium (geschätzt bis 50%) und kann nur über serologischen Antikörpernachweis diagnostiziert werden. Bei HIV-Patienten in fortgeschrittenen Stadien können atypische Manifestationen und Antikörperkonstellationen die Diagnose erschweren.
Bei allen Patienten, bei denen der Zeitpunkt der Erstinfektion länger als 1 Jahr zurückliegt oder unklar ist, und bei Patienten mit neurologischer Symptomatik sollte eine Liquoruntersuchung durchgeführt werden.
Der TPHA Test, der heute üblicherweise als Screening-Test eingesetzt wird, hat zum Zeitpunkt des Primäraffektes nur eine Sensitivität von 85%. Bei klinischem Verdacht und negativem TPHA sollte zur diagnostischen Sicherung ein IgM-FTAabs-Test oder ein anderer IgM-Test durchgeführt werden.
Im Stadium III und IV können die Antikörper im Serum bereits nicht mehr nachweisbar sein, obwohl eine Neurosyphilis besteht. Dies wurde vor allem bei HIV-Infizierten im Spätstadium beschrieben.
Diagnostik der konnatalen Syphilis: Mütterliche IgG-Antikörper können die Plazenta passieren und sind somit in jedem Fall im Nabelschnurblut des Neugeborenen nachweisbar. Nur ein erhöhter IgM-Antikörpertiter weist auf eine Infektion des Neugeborenen hin.

6.3.3 Therapie

Nach den Empfehlungen des CDC ist im Frühstadium die Therapie der 1. Wahl die einmalige i.m. Injektion von Benzathin-Penicillin. Dem stimmen die europäischen Experten nicht zu, da das Risiko für eine persistierende Infektion im ZNS höher ist als bei täglicher Gabe des wässrigen Depot-Penicillins Clemizol-Penicillin (Tabelle 1). Insbesondere bei Immunabwehrschwäche, z.B. bei HIV-Infektion, wurden nach Therapie mit Benzathin-Penicillin Fälle von Neurosyphilis beschrieben.

Tabelle 1. Therapie (Empfehlungen der Deutschen STD-Gesellschaft 2001)

Frühstadium		
Clemizol-Penicilllin G Grünenthal	1 Mio IE i.m./die	14 Tage
Alternativ:		
Benzathin-Penicillin G	2,4 IE i.m.	einmalig
Doxycyclin	2 × 100 mg oral	14 Tage
Spätstadium		
Clemizol-Penicilllin G Grünenthal	1 Mio IE i.m./die	21 Tage
Alternativ:		
Benzathin-Penicillin G	2,4 IE i.m.	Tag 1,8 und 15
Doxycyclin	2 × 100 mg oral	21 Tage
Neurosyphilis		
Penicillin G Infusionen	6 × 5 Mio IE/die	14–21 Tage
Konnatale Syphilis		
Penicillin G Infusionen	2–3 × 50 000 IE/kg i.v.	10 Tage

Procain-Penicillin wird in Deutschland wegen der erhöhten Gefahr einer Allergie nicht mehr eingesetzt.

Ceftriaxon wurde bisher nicht ausreichend evaluiert, die nachgewiesene Wirksamkeit bei Neuroborreliose lässt den Schluss zu, dass Ceftriaxon auch bei Syphilis wirksam ist. Die CDC Empfehlung für die Frühsyphilis lautet: 1 g/die i.v. oder i.m. 8–10 Tage. In Anlehnung an die Dosierung und Dauer bei der Borreliosetherapie sollte jedoch besser eine Dosierung von 2 g/die i.v. über 14 Tage verabreicht werden, solange keine Therapiestudien vorliegen. Erste Ergebnisse mit einer Einzeitbehandlung der Frühsyphilis mit Azithromycin 2 g oral zeigen gute Ergebnisse. Jedoch müssen die Patienten gut nachkontrolliert werden (CDC 2002). Diese Therapie würde eine gleichzeitig aquirierte Chlamydien- und Mykoplasmeninfektion mit eradizieren.

Jarisch-Herxheimer-Reaktion: In der erregerreichen Frühphase der Syphilis kann es einige Stunden nach Therapiebeginn zu einer Verschlechterung des Allgemeinbefindens mit Fieber und Verstärkung des Exanthems kommen. Dies ist nach heutigem Verständnis durch eine antigeninduzierte Freisetzung von proinflammatorischen Zytokinen, vor allem TNFα, zurückzuführen. Die Behandlung besteht in Paracetamol und Bettruhe, bei Schwangeren und Patienten mit schweren kardiovaskulären Grunderkrankungen kann zur ersten Penicillingabe 50–100 mg Prednison dazugegeben werden.

Behandlung von Sexualpartnern: Partner sollen klinisch und serologisch untersucht werden. Die serologische Untersuchung sollte 6 Wochen nach dem Sexualkontakt erfolgen. Eine prophylaktische Mitbehandlung der exponierten Personen kann nach entsprechender Aufklärung und Abwägung des Therapierisikos durchgeführt werden.

6.3.4 Fallstricke der Therapie bei Verdacht auf Penicillinallergie

Wird anamnestisch eine Penicillinallergie angegeben, sollte die Allergie mittels spezifischem IgE-Nachweis im Serum und mittels Hauttest mit den antigenen Penicillinbestandteilen PPL (Benzylpenicilloyl-Polylysin) und MDP („minor determinant mixture", Nebendeterminantenmischung) nachgewiesen werden. Sind beide Tests negativ, kann eine Penicillintherapie unter stationärer Überwachung begonnen werden. Die Deutsche STD Gesellschaft empfiehlt, bei Verdacht auf Penicillinallergie Prednison 100 mg gleichzeitig zu verabreichen. Auch eine Ceftriaxon-Therapie mit 2 g/die intravenös für 14 Tage kann alternativ durchgeführt werden. Das Risiko einer Kreuzallergie mit Cephalosporinen liegt bei 10–15% und ist bei negativem Allergietest extrem selten. Alternativ kann entsprechend den Richtlinien der Deutschen STD-Gesellschaft eine Doxycyclintherapie durchgeführt werden. Bei Schwangeren sind jedoch Tetracycline kontraindiziert. Die Makrolide sind wegen der schlechten Plazentagängigkeit keine sicheren Therapeutika (Komericki, 2002). Hier empfehlen die amerikanischen Richtlinien des CDC, eine Penicillin-Hyposensibilisierung durchzuführen (Tabelle 2). Wichtig ist, die Therapie in unmittelbarem

Tabelle 2. Orales Hyposensibilisierungsprotokoll

Penicillin V Dosis	Menge (Einheiten/ml)	ml	Einheiten	Kumulative Dosis (Einheiten)
1	1000	0,1	100	100
2	1000	0,2	200	300
3	1000	0,4	400	700
4	1000	0,8	800	1500
5	1000	1,6	1600	3100
6	1000	3,2	3200	6300
7	1000	6,4	6400	12700
8	10000	1,2	12000	24700
9	10000	2,4	24000	48700
10	10000	4,8	48000	96700
11	80000	1,0	80000	176700
12	80000	2,0	160000	336700
13	80000	4,0	320000	656700
14	80000	8,0	640000	1296700

Anschluss an die Hyposensibilisierung zu beginnen (CDC, 2002).

Die Syphilis wird zu spät erkannt: Entweder ist die Kenntnis der Erkrankung wegen ihrer Seltenheit bei jungen Medizinern zu gering oder der Krankheitsverlauf „atypisch". Der Primäraffekt verläuft häufig unerkannt (z.B. Abheilung nach antibiotischen Externa). Insbesondere extragenitale Primäraffekte (anal, oral oder an den Fingern) können übersehen werden. Außerdem wird der TPHA-Suchtest in dermatologischen Kliniken nicht mehr routinemäßig durchgeführt. Wegen der geringen Patientenzahlen existieren keine eigenständigen venerologischen Abteilungen mehr. Publikationen und Berichte von Einzelfällen in den letzten Jahren zeigen, dass die Syphilis erst spät diagnostiziert wird. Mit dem Anstieg der Syphilisinfektionen – nicht nur in Osteuropa, sondern auch in Deutschland – sollte die Syphilis wieder in die Differentialdiagnose von entzündlichen Erkrankungen einbezogen werden. Hier seien 2 Beispiele aus der jüngsten Zeit genannt: Ein junger Homosexueller wurde wegen einer Optikusneuritis längere Zeit erfolglos mit Cortison behandelt und sein Partner wegen eines Tonsillarabszesses tonsillektomiert, bis endlich die Syphilis diagnostiziert wurde. Kardiologen und Herzchirurgen haben bei einem 68-jährigen Patienten ein Aortenaneurysma diagnostiziert und operiert. Erst als er neurologisch/psychiatrisch auffällig wurde, wurde ein TPHA-Test vom Dermatologen veranlasst und die Lues IV diagnostiziert.

6.4 Genitale Infektionen durch N. gonorrhoeae, C. trachomatis und Mykoplasmen

6.4.1 Diagnostik der Urethritis

Definition: Brennen und Ausfluss aus der Harnröhre mit mikroskopischem Nachweis von mehr als 4 Leukozyten pro Blickfeld bei 1000facher Vergrößerung im Objektträgerausstrich des Harnröhrensekretes.

Häufige Fehler bei der Urethritisdiagnostik: Abnahme der mikrobiellen Abstriche direkt nach der Miktion.

Zwischen der letzten Miktion und dem Urethralabstrich sollten mindestens 4 Stunden vergangen sein. Nach Möglichkeit sollte der Patient mit angehaltenem Morgenurin zur Untersuchung einbestellt werden. Dies ist besonders wichtig bei Patienten mit Dysurie oder Perinealschmerzen ohne Urethralfluor, um eine Prostatitis oder eine chronische Urethritis auszuschließen.

Wenn reichlich eitriger Fluor nachweisbar ist, kann das Sekret mit einer sterilen Öse oder einem Tupfer aufgenommen werden.

Tritt nur wenig Sekret spontan aus der Harnröhre aus, sollte die Harnröhre „ausgemolken", d.h. von der Peniswurzel zur Spitze ausgestrichen werden. Der Harnröhrenabstrich muss mit einem geeigneten dünnen festgerollten STD-Tupfer aus der Fossa navicularis oder endourethral im Liegen entnommen werden. Hierbei ist es wichtig, dass der STD-Tupfer an der dorsalen Wand der Harnröhre entlang eingeführt wird. Cave: Verletzung der Harnröhre! Nach der Entnahme des Urethralabstriches wird der Patient zur Toilette geschickt, um die erste Portion des Harns in einem sterilen Gefäß aufzufangen. Diese Portion wird nach Zentrifugation auf Leukozyten und Trichomonaden untersucht. Mehr als 15 Leukozyten/BF im Sediment zeigen einen Harnwegsinfekt an. Trichomonadeninfektionen sind in Europa sehr selten geworden. Möglicherweise hängt das mit dem häufigeren Einsatz von Metronidazol zur Behandlung der bakteriellen Vaginose zusammen.

Nachweis von *Neisseria gonorrhoeae* und *Chlamydia trachomatis*: Wichtig für den Nachweis beider Erreger ist die korrekte Entnahme des Untersuchungsmaterials.

N. gonorrhoeae Bei der akuten Infektion sind im Urethralsekret ausreichend Erreger vorhanden. Bei der chronischen Infektion ist ein endourethraler Abstrich vor der ersten morgendlichen Miktion zu entnehmen. Bei Frauen bleibt die Gonorrhoe besonders häufig unbemerkt. Die chronische Infektion ist am besten während oder am Ende der Menstruation im Zervikalsekret nachweisbar. Die Abstriche müssen aus der Zervix entnommen werden, nicht aus der Vagina, da sich im Vaginalepithel der geschlechtsreifen Frau keine Gonokokken ansiedeln können.

Im Abstrichmaterial lassen sich nach Methylenblaufärbung dunkelblaue intraleukozytäre Diplokokken nachweisen, bei der Gram-Färbung sind die Neisserien rot angefärbt (gramnegativ). In jedem Fall soll eine Kultur auf Thayer Martin Agar angelegt werden. Die Gonokokken wachsen gut bei 37°C mit 5–7% iger CO_2-Anreicherung. Hierzu sind spezielle Anzuchttöpfe mit CO_2-Tabletten geeignet (z.B. Gaspack). Im Notfall geht es auch in einem Exsikkator mit Kerzenflamme. Die CO_2-Konzentration liegt nach Erlöschen der Flamme bei ca. 4%.

Wegen der zunehmenden Resistenzentwicklung von *N.gonorrhoeae* ist bei jedem Isolat ein ß-Lactamase Test und

Antibiotikaresistenztest erforderlich. Die Gonokokken sind zu einem hohen Prozentsatz gegenüber Tetracyclin und Penicillin resistent geworden. Zunehmend wird über eine Fluquinolon- und selten auch Spectinomycin-Resistenz berichtet.

Die mikrobiologische Kontrolle eine Woche nach Therapie ist sehr wichtig, um den Therapieerfolg zu überprüfen und die Infektion von Kontaktpersonen zu vermeiden.

Chlamydia trachomatis: Finden sich im Zervikal- oder Urethralsekret zahlreiche Leukozyten, aber keine Bakterien, so ist dies verdächtig für eine Chlamydieninfektion.

Chlamydien sind sehr kleine gramnegative Bakterien. Sie vermehren sich obligat intrazellulär im Zylinderepithel. Sie sind am besten in zellhaltigen endourethralen oder endozervikalen Abstrichen nachweisbar.

Zur Routinediagostik sind am besten der Antigennachweis mit monoklonalen Antikörpern im Immunfluoreszenztest oder der Nachweis von DNS mittels PCR oder LCR (Ligase Kettenreaktion) geeignet.

Chlamydien-DNS wird aber auch reichlich im Morgenurin ausgeschieden und ist dort besonders einfach nachweisbar, so dass die unangenehmen und häufig schmerzhaften Abstriche nicht mehr zwingend erforderlich sind. Die Sensitivität liegt bei $> 90\%$.

Die okulo-genito-urethrale Chlamydieninfektion ist die häufigste sexuell übertragbare Erkrankung mit schwerwiegenden Folgen: Wird die Infektion nicht rechtzeitig erkannt, führt sie bei Frauen zu einer aufsteigenden Infektion im Genitalbereich, zur Salpingitis und bei lang dauernder Infektion zum dauerhaften Verschluss der Tuben mit daraus resultierender Infertilität. Frauen bemerken häufig die genitale Infektion nicht und werden erst mit einer einseitigen pflastersteinartigen Konjunktivitis auffällig (Abb. 6a und b).

Wichtig ist die Partneruntersuchung und -behandlung.

Mykoplasmen: (*Mycoplasma hominis* und *Ureaplasma urealyticum*) können in allen Genitalsekreten nachgewiesen werden. Da sie jedoch in niedriger Keimzahl häufig nur besiedelnde Keime ohne pathogene Bedeutung sind, sollte bei Verdacht auf eine klinische Infektion das Sekret quantitativ auf Mykoplasmen untersucht werden, d.h. Entnahme des Sekretes mit einer kalibrierten 10µl Öse.

Häufig wird bei nur qualitativem Nachweis von Mycoplasma hominis oder Ureaplasma urealyticum eine unsinnige mehrfache überdosierte Antibiotikatherapie durchgeführt, was ängstliche und überempfindliche Patienten in der Sorge, an einer chronischen Infektion zu leiden, bestärkt (sog. Overtreatment-Urethritis/Prostatitis Prostatodynie).

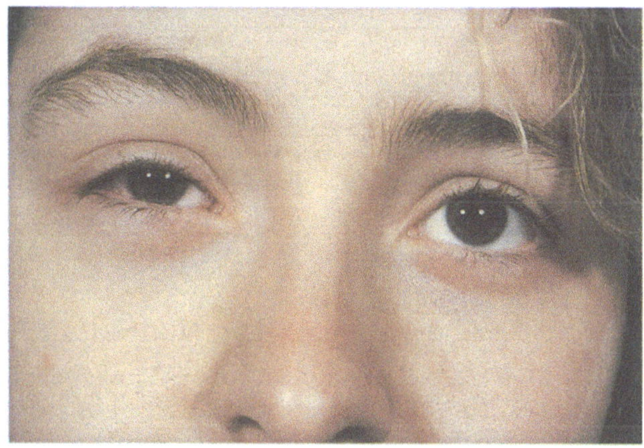

Abb. 6a. Einseitige Chlamydienkonjunktivitis

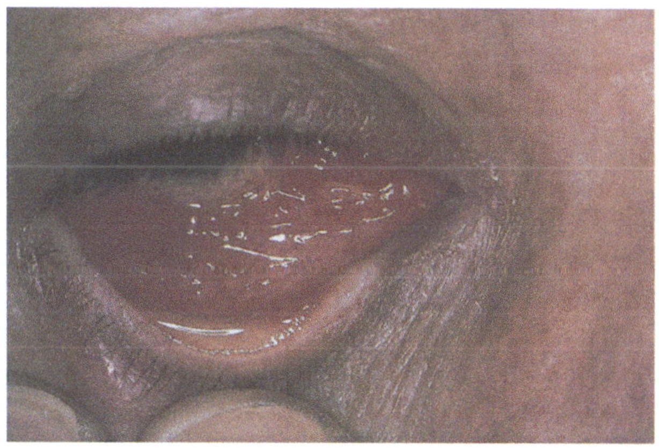

Abb. 6b. Typische pflastersteinartige Konjunktivitis bei Chlamydieninfektion

Wesentlich pathogener ist Mycoplasma genitalium, das sehr schwer anzuzüchten ist. Durch die neu entwickelte PCR zum DNS-Nachweis ist die Bedeutung von M. genitalium als Erreger der Urethritis erkannt worden (Totten et al., 2001).

6.4.2 Therapie der gonorrhoischen und der nicht-gonorrhoischen Urethritis

Die Einzeittherapie erhöht die Compliance. Am besten wird sie direkt in der Sprechstunde durchgeführt. Die verschiedenen Therapiemöglichkeiten sind den Leitlinien der Deutschen STD-Gesellschaft zu entnehmen (Petzoldt und Gross, 2000).

Eine neue Therapie, die gleichermaßen zur Behandlung von Gonokokken, Chlamydien und Mykoplasmen geeignet ist, ist die Einzeitbehandlung mit Azithromycin 1 g/oral (Zithromax Uno®) (CDC 2002).

6.5 Lymphogranuloma venereum (Synonyme: Lymphogranuloma inguinale, Durand-Nicolas-Favre disease)

Das Lymphogranuloma venereum wird durch Chlamydia trachomatis Serovar L1, L2 und L3 hervorgerufen, die vorzugsweise sexuell übertragen werden. Sie können durch kleine Hautverletzungen beim Geschlechtsverkehr in die Haut eindringen und dort nach 3–21 Tagen eine kleine entzündliche Papel und herpetiforme Ulzeration verursachen. Diese Primarläsion wird bei Frauen meist nicht erkannt. Von dort wandern sie über die Lymphbahnen in die regionalen Lymphknoten ein. Hier entwickeln sich dann nach 10–30 Tagen stark schmerzhafte und entzündliche Lymphknotenschwellungen mit Abszedierung und eitriger Einschmelzung der Lymphknoten und des umgebenden subkutanen Gewebes.

Charakteristisch ist die Einkerbung des Lymphknotenpaketes durch das Leistenband (groove sign); es tritt jedoch nur in 20% der Fälle auf (Abb. 7).

Die Erkrankung ist in Europa selten. Sie ist endemisch in Ost- und Westafrika, Indien und Südostasien, Südamerika und der Karibik.

Differentialdiagnostisch sollten ein Ulcus molle und ein primärer Herpes genitalis ausgeschlossen werden; gegen die Syphilis spricht die starke hochakute und schmerzhafte Lymphknotenschwellung.

Zur **Diagnostik** punktiert man am besten einen Lymphknoten und untersucht das Aspirat auf Chlamydien-DNS. Die gängigen Chlamydien-Primer erkennen auch die Serotypen L1-3.

Im Serum kann man einen ansteigenden Titer von C. trachomatis IgA- und IgM-Antikörpern nachweisen.

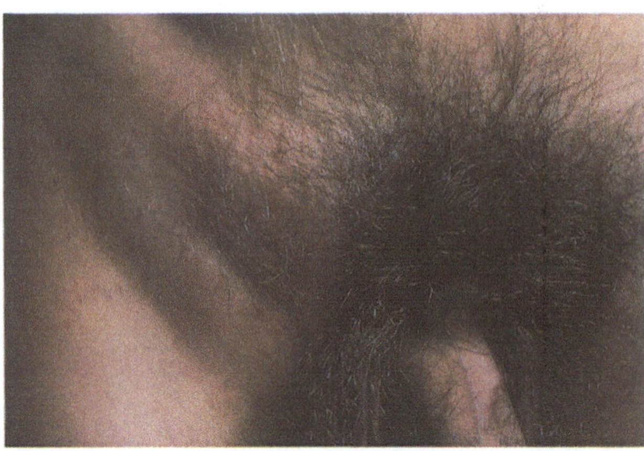

Abb. 7. Lymphadenitis mit Furche (groove sign) bei Lymphogranuloma venereum

Die **Therapie** wird mit Doxycyclin 200 mg/die über 3 Wochen durchgeführt. Der Verlauf ist sehr langwierig, man sollte jedoch möglichst keine chirurgischen Maßnahmen durchführen, da sie eher zu Fistelbildungen führen sollen. Nur bei fluktuierendem Abszess sollte eine Inzision erfolgen. Bei schlechtem klinischen Ansprechen kann die antibiotische Therapie wiederholt oder alternativ mit Erythromycin oder besser Azithromycin durchgeführt werden. Zur Linderung der Beschwerden sind Bettruhe, orale Antiphlogistika (z.B. Indometacin) und Analgetika sowie eine kühlende Lokaltherapie hilfreich.

Quelle: www.agum.org.uk/ceg 2000/lgv0601.htm

Literatur

Association for Genitourinary Medicine and the Medical Society for the Study of Venereal Diseases, National Guidelines for the Management of Lymphogranuloma Venereum (LGV) *www.agum.org.uk/ceg 2000/lgv0601.htm*

Centers for Disease Control and Prevention (CDC) (2002) Sexually Transmitted Diseases Treament Guidelines 2002 MMWR Recommendations and reports, vol 51/RR-6, 1–47 *www.cdc.gov/mmwr/PDF/rr5106.pdf*

Gjestland T (1955) The Oslo study of untreated syphilis: An epidemiologic investigation of the natural course of syphilitic infection based on a restudy of the Boeck-Bruusgaard material. Acta Derm Venereol 35 (Suppl) 34: 1–7

Holmes KK, Mardh PA, Sparling PF, Wiesner PJ, Cates W, Lemon SM, Stamm WE (1990) Sexually Transmitted Diseases, 2nd ed. Mc Graw-Hill Information Services Company New York

Komericki P (2002) Konnatale Lues- ein Beispiel mit schicksalshaftem (?) Verlauf. Jahrestagung Österreichische Gesellschaft für Dermatologie und Venerologie 2002

Petzoldt D, Gross G (Hrsg) (2001) Diagnostik und Therapie der sexuell übertragbaren Krankheiten-Leitlinien der Deutschen STD-Gesellschaft. Springer, Berlin

Robert-Koch-Institut Empfehlungen zur Postexpositionsprophylaxe *www.rki.de/INFEKT/AIDS_STD/EXPO/HIV.HTM*

Totten PA, Schwartz MA, Sjöström KE, Kenny GE, Handspilol HH, Weiss JB, Whittington WCH (2001) Association of Mycoplasma genitalium with nongonococcal urethritis in heterosexual men. J Infect Dis 183: 269–276

7 Häufige parasitäre Erkrankungen

7 Häufige parasitäre Erkrankungen

Heidelore Hofmann und **Thilo Jakob**

7.1 Skabies

Übertragungswege: *Sarcoptes scabiei var. hominis* wird von Mensch zu Mensch durch engen Körperkontakt, z.B. Sexualkontakt oder Eltern-Kind-Kontakt, aber auch bei der Pflege von Alten und Kranken übertragen. Meist sind nur wenige Milben (<10 weibliche Milben) bei einem Infizierten zu finden. Nur in 3% der Untersuchten waren mehr als 50 Milben nachweisbar (Agathos 1994). Die Übertragung erfolgt bei direktem Hautkontakt, selten auch über kontaminierte Gegenstände oder Wäsche. Zur Infektion reicht eine einzige begattete weibliche Milbe. Die Inkubationszeit beträgt 2–6 Wochen.

Klinisches Bild: Bei Menschen mit ungestörter Immunabwehr befallen die Milben bevorzugt bestimmte Körperregionen. Zu diesen Prädilektionsstellen gehören die Interdigitalräume, die Handgelenkinnenseiten, die Genitoanal- und Glutäalregion, v.a. der Penis und die großen Labien, und seltener die Axillarfalte, die Perimamillär- und Periumbilikalregion sowie die seitlichen Fußränder. Bei Kindern können auch Gesicht und Kopfhaut mitbefallen sein (Haas und Stüttgen, 1987). In diesen Lokalisationen kann man Milben, Eier und Kot in typischen Milbengängen (Abb. 1–3) nachweisen. Bei den meisten Patienten dominiert der nächtliche quälende Juckreiz und ein zunehmendes papulovesikulöses, sekundär exkoriiertes Ekzem.

Die Hautveränderungen sind individuell – in Abhängigkeit von der immunologischen Abwehr – sehr unterschiedlich ausgeprägt. Je stärker die Sensibilisierung auf die Milbenantigene ist, desto stärker ist die Entzündungsreaktionen am gesamten Integument. Bei Kindern kommt es häufiger zu vesikulösen Reaktionen (Abb. 4). Bei länger bestehender Infektion sieht man auch häufiger die papulo-nodöse Form der Skabies (Abb. 5)

Fehlermöglichkeiten: Häufig wird die Skabiesinfektion nicht erkannt, und die Hautveränderungen werden als Ekzem vergeblich mit Kortikosteroidcremes behandelt. Bei regelmäßiger Körperpflege und geringer allergischer Reaktion findet man oft nur kleine hautfarbene Papeln ohne Exkoriationen. Falls keine richtungsweisende Anamnese mit Befall von anderen Kontaktpersonen besteht, wird auch diese Form der Skabies verkannt – sog. **larvierte Skabies oder Scabies incognita**. Oft haben diese Patienten zahlreiche Arztkonsultationen und ausführliche internistische Untersuchungen unter der Diagnose „Pruritus sine materia" hinter sich, bis endlich an eine Krätze gedacht wird.

Die Vorstellung, dass nur unter schlechten sozialen und hygienischen Bedingungen Skabiesinfektionen auftreten, ist falsch. Zunehmend wird über schwer zu beherrschende Skabiesausbrüche bei Patienten und Pflegepersonal in Alten- und Pflegeheimen sowie auf

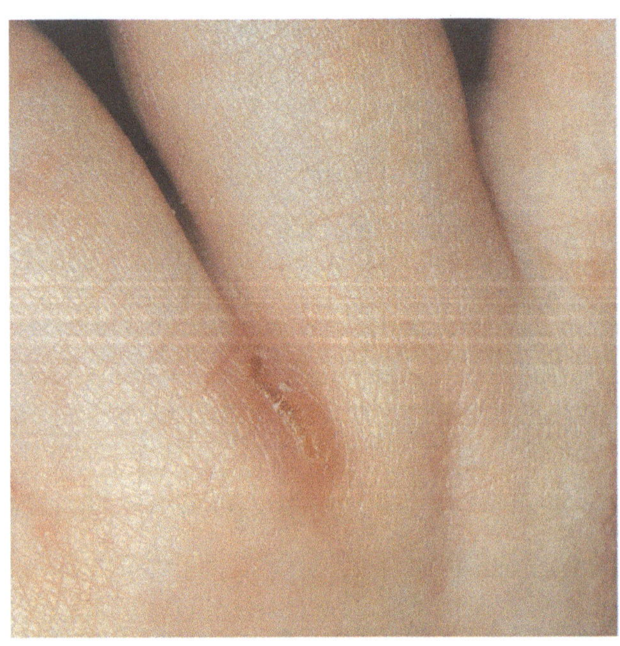

Abb. 1. Typischer Milbengang in der Interdigitalregion

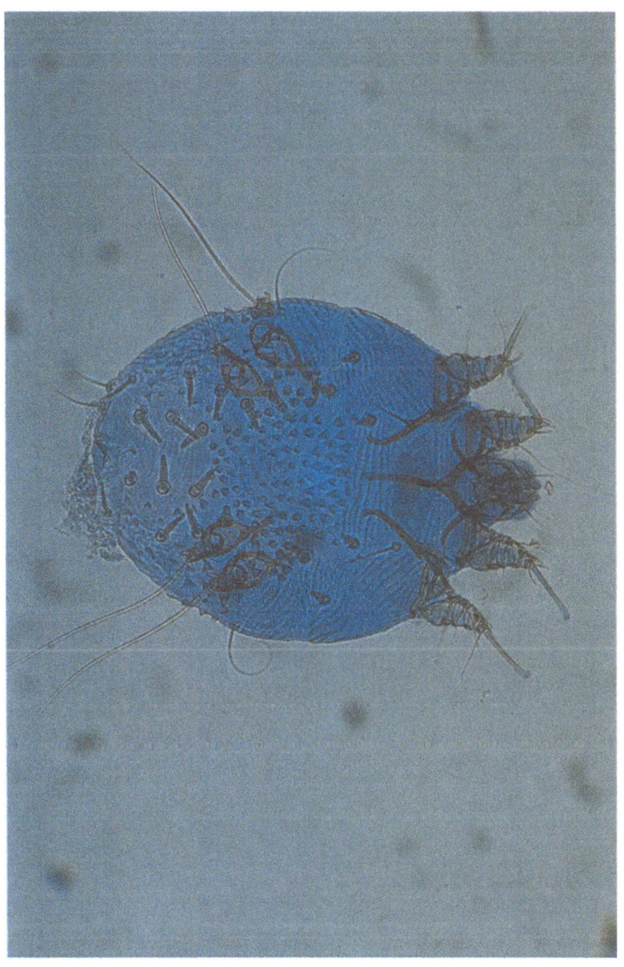

Abb. 2. Weibliche Milbe nach Färbung mit Lactophenol

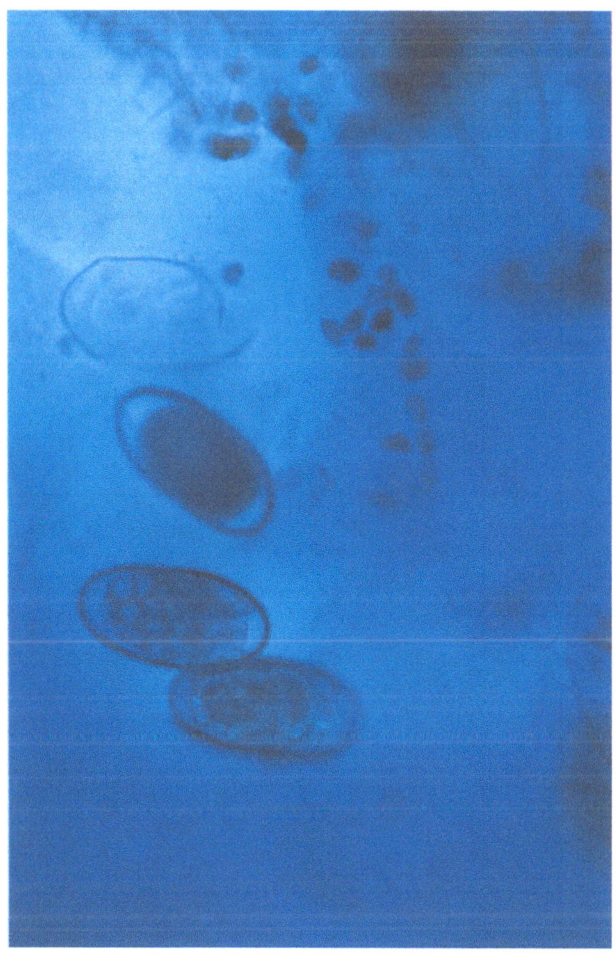

Abb. 3. Milbengang mit Eiern und Kotballen (Skybala)

Intensivstationen berichtet. Die Reinfektionen und Rezidive können sich über Monate bis Jahre hinziehen („seven years itch"). Bei epidemischen Ausbrüchen in Krankenhäusern oder anderen Einrichtungen müssen entsprechende diagnostische und therapeutische Strategien entwickelt werden, um den Ausbruch unter Kontrolle zu bringen (Bericht des RKI www.rki.de, Paasch und Haustein, 2001).

Eine hohe Kontagiosität für das Pflegepersonal besteht bei einer nicht erkannten stark entzündlichen krustösen **Scabies norvegica**, der Borkenkrätze, bei der massenhaft Milben in den Hautschuppen und auch in der Umgebung des Patienten, im Bett und auf dem Fußboden nachweisbar sein können. Diese Form tritt vor allem bei chronisch Kranken und immunsupprimierten Patienten auf (Agathos 1994, Anderson et al. 2000).

Mikroskopischer Nachweis: Um die klinische Verdachtsdiagnose zu sichern, ist der mikroskopische Nachweis von Milben, Eiern, Eihüllen oder Skybala (Kotballen) erforderlich. Dies gelingt an den Prädilektionsstellen (s.o.). Da jedoch die Zahl der Milben bei der normalen Skabies eher gering ist, gehören Geduld und Erfahrung zur erfolgreichen Milbenjagd.

Das Aufsuchen von Milbengängen wird durch eine lichtstarke Lupe oder ein Auflichtmikroskop erleichtert. Am Ende eines ca. 2–4 mm langen Ganges findet man eine weibliche Milbe in Form einer Trapezfigur („Drachenflieger"), die man dann mit einer Kanüle oder einer Curette entfernen kann. Am sichersten ist die tangentiale Abtragung der Hornschicht mit einem 15er Skalpell. Die Hautprobe wird dann mit 15%iger KOH-Lösung versetzt und bei 100facher Vergrößerung mikroskopisch auf 8-beinige adulte Milben, 6-beinige Larven, Eier, Eihüllen oder Skybala untersucht (Abb. 2 und 3).

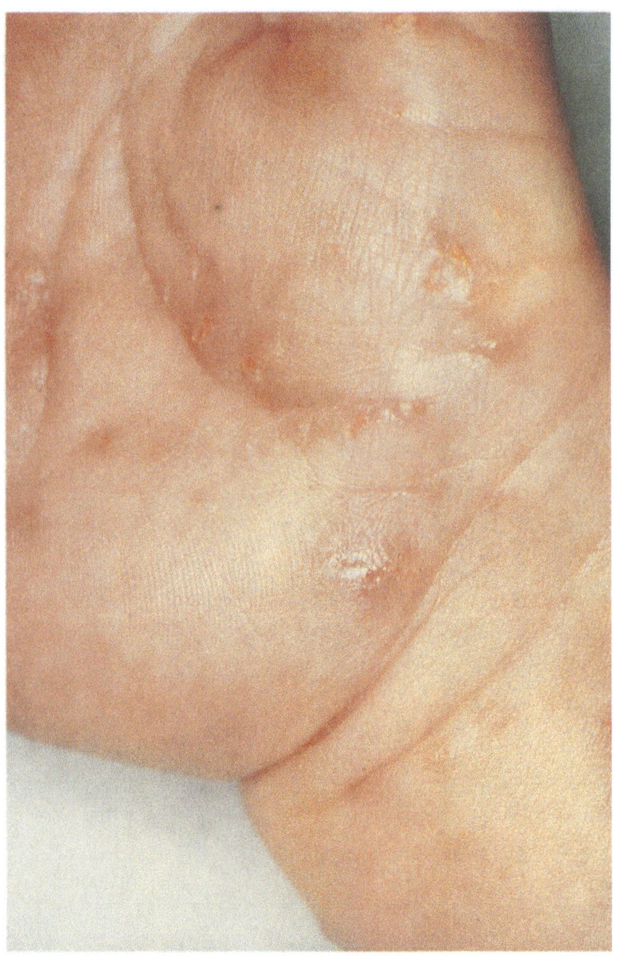

Abb. 4. Vesikulöse Skabieserkrankung bei einem Säugling

Abb. 5. Papulo-nodöse Form einer Skabieserkrankung

Auch bei überfülltem Wartezimmer sollten Ärzte sich die Zeit nehmen, die Diagnose durch den mikroskopischen Nachweis zu sichern. Der Nachweis verschafft die nötige Sicherheit und damit Autorität, die Betroffenen zu einer sachgerechten Skabiestherapie aller Erkrankten und auch deren asymptomatischen Kontaktpersonen sowie zu der notwendigen arbeitsaufwendigen Dekontaminierung der Wäsche und Kleidungsstücke zu motivieren.

Jede akarizide Therapie ist potentiell neurotoxisch und führt zu Hautirritationen, deshalb sollte sie möglichst nicht auf Verdacht durchgeführt und ohne Milbennachweis mehrmals wiederholt werden. Das postskabiöse Ekzem und die Exsikkation durch die Therapie machen oft eine wochenlange antiekzematöse Behandlung und Hautpflege erforderlich, bis die allergische Reaktion auf die Milbenantigene zur Ruhe kommt. Oft ist es schwierig zu entscheiden, ob ein Rezidiv vorliegt. Die auflichtmikroskopische Kontrolle von neu auftretenden Papeln ist für die Differentialdiagnose zwischen postskabiösem Ekzem oder Rezidiv hilfreich.

Therapie: Bei sehr starkem generalisierten und superinfizierten Ekzem kann eine Vorbehandlung mit einer Kortikosteroidcreme mit antiseptischem Zusatz zunächst notwendig sein, da die eigentliche antiskabiöse Therapie zusätzlich austrocknend und hautirritierend ist. Außerdem werden die Insektizide durch die entzündete Haut verstärkt resorbiert und können so eher zu systemischen toxischen Wirkungen führen.

Topische Therapie: Lindan (Hexachlorcyclohexan 0,3 bis 1%) wird bei Erwachsenen an 3 aufeinanderfolgenden Abenden vom Hals bis zu den Zehen aufgetragen und jeweils am nächsten Tag abgewaschen; bei

Kindern von 3–10 Jahren soll Lindan nur 0,3%ig angewendet und bereits nach 3 Stunden abgewaschen werden. In Deutschland ist Lindan nur 0,3%ig im Handel (Jacutin[R] Emulsion). Der in Jacutin[R] Emulsion deklarierte Zusatz von Benzylbenzoat wird lediglich als Hilfsstoff zur Lösung von Lindan eingesetzt und nicht in akarizider Konzentration (Auskunft des Herstellers). Vor der Lindan-Behandlung soll kein Bad genommen werden, um die Resorption nicht zu erhöhen. Die speziellen Anweisungen des Herstellers für die Behandlung von Säuglingen und Kleinkindern sind genau zu beachten und sollen in der Klinik durchgeführt werden (siehe Tabelle 1, (Fölster-Holst et al., 2000).

Bei Therapieversagen erhebt sich die Frage, ob es sich um Lindan-resistente Milben oder eine insuffiziente Behandlung handelt. Als Alternative oder auch Therapie der ersten Wahl wird zunehmend **Permethrin Creme** 5% für Erwachsene, 2,5% für Kinder propagiert. In Deutschland gibt es bisher kein zugelassenes Fertigpräparat, sondern es kann entweder als Lyclear[R] importiert oder rezeptiert werden.

Rezepturbeispiel für Permethrin Creme 5%:

Rp:	Permethrin 25% (Fa. InfectoPharm)	20,0
	Ung. emulsificans aquosum	ad 100,0
	M.f.ungt.	

Die Creme wird am Abend aufgetragen und am Morgen abgewaschen. Die Resorption und damit die Gefahr einer Intoxikation soll geringer als bei Lindan sein.

Eine seit Jahrzehnten bewährte Therapie ist **Benzylbenzoat**, als 25%ige Emulsion für Erwachsene und als 10%ige Emulsion für Kinder und Schwangere. Sie wird an 3 aufeinander folgenden Abenden aufgetragen, am 4. Tag mit einem Vollbad abgewaschen Das Kombinationspräparat **Allethrin/Piperonylbutoxid** ist als Spray zur Ganzkörperbehandlung zugelassen. Eine einmalige Anwendung kann ausreichen, zur sicheren Abtötung der Eier ist aber eine Wiederholung der Therapie nach einer Woche ratsam (Paasch und Haustein, 2001). Crotamiton 10% und Sulphur praecipitatum 6% haben auch eine akarizide Wirkung. Beide Substanzen können bei Säuglingen und Schwangeren angewendet werden.

Systemische Therapie: In schweren Fällen ist eine orale Einzeittherapie mit Ivermectin 200 µg/kg möglich. Die Therapie ist in Deutschland bisher nicht zugelassen. Sie kann als Stromectol® (4 Tbl à 3 mg) über die internationale Apotheke bezogen werden. Publikationen belegen eine Heilungsrate von 80–90% (Meinking et al., 1995, Chouela et al., 1999, Leppard und Naburi, 2000, Madan et al., 2001, Paasch und Haustein, 2001).

Tabelle 1. Therapeutische Richtlinien im frühen Kindesalter, während der Schwangerschaft und Stillzeit (aus Fölster-Holst et al., 2000)

	Lindan	Benzylbenzoat	Allethrin mit Piperonylbutoxid	Crotamiton	Permethrin
Neugeborene/ Frühgeborene	nicht empfohlen	nicht empfohlen[a]	nicht empfohlen	am ehesten zu empfehlen[c]	nach Lit. am ehesten zu empfehlen[b,c]
Säuglinge/ Kleinkinder	Anwendungs-beschränkung[d]	Anwendungs-beschränkung[a]	nicht empfohlen	empfohlen	empfohlen[b]
Schwangerschaft	strenge Indikationsstellung[c]	strenge Indikationsstellung[c]	nicht empfohlen	strenge Indikationsstellung[c]	nach Lit. am ehesten zu empfehlen[b,c]
Stillzeit	strenge Indikationsstellung[c]	empfohlen[c,e]	nicht empfohlen	strenge Indikationsstellung[c]	nach Lit. am ehesten zu empfehlen[b,c]

[a] Gasping Syndrom

[b] In den USA ab 3. Monat zugelassen, zu beziehen über die internationale Apotheke (Lyclear®)

[c] Unter ärztlicher Kontrolle

[d] Spezielle Behandlung unter stationären Bedingungen

[e] Brustbereich aussparen

Probleme der Therapie in der Schwangerschaft und Stillzeit sowie bei Säuglingen: Alle in Deutschland zugelassenen Akarizide enthalten in der Gebrauchsinformation den Zusatz „Nicht anzuwenden in der Schwangerschaft". Publikationen über nachweisliche Schädigungen liegen nicht vor. Permethrin ist in Deutschland nicht zugelassen, wird jedoch in den USA nach Zulassung der FDA in der Schwangerschaft angewendet. Für die Behandlung von Neugeborenen wird Crotamiton empfohlen. Permethrin ist in USA ab dem 3. Lebensmonat zugelassen.

Säuglinge können unter strikter Einhaltung der Anwendungsvorschriften auch mit Lindan und Benzylbenzoat behandelt werden (Tabelle 1, Fölster-Holst et al., 2000). Um eine sachverständige Durchführung zu gewährleisten, sollte die Therapie in der Klinik durchgeführt werden. Bei ekzematisierter Haut wird vorher eine antientzündliche Therapie z.B. mit Hydrocortison 1% Creme durchgeführt, um das Risiko einer Resorption zu vermindern.

Ursachen für Rezidive und Reinfektionen: Nicht sorgfältig durchgeführte Lokaltherapie und Dekontaminierung der Wäsche und Kleidung. Ein häufiger Fehler ist die mangelnde Aufklärung des Patienten über die korrekte Durchführung der Therapie. Sehr hilfreich sind entsprechende Merkblätter in der Muttersprache des Patienten. Sie können z.B. bei der Fa. Hermal angefordert werden. Aus Furcht vor der neurotoxischen Wirkung der Akarizide wird die Haut nicht ausreichend behandelt oder das Medikament zu schnell abgewaschen – vor allem bei Kindern. Die Eier können überleben, und das Rezidiv macht sich nach ca 3–4 Wochen wieder bemerkbar. Oft ist es schwer, zwischen postskabiösem Ekzem, Hautirritation durch die Akarizide und Rezidiv zu unterscheiden.

Eine mögliche Reinfektionsquelle ist der Subungualbereich: Die Milben oder Eier werden herausgekratzt und überleben die Therapie unter den Fingernägeln. Deshalb sollten die Fingernägel vor Therapie so kurz wie möglich geschnitten und mit besonderer Sorgfalt akarizid behandelt werden. Alle auf der Haut getragenen Kleidungsstücke sowie Handtücher und Bettwäsche müssen bei mindestens 60°C gewaschen werden. Nicht waschbare Kleidungsstücke müssen mindestens 5 Tage in Plastiksäcken aufbewahrt oder gelüftet werden. Tritt die Reinfektion im Bereich der Hände auf, sollte man an nicht dekontaminierte Handschuhe oder Fingernägel denken.

In vielen Publikationen steht, dass bei der knotigen Form der Skabies, die vor allem im Axillar- und Glutäalbereich auftritt, in den Knoten keine Milben nachweisbar seien. Dies ist nach unseren Erfahrungen nicht richtig. Milben können sogar trotz adäquater Therapie in den Knoten überleben und Ausgangspunkt für ein Rezidiv sein. Deshalb müssen diese glatten rotbräunlichen Knötchen intensiv behandelt werden. Die Rezidivrate ist geringer, wenn nach einer Woche die Therapie wiederholt wird. Dies ist vor allem bei Akariziden, die nur einmal aufgetragen werden, ratsam. Die Eier werden hierbei nicht sicher abgetötet.

Inkonsequente Therapie der Kontaktpersonen. Wichtig für die erfolgreiche Skabiesbehandlung ist die zeitgleiche Therapie aller Kontaktpersonen. Auch beschwerdefreie Kontaktpersonen sollen mitbehandelt werden, da die Zeit von der Infektion bis zum Auftreten von Symptomen (Juckreiz und Ekzem durch die immunologische Reaktion auf die Milbenantigene) mindestens 4 Wochen oder länger sein kann.

Resistenz von Sarcoptes scabiei gegen Akarizide. Bei Verdacht auf Resistenzentwicklung kann eine andere akarizide Substanz zur Rezidivbehandlung eingesetzt werden.

Über Resistenz von Sarcoptes scabiei gegen Lindan wurde vor allem aus Mittelamerika berichtet (Purvis und Tyring, 1991, Witkowski et al., 1992). Als Alternativtherapie wird Permethrin 5% empfohlen.

Gesetzliche Bestimmungen: Nach § 34 Abs 1 des Infektionsschutzgesetzes (IfSG) dürfen Personen, die an Krätze erkrankt oder dieser verdächtig sind, in Einrichtungen, in denen überwiegend Säuglinge, Kinder oder Jugendliche betreut werden (Gemeinschaftseinrichtungen nach § 33 IfSG), keine Lehr-, Erziehungs-, Pflege-, Aufsichts-, oder sonstige Tätigkeit ausüben, bei denen sie Kontakt zu den dort Betreuten haben, bis nach ärztlichem Urteil eine Weiterverbreitung der Krätze durch sie nicht mehr zu befürchten ist.

Das ausführliche Merkblatt für Ärzte des Robert-Koch-Institutes ist über http://*www.rki.de*/Gesund/MBL/Kraetze.htm erhältlich. Der Zeitpunkt der Milbenfreiheit wird hier etwas praxisfern definiert mit dem „Auffinden von ausschließlich toten Milben als sicherstes Kriterium für die Beendigung der Ansteckungsgefahr". Jeder erfahrene Milbensucher weiß, wie schwer es ist, Milben nachzuweisen; erst recht kann unter dem Mikroskop nicht über tot oder lebendig entschieden werden. In der Praxis ist ein Nachweis von Milben oder Eiern nach Therapie gleichbedeutend mit einem Rezidiv oder einer nicht ausreichend behandelten Skabies bzw. mit einer Neuinfektion über eine bisher nicht behandelte Kontaktperson.

7.2 Trombidiose

(Synonyme: Erntekrätze, Herbstbeiß, im Münchner Raum Sendlinger Beiß). Im Spätsommer und Herbst kann es bei Kontakt mit Gras, Laub und Sträuchern zur Infestation mit *Neotrombicula autumnalis*, den roten Raubmilben, kommen, die starken Juckreiz und krätzeartige Hautveränderungen hervorrufen können. Meist wird der Rumpf, besonders die Gürtelregion, befallen. Bei sehr intensivem Befall kann man die ca 1 mm großen rötlichen Milben gelegentlich auf der Haut nachweisen. Meist ist die Diagnose aber nur durch die Anamnese zu klären. Die Trombidiose ist selbstlimitierend. Eine akarizide Therapie ist nicht erforderlich (Momcuoglu und Rufli, 1982). Eine juckreizstillende Therapie mit oralen Antihistaminika und Kortikosteroidcreme ist ausreichend.

7.3 Infestationen durch parasitäre Milben der Haustiere

Die größten diagnostischen Schwierigkeiten bereiten rezidivierende, pruriginöse, morphologisch sehr variable Infestationen durch Tiermilben, die auch vorübergehend auf den Menschen übergehen können. Die Anamnese zur Umgebung des Patienten und zum Umgang mit Haustieren ist richtungsweisend. Die Milben können beim Tier aus schuppenden Arealen nachgewiesen werden (Entnahme mit Curette oder Tesafilm-Abriss). Mikroskopisch sind die Milben schwer von *Sarcoptes scabiei* zu unterscheiden. Schwierig ist der Nachweis vor allem dann, wenn die befallenen Tiere asymptomatisch sind. **Räudemilben (Sarcoptidae)** und **Pelzmilben (Cheyletielliae)** können von Hunden, Katzen, Meerschweinchen und Nutztieren übertragen werden. **Raubmilben (Dermanyssidae)** werden von Vögeln auf den Menschen übertragen, vorzugsweise beim Reinigen von Vogelkäfigen oder Entfernung von alten Vogelnestern. Sie verursachen beim Menschen als Fehlwirt eine papulöse Reaktion am Ort der Infestation. Es werden keine Gänge gebohrt, und es entstehen keine Sekundärexantheme wie bei der Infektion mit Sarcoptes scabiei. Die Milben sind nicht beim Menschen nachzuweisen, sondern bei den befallenen Tieren. Eine akarizide Therapie des Menschen ist nicht erforderlich. Die Haustiere müssen behandelt werden (Momcuoglu et al., 1982).

7.4 Cimikose

Bettwanzen (Cimex lectularius) können sich in alten Häusern, besonders unter schlechten hygienischen Bedingungen in Gemeinschaftseinrichtungen, ausbreiten. Die nachtaktiven Tiere leben gut versteckt in Ritzen, unter Holzleisten, hinter Regalen und in alten Polstermöbeln. In der Umgebung der Verstecke sieht man oft kleine braunschwarze Kotflecken, die sich im Gegensatz zu Fliegenkot nicht mit Wasser abwaschen lassen.

Wanzen können 6–9 Monate hungern und stechen vorwiegend nachts. Der mit dem Stich abgegebene Speichel führt zu heftig juckenden urtikariellen und hämorrhagischen Stichreaktionen, die 7–10 Tage bestehen bleiben (Abb. 6, Momcuoglu et al., 1982).

Der Nachweis der Bettwanzen ist schwierig. Der Befall mehrerer Bewohner ist verdächtig. Man kann verdächtige Stellen und die Bettpfosten mit einem doppelseitigen Klebeband versehen und hoffen, dass sie daran kleben bleiben. Die sachgerechte Entwesung der Räume und Möbel darf nur von einem staatlich geprüften Schädlingsbekämpfer durchgeführt werden, da die für die Entwesung notwendigen Kontaktinsektizide stark neurotoxisch sind (http://www.bbges.de/ift/schaedli/bettwanz.htm).

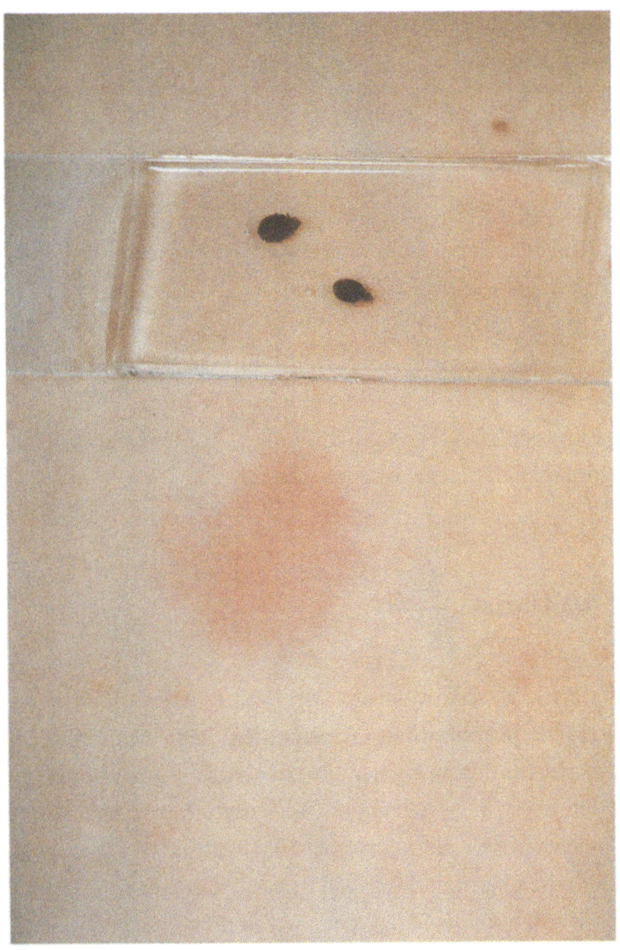

Abb. 6. Bettwanzen mit Stichreaktionen

Purpura pulicosa kann sich einige Tage halten. Flohstiche sitzen meist an bedeckten Körperstellen. Charakteristisch ist, dass Flohstiche fast immer in Reihen liegen, meist als Dreierkonfiguration (breakfast, lunch, dinner), da Flöhe vor dem eigentlichen Saugstich Probestiche durchführen (Abb. 7). Gegenüber Flohstichen ist eine individuelle Disposition bekannt. Manche Menschen werden nicht gestochen, andere empfinden trotz des Stiches keinen oder nur geringen Juckreiz. Die Therapie der Pulicosis beschränkt sich auf eine antipruriginöse Behandlung. Im Vordergrund stehen die ausreichende Behandlung von Haustieren und die Entwesung der Kleidung und des Wohnraumes.

Flöhe können verschiedene Krankheitserreger auf den Menschen übertragen. Am bekanntesten ist in diesem Zusammenhang die Übertragung von Yersinia pestis durch den Rattenfloh. Aber auch andere Erreger wie z.B. Listerien, Salmonellen, Brucellen oder Rickettsien können durch Flohstiche übertragen werden, wenngleich dies für unsere Breitengrade eine eher untergeordnete Rolle spielt. Die meisten Flöhe gelangen im Fell der Haustiere in die Wohnung. Während ihres Lebens legen weibliche Flöhe einige hundert Eier. Aus ihnen schlüpfen behaarte beinlose Larven, die sich nach drei Larvenstadien innerhalb von zwei Wochen verpuppen. Gerade ausgeschlüpfte Flöhe haben ausreichende Reserven, um mehrere Monate

7.5 Pulicosis (Flohbefall)

Flöhe sind 2–3 mm große blutsaugende Ektoparasiten und nicht so streng wie andere Parasiten an ihren Wirt gebunden. Der Mensch wird daher nicht nur vom Menschenfloh (Pulex irritans), sondern auch von dem Floh seiner Haustiere heimgesucht. Der am häufigsten vorkommende Floh ist der Katzenfloh (*Ctenocephalides felis*). Auch wenn er Katzenfloh heißt, befällt er genauso gerne den Hund oder den Menschen. Seltener sind dagegen Ratten-, Vogel- oder Hundeflöhe. Der Menschenfloh (*Pulex irritans*) kommt heute, dank guter hygienischer Verhältnisse, kaum noch vor; entsprechend selten wird ein anhaltender Flohbefall diagnostiziert. Katzenflöhe suchen in der Regel den Menschen nur zum Blutsaugen auf.

Flohstiche erzeugen juckende erythemato-urtikarielle Läsionen mit punktförmiger zentraler Blutung. Diese

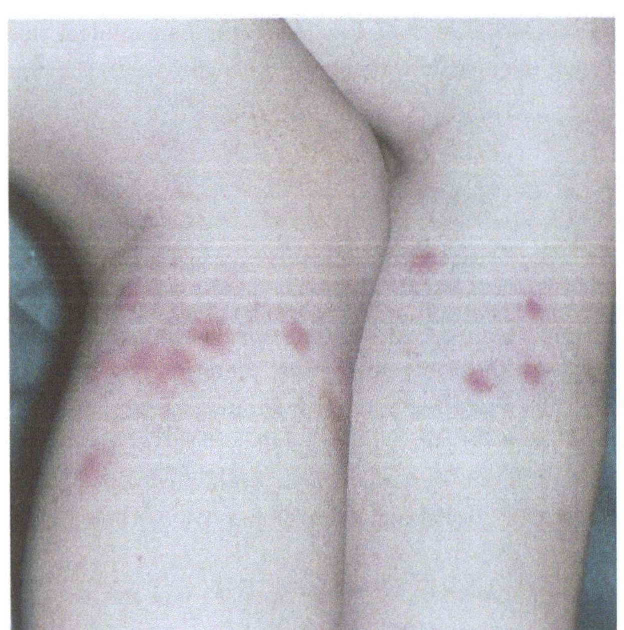

Abb. 7. Flohstiche

ohne Nahrung leben zu können. Flöhe ernähren sich durch regelmäßiges Blutsaugen (mehrmals täglich). Das Weibchen, wenn einmal begattet, legt bis zu mehrere hundert Eier, bevorzugt in der Umgebung des Wirtes (Haustier). Auf einen entdeckten Floh kommen in der Regel hundert weitere in der Umgebung. Meistens sitzen Flohlarven in Bodenritzen, Teppich oder Polstermöbeln. Besondere Sorgfalt sollte deswegen der Säuberung des Schlafplatzes der Haustiere gelten, denn hier finden die Flohlarven ideale Bedingungen für ihre Entwicklung. Dass der schlüpfreife Floh monatelang in seiner Puppenhülle ruhen kann, erklärt, warum nach langer Zeit, trotz anfangs erfolgreicher Bekämpfung, immer wieder Flöhe auftreten können. Für starken Flohbefall gibt es Insektengifte, die auf das Fell der Hausiere und ihrer Lagerstätten aufgebracht werden. Verschiedene dieser Anti-Floh-Präparate haben auch einen Langzeiteffekt auf die widerstandsfähigen Flohpuppen.

7.6 Pediculosis capitis (Kopfläuse)

Kopfläuse (Pediculi capitis) sind flügellose, blutsaugende Insekten, die als Parasiten des Capillitiums (selten auch der Bart- oder Schamregion) auf den Menschen als Wirt spezialisiert sind. Mehrmals täglich nehmen Kopfläuse durch Stich mit ihrem Stechsaugrüssel Blut als Nahrung auf und geben dabei Speicheldrüsensekrete in die Haut ab. Als Folgen entstehen lästiger Juckreiz, Kratzwunden, Ekzematisation und häufig sekundäre Infektionen. Die weibliche Kopflaus ist 2,5–3,5 mm groß und mit bloßem Auge erkennbar. Das befruchtete Weibchen legt im Laufe seines geschlechtsreifen Lebens (20–40 Tage) täglich zwischen zwei bis sechs Eier. Hierzu wird aus einer Anhangsdrüse eine wasserunlösliche, schnellhärtende Kittsubstanz sezerniert, mit der die Eier an den Haaren des Wirtes befestigt werden (Nissen), sodass sie durch einfache Haarwäsche nicht entfernt werden können (Abb. 8, 9). Die Nissen werden in die Nähe des Haaransatzes geklebt, oft eine über der anderen. Von Kopfschuppen oder von Haarspraypartikeln unterscheiden sich Nissen dadurch, dass sie fest am Haar haften und nicht abgestreift werden können. Die Larven schlüpfen nach etwa 7–8 Tagen aus; die leere Nisse bleibt am Haar zurück und wächst mit dem emporwachsenden Haar aus. Die Entwicklung der Kopfläuse ist von der Temperatur und Luftfeuchtigkeit der Umgebung abhängig. Je wärmer es ist, desto schneller läuft die Entwicklung ab. Der gesamte Lebenszyklus vom Ei über Larvenstadien bis zum nächsten Ei dauert im Regelfall 18–21 Tage.

Übertragungswege: Kopfläuse können Menschen aller Gesellschaftsschichten befallen – unabhängig von deren Alter oder sozioökonomischen Status. Die höchste Prävalenz beobachtet man jedoch bei Kindern im Alter zwischen 3 und 11 Jahren. Die Übertragung erfolgt in den meisten Fällen durch direkten Kopf-zu-Kopf-Kontakt. Kopfläuse können auch indirekt über verlauste Kopfbedeckungen, gemeinsam benutzte Kopfkissen, Decken, Haarbürsten, Kämme oder ähnliches übertragen werden.

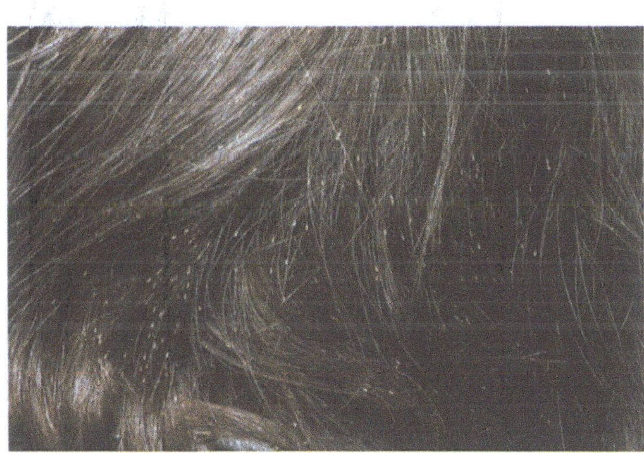

Abb. 8. Makroskopisch sichtbare Nissen am behaarten Kopf

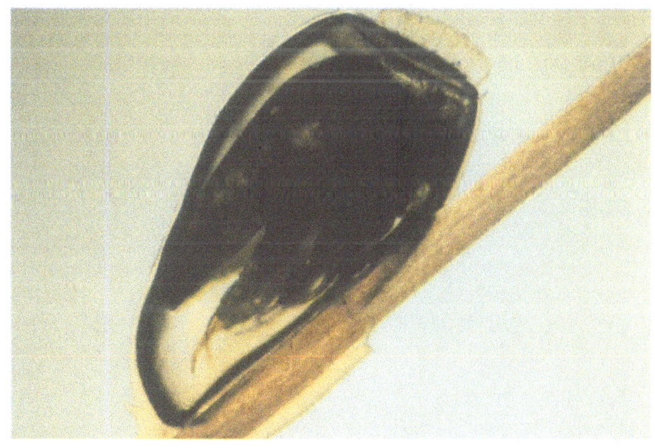

Abb. 9. Mikroskopische Darstellung einer Nisse am Haar

In Abwesenheit des Wirtes können erwachsene Läuse (Abb. 10) bis zu 55 Stunden überleben (Chunge et al. 1991); man nimmt jedoch an, dass sie schon vorher durch Dehydratation ihre Kontagiosität verlieren. Zur Übertragung reicht die Infestation mit einer begatteten weiblichen Laus. Die meisten Infestationen bestehen aus 10 oder weniger Läusen (Mumcuoglu et al., 2001). Läuse können nicht fliegen oder springen. Haustiere sind keine Vektoren für Kopfläuse. Als potentielle Krankheitsüberträger haben Kopfläuse in unseren Breiten derzeit keine Bedeutung.

Klinik: Kopfläuse befallen bevorzugt die Okzipital- und Retroaurikulärregion des behaarten Kopfes. An der Stichstelle entwickelt sich zunächst eine kleine petechiale Blutung, später dann evtl. eine eythematöse, urtikarielle Papel mit Juckreiz. Häufig bleibt eine Primärinfektion über Wochen unbemerkt, bis sich als Folge einer Sensibilisierung des Wirtes auf im Läusespeichel vorhandene Proteine ein ausgeprägter Juckreiz entwickelt. Bei Reinfektion entsteht Juckreiz häufig schon innerhalb von Stunden. Die Folgen sind Kratzexkoriationen, Ekzematisierung und nachfolgende bakterielle Superinfektion. Zervikale/okzipitale Lymphadenitis, Fieber und ausgeprägtes Krankheitsgefühl können gelegentlich resultieren. Bei entzündlichen, ekzematösen oder superinfizierten Hautveränderungen an den Rändern der Kopfbehaarung und im Nacken ist daher stets auch an Kopflausbefall zu denken.

Fehlerquellen in der Diagnosestellung: Diagnostisches Kämmen besser als visuelle Inspektion. Die Diagnose des Kopflausbefalls erfolgt in der Regel durch visuelle Inspektion des Capillitums besonders im Bereich bevorzugter Aufenthaltsstellen der Kopfläuse (Schläfen-, Ohren- und Nackengegend) oder durch „diagnostisches" Kämmen der Haare mit einem Nissenkamm. Der direkte Vergleich dieser Methoden (De Maeseneer et al., 2000, Mumcuoglu et al., 2001) zeigt, dass in 75% der Fälle, in denen mittels diagnostischem Kämmen lebende Läuse nachgewiesen werden, die visuelle Inspektion negativ verläuft. Die Entdeckung der ersten Laus mittels Kämmen erfolgt durchschnittlich doppelt so schnell wie mittels visueller Inspektion (Mumcuoglu et al., 2001). Hierzu wird das gesamte Capillitium mindestens zweimal systematisch mit einem Nissenkamm durchgekämmt. Die Zähne des Kamms sollten 0,2–0,3 mm Abstand haben, damit die Läuse darin hängen bleiben. Nach jeder Kämmbewegung sollte der Kamm auf das Vorhandensein von Läusen überprüft werden. Durchschnittlich dauert es ca. 1 Minute, bis die erste Laus entdeckt wird (Mumcuoglu et al., 2001).

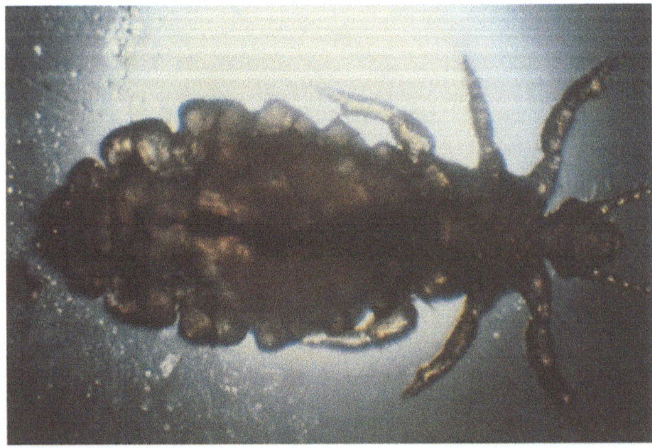

Abb. 10. Vergrößerte Darstellung einer Kopflaus

Diagnostische Bedeutung von Nissen. Die Verdachtsdiagnose einer Pediculosis capitis sollte möglichst durch den Nachweis von lebenden Läusen erhärtet werden. Der Nachweis von Nissen bestätigt nicht unbedingt einen aktiven Kopflausbefall, da Nissen auch nach erfolgreicher Therapie über Monate an den Haaren haften können. Nissen werden in die Nähe des Haaransatzes geklebt. Die Larven schlüpfen nach etwa 7–8 Tagen aus, die leere Nisse bleibt am Haar zurück und wächst mit dem emporwachsenden Haar aus. Bei einem geschätzten Haarwachstum von 1 cm pro Monat kann angenommen werden, dass Nissen, die sich mehr als 6,5 mm vom Haaransatz entfernt befinden, keine Larven mehr enthalten. Der Nachweis von Nissen innerhalb von 6,5 mm (1/4 inch) vom Haaransatz wird vom Center of Disease Control and Prevention (CDC) auch bei fehlendem Nachweis von lebenden Läusen als ausreichend für die Diagnosestellung und Therapieindikation bewertet [www.cdc.gov/ncidod/dpd/parasites/lice/default.htm], während andere Organisationen (z.B. United Kingdom Department of Health) den Nachweis von lebenden Läusen fordern. Eine Studie zum spontanen Verlauf bei Nachweis von 5 oder mehr Nissen innerhalb von 6,5 mm von Haaransatz (bei fehlendem Nachweis von lebenden Läusen) zeigt, dass sich tatsächlich nur in 1/3 der Fälle eine aktiver Kopflausbefall entwickelt (Williams et al., 2001).

Therapie: Für die effektive Behandlung von Kopflausbefall stehen verschiedene antiparasitär wirksame Substanzen zur Verfügung, deren Einsatz über ihre Zulassung nach Arzneimittelgesetz hinaus auf Massenanwendbarkeit in Gemeinschaftseinrichtungen und auf sehr guten Soforteffekt geprüft wurden. Sie sind im Bundesgesundheitsblatt (*www.Bundesgesundheitsblatt.de*) aufgeführt. Bei allen Substanzen muss ein direkter Kontakt mit Schleimhäuten und Augen unbedingt vermieden werden. Der Einsatz bei Säuglingen, in der Schwangerschaft und in der Stillzeit bedarf besonderer Vorsichtsmaßnahmen. Flüssige Präparate zur äußerlichen Anwendung (z.B. Permethrin, Allethrin, Lindan, Pyrethrum) sind als Lösung, Shampoo oder Gel zugelassen (vergl. Rote Liste) und sollten streng nach Herstellerangaben angewendet werden.

Als Therapeutikum der ersten Wahl wird bei Kopfläusen heute **Permethrin** als 0,5% alkoholische Lösung empfohlen. Es handelt sich um eine Weiterentwicklung synthetischer Pyrethroide, die antiparasitär und ovozid wirkt. Im Vergleich zu anderen antiparasitären Mitteln zeigt es ein verbessertes Wirkungsspektrum bei geringeren Nebenwirkungen. Die Lösung wird nach dem Waschen in das noch feuchte Haar einmassiert und nach 30–45 Minuten durch erneutes Waschen mit warmen Wasser wieder entfernt. Danach werden die Haare drei Tage lang nicht gewaschen. In der Regel reicht eine einmalige Behandlung aus. Bei wiederholtem Befall oder Weiterbestehen entwicklungsfähiger Nissen muss die Behandlung nach 8–10 Tagen erneut angewendet werden. In verschiedenen Kliniken wird Permethrin auch bei Säuglingen und Schwangeren ohne Probleme eingesetzt. Anwendung von Permethrin in der Schwangerschaft oder Stillzeit sollte jedoch unter strenger Indikationsstellung erfolgen (vergl. Rote Liste). Behandlung von Säuglingen ist ab dem dritten Lebensmonat möglich.

Lindan 0,3% besitzt eine geringere ovozide Wirkung als Permethrin und erfordert daher stets zwei Behandlungszyklen im Abstand von 8–10 Tagen. Nach einer Kopfwäsche wird das Gel in die Haare gerieben, mit einem Kamm verteilt und für drei Tage belassen. Am vierten Tag wird es durch Waschen der Haare wieder entfernt. Aufgrund der Gefahr einer verstärkten Resorption und neurotoxischer Nebenwirkungen dürfen keine fetthaltigen Externa, Seifen oder Syndets gleichzeitig verwendet werden – auch nicht zum Abwaschen des Wirkstoffes. Der Wirkstoff sollte einfach mit ausreichend Wasser abgespült werden. Bei Kindern und Jugendlichen sollte die Einwirkzeit reduziert werden, um eine größere Resorption zu vermeiden. Behandlungen von Säuglingen und Kleinkindern bis 3 Jahre dürfen nur unter ärztlicher Aufsicht und streng nach Herstellerangaben erfolgen. Insgesamt sollte die Behandlung mit Lindan wegen möglicher neurotoxischer Nebenwirkungen und beschriebener Resistenzen (siehe unten) eher restriktiv gehandhabt werden.

Allethrin ist ein synthetisches Pyrethroid, das in Deutschland nur in Kombination mit dem Antioxidans Piperonylbutoxid im Handel ist. Es wird im Abstand von 1–2 cm auf Haare und Kopfhaut (besonders auch am Haaransatz im Nacken) aufgesprüht und nach 30 min. mit Shampoo ausgewaschen. Eine Wiederholung der Behandlung nach 8–10 Tagen wird empfohlen. Die Behandlung mit Allethrin ist für Schwangere im ersten Trimenon, für die Stillzeit und für Säuglinge kontraindiziert.

Zu den aus Chrysanthemenblüten extrahierten **Pyrethrinen** gehört der antiparasitäre Wirkstoff in **Goldgeist**. Zusätzlich enthält Goldgeist n-Hexan, Piperonylbutoxid, Chlorokresol und Diethylenglycol. Zur Behandlung wird das Haar mit dem Präparat getränkt und nach einer Einwirkzeit von 30 min. wieder ausgewaschen. Bei Kleinkindern dürfen nicht mehr als 25 ml angewandt werden (1/3 des Flascheninhaltes). Behandlung von Säuglingen nur unter ärztlicher Aufsicht.

Zusätzlich zur Anwendung von antiparasitären Substanzen sollten auf jeden Fall am Haarschaft klebende Nissen mit einem in Apotheken erhältlichen Nissenkamm ausgekämmt werden. Zur **Nissenentfernung** wird das Haar mit lauwarmem Essigwasser (1/3 Speiseessig 6% auf 2/3 Wasser) mehrfach gespült und nach einer Einwirkzeit von 60 min. ausgekämmt. Essigwasser wirkt hierbei nicht ovozid, sondern erleichtert lediglich das Auskämmen der Nissen, da sie weniger fest am Haarschaft haften. Manche Nissen haften so fest, dass sie auch durch sorgfältiges Auskämmen nicht abgelöst werden. Um ganz sicher alle Parasiten zu entfernen, werden die Haare vom Nacken her in kleinen Büscheln gesichtet und gezielt einzelne Haare mit noch anhaftenden Nissen nahe der Wurzel abgeschnitten. Diese Methode ist sehr zeitaufwendig, hat sich in der Praxis aber bewährt.

Wirksamkeit: Die topisch angewendeten Insektizide wurden in einer großen Anzahl klinischer Studien auf ihre Wirksamkeit hin überprüft. Leider zeigen die meisten dieser Studien methodische Mängel, sodass in einer Analyse von 71 Studien nur 4 Studien die Qualitätskriterien der Cochrane Gutachter erreichten (Dodd, 2001). Die Daten dieser Studien zeigen Heilungsraten von über 95% bei ärztlicher Anwendung von Permethrin, Pyrethrin und dem in den USA und England zugelassenen Organophosphat Malathion (Dodd, 2001). Andere Studien, bei denen die Behandlung durch die Eltern der betroffenen Kinder erfolgte, zeigen Heilungsraten im Bereich von ca. 80% (Roberts et al., 2000).

Ursachen für Rezidive und Reinfektionen: Nicht sorgfältig durchgeführte Lokaltherapie. Leider werden die Mittel durch Laien oft falsch oder nicht ausreichend angewendet. Sind Nissen nicht gründlich beseitigt, schlüpfen nach etwa acht Tagen die Larven der nächsten Generation. Aus Gemeinschaftseinrichtungen wird folglich häufig von erneutem Läusebefall nach zwei bis drei Wochen berichtet. Tatsächlich werden die Parasiten aber nicht neu eingeschleppt, sondern bei unzureichend behandelten Personen werden wieder Läuse festgestellt. Aus diesem Grund wird grundsätzlich empfohlen, 8–10 Tage nach Abschluss der Behandlung den Patienten nochmals gründlich auf Läuse und Nissen zu untersuchen und ggf. eine zweite Behandlung durchzuführen.

Resistenzentwicklung: Die Beurteilung der Wirksamkeit der unterschiedlichen Präparate ist erschwert durch das Auftreten von Resistenzen gegenüber verschiedenen Insektiziden. Lindanresistenzen wurden bereits in den 70er Jahren beschrieben. Resistenzen gegenüber synthetischen Pyrethroiden wurden in Frankreich, Tschechien, Israel, USA und England beobachtet. In einigen Gebieten Englands zeigen Kopfläuse in 87% der Fälle Resistenz gegen Permethrin und in bis zu 64% Resistenz gegen Malathion (Downs et al., 1999). Während 1999 keine Resistenzen gegenüber dem Ausweich-Insektizid Carbaryl beobachtet wurden, zeigen jüngste Untersuchungen in bis zu 11% der behandelten Kinder regional begrenzte Cabarylresistenzen (Downs et al., 2002). Auch aus den USA werden regionale Resistenzen gegenüber Permethrin und synthetischen Pyrethroiden von bis zu 62% berichtet (Burkhart und Burkhart, 2000). Aus Deutschland liegen bislang keine systematischen Resistenzuntersuchungen vor, aber es ist anzunehmen, dass auch in Deutschland Kopfläuse gegenüber verschiedenen Insektiziden Resistenzen aufweisen können. Persistiert ein Kopflausbefall nach regelrechter zweimaliger Anwendung eines der o.g. Wirkstoffe, sollte auf ein Insektizid einer anderen Substanzklasse gewechselt und/oder die topische Therapie mit einer systemishen Therapie ergänzt werden (s.u.).

Fehlende Behandlung von Kontaktpersonen: Zur Vorbeugung gegen Reinfektionen sollten Eltern, Geschwister und sonstige enge Kontaktpersonen der Patienten sorgfältig auf Läuse und Nissen untersucht werden (diagnostisches Kämmen, siehe oben) und erforderlichenfalls mitbehandelt werden. In Kindergärten, Schulen und anderen Gemeinschaftseinrichtungen muss ein entsprechend größerer Kreis untersucht werden. Dies ist wichtig zur Vermeidung einer Reinfektion der behandelten Person.

Fehlende Behandlung von Kontaktgegenständen: Kämme und Bürsten sollten erst nach gründlicher Reinigung in einem heißen Seifenbad (>60°C, >15 min.) wieder benützt werden. Kleidungsstücke, Handtücher, und Bettwäsche sollten sicherheitshalber gewechselt und bei 60°C gewaschen oder chemisch gereinigt werden. Nicht waschbare Gegenstände, wie z.B. Kuscheltiere, lassen sich durch Einfrieren bei −10°C bis −15°C für mindestens 24 h oder durch heißes Föhnen (>45°C warme, trockene Luft, 60 min.) entwesen. Alternativ kann eine Entwesung auch durch Aushungern erfolgen, indem man die Gegenstände oder Kleidungsstücke für mindestens 2 Wochen in einem Plastiksack verschließt. Läuse-verseuchte Matratzen und Polstermöbel können nach vorherigem Absaugen zusätzlich mit Allethrinspray behandelt werden. Die Notwendigkeit einer solchen Umgebungsbehandlung mit Insektiziden wird jedoch von manchen Autoren angezweifelt (Roberts, 2002).

Therapeutische Alternativen: Eine weitaus weniger wirksame Alternative zur Anwendung von Insektiziden ist die mechanische Entfernung von Läusen und Nissen mittels Kämmen von nassen Haaren mit einem Nissenkamm (Roberts et al., 2000). Die Rationale dieses Verfahrens beruht auf drei Beobachtungen: 1. Alle Nissen schlüpfen innerhalb von ca. 1 Woche; 2. Läuse vermehren sich frühestens 10 Tage nach dem Schlüpfen; und 3. Läuse bleiben auf demselben Wirt innerhalb der ersten 7 Tage nach Schlüpfen. Werden frisch geschlüpfte Läuse regelmäßig alle drei bis vier Tage über mehrere Wochen ausgekämmt, lässt sich der Kopflausbefall so therapieren. Das **therapeutische Kämmen** wird genauso durchgeführt wie beim diagnostischen Kämmen (siehe oben), kann durch Zusatz von Olivenöl oder Haar-Spülung (hair conditioner) erleichtert werden und sollte pro Sitzung fortgesetzt werden, bis keine Laus mehr gefunden wird (ca. 15–30 min.). Die Prozedur wird alle drei bis vier Tage wiederholt und sollte nach jeder Sitzung, in der eine erwachsene Laus gefunden wurde, für zusätzliche zwei Wochen fortgeführt werden. In einer vergleichenden Studie führte dieses Verfahren bei 38% der behandelten Kinder zur Heilung, während eine zweimalige Behandlung mit dem Insektizid Malathion den Kopflausbefall bei 78% der Kinder beseitigte (Roberts, 2000). Vor dem Hintergrund zunehmender Resistenzentwicklungen (siehe oben) wird das therapeutische Kämmen in Zukunft vermutlich an Bedeutung gewinnen.

Systemische Behandlung mit Ivermectin (Glaziou et al., 1994), Levamisole (Namazi, 2001) oder Trimethoprim-Sufamethoxazol (Hipolito et al., 2001) ist wirksam in der Behandlung von Kopfläusen, sollte jedoch auf therapieresistente Fälle beschränkt bleiben, da keine Zulassung der Medikamente für diese Indikation besteht.

Eine Reihe von **alternativen Verfahren** wie Behandlung mit Kräuterextrakten, pflanzlichen Ölen (z.B. Teebaumöl) oder anderen Hausmitteln (z.B. Petrolatum, Kerosine) wird immer wieder zur Therapie von Kopflausbefall propagiert. Es gibt jedoch keine Untersuchungen zur Sicherheit und Wirksamkeit dieser Verfahren. Eltern, die eine „natürliche" Behandlung ihrer Kinder gegenüber Insektiziden bevorzugen, sollten darüber aufgeklärt werden, dass „natürlich" nicht gleich ungefährlich ist (z.B. hohe Sensibilisierungspotenz von Teebaumöl) und über die Möglichkeit des therapeutischen Kämmens (siehe oben) informiert werden.

Obsolete Maßnahmen: Eine Abtötung von Läusen und Nissen durch die immer wieder propagierte Anwendung von 60°C warmer Heißluft für 10–20 Minuten auf den trockenen Kopf von Patienten wird nicht empfohlen, da bei Kindern bereits bei 52°C erhebliche Kopfhautschädigungen auftreten können. Ein großflächiges Abschneiden der Haare ist ebenfalls obsolet, da es weder den Befall mit Läusen verhindert noch die Elimination von Läusen und Nissen beschleunigt.

Ist der Ausschluss vom Kindergarten oder vom Schulunterricht notwendig? Die Übertragung von Kopfläusen erfolgt zweifelsohne häufig im Kindergarten oder in der Schule. Dementsprechend sieht der Gesetzgeber vor, dass Kinder und Jugendliche so lange vom Unterricht fernzuhalten sind, bis nach dem Urteil des behandelnden Arztes eine Weiterverbreitung der Verlausung durch sie nicht mehr zu befürchten ist (§ 34 des IfSG). Das Gleiche gilt für Lehr-, Erziehungs-, Aufsichts-, oder Pflegepersonal in Gemeinschaftseinrichtungen. Für die Beurteilung des Ansteckungsrisikos ist zu beachten, dass mit hoher Wahrscheinlichkeit bereits Wochen vor Diagnosestellung beim Patienten Kopfläuse vorhanden waren und in dieser Zeit das Übertragungsrisiko hoch war. Nach einer regelrecht durchgeführten antiparasitäten Therapie ist jedoch das Übertragungsrisiko als gering zu betrachten. Lassen sich nach antiparasitärer Therapie beim diagnostischen Kämmen keine lebenden Läuse mehr nachweisen, ist ein Schul- oder Kindergartenbesuch wieder möglich, auch wenn noch Nissenreste nachweisbar sind (Williams et al., 2001). In einer aktuellen Übersichtsarbeit zum Management von Kopflausbefall aus England wird empfohlen, den Schulbesuch direkt nach Abschluss der ersten antiparasitären Behandlung wieder aufnehmen, unabhängig davon, ob Nissen noch gefunden werden oder nicht (Roberts, 2002).

Informationsquellen: Für weitere Informationen zum Thema und als Informationsquelle für besorgte Eltern stehen eine Reihe von Web-Seiten zur Verfügung, allem voran das Merkblatt des Robert-Koch-Instituts (RKI) und des Bundesinstituts für gesundheitlichen Verbraucherschutz und Veterinärmedizin (*www.aerzteverlag.de/merkblatt/pdfs/kopflaus.pdf*) und das Merkblatt des RKI für Ärzte zum Thema Kopflausbefall (*www.rki.de/INFEKT/INFEKT.HTM*) mit einer nicht ganz aktualisierten Übersicht (Stand Feb. 2001). Eine allgemeine Patienteninformation mit vielen Abbildungen findet sich unter *www.hautstadt.de/public/infozentrum/pi/pi_laeuse.html; www.tee.org/tipps/thema25.html;* oder unter *www.derma.de/bochum/Skin_Online/Infektionskrankheiten/Pat_Pediculosis/pat_pediculosis.html.*

Im englischsprachigen Bereich bieten die Harvard School of Public Health unter *www.hsph.harvard.edu/headlice.html* und das Center of Disease Control and Prevention unter *www.cdc.gov/ncidod/dpd/parasites/lice/default.htm* informative Internetseiten mit Antworten auf häufig gestellte Fragen (frequently asked questions, FAQ). Eine übersichtliche Darstellung unterschiedlicher Behandlungsmethoden mit einem Bias zugunsten des therapeutischen Kämmens findet sich unter *www.chc.org/bugbusting/* und Rat für frustrierte Eltern von Kindern mit rezidivierendem Kopflausbefall findet sich unter *www.liceinfo.com* und *www.headlice.org*.

Literatur

Agathos M (1994) Skabies. Hautarzt 45: 889–903

Andersen BM, Haugen H, Rasch M, Heldal Haugen A, Tageson A (2000) Outbreak of scabies in Norwegian nursing homes and home care patients: control and prevention. J Hosp Infect 45: 160–164

Bauer J, Blum A, Sönnichsen K, Metzler G, Rassner G, Garbe C (2001) Nodular scabies detected by computed dermatoscopy. Dermatology 203: 190–191

Burkhart CG, Burkhart CN (2000) Clinical evidence of lice resistance to over-the-counter products. J Cutan Med Surg 4: 199–201

Chouela E, Abeldano A, Pellerano G, Hernandez MI (2002) Diagnosis and treatment of scabies: a practical guide. Am J Clin Dermatol 3: 9–18

Chouela EN, Abeldano AM, Pellerano G, La Forgia M, Papale RM, Garsd A, Balian MC, Battista V, Poggio N (1999) Equivalent therapeutic efficacy and safety of ivermectin and lindane in the treatment of human scabies. Arch Dermatol 135: 651–655

Chunge RN, Scott FE, Underwood JE, Zavarella KJ (1991) A pilot study to investigate transmission of head lice. Can J Public Health 82: 207–208

De Maeseneer J, Blokland I, Willems S, Vander Stichele R, Meersschaut F (2000) Wet combing versus traditional scalp inspection to detect head lice in school children: observational study. BMJ 321: 1187–1188

Dodd CS (2001) Interventions for treating head lice (Cochrane review). Cochrane Database Syst Rev 3: CD001165

Dodd CS (2001) Treatment of head lice. BMJ 323: 1084

Downs AMR, Stafford KA, Harvey I, Coles GC (1999) Evidence for double resistance to permethrin and malathion in head lice. Br J Dermatol 141: 508–511

Downs AMR, Stafford KA, Hunt LP, Ravenscroft JC, Coles GC (2002) Widespread insecticide resistance in head lice to the over-the-counter pediculocides in England, and the emergence of carbaryl resistance. Br J Dermatol 146: 88–93

Fölster-Holst R, Rufli T, Christophers E (2000) Die Skabiestherapie unter besonderer Berücksichtigung des frühen Kindesalter, der Schwangerschaft und Stillzeit. Hautarzt 51: 7–13

Glaziou P, Nyguyen LN, Moulia-Pelat JP, Cartel JL, Martin PM (1994) Efficacy of ivermectin for the treatment of head lice (Pediculosis capitis). Trop Med Parasitol 45: 253–254

Haas N, Stüttgen G (1987) Gesichtsbefall bei der Skabies des Säuglings. Hautarzt 38: 622–623

Hipolito RB, Mallorca FG, Zuniga-Macaraig ZO, Apolinario PC, Wheeler-Sherman J (2001) Head lice infestation: single drug versus combination therapy with one percent permethrin and trimethoprim/sulfamethoxazole. Pediatrics 107: E30

http://www.dpd.cdc.gov/dpdx/HTML/Frames/S-Z/Scabies/body_Scabies_page2.htm

http://www.netdoktor.de/krankheiten/fakta/kraetze.htm

http://www.rki.de/GESUND/MBL/KRAETZE.HTM

Leppard B, Naburi AE (2000) The use of ivermectin in controlling an outbreak of scabies in prison. Br J Dermatol 143: 520–523

Madan V, Jaskiran K, Gupta U, Gupta DK (2001) Oral ivermectin in scabies patients: a comparison with 1% topical lindane lotion. J Dermatol 28: 481–484

Meinking TL, Taplin D, Hermida JL, Pardo R, Kerdel FA (1995) The treatment of scabies with ivermectin. N Engl J Med 333: 26–30

Momcuoglu Y, Rufli T (1982) Dermatologische Entomomologie. In: Metz J (Hrsg) Beiträge zur Dermatologie, Band 9. Perimed Verlag, Erlangen

Mumcuoglu KY, Friger M, Ioffe-Uspensky I, Ben-Ishai F, Miller J (2001) Louse comb versus direct visual examination for the diagnosis of head louse infestations. Pediatr Dermatol 18: 9–12

Namazi MR (2001) Levamizole: a safe and economical weapon against pediculosis. Int J Dermatol 40: 292–294

Paasch U, Haustein UF (2001) Behandlung der endemischen Skabies mit Allethrin, Permethrin und Ivermectin. Evaluation einer Therapiestrategie. Hautarzt 52: 31–37

Pollack RJ, Kiszewski AE, Spielman A (2000) Overdiagnosis and consequent mismanagement of head louse infestations in North America. Pediatr Infect Dis J 19: 689–693

Purvis RS, Tyring SK (1991) An outbreak of lindane-resistant scabies treated successfully with permethrin 5% cream. J Am Acad Dermatol 25: 1015–1016

Roberts RJ (2002) Clinical practice: Head lice. NEJM 346: 1645–1650

Roberts RJ, Casey D, Morgan DA, Petrovic M (2000) Comparison of wet combing with malathion for treatment of head lice in the UK: a pragmatic randomised controlled trial. Lancet 356: 540–544

Roberts RJ, Casey D, Morgan DA, Petrovic M (2000) Detection combing of dry hair also has a high positive predictive value for detecting head lice. BMJ Electronic letter 16. Jan 2000 at *http: //www.bmj.com/cgi/eletters/321/7270/1187*

Williams LK, Reichert A, MacKenzie WR, Hightower AW, Blake PA (2001) Lice, nits, and school policy. Pediatrics 107: 1011–1015

Witkowski JA, Parish LC (1992) Lindane-resistant scabies. J Am Acad Dermatol 27: 648–650

8 Topische und systemische Therapie

8 Topische und systemische Therapie

Wolfgang C. Marsch

8.1 Allgemeines

Eine sachgerechte und **erfolgreiche topische und/oder systemische Therapie** von Hautkrankheiten setzt zunächst einmal eine **korrekte Diagnose** voraus. Dabei können die **auslösenden Ursachen** (Ätiologie) und die **pathogenetischen Abläufe** erkannt und für die **Therapiefestlegung** genutzt werden: Wirkstoff(e), Applikationsart (topisch/systemisch), Dosis, Anwendungshäufigkeit pro Tag und Therapiedauer.

Ziel ist es, in dem zu therapierenden Kompartiment der Haut (Epidermis, Dermis/Korium, Subkutis, Adnexe) ein **optimales Konzentrations-Zeit-Profil** zu gewährleisten. Bei der **topischen Anwendung** (engl. application) **von Wirkstoffen** ist stets das **irritative Potential** der Salbengrundlagen und Inhaltsstoffe zu berücksichtigen, weiterhin deren **Sensibilisierungspotential** bzw. bei erfolgter Sensibilisierung die **Möglichkeit eines allergischen Kontaktekzems,** außerdem Gesichtspunkte der **Permeation, Absorption und Systemverfügbarkeit** (System-Toxizität).

Allgemein ist bei der topischen Therapie damit zu rechnen, dass neue Kontaktekzematogene relevant sind oder werden. Bei den heute nicht seltenen, gehäuft auch in naturheilkundlich orientierten Praxen verwandten „Öko-Substanzen" (besonders pflanzlicher Provenienz wie Teebaumöl und Arnika, aber auch Propolis) sind deren erhebliche allergisierende Potenz bzw. die Auslösung allergischer Kontaktekzeme zu beachten. Auch sollte man damit rechnen, dass Patienten durch den Informations- und Psychodruck des persönlichen Umfeldes und unserer Medien eine verdeckte eigene „Co-Medikation" mit diesen Substanzen betreiben. Allergische Kontaktekzeme können auch generalisierte hämatogene Streuungen auslösen, damit ein Arznei-oder Virusexanthem vortäuschen, auch Erythema multiformeartige Nah- und Fernmanifestationen auslösen, manchmal auch sehr prolongierte ödematöse lokale Entzündungen (z. B. Bufexamac) verursachen.

Folgende Gesichtspunkte sind die Basis für eine **sachgerechte und effektive topische Dermatotherapie,** deren mangelhafte Beachtung Anlass mancher **therapeutischer Fallstricke** ist:
1. Die **Auswahl der Grundlage** orientiert sich an einer **stadiengerechten Therapie** (Akuität der Hautkrankheit), dem **Hauttyp** des Patienten (z. B. Seborrhoiker/Gesicht oder Sebostatiker/Xerodermie) und den **Besonderheiten differenter Körperregionen** (z. B. Gesicht, Intertrigines, äußeres Genitale), 2. Die **Auswahl des/der Wirkstoffe** sollte eine drohende Polypragmasie und das Risiko der Sensibilisierung beachten. Kombinationspräparate sind eher zu vermeiden. Kritische Kombinationen wegen Wirkungsverlusten sind Tretinoin/Erythromycin und Steinkohlenteer/Dithranol.

Die gewählten **Wirkstoffkonzentrationen** sollten den Hautzustand (Barrierestörung in der Hornschicht, Penetrationserhöhung, Systemwirksamkeit) und obere Richtkonzentrationen berücksichtigen. Dies gilt natürlich insbesondere für freie Rezepturen, weniger für standardisierte Magistralrezepturen. Harnstoffkonzentrationen über 5% sind für die Hornschichtbarrierefunktion eher nutzlos, steigern dagegen die Hautirritation.

Negativbeurteilungen für topische Substanzen sind grundsätzlich zu beachten (z.B. Resorcin, Phenol, Borsäure, Quecksilberverbindungen, Hexachlorophen). Bei Steinkohlenteer sollte die Anwendung auf 4 Wochen beschränkt werden.

Bei der Verordnung ist die **Abschätzung der benötigten Mengen** (Erwachsener, Kind) wichtig (dafür gibt es praktikable Tabellen, siehe Gloor, 2000).

Ein **unerwartet ausbleibender Therapieeffekt,** gar eine klinische Verschlechterung könnte auch auf Qualitätsmängel der hergestellten Formulierung, einer galenisch bedingten mangelhaften Wirkstofffreisetzung oder einer inadäquaten Applikationsweise beruhen

(Schüttelmixtur zu dick aufgetragen, dann eher Okklusionseffekt; feuchter Umschlag muss Verdunstung zulassen können, sonst keine kühlende und entzündungshemmende Wirkung).

Im **Säuglings- und Kleinkindesalter** ist das Verhältnis von Körperoberfläche zum Gewicht etwa um den Faktor 2 größer als beim Erwachsenen. Deshalb ist in diesem Alter, besonders auf entzündlichen Arealen, die Penetrationsrate gesteigert und damit das Risiko von Systemnebenwirkungen erhöht. Das ist insbesondere bei Therapie intertriginöser Flächen oder unter okklusiven Windeln zu beachten. Die erhebliche Glukokortikosteroidsensibilität (Nates, Anogenitalregion) erfordert die Auswahl schwacher Klasse 1-GKS, gar die Reduktion der Wirkstoffkonzentration (z.B. 0,5% Hydrocortison) sowie die Beachtung einer Tachyphylaxie, letztlich die strenge Begrenzung der Therapiedauer. Bei Farbstoffen ist deren Nekroseauslösung (Intertrigines, Anogenitalregion) zu beachten, weshalb deren Konzentration auf 0,1–0,25% reduziert werden sollte. Cave bei topischer Applikation von Salicylsäure; hier ist die Beschränkung auf umschriebene Areale zur Vermeidung einer Systemtoxizität angezeigt. Ähnliches gilt für die Skabies-Therapie mit Benzylbenzoaten (siehe dort). Substanzen mit Negativbewertung sind strikt zu meiden.

Die **systemische Anwendung** (engl. administration) **von Wirkstoffen** hat **Medikament-Interaktionen, organbezogene Nebenwirkungen** und eine **adäquate Dosierung** zu berücksichtigen.

Insbesondere beim Therapiestart mit **Tetracyclinen, Makrolid-Antibiotika (Erythromycin inkl. Derivate), Rifampicin, nicht-steroidalen Antiphlogistika, Antimetaboliten (Methotrexat, Azathioprin), Azolen und Ciclosporin A** sind die Gesichtspunkte von **Medikament-Interaktionen** fast reflexartig zu prüfen, um das Risiko von Arzneiwirkungsverlusten und Nebenwirkungen, eventuell mit Letalereignissen, auszuschließen.

Die Medikamentwechselwirkungen können insbesondere die Plasmakonzentration von Medikamenten mit geringer therapeutischer Breite (Index) beeinflussen und damit deren Effekt mindern oder aufheben, andererseits durch Kumulation deren Nebenwirkungen verstärken. Derartig leicht durch Co-Medikation **in Wirksamkeit und Nebenwirkungen „störbare" Wirkstoffe** sind: **Digitalispräparate, Antikonzeptiva, Antiepileptika, orale Antikoagulatien, Theophyllin und Ciclosporin A.** Die Schlüsselstelle ist meist die Arzneimetabolisierung am System der Cytochrom P450-Isoenzyme. Man sollte also die Substanzen der beiden genannten Medikamentgruppen stets im Gedächtnis oder auf einer Liste in Blickweite haben, um insbesondere bei älteren Menschen mit diversem Arzneibedarf und/oder – konsum ein hohes Maß an therapeutischer Sicherheit zu gewährleisten.

Pharmakodynamische Wechselwirkungen sind auch auf der Ebene der Medikamentresorption (Gyrasehemmer, Tetracycline mit Antazida und Milch) und der Medikamentelimination (Nephrotoxizität von Methotrexat bei gleichzeitige Gabe von nicht-steroidalen Antiphlogistika, aber auch bei Ciclosporin A und Penicillin) zu beachten. Für den Dermatologen gilt folgende **Verbotsliste** (nach Merk, 1997):

1. bei Akne-Therapie: Tetracyclin und Retinoide (Isotretinoin)
2. bei Psoriasis-Therapie: Methotrexat mit Trimethoprim, Ciclosporin A, nicht-steroidale Antiphlogistika, Retinoiden (Acitretin).
3. bei operativer Therapie: Adrenalin (Lokalanästhesie) bei Betablockern

Auch **chronische Organfunktionsstörungen,** z. B. Leber- und Nierenerkrankungen sowie erfassbare Polymorphismen mit Einschränkungen metabolisierender Enzyme (z.B. Glukose-6-phoshat-Dehydrogenasemangel bei Sulfon-Therapie) machen eine individuelle Wirkstoffauswahl, Dosisreduktionen von Wirkstoffen oder deren Verzicht notwendig.

Eine **mittel- und langfristige topische oder systemische Therapie** nötigt zwecks Minderung oder Vermeidung von Nebenwirkungen zu einer **Reduktion des eingesetzten Wirkstoffes** (bei topischer Therapie mit Glukokortikosteroiden z. B. Stufentherapie durch sukzessive Auswahl wirkungsschwächerer Glukokortikosteroide oder mittels Intervalltherapie durch wirkstofffreie Phasen). Ein **Fallstrick** ist die **unzureichend erkannte Tachyphylaxie** (Steigerung der Applikationsfrequenz), insbesondere bei inadäquater, durch mangelnde Patienten-Compliance und unzureichende ärztliche Patientenführung bedingter Anwendung topisch, insbesondere fluorierter Glukokortikosteroide an der Gesichtshaut („Einstiege": „seborrhoische Dermatitis", Kontaktekzem).

Auch bei der systemischen längerfristigen Therapie wird die Reduktion der Wirkstoffdosis meist unabdingbar sein, dabei durch additive Wirkstoffkombinationen (z. B. Azathioprin oder Gold bei initialer immunsuppressiver Therapie durch systemische Glukokortikosteroide) ermöglicht.

Eine **initiale Dosiserhöhung** ist bei bestimmten Konditionen des Individuums (Immunsuppression) oder wegen bestimmter Standortfaktoren (z. B. Spüleffekt an der Mundschleimhaut: höhere Spectinomycin-Dosis bei oraler Gonorrhoe) notwendig.

Die **Therapiedauer** richtet sich naturgemäß nach dem klinischen Eindruck der Befundbesserung, muss aber häufig, insbesondere bei chronisch-entzündlichen Erkrankungen, auch den Aspekt einer Rezidivverhinderung (ggf. alleinig durch hautpflegende Maßnahmen) oder einer prolongierten, über die klinische Erscheinungsfreiheit hinausgehenden antibakteriellen Therapie bei Erregern mit langer Generationszeit (z. B. mykobakterielle Erkrankungen wie Lupus vulgaris, Mycobacterium marinum-Granulom, chronische Spirochäten-Infektion: Spät-Syphilis und chronische Borreliose) berücksichtigen.

Unabdingbar ist die subtile Kenntnis der **Palette der Nebenwirkungen** (inklusive deren Prävalenzen) der häufigsten topisch oder systemisch angewandten Wirkstoffe in der Dermatologie. Dabei ist besondere Aufmerksamkeit bei so genannten **Risikopatienten** notwendig.

Eine **prätherapeutische Aufklärung** über das Spektrum der Nebenwirkungen und individuellen Risiken ist wegen der heutigen forensischen Situation fast ritualhaft zu vollziehen und angemessen zu dokumentieren.

Beobachtet man eine **unerwartete Therapierefraktärität**, so sind folgende Gesichtspunkte zu prüfen: Ist die gestellte Diagnose, auf der die primäre Therapieentscheidung beruhte, wirklich korrekt? Liegt eine besondere Wirtskondition vor, z. B. eine HIV-Infektion, eine Immunsuppression durch Medikamente oder ein gar bislang unerkanntes Malignom? Weiterhin verbleibt die kritische Prüfung, ob das gewählte therapeutische Prinzip (Pharmakodynamik der Substanz) zur Ätiologie und Pathogenese der Erkrankung, z. B. mit den Zielen Remissionsinduktion, Remissionserhaltung und stadiengerechtes Vorgehen (noch) passt. Eine individuelle, genetisch determinierte Aberration des Metabolismus (Gen-Polymorphismus) kann unwirksame Gewebespiegel bedingen. Auch sollte man bei polyätiologischen Leitsymptomen, z. B. Unterschenkelgeschwür (Ulcus cruris), seltene Ursachen durch Histologie und Laboruntersuchungen erfassen (z.B. definierte Vasculitiden, Hämoglobinopathien) und folglich immer auch beachten, dass hinter einer angenommenen Therapierefraktärität das doch banale Motto „Isomorphie ist nicht gleich Isogenie" als Fallstrick lauern kann. Bei offenkundig infektiösen Dermatosen und Weichteilinfektionen ist bei „Therapierefraktärität" daran zu denken, dass es sich um eine polymikrobielle Infektion (mehrere Erreger) handeln kann, Resistenzentwicklungen unter der Therapie eintreten können (z. B. perianale ulzeröse Herpes-Infektion bei HIV-Infektion) oder bislang nicht erfasste Erreger (ungewöhnliche Erregerspezies, Anaerobier) vorliegen können.

Manchmal verbirgt sich hinter einer eilfertig angenommenen „Therapieresistenz" auch ein akutes allergisches Kontaktekzem (z.B. Tromantadin bei Herpes labialis recidivans; Lichtschutzpräparate). Dafür sind aber als Leitsymptome juckende Exsudativpapeln mit Streuung richtungsweisend. Auch sollte man eine Fehldiagnose erwägen (z.B. statt Unterschenkelekzem eben eine Tinea!). Vielfach wird der krankheitsunterhaltende Einfluss von Triggerfaktoren unterschätzt, z.B. Rauchen bei Pustulosis palmaris et plantaris, der Acne inversa (früher: Hidradenitis suppurativa) und der chronisch-rezidivierenden Candida-Vulvovaginitis oder der Alkoholkonsum bei Psoriasis vulgaris.

Skurril anmutend, aber gewissermaßen eine besondere Fallgrube für den Therapeuten sind **paradoxe Medikament-Reaktionen.** So kann bei chronisch-rezidivierender Urtikaria durchaus ein H-1-Rezeptorenblocker („Antihistaminikum") auch im Rahmen einer meist pseudoallergischen Reaktion ein urtikarielles Exanthem, gar mit Quinckeödem induzieren und damit bezogen auf die Substanz quasi verharmlosend eine Therapierefraktärität vortäuschen. Auch Glukokortikosteroide können bei topischer und systemischer Applikation eine ekzematöse Spättyp-Allergiereaktion auslösen, selten sogar eine urtikarielle, gar anaphylaktische Soforttypreaktion. Auch sollte man daran denken, dass Medikamente bei der Therapie chronisch-entzündlicher Systemkrankheiten (z.B. Autoimmunkrankheiten) selbst fieberauslösend sein können (z. B. Azathioprin).

Eine kritische Abwägung bei systemischer Therapie, aber auch bei topischer Wirkstoffapplikation mit signifikanter Resorptionsquote (auch: kritische Anwendungsareale wie Intertrigines, Skrotum, Vulva) ist notwendig für das **Säuglingsalter, die Schwangerschaft, die Laktationsperiode (Risiken für den Säugling aber eher theoretischer Natur) und das Seniorenalter.**

Eine rasche Prüfung der folgenden **Checkliste zum Beginn und im Verlauf einer topischen und systemischen Therapie von Hautkrankheiten** dürfte das „Fallstrickrisiko" deutlich minimieren helfen:

1. Kann ich **topisch** oder muss ich **systemisch** therapieren? Könnte ich eine systemische Therapie von einer topischen ablösen und wann?

2. **Wahl der Grundlage** abhängig von Akuität der Dermatose, dem individuellen Hauttyp und der Hautregion.
3. Ist die **kritisch ausgewählte Wirkstoffsubstanz** in dem erforderlichen Hautkompartiment für ein **ausreichendes Konzentration-Zeit-Profil** verfügbar (z.B. Wirkstofffreisetzung aus der Grundlage, ausreichende Penetration des topisch applizierten Wirkstoffs, Besonderheiten des Fettgewebes)?
4. Welche **Dosierung** bzw. **Applikationsfrequenz und Therapiedauer** ist sicher ausreichend? Muss ich aus individuellen Gründen (z.B. Immunsuppression, Hepatopathie) oder lokalen Besonderheiten (z.B. Mundhöhle) die Tagesdosis erhöhen oder verringern? Muss ich über die klinische Erscheinungsfreiheit hinaus weiter therapieren und wie lange?
5. Droht bei der erwählten Wirksubstanz das Risiko einer **Medikament-Interaktion**? Mit welchen **Nebenwirkungen** kann man rechnen? **Unbedingte Patientenaufklärung** und entsprechende kurze **Dokumentation** nicht vergessen („forensische Fallstricke")
6. Ungewöhnliche so genannte **Therapierefraktärität.** Diverse Gründe! Diagnose richtig? Obwaltende Triggerfaktoren? Immunsuppression (z.B. HIV-Infektion) u.a.m.
7. **Paradoxe Arzneireaktion**, insbesondere be Therapie einer Urtikaria (Antihistaminika) oder eines Ekzems (Glukokortikosteroide)
8. Besondere Aufmerksamkeit bei **Säuglings- und Kleinkindesalter**, **Schwangerschaft**, **Laktationszeit**, **Senioren mit Multimorbidität** und erheblicher anderweitiger Medikamentbedürftigkeit, **Patienten mit Organfunktionsstörungen**, Patienten mit genetisch bedingten Metabolisierungsaberrationen/bzw. -störungen (Dosisanpassung oder Verzicht).

8.2 Spezielles

Im Folgenden wird auf die **drohenden „Fallstricke" ausgehend von pharmakodynamischen Wirkungscharakteristika** hingewiesen. Der gedankliche Zugang zur Vermeidung einer unbedachten therapeutischen Unzulänglichkeit oder gar eines Fehlers erschließt sich somit über die primäre Entscheidung des Therapeuten für eine an der Diagnose, der Ätiologie und Pathogenese der Hautkrankheit orientierten Auswahl von Wirkstoffen, wie z.B. Antiinfektiosa, Antipsoriatika oder Akne-Therapeutika. Somit ist auch bei der vollzogenen ärztlichen Entscheidung eine rasche begleitende Prüfung auf spezifische Fallstrick-Risiken möglich.

8.2.1 Antibakterielle Therapeutika

Es ist zwischen einer topischen oder notwendigerweise systemischen Anwendung zielgerichteter Wirkstoffe (nach Erreger-Wahrscheinlichkeit bzw. – Nachweis, ggf. auch Antibiogramm) zu entscheiden. Dabei sind die Multiplizität und topographische Ausdehnung von eitrigen exsudativen Flächen (z. B. bei der Impetigo contagiosa) auch mit Blick auf das Risiko der Umgebungsinfektion in Familie bzw. Krankenhaus (nosokomiale Infektion) ins Kalkül zu ziehen und eher eine systemische Wirkstoffapplikation durch Heranführung über das entzündliche Exsudat zu bevorzugen. Häufig unterschätzt wird eine bakterielle Infektion bei Immunsuppression oder Immundysfunktion (HIV-Infektion, Alkoholismus mit Folsäuremangel und Neutrophilendefizit). So bieten sich hier mehr hämorrhagisch-krustös belegte, flach ulzeröse Flächen oder runde ausgestanzte Ulzera im Sinne von Ekthymata. Unterschätzt wird auch die Notwendigkeit, bei flächenhaft exsudativ-eitrigen Flächen an eine sekundäre Impetiginisation zu denken und die durch Juckreiz imponierende Primärerkrankung festzustellen und ebenfalls zu therapieren: Pediculosis capitis, Scabies, aber auch Tinea capitis bzw. Tinea barbae. Der atopische Dermatitis-Patient ist bei einer entzündungsunterhaltenden und die topische Glukokortikoidwirkung vermindernden bakteriellen staphylogenen Superinfektion lediglich durch nässende Flächen, jedoch nicht ausgeprägt durch eine eitrige honiggelbe Exsudation mit Krustenbildung geprägt. Hier wird die krankheitsunterhaltende bakterielle Superinfektion („Impetiginisation") meist nicht in der ätiologischen und pathogenetischen Rolle erkannt und entsprechend einer antibakteriellen Therapie zugeführt.

8.2.2 Antiseptika

Hier sollte man sich aus heutiger Sicht (Kontaktsensibilisierungsrisiko, irritatives Potential, Resorption und Systemtoxizität, antibakterielle und antimykotische Wirksamkeit) auf folgende Klassen beschränken: Triphenylmethan-Farbstoffe (Fuchsin, Brillantgrün, Pyoktanin, Gentianaviolett und Eosin), Povidon-Iod, Triclosan und Chlorhexidin.

Gewisse Fallstricke bietet das Povidon-Iod durch eine Iod- Systemwirkung per Resorption bei gestörter Epidermisbarriere und durch Anwendung an Schleimhäuten (Hyperthyreose-Krise). Bei Antiseptika kann es bei der Wundbehandlung (z.B. Ulcus cruris venosum) und längerer Anwendungsdauer mehr oder minder zur Granulationshemmung kommen; Blut und Eiter können deren Wirksamkeit vermindern.

Bei Anwendung von Farbstoffen sind Konzentrationserhöhungen durch Verdunstung und die Besonderheit intertriginöser Flächen (Okklusion, Penetrationssteigerung) insbesondere bei Kindern zu beachten, da die Gefahr von Hautnekrosen besteht (Konzentration vermindern!).

8.2.3 Antibiotika

Die **topische** Applikation von Antibiotika sollte auf kurze Zeitabschnitte beschränkt bleiben, anderenfalls sind Antiseptika zu bevorzugen. Die Gründe dafür liegen in den Risiken der Resistenzentwicklung und individuellen Kontaktsensibilisierung. In der topischen Therapie der üblicherweise durch Staph. aureus und/oder beta-hämolysierende Streptokokken (Streptococcus pyogenes) ausgelösten Hautinfektionen vom Typ der Impetigo contagiosa oder bei impetiginisierten entzündlichen oder parasitären Hautkrankheiten (primäre oder sekundäre Pyodermien) ist die Fusidinsäure nach wie vor die Substanz der ersten Wahl. Sie erfasst auch beta-Lactamase-bildende und die zwar seltenen, aber insbesondere in der Krankenhaushygiene problematischen Oxacillin-(=Methicillin)-resistenten Staphylococcus aureus-Stämme. Bei der Konzentration auf die genannten Antiseptika und das Antibiotikum Fusidinsäure dürften die Bedürfnisse, die man an eine antibakterielle topische Therapie stellt, gut erfüllbar sein.

Bei der **systemischen** antibiotischen Therapie sind folgende Fallstrick-Gesichtspunkte zu beachten:

1. **Beta-Lactamase-Bildung.** Ca. 90% der Staphylococcus aureus-Stämme sind Beta-Lactamase-bildend, bieten somit eine Resistenz gegenüber konventionellen Penicillinen und anderen Beta-Lactam-Antibiotika. Deshalb ist bei der Indikation einer anti-staphylogenen Systemtherapie (z. B. beim Furunkel) gleich ein Beta-Lactamase-stabiles Antibiotikum einzusetzen, hier z. B. Flucloxacillin. Bei der Kombination von Amoxicillin mit Clavuransäure gibt es rezente ernst zu nehmende Berichte über die Induktion einer sogar tödlich verlaufenden cholestatischen Hepatitis.
2. Beim chronisch rezidivierenden Erysipel ist bei einer **Dauerprophylaxe** mit konventionellem Penicillin als i.m. Depotpräparat (Benzathin-Penicillin) meist ein Applikationsintervall von 2 Wochen, manchmal sogar nur von 10 Tagen zu wählen, um Rezidive konsequent zu vermeiden. Wichtig ist auch die Anwendung der komplexen Entstauungstherapie (manuelle Lymphdrainage, Kompressionsverband) zur Besserung oder Beseitigung des latenten oder klinischen Lymphödems.
3. **Therapiedauer** bei eher chronischen Hautinfektionen. Bei Mykobakterien, z.B. bei Mycobacterium marinum-Infektion (=sog. Aquarium-Granulom) ist stets 2–3 Monate über die klinische Erscheinungsfreiheit hinaus zu therapieren, bei Schraubenbakterien mindestens 21 Tage bei chronischer Borreliose, z. B. Acrodermatitis chronica atrophicans (Infektionszeitpunkt mindestens über ein Jahr zurückliegend, wie bei Syphilis wegen der langen Generationszeiten der Erreger).
4. Bei Weichteilinfektionen sind **polymikrobielle Infektionen** zu erwägen, so die Beteiligung gramnegativer Bakterien, insbesondere Anaerobier (Therapie: Metronidazol). Zusätzliche *operative Maßnahmen* (Débridement, Eiterentleerung, Sauerstoffexposition) sollten nicht vergessen werden!
5. Bei stark **exsudativen bakteriell bedingten Entzündungen,** z. B. beim gramnegativen Fußinfekt, ist eine topische Therapie meist unzureichend. Hier ist die Indikation für eine systemische Therapie, z. B. mit Ciprofloxacin, gegeben.
6. Bei Gonorrhoe ist die **häufige Co-Infektion** mit Chlamydia trachomatis und Mykoplasmen therapeutisch mit zu berücksichtigen (z.B. Tetracycline).
7. Bei **Syphilis und HIV-Infektion** ist das erhöhte Risiko der ZNS-Mitbeteiligung zu beachten und durch höhere Dosierungen auszuschalten. Eine Intervalltherapie mit

Benzathin-Penicillin (Tardocillin®) ist nicht ausreichend.

8. Bei systemischer Antibiose ist grundsätzlich die Gefahr einer **antibiotika-assoziierten Colitis** (Clostridien) zu beachten, auch nach deren Absetzen.
9. **Erkennung eines Therapieversagens:** Bei einer mykobakteriellen Infektion (z. B. Lupus vulgaris) muss die Regression nach 4 Wochen klinisch erkennbar sein. Eine Fortführung der gewählten antibiotischen Therapie ist bei den meist erheblichen Nebenwirkungsrisiken dann nicht mehr vertretbar. Bei einer Acrodermatitis chronica atrophicans ist ein Therapieerfolg durch serologische Befunde bislang nicht sicher beweisbar. Der Verdacht auf ein Therapieversagen ist im Allgemeinen durch eine erneute Biopsie und manchmal auch den fehlenden Rückgang einer ggf. stark erhöhten Blutsenkungsgeschwindigkeit begründbar.

In der **Schwangerschaft** sind Penicilline und Makrolid-Antibiotika (Erythromycin) einsetzbar.

8.2.4 Antivirale Therapeutika

Gewisse „Fallstrick-Situationen" ergeben sich bei der Therapie von:

1. **Herpes-simplex-Infektionen:** Eine virustatische Therapie ist nur in den ersten Tagen effektiv (Virusreplikation!), deshalb ist diese rasch nach Symptombeginn der Missempfindung einzuleiten. Beim Herpes labialis recidivans reicht meist eine topische Therapie aus (heute zu bevorzugen: Penciclovir; früher: hohes Sensibilisierungspotential von Tromantadin, deshalb Vortäuschung einer Therapierefraktärität durch Entwicklung eines akuten allergischen Kontaktekzems!). Beim Herpes genitalis recidivans ist eine systemische Therapie zu bevorzugen, bei hoher Rezidivquote und starkem Leidensdruck auch als relative Dauertherapie über 6–9 Monate. Dabei ist auf eine ausreichende Dosierung von 2 × 400 mg, manchmal 3 × 400 mg zu achten.
   Ein diagnostischer Fallstrick ist die falsche Einschätzung einer umschriebenen bläschenförmigen Eruption als herpetisch bedingt bei varioliformer Pyodermie durch Staphylococcus aureus und eine entsprechend inadäquate Therapie. Die Leitsymptome einer herpetischen Infektion sind die Missempfindung bzw. der lokale Schmerz.
   Ein Eczema herpeticatum ist stets systemisch zu therapieren.
   Bei einer perianalen ulzerösen Herpes-Infektion (z. B. HIV-Infektion) oder einem perioralen vegetierenden Herpes simplex (z. B. bei chronisch lymphatischer Leukämie) unter systemischer Therapie ist eine Resistenzentwicklung auf Aciclovir möglich (Rezidiv!), dann Übergang auf Foscarnet (nicht abhängig von viraler Thymidinkinase).
2. **Varizella-Zoster-Infektionen:** Bei Windpocken, auch unter Therapie mit Brivudin auf bakterielle Superinfektion, ggf. sogar invasive Weichteilinfektion, ausgehend von den Windpockenläsionen achten (Staphylococcus aureus, beta-hämolysierende Streptokokken, teilweise mit Exotoxinbildungen!).
   Zoster: Unter antiviraler Therapie ist die Entwicklung einer postzosteriformen Neuralgie rechtzeitig zu erkennen und entsprechend eine Schmerzmedikation frühzeitig einzuleiten (Suizidgefährdung des Patienten!). Auch auf Schäden von Motoneuronen ist zu achten (Bauchmuskulaturlähmung). Bei trigeminalem Zoster (Äste 1 und 2) ist eine ophthalmologische Kontrolle und zusätzliche topische Therapie am Auge häufig notwendig. Ein Zoster oticus verlangt immer eine systemische Therapie; Brivudin ist wirksamer als Aciclovir.
3. **Viruswarzen:** Bei akralen, insbesondere periungualen Warzen ist auf krankheitsunterhaltende Kofaktoren zu achten. Notwendige Maßnahmen sind: Rauchen einschränken, heiße Handbäder, Fleischsaftkontakt meiden. Bei Plantarwarzen ist ebenfalls das lokale Milieu zu verbessern, z.B. mit dem Ziel, die Schalentemperatur durch repetierende heiße Fußbäder langfristig zu erhöhen.
   Verrucae planae juveniles: Vorsicht ist geboten bei ablativen mechanischen und chemischen Maßnahmen wegen der großen Verschleppungs- und Ausbreitungsgefahr. Crux medicorum (!): hier heute guter Ansatz über topische Immuntherapie: Diphencypron (wie bei Alopecia areata) oder Imiquimod (wie bei aktinischen Keratosen).
4. **HIV-Infektion:** Hier sind infektiöse Begleiterkrankungen (z.B. oro-oesophago-intestinale Candidose, Zoster) häufig mit höheren Dosierungen zu behandeln, immunpathogenetisch geprägte chronisch-rezidivierende Dermatosen, wie Psoriasis und atopische Dermatitis, in ihrer Therapierbarkeit eher abhängig vom Status der Immundefizienz (T-Helfer-Zellzahl, Viruslast), jedenfalls im allgemeinen nicht immunsuppressiv behandelbar (Ciclosporin A, Methotrexat). Die anti-

virale Therapie ist eine Tripel-Therapie (Minimierung der Resistententwicklung) und bietet eine Fülle von Nebenwirkungen, auch Medikamentinteraktionen. Der HIV-Patient neigt grundsätzlich zu gehäuften Arzneiexanthemen, arzneibedingten Hypersensitivitätssyndromen, auch zur toxischen epidermalen Nekrolyse (TEN). Im Umgang mit HIV-Patienten sollte unbedingt die aktuelle, offenkundig klinische und labormedizinisch kontrollierte wirksame Therapie schriftlich dokumentiert sein. So ist bei akzidentieller Verletzung mit Blutkontakt (Arzt, Personal) die rasche und sicher effektive Auswahl der Medikamente im Rahmen der Postexpositionsprophylaxe möglich (Vermeidung der Applikation von Substanzen mit erkannter patientenbezogener Resistenz).

8.2.5 Antimyzetische (antimykotische) Therapeutika

Candidose: Parallel zur Behandlung einer Candidose von Haut und Schleimhäuten ist stets nach den zahlreichen prädisponierenden Ursachen (z.B. entgleister Diabetes mellitus; Xerostomie diverser Ursachen) zu fahnden, um diese auszuschalten oder zu minimieren.

Bei chronisch-rezidivierender Vulvovaginitis (Vaginalmykose) sind folgende Fallstricke zu beachten:

1. Ermittlung und ggf. Ausschaltung prädisponierender Faktoren wie Rauchen und Stress, Tampongebrauch, Mundhöhlen-Candidose auch des Partners (kariöse Zähne, Prothese). Die Sexualaktivität spielt demgegenüber keine dominierende ätiopathogenetische Rolle.
2. Unbedingte Erreger-Speziesanalyse, da C. glabrata immer systemisch mit höheren Dosen von Fluconazol (800 mg) und C. krusei wegen primärer Fluconazolresistenz immer mit Itraconazol (200 mg) zu therapieren sind.

Bei oro-ösophago-intestinaler Candidose im Rahmen der Immunsuppression (HIV-Infektion) ist grundsätzlich eine systemische Therapie mit Fluconazol oder Itraconazol zu wählen, da die übliche Oberflächensanierung durch nicht resorbierbares Nystatin, Amphotericin B oder Natamycin nicht ausreicht.

Bei Annahme einer teils erosiven oralen Candidose mit vermeintlicher Therapieresistenz ist an eine Frühphase eines Pemphigus vulgaris (Biopsie sehr sensitiv!), andererseits an eine erosive Stomatitis durch Medikamente zu denken.

Bei gleichartiger scheinbarer Therapierefraktärität einer angenommenen Balanoposthitis candidomycetica sollte man eine Morbus Reiter-Manifestation (Balanitis circinata) erwägen (Biopsie sehr sensitiv und spezifisch: wie eine pustulöse Psoriasis!).

Tinea: Bei Tinea capitis im Kindesalter ist zu prüfen, ob ein endotricher oder ektotricher Befall vorliegt. Fallstrick: die ektotriche Infektion durch Mikrosporon canis bedingt eine erschwerte systemische Therapierbarkeit, z. B. mit Terbinafin, deshalb bevorzugt: 50 mg Itraconazol über mindestens 2 Wochen, zur Sicherheit 4 Wochen.

Bei stark inflammatorischer Tinea profunda (so genanntes Kerion Celsi der Kopfhaut oder Kerion barbae) sollte man eine zumindest initiale, zusätzliche antiphlogistische Therapie, z. B. systemisch Glukokortikosteroide, durchführen.

Bei Nagel-Pilzerkrankungen ist beim seltenen, aber häufig unterschätzten Befall des proximalen Nagelbettes eine topische Therapie (z. B. Amorolfin, Ciclopiroxolamin) unzureichend und eine systemische Therapie notwendig.

Grundsätzlich sind bei systemischer antimykotischer Therapie mit Azolen diverse Medikament-Interaktionen (u.a. Kontrazeptiva) zu beachten.

In der Schwangerschaft sind Polyen-Präparate (z.B. Nystatin) bedenkenlos einsetzbar, durchaus auch Fluconazol (Risikoprofilgruppe „Rote Liste" Nr. 4).

8.2.6 Antiparasitäre Therapeutika

Skabies (Krätze): Im Säuglings- und Kleinkindesalter ist wegen systemtoxischer Nebenwirkungen (Krämpfe) Hexachlorcyclohexan (Lindan) nicht anzuwenden, sondern heute eher Permethrin. Auch bei Schwangeren und Müttern ist Lindan kontraindiziert. Bei Säuglingen und Kleinkindern ist eine reduzierte Konzentration von Benzylbenzoaten (10%) zu wählen, bei ersteren sogar eine schrittweise Teilkörperbehandlung mit verkürzter Kontaktzeit von 3 Stunden. Permethrin hat keine Systemtoxizität, weil es nur eine geringe Resorptionsquote und andererseits eine rasche Metabolisierung bietet und deshalb insbesondere bei Säuglingen, Kleinkindern und im Erwachsenenalter bei Schwangeren, stillenden Müttern und älteren Menschen heute als effizientes topisches akarizides Präparat mit den geringsten Nebenwirkungen gilt. Bei Neugeborenen gilt Crotamiton als unbedenklich.

Einen therapeutischen „Fallstrick" bieten Patienten mit ausgedehnter Skabies sowie starker begleitender Entzündung, z. B. durch bakterielle Superinfektion oder ausgeprägte

Ekzematisation, bei Immunsuppression oder mit dem klinischen Bild einer Scabies crustosa (früher: norvegica). Die topische Therapie mit Substanzen potentieller Systemtoxizität per Resorption (Lindan, Benzylbenzoat) ist deshalb problematisch, außerdem wegen ihres irritativen Potentials zunächst eher ungeeignet. Hier sollte zur Vermeidung von verzögerten Therapieeffekten mit weiter bestehender Beschwerdesymptomatik (Juckreiz, Brennen) die eindeutige Indikation für eine systemische Therapie gestellt werden: Ivermectin (auch bei Kindern über 5 Jahren): 0,2 mg/kg KG als Einmaldosis **nüchtern** mit einem Glas Wasser, nachfolgend noch 2 Stunden keine Nahrungsaufnahme.
Weiterhin: Bei topischer Skabies-Therapie an Nischen denken: subunguale Räume! Allgemein natürlich zur Rezidivvermeidung häusliche Umfeldsanierung einleiten.

8.2.7 Antiekzematöse/antiinflammatorische Therapeutika

Steroidale Antiphlogistika: Heute stehen diejenigen Glukokortikosteroide (nach Wirkungsstärke 4 differente Klassen) im Zentrum der spezifischen topischen Ekzemtherapie, deren Hydrokortison- und Prednisolonderivate kaum oder nur ein geringes atrophogenes Risiko bei Langzeitapplikation bieten. Dennoch sollte stets aus moderner Sicht geprüft werden, ob und wann diese durch topische Makrolid-Immunmodulatoren (Tacrolimus, Pimecrolimus) abgelöst oder jene alternierend eingesetzt werden können.
Folgende „Fallstricke" drohen:

1. Bei impetiginisierten, durch Staph. aureus besiedelten ekzematösen Flächen (z.B. bei superinfizierter atopischer Dermatitis. honiggelbe Eiterung meist fehlend; hier Leitsymptom einer bakteriellen Superinfektion: Nässen!) sind offenbar die im Zytoplasma der Zielzellen lokalisierten Steroidrezeptoren vermindert ausgebildet, sodass die klinisch registrierte Wirksamkeit des topischen Glukokortikosteroids (GKS) nunmehr auf diesen Flächen vermindert ist. Deshalb ist eine gleichzeitige antibakterielle Therapie (z.B. durch Fusidinsäure) von einer lokalen erneuten verbesserten Wirksamkeit der topischen Kortisontherapie begleitet. Also: bei nachlassender Ansprechbarkeit auf GKS prüfen, ob eine lokale bakterielle Superinfektion vorliegt.
2. Bei Anwendung in Intertrigines, am äußeren Genitale, bei Säuglingen und alten Menschen sind wegen stärkerer lokaler Nebenwirkungshäufigkeit (z. B. Hautatrophie, Striae distensae) und Penetration (Systemwirksamkeit) schwächer wirksame GKS (Wirkstärke 1 und 2) zu wählen.
3. Bei scheinbarer Steroidrefraktärität eines „Ekzems" oder einer „Dermatitis": Mycosis fungoides? (Biopsie!), ekzematisierte Skabies? (Juckreiz bei Bettwärme, Milbennachweis!), Tinea? (besonders bei Therapie eines Unterschenkelekzems, erythematöse Randleisten! Nativpräparat, auch von epilierten Haaren, Pilzkultur, ggf. Biopsie), Morbus Bowen bzw. superfizielle Basalzell-Karzinome (Biopsie!), erosive Balanoposthitis/Balanoposthitis plasmacellularis Zoon (Erythroplasie Queyrat? Biopsie!).
4. Paradoxe Reaktion: Typ IV-Allergie, ganz selten auch Kontakturtikaria auf topische Glukokortikosteroide möglich (Ermittlung von Ausweichsubstanzen durch Testung gut möglich). Leitsymptom: offenkundige aufflammende Entzündungsreaktion bei topischer GKS-Applikation inklusive Missempfindungen wie Jucken und Brennen.
5. Bei chronischem, eher durch massive Hyperkeratose auffallendem Handekzem (sogenanntes tylotisches Handekzem) auch prüfen, ob sich dahinter eine Psoriasis inversa oder eine späte Manifestation einer atopischen Dermatitis verbergen. GKS sind dabei eher von geringerer Wirksamkeit, sodass langfristige insuffiziente und unökonomische GKS-Applikationen vermieden werden sollten (hier: Vitamin D 3-Analoga oder Calcitriol in Kombination mit UV-Licht; Creme-PUVA oder zusätzlich systemisch Acitretin). Zur genauen nosologischen Einordnung beim Leitsymptom „chronisches Handekzem" ist die Biopsie angeraten.
6. Bei hoher Dosierung an psychotrope Wirkung denken, nämlich eine euphorische Stimmung, andererseits depressive Verstimmung bei Dosisreduktion.

GKS zählen zu den sichersten Medikamenten in der Schwangerschaft, werden aber wegen haftungstechnischer Gesichtspunkte von den Firmen letztlich inkonsequent und wenig sachlich nachvollziehbar unterschiedlichen Gruppen des Risikoprofils zugeordnet. Grundsätzlich können aber Prednisolonderivate in der topischen und systemischen Anwendung als bedenkenlos gelten.
Steinkohlenteer: Die Anwendungsdauer sollte 4 Wochen nicht überschreiten. Steinkohlenteer führt zum Wirkungsverlust von Dithranol (Cignolin). Eine kombinierte Anwendung beider Wirkstoffe sollte deshalb vermieden werden.

Nicht-steroidale Antiphlogistika Bei diesen (z. B. Oxicame bei Morbus Reiter) sind mögliche Medikamentinteraktionen sorgfältig zu beachten (nicht mit Methotrexat kombinieren!), außerdem das Risiko einer toxischen epidermalen Nekrolyse (TEN). Bei Magenempfindlichkeit (Risiko der erosiv-hämorrhagischen Gastritis) sind Ibuprofen oder heute die Cox-2-Hemmer zu bevorzugen.
Lang wirksame Substanzen mit entsprechendem Kumulationsrisiko sind zu vermeiden.
Man sollte vor dem Therapiestart stets anamnestisch nach einer urtikariellen oder anaphylaktoiden Intoleranzreaktion fahnden (z.B. auf Acetylsalicylsäure, Analgetika/nicht-steroidale Antiphlogistika). Als mögliche Ausweichpräparate gelten heute die Cox-2-Hemmer.
Deutlich zu warnen ist vor Paracetamol bei Patienten mit offenkundigem kräftigem Alkoholkonsum (Hepatotoxizität durch geringe therapeutische Breite der Substanz).
Acetylsalicylsäure sollte nicht eingesetzt werden, wenn kurzfristig ein operativer Eingriff (auch Biopsie) geplant ist oder durchaus notwendig erscheint.

8.2.8 Urtikaria-Therapie

Fallstrick-Situationen ergeben sich:

1. durch die irrige Annahme einer grundsätzlichen Glukokortikosteroidsensitivität bei akuter Urtikaria. Vielmehr sollte der primäre pharmakotherapeutische Angriff auf die Blockade von Histaminrezeptoren gerichtet werden;
2. durch den unzulässigen risikohaften Einsatz von Kalziumpräparaten (!) wegen des Risikos akuter kardiovaskulärer Komplikationen;
3. durch die Unkenntnis darüber, dass eine nicht unerhebliche Zahl der variantenreichen physikalischen Urtikariaformen ein nicht durch Histamin dominiertes, sondern anderes Mediatorenspektrum aufweist und deshalb diese auf die heute sehr effektiven nicht-sedativen H1-Rezeptorenblocker refraktär sein können. So ist heute der Einsatz von Leukotrien-Rezeptor-Antagonisten (Montelukast), dann von Sulfonen zu erwägen;
4. durch die Verschleierung eines ätiologischen Zusammenhangs mit einer ACE-Hemmer-Therapie, da sich die medikamentabhängige Urtikaria (wegen Bradykininämie) häufig erst Monate nach Therapieeinleitung einstellt;
5. bei einem hereditären oder erworbenen C1-Esterase-Inhibitor-Mangel durch die Wirkungslosigkeit von Adrenalin, Glukokortikosteroiden und Antihistaminika;
6. durch die, gleichwohl seltene, aber durchaus für den Arzt und Patienten gleichermaßen unangenehme Situation einer Intoleranzreaktion auf den H1-Rezeptorenblocker selbst (paradoxe Reaktion bei Antihistaminika!);
7. durch den Nichtvollzug einer mindestens 2–3 Wochen langen Antihistaminikatherapie nach einem akuten generalisierten Urtikariaereignis (Vermeidung von Rezidivschüben und einer chronischen Urtikaria);
8. bei der Therapie einer anaphylaktischen Reaktion: paradoxe Effekte des Adrenalins bei Patienten unter Beta-Blockern;
9. bei Einsatz von insbesondere Terfenadin und anderen älteren Antihistaminika bei gleichzeitiger Therapie mit Azolen, Erythromycin, Ciclosporin A, auch bei Grapefruitsaft-Aufnahme wegen des gesteigerten kardiotoxischen Risikos. Dieses besteht bei Cetirizin, Levocetirizin, Desloratadin jedoch nicht.

Bei Schwangerschaft sind Promethazin, Dimetinden, Terfenadin und Clemastin einsetzbar.

8.2.9 Antipsoriatika

Fallstrick-Situationen ergeben sich:

Bei exanthematisch-eruptiver und persistierender Psoriasis vom Guttata-Typ. Hier ist auf exogene Triggerfaktoren zu achten: psoriasigene Arzneimittel? (z. B. Chloroquin, Beta-Blocker), UV-Licht-Provokation, persistierende streptogene Infektion (z. B. Angina tonsillaris) oder sogar eine HIV-Infektion. Cignolin (Dithranol) ist wegen des irritativen Potentials bei dieser Psoriasisform ungeeignet.
Bei chronisch-stationärer Psoriasis, besonders bei wenigen Herden, sind auch andere Diagnosen zu erwägen: Morbus Bowen? Tinea? Als Haupt-Triggerfaktor ist besonders der Alkoholkonsum anzusehen.
Bei flexuraler Psoriasis sind als Differentialdiagnosen zu beachten: erworbenes Zinkmangel-Syndrom, streptogene perianale Zellulitis, Tinea, Erythrasma, subakutes Kontaktekzem; im Zweifel Biopsie.
Bei schwerer Psoriasis mit ggf. zusätzlicher Gelenkmanifestation, Psoriasis pustulosa generalisata,

Psoriasis erythrodermica **und** Alkoholismus sind Methotrexat oder Retinoide (Acitretin) nicht geeignet, Fumarate dagegen durchaus einsetzbar.

Bei bestehender Schwangerschaft sind auch kontraindizierte topische Substanzen zu beachten (Steinkohlenteer); Dithranol und Harnstoff sind dagegen einsetzbar.

Bei schweren Formen und systemischer Ciclosporin A-Therapie muss das Risiko der Medikament-Interaktionen in der Langzeitbetreuung des Patienten unbedingt und wiederholt bedacht werden. Die Kombination von Retinoiden und Methotrexat ist nicht zulässig.

Bei Therapie mit Retinoiden (Acitretin) stets beachten: Schwangerschaftsprophylaxe (über 2 Jahre nach Absetzen hinaus), kritische Medikamentinteraktionen, nicht mit Methotrexat kombinieren.

Bei HIV-Infektion sind die immunsuppressiven Wirkstoffe Ciclosporin A und Methotrexat kontraindiziert.

8.2.10 Akne bzw. Rosacea-Therapeutika

Ein Fallstrick beim Therapiestart ist die häufig rasch einsetzende mangelhafte Compliance, der man durch eine anfänglich intensive Aufklärung begegnen sollte. Bei topischer, aber auch bei systemischer Therapie mit Isotretinoin ist unbedingt auf die häufige anfängliche Verschlechterung des Hautbildes hinzuweisen. Wichtig ist die Fahndung nach aknegenen oder komedogenen topischen Substanzen (auch akzidentell) bzw. Medikamenten (Anabolika? Hochdosierte Vitamin B-Komplexe? Lithium?).

Bei systemischer Tetracyclintherapie sollte beachtet werden, dass bei gleichzeitiger oralmedikamentöser Kontrazeption deren Sicherheit durch Beeinflussung der Darmflora vermindert werden kann.

Bei Benzoylperoxid ist auf die Bleichung minderwertig gefärbter Textilien unbedingt aufmerksam zu machen.

Bei systemischer Retinoid-Therapie (Isotretinoin) ist die Medikamentinteraktion mit Tetracyclinen unbedingt zu vermeiden (Hirndrucksteigerung: „Pseudotumor cerebri“).

Bei Personen mittleren Alters ist stets abzuwägen, ob nicht doch eine papulopustulöse Rosacea oder gar Mischbilder vorliegen. Dispositionelles Leitsymptom der Rosacea: Kalt-Warm-Flush. Auch sind bestehende Kontaktallergien (Kontakturtikaria, Ekzem) nicht zu unterschätzen und potentiell störend bei einer topischen Akne- oder Rosaceatherapie. Auf keinen Fall eilfertig topische GKS einsetzen, da diese häufig über eine unsachgemäße Weiterverschreibung eine Befundverschlechterung oder auch eine periorale und/oder periokuläre Dermatitis oder Steroidrubeosis (mit den klinischen Phänomenen Tachyphylaxie und Rebound) einleiten.

Auch Spätmanifestionen des adrenogenitalen Syndroms mit Hyperandrogenämie sind zu erwägen, wenn eine relative Therapieresistenz der Akne offenkundig wird (begleitende systemische GKS-Therapie notwendig).

Schwangerschaft: Tretinoin-haltige Externa sind im Risiko-Profil der Roten Liste nicht nachvollziehbar unterschiedlichen Gruppen (3 bis 9!) zugeteilt, eigentlich aber als sicher einzuschätzen. Tetracycline sind kontraindiziert, auch in der Stillzeit.

8.2.11 Keratolytika

Hier ist bei großen Flächen die durchaus beachtliche Resorption der Salicylsäure zu beachten und insbesondere bei Kleinkindern zu befürchten.

Bei Milchsäure-Präparaten (Rezeptur) ist bei höherer Konzentration der Geruch als Ursache einer geminderten Patienten-Compliance zu berücksichtigen (hier: 1–2 Tropfen Rosenöl).

8.2.12 Lichtschutzpräparate

Folgende Fallstricke sind zu beachten: 1. Notwendige Applikationshäufigkeit, z.B. wegen Wasser-Stabilität? (Baden, Schwitzen!). 2. Spektrum der Schutzwirkung und Lichtschutzfaktoren gemessen an der Notwendigkeit der UV-Protektion (Lichtdermatose-Spezifik, Aufenthaltsort mit Insolationsintensität). 3. Allergisches Kontaktekzem möglich! Paradoxe Reaktion z. B. Imitation einer papulösen polymorphen Lichtdermatose.

8.2.13 Antipruriginöse Therapeutika

Fallstrick-Situationen ergeben sich durch:

1. die Unterschätzung der Vielzahl von Ursachen eines Pruritus, die manchmal allein durch einfache Fragen (z.B. Juckreiz bei Bettwärme: Skabies, selbst ohne Hautveränderungen möglich) oder Untersuchungsmethoden (Dermographismus: latente Urticaria factitia) ermittelbar sind;
2. die unzulässige Annahme, dass ein Pruritus überwiegend durch den Mastzellen-Mediator Histamin bedingt ist und deshalb mit sog. Antihistaminika

(H1-Rezeptor-Antagonisten) therapierbar ist. So sind auf das Leitsymptom Pruritus der atopischen Dermatitis nur im Zentralnervensystem angreifende Substanzen wie z. B. Hydroxizin und Clemastin wirksam;
3. die Unterschätzung der Krankheitsbilder eines Pruritus ani bzw. vulvae, letzterer mit Übergang in eine Vulvodynie mit unzulässiger therapeutischer Polypragmasie.

Bei starkem Juckreiz in der Schwangerschaft ist das Diazepam eine mögliche Alternative.

8.2.14 Substitutionstherapie

Bei erworbenem Zinkmangel ist die orale Zinksubstitution nur effektiv, wenn der häufig gleichzeitige Albuminmangel ausgeglichen wird (Albumine sind Serum-Carrier für Zink).

Kurze Checkliste „Fallstrick-Risiko" bei dermatologisch häufiger eingesetzten Wirkstoffen mit notwendiger „erhöhter ärztlicher Wachsamkeit"

- **Chloroquin und Hydroxychloroquin:** Retinopathie-Risiko nur bei Tagesdosis über 250 mg Chloroquin, Dosierung nach Idealgewicht, relative Überdosierung mit Retina-Gefährdung bei übergewichtigen adipösen Patienten.
  Knochenmarkdepression (Blutbildkontrolle alle 2 Monate).
  Schwangerschaft und Stillzeit sind Kontraindikationen.
  Diverse Medikamentinteraktionen!
  Triggerfaktor für Psoriasis.
- **Sulfone:** Methämoglobinbildung (Ausschluss von Patienten mit Glukose-6-phosphat-Dehydrogenasemangel: beachtliche ethnische Varianzen, so in Mitteleuropa Prävalenzen unter 0,05%, in einigen Mittelmeerländern aber bis zu 50%!); unter 5% unbedenklich, bei 5–10% Dosisreduktion um 50% und Minderung durch Cimetidin oder Vitamin C (1–2 g/die).
  Hypersensitivitätsreaktion (Imitation einer generalisierten Virusinfektionskrankheit, meist mit Hepatitis).
  Schwangerschaft und Stillzeit sind Kontraindikationen.
  Diverse Medikamentinteraktionen!
- **Azathioprin:** Knochenmarktoxizität, Fieber (!), allergische Hepatitis.
  Achtung: Homozygotie (1:300) für inaktiviertes Thiopurinmethyltransferase-Allel: Verzicht, da akute Myelosuppression. Aber auch: hohe Enzymaktivität erfordert Dosiserhöhung. Enzymaktivitätsmessung in Erythrozyten.
  Einsatz in Schwangerschaft und Stillzeit problematisch (relative Kontraindikation).
  Diverse Medikamentinteraktionen!
  Dosisreduktion auf 25–33%-Niveau bei Allopurinol-Therapie wegen Hyperurikämie.
- **Ciclosporin A:** Nephrotoxizität. Gingiva-Hyperplasie, Hypertrichose.
  Schwangerschaft relative und Stillzeit absolute Kontraindikation.
  Diverse Medikamentinteraktionen (!), aber auch verminderte Bioverfügbarkeit durch Grapefruit-Saft beachten.
  Nicht mit Retinoiden (erst 4 Wochen nach deren Absetzen mit CSA starten) oder auch Methotrexat kombinieren.
  Nicht mit UV-Therapie kombinieren.
- **Methotrexat:** Bei langfristiger Therapie: Knochenmarksuppression (erhöhtes Risiko bei Kombination mit Trimethoprim (!), Nephro- und Hepatotoxizität. Nephrotoxizität kritisch erhöht bei Kombination mit nicht-steroidalen Antiphlogistika, Ciclosporin, Penicillin. Also: vielfältige Medikamentinteraktionen beachten. Nicht mit Trimethoprim, Ciclosporin A, Retinoiden und nicht-steroidalen Antiphlogistika kombinieren.
  Schwangerschaft absolute Kontraindikation (teratogenes Risiko), konsequente Kontrazeption.
- **Retinoide (Acitretin, Neotigason®/Isotretinoin, Roaccutan®):** Diverse Medikamentinteraktionen (u.a. Phenytoin, Carbamazepin, Tetracycline) beachten. Nicht kombinieren mit Methotrexat, Tetracyclinen (Hirndrucksteigerung).
  Bei Frauen im gebärfähigen Alter: Strenge Indikationsstellung, strikte Kontrazeption für 2 Jahre (Acitretin) bzw. 4 Wochen (Isotretinoin) über Therapieende hinaus. Aufklärung schriftlich fixieren. Regelmäßige Laborkontrollen (alle 4–6 Wochen) (insbesondere Leberenzyme, Blutfette), sehr engmaschig bei Diabetes mellitus.
  Diverse Nebenwirkungen, aber bei Sportlern besonders beachten: Myalgien und Arthralgien, ggf. Röntgenkontrolle bei lokalisiertem Knochenschmerz.
  Schwangerschaft und Stillzeit sind absolute Kontraindikationen.

Bei Isotretinoin: Kurzzeitige Verschlechterung des Hautbildes 4–6 Wochen nach Therapiestart möglich. Cave: seltene Entwicklung einer Acne fulminans (stark entzündliche exsudative Flächen, Fieber, Arthralgien).

- **Interferone:** Spektrum durchaus häufiger und gravierender Nebenwirkungen an verschiedenen Organsystemen. Der Therapeut sollte erfahren sein, konsequent Nebenwirkungen aufspüren und kritisch die therapeutischen Konsequenzen abwägen. Die Therapieeinleitung (z. B. bei adjuvanter Immuno-Chemotherapie des malignen Melanoms mit Alpha-Interferon 2a bzw. 2b) sollte unter stationären Bedingungen erfolgen.
  Beachte: Wirkungsverlust durch Bildung von Antikörpern.
  Schwangerschaft und Stillzeit sind absolute Kontraindikationen, ebenso wie dekompensierte Leberzirrhose, Niereninsuffizienz, Herzkrankheiten und Immunsuppression.
- **Fumarate:** Einschleichende Dosierung beachten. Häufige Nebenwirkungen: Flush (deshalb am besten abendliche Medikation, ggf. 100 mg Acetylsalicylsäure), gastrointestinale Beschwerden (Milch!), die mit der Therapiedauer rückläufig sind.

Durchaus Alternativpräparat für Patienten mit offenkundigem Alkoholkonsum (problematisch und eher obsolet: Methotrexat, Acitretin).

Literatur

Altmeyer P, Dirschka T, Hartwig R (1998) Klinikleitfaden Dermatologie, Kap 22 (Therapieprinzipien: Externe Therapie) und 24 (Systemische Therapie). G Fischer, Ulm Stuttgart Jena Lübeck

Breit R (1997) Dermatologische Therapie in Schwangerschaft und Stillzeit. In: Plewig G, Przybilla B (Hrsg) Fortschritte der praktischen Dermatologie. Springer, Berlin Heidelberg New York, S 146–151

Gloor M (2000) Behandlung mit Spezialitäten und Magistralrezepturen. In: Gloor M, Thoma K, Fluhr J: Dermatologische Externatherapie. Unter besonderer Berücksichtigung der Magistralrezeptur. Springer, Berlin Heidelberg New York, S 1–26

Kleinebrecht J, Fränz J, Windorfer A (1995) Arzneimittel in der Schwangerschaft und Stillzeit. Wissenschaftliche Verlagsgesellschaft, Stuttgart

Marsch WC (2001) Wirkstoffe und ihre Indikationen. In: Neubert R, Wohlrab W, Marsch W, Dermatopharmazie. Vehikel-Wirkstoffe-Pharmakologie. Wissenschaftliche Verlagsgesellschaft, Stuttgart, S 27–73

Merk HF (1997) In: Plewig G, Przybilla (Hrsg) Wichtige Arzneimittelinteraktionen. Band 15. Springer, Berlin Heidelberg, New York, S 139–145

Schmidt KW, Wolfslast G (2002) Patientenaufklärung. Ethische und rechtliche Aspekte. Dtsch med Wschr 127: 634–637

9 Phototestungen, Balneophototherapie, Phototherapie

9 Phototestungen, Balneophototherapie, Phototherapie

9.1 Phototestungen

Julia Rügemer und **Dietrich Abeck**

Phototestungen werden einerseits zur ergänzenden Diagnostik von Photodermatosen angewendet, andererseits sind sie vor Beginn einer Phototherapie durchzuführen. Am Anfang jeder Phototestung oder Photoprovokation steht eine ausführliche Anamnese und

Tabelle 1. Phototoxische Substanzen und ihr Aktionsspektrum (aus Bork, 1999)

Phototoxin	Aktionsspektrum
Psoralene	UVA
Porphyrine	sichtbares Licht
Steinkohlenteer	UVA
Antibiotika	
– Tetracycline	UVA
– Fluorochinolone	UVA
– Nalidixinsäure	UVA
– Ceftazidim	unbekannt
– Griseofulvin	UVA
– Ketoconazol	unbekannt
– Trimethoprim	unbekannt
– Sulfonamide	UVB
NSAIDS	
– Arylpropionsäure und Derivate	
Benoxaprofen (†)	UVA und UVB
Carprofen	UVA
Ibuprofen	UVA
Ketoprofen	UVA
Nabumeton	UVA
Naproxen	UVA
Tiaprofensäure	UVA
– Salicylsäure	
Aspirin	UVA
Diflunisal	UVA
– Anthranilsäure	
Meclofenaminsäure	UVA
– Pyrazolidine	
Phenylbutazon	UVA
Oxyphenbutazon	UVA
Diuretika	
– Hydrochlorothiazid	UVA
– Bendroflumethiazid	UVA
– Furosemid	unbekannt
Retinoide	
– Isotretinoin	UVA/möglich auch UVB
– Etretinat	UVA/möglich auch UVB
– Acitretin	UVA/möglich auch UVB
Antineoplastische Substanzen	
– 5-Fluorouracil	unbekannt
– Dacarbazin	UVA/möglich auch UVB
– Methotrexat	unbekannt
– Vinblastin	UVB
Farbstoffe	
– Eosin	unbekannt
– Fluoreszein	sichtbares Licht
– Methylenblau	unbekannt
– Bengalrosa	unbekannt
Verschiedenes	
– Amiodaron	UVA
– Diltiazem	UVA
– Fibrinsäurederivate	UVB
– Phenothiazine	UVA
– Chinin	UVA
– Chinidin	UVA
– Sulfite	UVB

† = nicht mehr im Handel

Tabelle 2. Photoallergische Substanzen und ihr Aktionsspektrum (aus Bork, 1999)

Photoallergen	Aktionsspektrum
Topische antimikrobielle Substanzen	
– Clioquinol	unbekannt
– Halogenierte Salicylanilide	UVA/möglich auch UVB
– Sulfonamide	UVB
– Olaquindox	UVA und UVB
– Antimykotika	
Jadit	UVA
Multifungin	UVA
Fentichlor	UVA
Fragrances	
– Musk-Ambrette	UVA
– 6-Methylcoumarin	UVA
Inhaltsstoffe von Sonnenschutzmitteln	
– PAB-Derivate	UVA
– Benzophenone	UVA
– Dibenzoylmethan	UVA
– Cinnamat (Zimtöl)	UVA
– Kampferderivate	UVA
– Benzocain	
NSAIDS	
– Benzydaminhydrochlorid	UVA
– Piroxicam	UVA
– Tiaprofensäure (topisch)	UVA
– Suprofen (topisch)	UVA/möglich auch UVB
– Ketoprofen (topisch)	UVA
Pflanzen der Kompositenfamilie	UVA
Psychopharmaka	
– Phenothiazine	UVA
Chlorpromazin	UVA
Mequitazin	UVA
Promethazin	UVA
Prochlorperazin	UVA
Thiethylperazin	UVA
Thioridazin	UVA
Perphenazin	UVA
– Azaperon	UVA
Trizyklische Antidepressiva	UVA/möglich auch UVB
– Benzodiazepine	UVB

Tabelle 2 (Fortsetzung)

Verschiedenes	
– Amantadin	UVA
– Chloroquin	unbekannt
– Dapson	unbekannt
– Desoximetason	UVA
– Diphenhydramin	UVB
– Enoxacin	unbekannt
– Fibrinsäurederivate	UVA
– Flutamid	UVA
– Fluoreszein	UVA
– Hydrocortison	UVA
– Isotretinoin	UVB
– Lomefloxacin	UVA/möglich auch UVB
– Methyldopa	unbekannt
– Minoxidil	UVA
– Nifedipin	UVB
– Pilocarpin	UVA
– Psoralene	UVA
– Pyrimethamin	unbekannt
– Chinin	UVA
– Chinidin	UVA
– Sulfonylurea	unbekannt
– Stilbene	unbekannt
– Thiaziddiuretika	UVB
– Triamteren	unbekannt

dermatologische Untersuchung. Besonderes Interesse gilt der Einnahme lichtsensibilisierender Medikamente (siehe Tabelle 1 und 2) – auch nach frei verkäuflichen Phytopharmaka wie z. B. Johanniskraut fragen! -, die die Ergebnisse verfälschen und damit eine Kontraindikation darstellen können. Werden im Verlauf der Testungen oder einer Therapie neue Medikamente angesetzt, so sind diese dem Arzt sofort mitzuteilen. Im Bereich des entsprechenden Testareals sollten vor der UV-Bestrahlung keine Lichtschutzpräparate, wirkstoffhaltige oder pflegende Externa aufgetragen werden. Des Weiteren darf die Haut nicht vorgebräunt sein. Der Patient soll nach ausreichender Aufklärung schriftlich sein Einverständnis zur Phototestung geben.

Bei allen Phototestungen, die vor Beginn einer UV-Therapie stehen, ist es wichtig, dass die Testung mit demselben bzw. mit Geräten der gleichen Leistung und des gleichen UV-Spektrums durchgeführt werden. Nur so ist durch die Testung eine Aussage über die individuelle Reaktion des Patienten in Hinsicht auf die anfängliche UV-Dosierung der geplanten Therapie möglich. Beim Wechsel der Bestrahlungsart (z. B. Breitband-UVB vs. 311 nm UVB) bzw. des Brennertyps ist die Wiederholung der Phototestung (z. B. MED) indiziert.

9.1.1 UVB-Lichttreppe – die minimale Erythemdosis UVB

Die minimale Erythemdosis (MED) ist definiert als „die schwächste, aber noch scharf gegen die nicht bestrahlte Umgebung begrenzte Hautrötung, die 12–24 Stunden nach der Testbestrahlung abzulesen ist. Sie soll durch eine Strahlenmenge hervorgerufen worden sein, die im UVC 20%, im UVB 10% größer ist als die des vorausgehenden, nicht mehr sichtbaren oder unscharf begrenzten Feldes der Strahlentreppe". Ziel der Bestimmung der MED ist die Ermittlung eines objektiven Wertes für die Empfindlichkeit der Haut gegenüber den erythemerzeugenden UVB-Strahlen künstlicher oder natürlicher UV-Quellen.

Da die UVC-Strahlung weitgehend durch die Ozonschicht absorbiert wird und daher keine photobiologische Wirkung auf der Erde hat, wird auf die Testung des UVC-induzierten Erythems verzichtet.

Die Feststellung der MED erfolgt mittels Serien-abgestufter Strahlungsdosen, die man Lichttreppe nennt. Alternativ gibt es heutzutage auch Geräte verschiedener Hersteller, bei denen in einem Testfeld mit linear ansteigender UVB-Dosis die MED ermittelt werden kann. Als Provokationsort dient entweder die obere Glutealregion, der Rücken oder die Unterarmbeugeseite. Empfehlenswert ist die obere Glutealregion, da dort erfahrungsgemäß die geringste UV-Exposition stattfindet. Hier wird die Schablone mit den 6 etwa 2 cm durchmessenden Testfeldern auf die Haut geklebt und die umliegende Haut mit Tüchern abgedeckt, sodass keine UV-Strahlung durchdringen kann. Des Weiteren muss der Patient während der Bestrahlung eine UV-Schutzbrille tragen. Die Schablone muss im direkten Kontakt zur Haut befestigt werden, damit nur die Testfelder bestrahlt werden und sich die entstehenden Erythemränder deutlich zur nicht bestrahlten Haut abgrenzen. Zur Bestrahlung können entweder Geräte mit polychromatischer oder mit monochromatischer (300 ± 5 nm) UVB-Strahlung verwendet werden. Nach Feststellung des Hauttyps des Patienten werden die Felder mit aufsteigender UV-Intensität (z. B. zwischen 15–200 mJ/cm², Steigerungsraten zwischen 15% und 25%) bestrahlt. Für die Durchführung der Lichttreppe werden in der Regel spezielle Geräte mit einer auf das UV-Gerät abgestimmten Klappvorrichtung verwendet, die die Felder chronologisch nach erfolgter, definierter UV-Dosis automatisch verschließen.

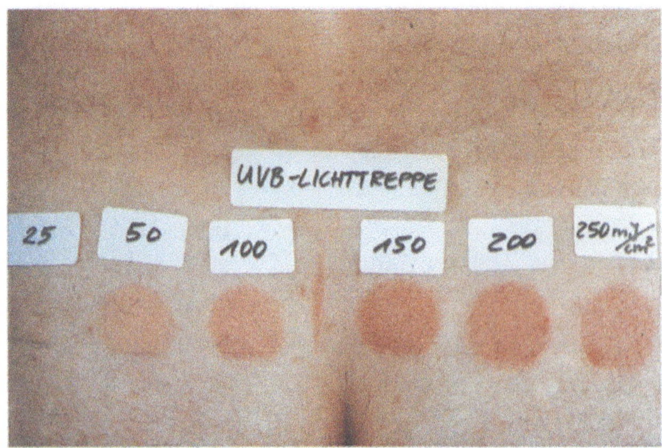

Abb. 1. UVB-Lichttreppe zur Bestimmung der minimalen Erythemdosis. MED mit deutlich abgrenzbarem Erythem bei 50 mJ/cm². Zwischen den positiven Ausfällen bei Provokation mit 100 bzw. 150 mJ/cm² artifizielle, strichförmige Rötung als Beispiel für eine mangelhafte UV-Abschirmung der umgebenden Haut außerhalb der Testschablone

Nach Beendigung der Bestrahlung müssen die einzelnen Bestrahlungsfelder mit einem Farbstift markiert werden, um sie bei den Ablesungen den unterschiedlichen Bestrahlungsstärken zuordnen zu können. Die Ablesung erfolgt sofort, nach 20 Minuten und nach 24 Stunden. Die ermittelte MED wird in mJ/cm² angegeben (siehe Abb. 1 und Tabelle 3)

Bei sehr UVB-sensitiven Patienten ist es möglich, dass bereits im am niedrigsten dosierten Testfeld ein klar abgrenzbares Erythem feststellbar ist. In diesem Falle sollte die Lichttreppe mit einer individuell festgelegten UV-Dosis-Steigerung wiederholt werden, bis die MED eindeutig eruierbar ist. Sollte hingegen bei der 24-Stunden-Ablesung keines der Testfelder ein klares Erythem zeigen, so ist auch in diesem Fall die Lichttreppe mit dementsprechend höheren UV-Dosen zu wiederholen (siehe Tabelle 4).

9.1.2 UVA-Lichttreppe – die Schwellendosis für Sofort- und Spätpigmentierung

UVA besitzt im Vergleich zu UVB-Strahlung eine etwa 500–1000fach geringere Erythemwirksamkeit. Das UVA-Erythem mit tiefrotem Farbton tritt nach 1–2 Stunden auf und erreicht seinen Höhepunkt nach etwa 6–12 Stunden. Das UVA-Erythem ist für Phototestungen allerdings nicht relevant. Des Weiteren entsteht durch

Tabelle 3. Beurteilungstabelle für die MED und MPD

	Beurteilung
0	kein Erythem
±	gerade noch erkennbares Erythem mit scharfen Rändern (= MED)
+	hellrosa Erythem
++	deutliches Erythem, kein Ödem, keine Schmerzhaftigkeit
+++	feuerrotes Erythem, leichtes Ödem, geringe Schmerzhaftigkeit
++++	livides Erythem, starkes Ödem, starke Schmerzhaftigkeit, z. T. Blasenbildung

Tabelle 4. Checkliste Phototestung – häufige Fehlerquellen

UV-Bestrahlung ohne nachfolgende Reaktion

- Bei Testfeldschablone mit automatischer Klappvorrichtung: Klappen nicht offen gewesen?
- Lichtschutzpräparat verwendet?
- Unterdrückung der Reaktion durch systemische oder lokale Steroidtherapie?
- Bestrahlungsdosis zu niedrig? Hauttyp falsch ermittelt?
- Bei UVA/UVB-Kombinationsgeräten: Richtige UV-Strahlung eingestellt?
- Abstand UV-Röhren – Haut nicht korrekt eingestellt?
- Bestrahlungszeit zu kurz?
- Zeitpunkt der Ablesung zu früh bzw. zu spät?

UV-Bestrahlung mit nachfolgender übermäßiger Reaktion

- Bestrahlungsdosis zu hoch? Hauttyp falsch ermittelt?
- Einnahme lichtsensibilisierender Medikamente?
- Bei UVA/UVB-Kombinationsgeräten: Richtige UV-Strahlung eingestellt?
- Abstand UV-Röhren – Haut nicht korrekt eingestellt?
- Bestrahlungszeit zu lang?
- Zeitpunkt der Ablesung zu früh bzw. zu spät?

UVA-Bestrahlung der Haut eine sofort eintretende Pigmentierung (Sofortpigmentierung, immediate pigment darkening = IPD), und eine Spätpigmentierung (minimal tanning dose = MTD). Die Bewertung der UVA-Testung erfolgt anhand der IPD und MTD.

Die Sofortpigmentierung, wahrscheinlich bedingt durch stoffwechselunabhängige Photooxidation von Melaninvorstufen, ist charakterisiert durch sofortiges Auftreten

Tabelle 5. Beurteilungstabelle für IPD und MTD

	Beurteilung
0	keine Pigmentierung
±	gerade noch erkennbare Pigmentierung mit scharfen Rändern
+	leichte Pigmentierung
++	deutliche Pigmentierung
+++	intensive Pigmentierung

und einen graubraunen Farbton, der nach einigen Stunden wieder verschwindet. Die Spätpigmentierung, die durch die Neubildung von Melanin bedingt ist, tritt nach etwa 15–20 Stunden auf, das Maximum wird nach etwa 48 Stunden erreicht und verbleibt je nach Ausprägung für mehrere Wochen.

Die Durchführung der UVA-Lichttreppe entspricht im Prinzip der der UVB-Testung. An nicht UV-exponierter Haut (z. B. obere Glutealregion) werden mittels einer Schablone die 6 Testfelder mit ansteigender UVA-Dosis (5–40 J/cm^2) bestrahlt. Bei mechanischen Klappschablonen muss das Gerät auf die UV-Dosis bzw. die Bestrahlungszeit des UVA-Gerätes abgestimmt sein. Besonders wichtig ist es, die umliegende Haut mit absolut lichtundurchlässigen Materialien abzudecken, da sonst UVA-Strahlung durchtreten und eventuell Hautreaktionen provozieren kann.

Die Ablesung der IPD erfolgt sofort nach der Bestrahlung, die MTD wird nach 24 Stunden ermittelt (siehe Tabelle 5). Bei bestimmten Fragestellungen kann auch eine Spätablesung nach einigen Tagen nötig sein, um pathologische Spätreaktionen, z. B. bei der Diagnostik eines Lupus erythematodes, einer persistierenden Lichtreaktion, einer Photoallergie u. a. zu erfassen.

Sollte bei der Sofortablesung keine IPD auftreten, so soll unbedingt noch die 24-Stunden-Ablesung der MTD abgewartet werden. Tritt auch dabei keine Reaktion im Sinne einer Pigmentierung auf, so kann man die Lichttreppe mit einer höheren UVA-Dosis wiederholen. Erscheint im Testfeld mit der niedrigsten UV-Dosis bereits eine deutliche IPD bzw. MTD, so sollte eine neue Lichttreppe mit geringeren UVA-Dosen erfolgen (siehe Tabelle 4).

9.1.3 Minimale phototoxische Dosis

Vor Beginn einer Balneophotochemotherapie sollte bei jedem Patienten die minimale phototoxische Dosis (MPD) bestimmt werden, um die individuelle

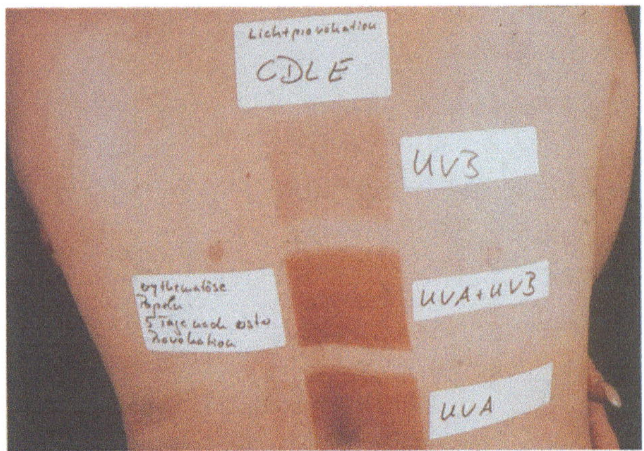

Abb. 2. Photoprovokationstestung. Im Areal der UVA/UVB-Testung Provokation von Hautveränderungen im Sinne eines chronisch diskoiden Lupus erythematodes

Reaktion auf die Photosensibilisierung in Kombination mit UVA-Bestrahlung beurteilen und die Anfangsdosis festlegen zu können. Die minimale phototoxische Dosis ist definiert als die kleinste Dosis UVA, die zu einem gerade noch deutlich abgrenzbaren Erythem führt. Dabei richtet sich die Dosimetrie nicht nach dem Hauttyp, sondern nach der individuellen UVA-Empfindlichkeit.

Normalerweise wird in Deutschland die Photochemotherapie mit 8-Methoxy-Psoralen (8-MOP) durchgeführt (siehe Balneophotochemotherapie). Für die Testung der MPD wird zunächst ein Unterarm für 20 Minuten in ein 37°C warmes Medikamentenbad mit 8-MOP in einer Konzentration von 0,5 bzw. 1,0 mg/l Badewasser getaucht. Nach dem Bad wird auf dem gebadeten, sensibilisierten Unterarm eine Testschablone mit 6–7 ca. 2 cm durchmessenden Feldern aufgeklebt und mit ansteigender UVA-Dosis bestrahlt (z. B. 0,5; 1,0; 1,5; 2,0; 2,5; 3,0; 3,5 J/cm^2). Die Ablesung erfolgt nach 24, 48 und 72 Stunden (siehe Tabelle 3). In der Regel tritt nach ca. 72 Stunden das Maximum der phototoxischen Reaktion auf.

Bei Ausbleiben eines Erythems in den Testfeldern ist einerseits zu kontrollieren, ob das Unterarmbad mit der korrekten 8-MOP-Dosis erfolgt ist, die Badezeit und die genaue Badetemperatur eingehalten wurden. Andererseits kann eine eventuell schon deutlich ausgeprägte Pigmentierung der Haut ursächlich für die ausbleibende Pigmentierung sein. Die Testung muss dann unter Ausschluss der möglichen Fehlerquellen wiederholt werden. Tritt hingegen im ersten Bestrahlungsfeld ein Erythem auf bzw. stellen sich phototoxische Hautreaktionen ein, so ist ebenfalls zu eruieren, ob die Konzentration, Badezeit und Temperatur korrekt eingehalten wurden. Bei Verwendung von Kombinationsgeräten mit UVA- bzw. UVB-Strahlern ist auf strikte UVA-Anwendung zu achten, da die Verwendung von UVB-Strahlung zu schwersten phototoxischen Reaktionen führen kann.

9.1.4 Photoprovokationstestung

Im Rahmen der Diagnostik lichtinduzierter bzw. -aggravierter Dermatosen kommt die Photoprovokationstestung zum Einsatz. Durch eine Phototestung der Haut mit UVB-, UVA- und UVB- plus UVA-Bestrahlung kann die Dermatose provoziert werden.

Am Anfang jeder Photoprovokation steht die Ermittlung der MED, IPD und MTD des Patienten. Zur Durchführung der Photoprovokationstestung wird auf dem Rücken oder Arm des Patienten eine Schablone mit 3 rechteckigen Testfeldern gleicher Größe (z. B. 7 × 12 cm) aufgeklebt. Die umliegende Haut wird wie bei allen anderen Phototestungen mit UV-undurchlässigen Tüchern abgedeckt. Die Bestrahlung erfolgt an 3 aufeinander folgenden Tagen mit erythematogenen Bestrahlungsdosierungen. Das erste Feld wird jeweils mit der 1,5fachen MED UVB, das zweite mit 100 J/cm^2 UVA und das dritte mit der 1,5fachen MED UVB und 100 J/cm^2 UVA bestrahlt. Bei letzterem ist zu empfehlen, immer zuerst die UVB-Bestrahlung durchzuführen, da so die UVA-Sofortpigmentierung nicht ins Gewicht fällt. Grundsätzlich wird an jedem Testtag vor und nach der Bestrahlung der Hautbefund kontrolliert und dokumentiert. Weitere Ablesungen werden je nach Grunderkrankung oder Verdachtsdiagnose im Minutenabstand (z. B. Lichturtikaria: 10, 20, 30, 40, 50, 60 Minuten und 24 Std.), 24-Std-Abstand (z. B. polymorphe Lichtdermatose: 24, 48 und 72 Stunden) bis hin zu Kontrollen über mehrere Wochen (z. B. Lupus erythematodes: 24, 48, 72 Std., 1, 2 und 3 Wochen nach der letzten Bestrahlung) durchgeführt (s. Abb. 2). Zur Diagnosebestätigung/-differenzierung oder bei unklaren Krankheitsbildern können bei Auftreten pathologischer Hautveränderungen Probebiopsien für histologische Untersuchungen entnommen werden. Besteht der Verdacht auf einen Lupus erythematodes, ist eine Untersuchung mittels direkter Immunfluoreszenz erst nach wochenlangem Bestehen der provozierten Läsion Erfolg versprechend.

Die Dokumentation der Bestrahlungsfelder (UVA, UVB, UVA/UVB) und der jeweiligen Reaktion auf die verschiedenen UV-Strahlen ist wichtig, da die auslösende UV-Art z. B.

für ein therapeutisches Hardening von Bedeutung ist. Tritt nach der Bestrahlung im zu erwartenden Zeitabstand keine Hautreaktion im Sinne eines Erythems bzw. einer Pigmentierung auf, so ist eventuell die MED falsch bestimmt worden bzw. sind die Einstellungen der Bestrahlungsgeräte zu überprüfen. Ausgeprägte Testreaktionen sollten nur mit kühlenden, wirkstofffreien Externa behandelt werden, um eine Spätreaktion nicht zu unterdrücken.

Literatur

Bork K (1999) Arzneimittelnebenwirkungen an der Haut: Klinik – Diagnostik zur Erkennung der auslösenden Medikamente – Pathogenese – Therapie. Schattauer, Stuttgart New York, S 146, 152

Lehmann P (1997) Photodiagnostische Testverfahren. In: Krutmann J, Hönigsmann H (Hrsg) Handbuch der dermatologischen Phototherapie und Photodiagnostik. Springer, Berlin Heidelberg, S 313–324

9.2 Balneophototherapie

Julia Rügemer und **Dietrich Abeck**

9.2.1 Bade-PUVA-Therapie

9.2.1.1 Wirkung

Das Wirkprinzip der PUVA-Therapie beruht auf der Kombination von langwelliger UVA-Strahlung und der photosensibilisierenden Substanz aus der Gruppe der Furokumarine, den Psoralenen (PUVA = Psoralen + UVA), zur Erzielung einer kontrollierten phototoxischen Reaktion. Am häufigsten wird das 8-Methoxypsoralen (8-MOP) in oraler Applikation bei der systemischen PUVA-Therapie bzw. in Form eines Badezusatzes bei der PUVA-Badtherapie angewendet. Des Weiteren sind 5-MOP und Trimethylpsoralen (TMP) therapeutisch wirksam.

Psoralene lagern sich an DNS-Moleküle im Zellkern der Epidermiszellen an. Unter der Einwirkung von UVA-Strahlung (320–400 nm, Absorptionsmaximum bei 365 nm) kommt es zur Ausbildung von Photoaddukten und zu einer Kreuzvernetzung der DNS-Doppelstränge. Diese Vernetzung verhindert die DNS-Synthese. Damit ist eine Zellteilung unmöglich, was zu einer Herabsetzung der epidermalen Proliferationsrate führt. Zusätzlich tritt ein immunsuppressiver Effekt durch Reduktion der Langerhans-Zellen und T-Zellen in der Haut auf.

9.2.1.2 Indikationen

Die klassischen Indikationen der PUVA-Badtherapie sind schwere Fälle von Psoriasis vulgaris sowie kutane T-Zell-Lymphome. Weitere Indikationen und Kontraindikationen sind in Tabelle 1 aufgelistet. Wie in den vorherigen Kapiteln bereits erläutert, muss vor Beginn jeder Balneophototherapie eine ausführliche Anamnese bezüglich Grunderkrankungen und Medikamenteneinnahme (bes. „Naturmedikamente") erfolgen, um unerwünschte Nebenwirkungen auszuschließen.

9.2.1.3 Durchführung

Vor Beginn der Therapie ist der Patient über die Art, den Ablauf und die möglichen Kurzzeit- und auch Langzeitnebenwirkungen der PUVA-Badtherapie durch den betreuenden Arzt aufzuklären. Eine schriftliche Einwilligung des zu Behandelnden ist einzuholen.

Der Patient muss darüber informiert werden, dass er sich an den Behandlungstagen keiner weiteren UV-Bestrahlung artifizieller bzw. natürlicher Art (z. B. UVA-Strahlung hinter Fensterglas) aussetzen darf, um phototoxische Nebenwirkungen zu vermeiden. Auch die Jahreszeit während der Behandlung ist entscheidend, denn die Wirkung der PUVA-Therapie ist z. B. im Sommer bei schon vorgebräunten Patienten herabgesetzt. Parallel zur PUVA-Behandlung sollte dem Patienten eine der Grunderkrankung angepasste, begleitende adjuvante Therapie verordnet werden, um die Wirkung der Balneochemotherapie zu optimieren. Bei Patienten mit Schuppenflechte sollte beispielsweise eine keratolytische Behandlung zum Ablösen der Schuppen erfolgen, da sonst ein Eindringen der UV-Strahlung in die Haut nicht gewährleistet ist. Des Weiteren ist zu beachten, dass die Bade-PUVA-Therapie für eine Behandlung von Hautveränderungen im Gesicht bzw. am Capillitium (z. B. Lymphome) keine Therapieoption darstellt.

Bei der PUVA-Badtherapie dringen die Psoralene durch ein Ganz- oder Teilkörperbad in die Haut des Patienten ein. Hierfür wird eine 0,5%ige alkoholische 8-MOP-Lösung (Meladinine Lösung®, Fa. Galderma) in einer Konzentration von 0,5–1,0 mg/l Badewasser bei 37°C Wassertemperatur gelöst. Die lokale Applikation von Cremes, Salben oder Pasten vor dem Bad ist zu unterlassen, da eine veränderte Psoralen-Wirkung auftreten kann. Die Herstellung des Medikamentenbades, die Betreuung des Patienten und die Kontrolle der angegebenen Badezeit soll ausschließlich durch medizinisch geschultes Personal in der Praxis bzw. Klinik erfolgen, auch um bei eventuell auftretenden Kreislaufbeschwerden oder im Falle eines Sturzes sofort eingreifen zu können. Erst nachdem die Badewanne mit einer bestimmten Menge Wasser und der entsprechenden Dosierung der 8-MOP-Lösung eingelassen wurde, kann der Patient mit dem Baden beginnen. Sitzt der Patient während des Einlassens des

Tabelle 1. Indikationen und Kontraindikationen zur Photochemotherapie

Indikationen (halbfett: etabliert, nicht halbfett: möglich)	**Kontraindikationen**
Psoriasis vulgaris, Psoriasis pustulosa	Anamnestisch kutane Malignome oder Präkanzerosen
Kutanes T-Zell-Lymphom, Mycosis fungoides	Xeroderma pigmentosum
Aktinische Prurigo, Prurigo nodularis Hyde	Dysplastisches Nävuszellnävussyndrom
Alopecia areata	Gorlin-Goltz-Syndrom
Atopisches Ekzem	Photosensitive Dermatosen (z. B. polymorphe Lichtdermatose, Akne aestivalis)
Graft-versus-Host-Krankheit	Systemischer Lupus erythematodes, Dermatomyositis, Porphyrien, Bloom-Syndrom, Cockayne-Syndrom
Granuloma anulare	Immundefekte
Lichen ruber planus	Einnahme potentiell phototoxisch oder photoallergisch wirkender Medikamente
Lymphomatoide Papulose	Begleitende Röntgen-, Arsen-, zytostatische oder immunsuppressive Therapie
M. Grover	Alter < 12 Jahre
Palmoplantare Dermatosen (**dyshidrosiformes Ekzem, hyperkeratotisch-rhagadiformes Ekzem, Psoriasis palmoplantaris**)	Schwangerschaft und Stillzeit
Pityriasis lichenoides	
Photodermatosen (**aktinisches Retikuloid, chronisch-aktinische Dermatitis,** erythropoetische Protoporphyrie, Hidroa vacciniformis, **Lichturtikaria,** persistierende Lichtreaktion, **polymorphe Lichtdermatose i. R. eines Hardenings**)	
Urticaria pigmentosa	
Vitiligo	

Wassers bereits in der Badewanne, ist eine korrekte Dosisanpassung nicht mehr möglich. Eine zu hohe Konzentration der 8-MOP-Lösung im Badewasser kann zu schweren phototoxischen Reaktionen mit Erythem, Juckreiz, Schmerzen, Ödemen und bullösen Hautreaktionen führen. Hingegen kann es bei Verwendung eines zu niedrig konzentrierten Medikamentenbades zum Ausbleiben der erwünschten Wirkung der PUVA-Therapie kommen. Während des Bades ist darauf zu achten, dass der Patient mit Ausnahme des Kopfes komplett mit Badewasser bedeckt wird. Je nach Badewannengröße kann das bei sehr großen Patienten ein Problem darstellen. Die Dauer des Bades beträgt 20 Minuten, danach wird die Haut vorsichtig abgetupft.

Die UVA-Bestrahlung soll innerhalb der ersten 10–15 Minuten nach dem Bad erfolgen. Die maximale photosensibilisierende Wirkung ist nach 60 Minuten schon deutlich reduziert, im Verlauf von 2–6 Stunden schon nicht mehr eindeutig nachweisbar. Die topische Anwendung von 8-MOP führt zu einer 4–10fach höheren Sensibilisierung der Haut gegenüber UVA als bei peroraler Verabreichung. Mit einer perkutanen, systemischen Resorption ist bei korrekter Dosierung nicht zu rechnen. Vor Beginn der UVA-Bestrahlung muss bei jedem Patienten die minimale phototoxische UVA-Dosis (MPD) bestimmt werden. Erst 3–4 Tage nach der Bestrahlung kann die MPD sicher abgelesen werden. Die Phototestung und die UVA-Bestrahlung müssen mit demselben bzw. mit Geräten mit der gleichen spektralen Emission erfolgen, des Weiteren muss der gleiche Photosensibilisator verwendet werden.

Bei der Auswahl des Bestrahlungsgerätes ist auch auf den gerätespezifischen, korrekten „Patient-Röhren-Abstand" zu achten. Adipöse Patienten sollten daher z. B. in einer Stehkabine bzw. Patienten mit Kreislaufbeschwerden eher in einem Liegegerät bestrahlt werden. Bei Kombinationsgeräten, die entweder eine UVA- oder

Tabelle 2. Durchführung der Bade-PUVA-Therapie

Bade-PUVA-Therapie mit 8-MOP	
Psoralenapplikation	Voll- oder Teilkörperbad mit 8-MOP
Psoralenkonzentration	0,5–1,0 mg/l Badewasser
Badetemperatur	37°C
Badezeit	20 Minuten
Voruntersuchung	Minimale phototoxische Dosis (MPD)
UVA-Bestrahlung	Innerhalb 15 Minuten nach dem Bad
UVA-Dosis	Initial 30 bis max. 50% der MPD, nicht > 0,5 J/cm²
Steigerung der UVA-Dosis	Individuell angepasst, max. 50% der initialen UVA-Dosis an jedem 3. Behandlungstag, maximal 0,5 J/cm²
Behandlungsfrequenz	Max. 4 × pro Woche, nach 2 Behandlungen mindestens ein Tag Pause
Schutzvorkehrung	UV-Schutzbrille, Genitalschutz bei Männern

UVB-Bestrahlung erlauben, ist strikt darauf zu achten, dass die Bestrahlung nur mit dem UVA-Anteil erfolgt.

Aufgrund der starken Sensibilisierung der Haut ist eine vorsichtige UVA-Dosierung nötig. Die pro Bestrahlung emittierte UVA-Dosis muss am verwendeten Gerät in J/cm² angezeigt werden. Lediglich die Anzeige der Bestrahlungszeit ist nicht ausreichend, da die Röhren mit zunehmenden Alter ein Vielfaches ihrer Ursprungsleistung verlieren. Beim Wechsel von Bestrahlungsgeräten (z. B. beim Wechsel vom Liege- zum Stehgerät bzw. beim Wechsel des Behandlungszentrums) muss beachtet werden, dass zwei verschiedene Geräte nicht die gleiche Leistung erbringen.

Zu Beginn soll die Dosis 30% bis maximal 50% der MPD betragen. Die Steigerung der Dosis wird individuell je nach Verträglichkeit, frühestens bei jeder 3. Bestrahlung um maximal 50% der initialen UVA-Dosis erhöht. Die Ausprägung des PUVA-induzierten Erythems ist abhängig von Hauttyp, krankheitsbedingter Empfindlichkeit der Haut, der Wellenlänge, der UVA-Dosis und der applizierten 8- MOP-Konzentration.

Ein regelmäßiges Erscheinen des Patienten ist Voraussetzung, um eine individuell angepasste Dosissteigerung durchzuführen bzw. unerwünschte Nebenwirkungen zu vermeiden. Die Behandlung erfolgt max. 4 × pro Woche (Mo-Di-Do-Fr). Bei der UVA-Bestrahlung soll nach 2 Behandlungstagen eine mindestens eintägige Pause eingelegt werden, da sich die volle Wirkung der phototoxischen Reaktion erst nach 3–4 Tagen einstellt. Die Indikation zur UVA-Dosiskorrektur ergibt sich bei Vorhandensein bzw. Fehlen des Erythems während der Therapie bzw. bei Ansprechen oder Nichtansprechen der Hauterkrankung auf die PUVA-Therapie. Während der UVA-Bestrahlung müssen die Patienten zum Schutz der Augen eine UV-Schutzbrille tragen, die Genitalregion ist bei Männern mit handelsüblicher Aluminiumfolie abzudecken (siehe Tabelle 2 u. 3).

Tabelle 3. Checkliste Balneophototherapie (Kein Anspruch auf Vollständigkeit)

Ausbleiben der therapeutischen Wirkung

- Indikation korrekt?
- Adjuvante Therapie nicht erfolgt (z. B. Abschuppen bei Psoriasis)
- Wurden vor Therapie Externa aufgetragen?
- 8-MOP-Konzentration korrekt? Badewasservolumen korrekt?
- Badezeit und/oder Badetemperatur korrekt?
- MPD korrekt bestimmt? Korrekten Zeitpunkt der Ablesung eingehalten?
- Patient zu stark vorpigmentiert?
- Bestrahlungsdosis zu gering?
- Steigerung der UV-Dosis zu langsam?
- Bestrahlungsfrequenz zu tief?
- Abstand Röhre-Patient zu groß?

Auftreten phototoxischer Reaktionen

- Einnahme lichtsensibilisierender Medikamente?
- Wurden vor Therapie Externa aufgetragen?
- 8-MOP-Konzentration korrekt? Badewasservolumen korrekt (Füllen des Wassers nach Einstieg des Patienten?)
- Badezeit und/oder Badetemperatur korrekt?
- MPD korrekt bestimmt? Korrekten Zeitpunkt der Ablesung eingehalten?
- Bestrahlungsdosis zu hoch?
- Steigerung der UV-Dosis zu schnell?
- Mindestens eintägige Bestrahlungspause nach 2 Therapietagen eingehalten?
- Bei Kombinationsgeräten: UVB- statt UVA- Bestrahlung durchgeführt?
- Abstand Röhre-Patient zu gering?

Literatur

Kerscher M, Behrens St (2001) Furocumarine. In: Korting HC, Sterry W (Hrsg) Therapeutische Verfahren in der Dermatologie, Dermatika und Kosmetika. Blackwell, Berlin Wien, S 215–224

Röcken M, Plewig G (1997) Bade-PUVA-Photochemotherapie. In: Krutmann J, Hönigsmann H (Hrsg) Handbuch der dermatologischen Phototherapie und Photodiagnostik. Springer, Berlin Heidelberg, S 259–279

9.3 Phototherapie

Anke Gauger und **Dietrich Abeck**

9.3.1 Allgemeine Richtlinien und ihre Problematik

Ausführliche Anamnese und Untersuchung des Patienten sind die Grundlage für Diagnose und Indikationsstellung bei der Durchführung einer Lichttherapie. Die Photosensitivitätsanamnese ist dabei ebenso entscheidend wie eine sorgfältige Medikamentenanamnese.

Der Einsatz einer Phototherapie sollte aus ärztlicher Sicht prinzipiell unter Abwägung des Nutzen Risiko-Verhältnisses erfolgen. Der Patient muss eingehend sowohl über mögliche Kurzzeit- als auch Langzeitnebenwirkungen aufgeklärt werden. Nur ein umfassend aufgeklärter Patient kann die Gefahren einer Lichtbehandlung einschätzen und angemessen reagieren. Vor der ersten Bestrahlung muss die schriftliche Einverständniserklärung des Patienten vorliegen (siehe Beispiel: Anhang 1–3).

Häufigste Nebenwirkung ist die Dermatitis solaris, welche je nach Ausprägungsgrad als Erythem, mit und ohne Ödem, bis zur Blasenbildung in Erscheinung treten kann. Für den behandelnden Arzt ist die Einordnung der Ausprägung der Dermatitis solaris entscheidend, da sich Frequenz und Dosis der weiteren Bestrahlung danach richtet (siehe Durchführung).

Falls keine sorgfältige Medikamentenanamnese erfolgt ist, können eine erhöhte Lichtempfindlichkeit des Patienten übersehen und mit einer UV-Bestrahlung photoallergische bzw. phototoxische Reaktionen hervorgerufen werden. Bei entsprechender Negierung anamnestischer Hinweise auf photosensitive Erkrankungen kann es unter der Therapie zum Auftreten z.B. einer polymorphen Lichtdermatose, einer Lichturtikaria oder anderer Photodermatosen kommen.

Über die Induktion von Langzeitschäden (Hautalterung, Erhöhung des Hautkrebsrisikos) muss sich jeder behandelnde Arzt bewusst sein. Vorhergehende Strahlenbelastungen in der Anamnese müssen dabei in die Überlegungen zur Indikationsstellung mit einbezogen werden.

Weiterhin ist die Zuordnung des Hauttyps (Einteilung nach Fitzpatrick, siehe Tabelle 1) des Patienten vor der Lichtbehandlung entscheidend.

Der Bestrahlungsmodus sollte dem jeweiligen Hauttyp des Patienten angepasst sein. Wird dieser nicht mit berücksichtigt, können entweder reguläre Anfangsdosen in der Intensität zu stark (Hauttyp I/II), oder der erwartete therapeutische Effekt bei schneller Bräunung (Hauttyp III/IV) zu gering sein.

Prinzipiell sollte jegliche Bestrahlung auf unbehandelter Haut erfolgen, d.h. die Patienten sollten sich erst **nach** der Behandlung eincremen.

Die Wirksamkeit der UV-Therapie hängt im wesentlichen von der richtigen Indikationsstellung und der korrekten Durchführung der Behandlung ab.

9.3.2 UVB (Breitband + Schmalspektrum)

Indikationen: Breitband-UVB- sowie selektive UVB (SUP)-Therapie sind in der Photodermatologie weitgehend der effektiveren hochselektiven Schmalspektrum-UVB-Therapie (TL01: fast monochromatische Strahlung um 311 nm) gewichen. Durch diese hochselektive Bestrahlung wird eine bessere therapeutische Wirkung bei gleichzeitig geringerer erythrogener Potenz erreicht. Im Folgenden soll daher ausschließlich auf die Schmalspektrum-UVB-Therapie eingegangen werden.

Die Überprüfung der Indikation einer UVB-Behandlung ist der erste entscheidende Schritt der Therapieoptimierung für den Patienten (siehe auch Anhang 1: Merkblatt und Aufklärung über die UV-Belichtung bei Hauterkrankungen). Gemäß dem oben erwähnten Nutzen/Risiko-Prinzip sollte die Notwendigkeit der UVB-Therapie gegenüber anderen Behandlungsmodalitäten abgewogen werden. Einen Überblick der zahlreichen Einsatzmöglichkeiten der UVB-Therapie gibt Tabelle 2.

Auf Psoriasis vulgaris, Prurigo simplex subacuta, Vitiligo sowie polymorphe Lichtdermatose als Hauptindikationen

Tabelle 1. Einteilung der Hauttypen nach Fitzpatrick

Hauttyp I	„keltischer Typ", bräunt nie, immer starker Sonnenbrand
Hauttyp II	„germanischer Typ", bräunt schlecht, immer Sonnenbrand
Hauttyp III	bräunt gut, selten Sonnenbrand
Hauttyp IV	„mediterraner Typ", bräunt sehr gut, sehr selten Sonnenbrand

Tabelle 2. Indikationen einer UVB-Therapie

Häufige Indikationen	Seltenere Indikationen
Psoriasis vulgaris	Atopisches Ekzem
Prurigo simplex subacuta	Pityriasis lichenoides chronica
Vitiligo	Pityriasis rosea
Polymorphe Lichtdermatose (Hardening)	Pruritus
	Aktinische Prurigo

der 311 nm UVB-Therapie wird im Folgenden näher eingegangen.

Psoriasis vulgaris: Der Einsatz der UVB-Therapie sollte sich nach der Art und Ausprägung der Psoriasis vulgaris richten. UVB-Therapie ist als alleinige Therapie meist nicht ausreichend und ist als Kombinationstherapie für die chronisch-stationäre Plaque-Psoriasis indiziert. Das heutzutage gängigste Behandlungskonzept ist das bereits 1953 von Ingram (1953) entwickelte Schema: UVB in Kombination mit Cignolin (Dithranol) in aufsteigender Dosierung. Auch die lokale Calcipotriol-Therapie in Verbindung mit UVB stellt eine Therapieoption dar, die der Cignolin-UVB-Behandlung jedoch deutlich unterlegen ist.

Prurigo simplex subacuta: Die Lichttherapie sollte bei der Prurigo simplex subacuta nicht die erste Therapieoption sein. Da es sich um ein extrem therapieresistentes Krankheitsbild handelt und bisher die Erfolge der UVB-Therapie nicht ausreichend sind, ist die Indikation eher in leichten Fällen zu stellen. Ein zusätzlicher positiver psychologischer Effekt der Lichttherapie kann dabei unterstützend wirken. In schweren Fällen hat sich dagegen die Bade-PUVA-Therapie erfolgversprechend erwiesen (Karvonen und Hannuksela, 1982).

Vitiligo: Die Phototherapie ist eine der ältesten überlieferten Therapien zur Repigmentierung der Vitiligo. Bereits in der vorchristlichen Zeit wurden Erfolge mit dem Auftragen von photosensibilisierenden Pflanzensäften und nachfolgender Sonnenbestrahlung gesehen, die als Vorlage für die Einführung der Psoralen-Photochemotherapie in die Schulmedizin dienten (El Mofty, 1948). Inzwischen hat sich die UVB-Therapie als weiteres Verfahren in die Behandlungsstrategien der Vitiligo etabliert. Allerdings sind bisher kaum kontrollierte Studien über die UVB-Monotherapie (Koster und Wiskemann, 1990) oder Kombinationstherapien mit Vitaminen oder Pseudokatalase (Schallreuther et al., 1995) veröffentlicht.

Da es sich bei der Vitiligo um eine in erster Linie kosmetisch störende Erkrankung ohne bedrohliches Potential handelt, ist die Indikationsstellung primär nach dem Leidensdruck des Patienten (der häufig jedoch außerordentlich hoch ist) gerichtet. Patient und Therapeut müssen bereit sein, ein sehr zeitaufwendiges Verfahren (siehe Durchführung) ohne Erfolgsgarantie auf sich zu nehmen. Der Patient muss eingehend über Therapiealternativen, Nebenwirkungen, Nachteile bei Therapieunterbrechung und zeitweise ungüstige kosmetische Ergebnisse durch Verstärkung des Kontrastes zwischen Vitiligo- und stärker gebraunten Arealen aufgeklärt werden. Therapieergebnisse sowie Patientenaufklärung sollten sorgfältig dokumentiert werden. Eine Photodokumentation ist eine zusätzliche, objektive Hilfe bei der Beurteilung der Behandlungserfolge bzw. -misserfolge.

Polymorphe Lichtdermatose (PLD): Bei der Phototherapie der PLD wird das sogenannte „Hardening-Phänomen" im Sinne einer allmählich zunehmenden Toleranz gegenüber dem UV-Licht als Behandlungsprinzip ausgenützt. Voraussetzung für die UV-Therapie ist die Phototestung (siehe Kapitel Phototestungen und Abb. 1). Einerseits wird die Diagnose dadurch gesichert, andererseits kann das auslösende UV-Spektrum ermittelt werden. Es hat sich bewährt, die Therapie mit dem UV-Spektrum, das keine PLD hervorruft, durchzuführen. Größere Studien haben

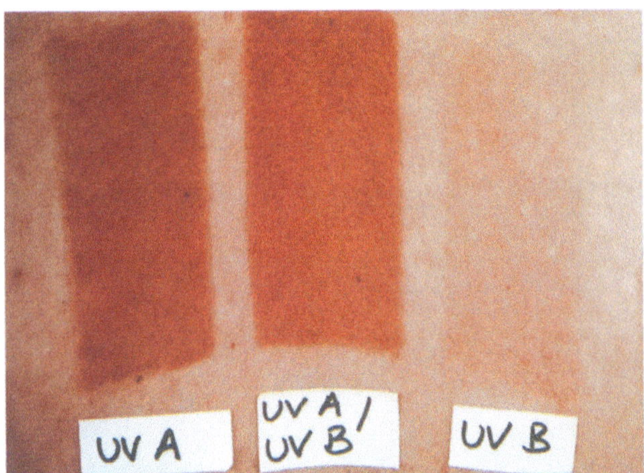

Abb. 1. Beispiel einer Photoprovokationstestung mit UVA (linkes Feld), UVA + UVB (mittleres Feld) sowie UVB (rechtes Feld)

ergeben, dass bei 50–75% der Patienten die PLD durch UVA und in 10–35% durch UVA/UVB ausgelöst wird (Hölzle et al., 1982; Ortel et al., 1986). Damit besitzt die UVB-Therapie einen hohen Stellenwert in der PLD-Behandlung. Die Therapie sollte zu Beginn der Sommermonate bzw. ca. 3 Wochen vor einem geplanten längeren Aufenthalt in Sonnengebieten durchgeführt werden (siehe auch Durchführung).

Durchführung: Idealerweise sollte die UVB-Therapie mit 70% der bestimmten mittleren Erythemdosis (MED) (siehe Kapitel Phototestungen) begonnen werden. Da die MED jedoch üblicherweise mit einem Breitspektrum-UVB-Gerät durchgeführt wird, hat sich bei der UVB(TL01)-Therapie der Beginn mit 200 mJ bei Hauttyp I/II bzw. 300 mJ bei Hauttyp III/IV bewährt. Günstige Therapieergebnisse haben sich bei einer Bestrahlungsfrequenz von 5 Bestrahlungen pro Woche gezeigt. Ein übliches UVB-Bestrahlungsschema zeigt Tabelle 3.

Bei schneller Bräunung des Patienten sollte auch schneller gesteigert werden, um einen ausreichenden Effekt zu erzielen. Bei aufgetretenen Nebenwirkungen muss entsprechend eine Dosisverringerung erfolgen (siehe Dosisanpassungen Tabelle 3). Kommt es zu einer Unterbrechung der Behandlung, muss eine Dosisreduktion erfolgen, um einen Sonnenbrand zu vermeiden. Sie muss sich individuell nach Bräunungsgrad des Patienten sowie Dauer der Unterbrechung richten.

Wurde der Patient unmittelbar vorher mit anderen Bestrahlungsgeräten behandelt, muss aus Sicherheitsgründen immer mit der üblichen Initialdosis bestrahlt werden. Da eine große Auswahl an UVB-Bestrahlungsgeräten auf dem Markt ist, kann nicht von einer

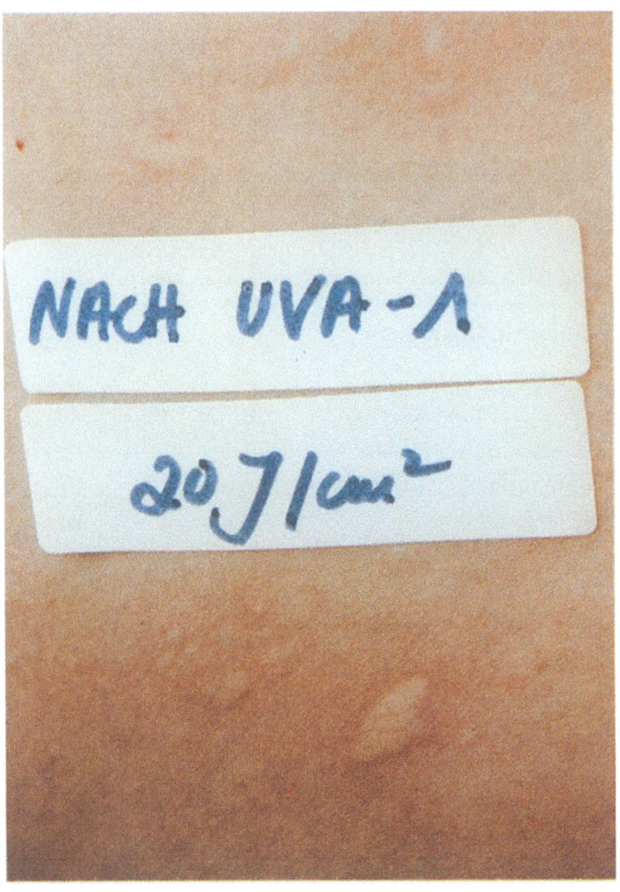

Abb. 2. Auslösung einer Lichturtikaria nach Bestrahlung mit UVA1 (Dosis: 20 J/cm^2)

integrierten Dosimetrie ausgegangen werden, und die gerätspezifischen Bestrahlungsintensitäten erlauben nicht die Fortführung einer auswärts begonnenen Therapie.

Bei der Behandlung der Vitiligo handelt es sich um eine Langzeittherapie; daher hat sich ein spezielles Erhaltungsschema bewährt, das in der Regel eine 2 mal wöchentliche Bestrahlung über einen Zeitraum von einem Jahr und länger vorsieht. Geringere Bestrahlungsdosen sind für den Therapieerfolg höchstwahrscheinlich nicht ausreichend. Mehrwöchige Therapieunterbrechungen (z.B. Urlaub) sind zu vermeiden. Die Dosis sollte kontinuierlich – abhängig von Verträglichkeit und Bestrahlungspausen – wöchentlich linear gesteigert werden. Sie sollte auf ein gerade noch wahrnehmbares Erythem der Vitiligo-Areale abzielen.

Auch bei der Therapie der PLD ergibt sich ein individuelles Behandlungsschema. Üblicherweise sollten 12–15 Bestrahlungen mit einer Frequenz von 5 mal pro Woche zu einer deutlich erhöhten Toleranz von Sonnenlicht

Tabelle 3. Therapieschema für UVB-Therapie

Bestimmung der MED	
Bestrahlungsfrequenz:	5 × pro Woche z.B. Montag bis Freitag
Dosis:	Initialdosis ~ 70% der MED bzw. 200 mJ/cm² (Hauttyp I/II) 300 mJ/cm² (Hauttyp III/IV)
Dosissteigerung:	linear 50%, 40%, 30% und 20% jeden 2. Tag, anschließend jeden Tag
Dosisanpassungen:	
– Geringes Erythem	Keine Dosissteigerung, Wiederholung der vorhergehenden Dosis
– Asymptomatisches Erythem	Aussetzen der Bestrahlung, Wiederholung der vorhergehenden Dosis beim nächsten Bestrahlungstermin, anschließend geringere Dosissteigerung
– Schmerzhaftes Erythem/Ödem/ Blasenbildung	Aussetzen der Bestrahlung bis zur Restitution, Reduktion der Dosis um 50%, anschließend geringere Dosissteigerung

Tabelle 4. Mögliche Ursachen von Komplikationen bei der UVB-Therapie

Komplikation	**Mögliche Ursache**
Sonnenbrand	Zu hohe Dosis: – heller Hauttyp des Patienten – Joule statt mJoule – Steigerung zu schnell Photosensibilisierende Medikamente Photosensibilisierende Begleittherapie Patientenabstand zur UV-Röhre zu gering (Adipositas) Unterschiedlicher Pigmentierungsgrad von Hautpartien intraindividuell
Unzureichende Wirksamkeit	Zu starker Ausprägungsgrad der Erkrankung (Indikation) Vorbräunung des Patienten Vorbehandlung (Cremes, Salben) Zu starke Verhornung von Hautarealen (Psoriasis) Ungenügende Begleit-/Kombinationstherapie Zu langsame Dosissteigerung Bestrahlungsunterbrechungen/Non-Compliance
Auslösung von Photodermatosen	Photodermatosen in der Anamnese Okkulte Photodermatosen

führen. Um eine Steigerung des Effektes zu erzielen, kann dem Patienten empfohlen werden, sich zusätzlich in Maßen der natürlichen Sonne auszusetzen.
Einen Überblick über mögliche Fehlerquellen bei der UVB-Bestrahlung gibt Tabelle 4.

9.3.3 UVA/PUVA

Die reine Breitband-UVA-Therapie ohne den Zusatz von Lichtsensibilisatoren ist heutzutage obsolet. Die Bestrahlung im langwelligen UVA-Bereich (UVA_1 > 340 nm) allerdings ist seit ca. 10 Jahren ein vielversprechendes phototherapeutisches Verfahren, welches separat behandelt wird.
Ein therapeutischer Effekt der so genannten Photochemotherapie wurde bereits vor über 3000 Jahren in Ägypten bei der Behandlung der Vitiligo gesehen. Daraus gingen die bis heute gängigen Verfahren der Photochemotherapie mit Psoralen und UVA (PUVA) hervor. Den synthetisch hergestellten Psoralenen liegt die Wirkstoffgruppe der photosensibilisierenden Furocumarine zugrunde. Zum Einsatz kommen derzeit das 8-Methoxypsoralen (8-MOP), das 5-Methoxypsoralen (5-MOP) sowie das Trimethylpsoralen (TMP). Sie haben eine unterschiedlich stark photosensibilisierende Potenz, wobei 5-MOP die schwächste, TMP die stärkste Wirkung aufweist. Psoralene können sowohl systemisch (oral) als auch topisch (Bad/Creme/Pinselung) verabreicht werden. Während bei oraler Psoralen-Gabe zahlreiche Neben- und Wechselwirkungen sowie Schwankungen der Bioverfügbarkeit, insbesondere durch den ausgeprägten First-Pass-Effekt in der Leber, den Einsatz erschweren, sind bei topischer Applikation keine sytemischen Wirkungen zu erwarten. In den frühen 70er Jahren wurde die orale PUVA-Therapie in Europa und USA eingeführt, während die lokale PUVA-Therapie erst 20 Jahre später in Skandinavien entwickelt wurde.
Da es bei dieser Art der Phototherapie zu einer starken UV-Belastung des Patienten kommt, sollte ein Behandlungszyklus in der Regel nur einmal pro Jahr erfolgen (siehe auch Anhang 2: Merkblatt und Aufklärung über die lokale Photochemotherapie (Bade-PUVA, Creme-PUVA) mit 8-Methoxypsoralen (Meladinine®)).
PUVA oral/Bade/Creme: Die orale PUVA-Therapie ist die bisher am genauesten untersuchte Form der PUVA-Therapie und steht auch heute noch als Therapieoption für eine Vielzahl von Erkrankungen zur Verfügung. Insbesondere betroffene Gesichtspartien können durch die systemische PUVA erreicht werden. Studien haben bereits die Gleichwertigkeit der Bade-PUVA belegt (Turjanmaa et al., 1985; Collins und Rogers, 1991, 1992; Lüftl et al., 1997). Diese

Tabelle 5. Nebenwirkungen und Kontraindikationen der oralen PUVA-Therapie

Nebenwirkungen	Kontraindikationen
Nausea und Emesis	< 12 Jahre
Kopfschmerzen, Schwindel, Hautschmerzen	Hepatopathie
Köbner-Phänomen (Psoriasis, Lichen ruber)	Nierenfunktionsstörungen
Nagelstörungen (Onycholyse, Nagelpigmentierungen)	Xeroderma pigmentosum
Allergische Reaktionen	Lichtprovozierbare Dermatosen
Husten, Müdigkeit	Aphakie/Katarakt
Anstieg der Transaminasen	Einnahme von Zytostatika oder photosensibilisierenden Medikamenten
	Anwendungseinschränkungen
	Kutane Malignome (auch anamnestisch)
	Frühere Arsen-, Zytostatika-, MTX-Behandlung
	Immundefekte
	Einnahme potentiell phototoxischer Medikamente

Therapieoption wird jedoch noch nicht von den Krankenkassen übernommen, sodass sie bisher nur den Universitätskliniken vorbehalten bleibt, obwohl sie durch die rein topische Applikation weitaus verträglicher ist. Indikationsstellungen der Bade-PUVA entsprechen weitestgehend denen der oralen PUVA-Therapie (siehe Kapitel Balneophototherapie). Die Bade-Therapie kann insbesondere bei Kontraindikationen für die orale PUVA (Leberschäden) oder Unverträglichkeiten eingesetzt werden (siehe Tabelle 5: Nebenwirkungen und Kontraindikationen der oralen PUVA-Therapie). Die Creme-PUVA hat sich bereits bei zahlreichen lokalisierten Erkrankungen bewährt (Stege et al., 1997).

Psoriasis vulgaris: Die PUVA-Behandlung bei Psoriasis vulgaris sollte immer als „Reserve-Therapie" angesehen werden und ist generalisierten Verläufen mit ausgeprägter Infiltration der Psoriasisläsionen vorbehalten. Da es sich um eine eingreifende Therapie sowohl im Sinne der UV-Belastung als auch des zeitlichen Aufwandes handelt, sollte sie höchstens einmal im Jahr durchgeführt werden. Wird die Indikation zu leichtfertig gestellt, steht dem behandelnden Arzt möglicherweise keine geeignete Therapieoption bei schneller, extremer Verschlechterung zur Verfügung.

Mycosis fungoides: Die PUVA-Therapie stellt einen wichtigen Bestandteil der Behandlung initialer T-Zell-Lymphome dar. Das therapeutische Ansprechen ist von der Verträglichkeit der Photochemotherapie ebenso abhängig wie von der entsprechenden Begleittherapie. Daher sollte die Wirksamkeit nach den ersten 10–15 Bestrahlungen überprüft werden, um eine evtl. notwendige Kombinationstherapie (Retinoide, α-Interferon) anzuschließen.

Durchführung: Orale PUVA: Die Einnahme der 8-Methoxy-Psoralen-Tabletten (Meladinine®) sollte zwei Stunden vor Bestrahlungsbeginn erfolgen. Direkt nach Einnahme der Tabletten bis 24 Stunden danach muss ein geeigneter Augenschutz (PUVA-Schutzbrille mit Seitenabdeckung) getragen werden. Die Patienten dürfen sich in dieser Zeit auf keinen Fall zusätzlicher UV-Strahlung aussetzen, da es hierdurch zu Verbrennungen bei erhöhter Lichtempfindlichkeit kommen kann.

Um ausreichend wirksame Spiegel des Medikamentes zu erreichen, hat sich folgendes Dosierungsschema bewährt (siehe Tabelle 6).

Da die Tabletten häufig schlecht toleriert werden (gastrointestinale Nebenwirkungen), kann den Patienten empfohlen werden, eine Tablette nach der anderen mit

Tabelle 6. Dosierung für 8-MOP-Tabletten (Meladinine®) 0,6 mg/kg KG

Körpergewicht (kg)	Tabletten (à 10 mg)
bis 50	3
51–70	4
71–90	5
ab 91	6

Tabelle 7. Dosierung für 5-MOP-Tabletten (Geralen) 1,2 mg/kg KG

Körpergewicht (kg)	Tabletten (à 20 mg)
bis 50	3
51–70	4
71–90	5
ab 91	6

Zwischennahrung (Brot, Milch) einzunehmen. Um eine konstante Resorption des Medikamentes zu erreichen, sollte immer die gleiche Art und Menge an Zwischennahrung eingenommen werden. Zu hohe Meladinine®-Spiegel können zu verstärkter, zu geringe Spiegel dagegen zu einer nicht ausreichenden Lichtempfindlichkeit führen. Wird die Therapie nicht vertragen, kann entweder auf 5-Methoxypsoralen (5-MOP, Geralen) (siehe Tabelle 7) oder die lokale (Bade-) PUVA-Therapie zurückgegriffen werden.

Bade-PUVA: (siehe auch Kapitel Balneophototherapie). Der Lichtsensibilisator wird dem Badewasser (25 ml Meladinine®-Lösung auf 150 l Wasser bei 37°C) zugegeben. Der Patient muss 20 Minuten im heißen Badewannenwasser liegen (Wecker am Wannenrand !), um gleich anschließend (zumindest innerhalb der folgenden 30 Minuten) bestrahlt zu werden (siehe Tabelle 8).

Steigt der Patient zu früh in die Badewanne oder bleibt er deutlich länger als 20 Minuten darin, kann eine deutlich erhöhte Konzentration von 8-MOP an der Haut zu Verbrennungen bei üblicher Bestrahlungsdosis führen. Umgekehrt wurde nachgewiesen, dass eine kürzere Einwirkzeit (< 20 Minuten) nicht ausreichend ist. Für ältere Patienten kann die Dauer und Hitze des Bades unter Umständen problematisch sein (Herzerkrankungen, orthopädische Leiden), diese Problematik muss daher vor der ersten Behandlung abgeklärt sein.

Bei der PUVA-Therapie ist obligat ein entsprechender Augenschutz („UV-Goggles") sowie bei männlichen Patienten ein Hodenschutz (z.B. Aluminiumfolie) vorzunehmen (siehe auch Kapitel Balneophototherapie).

Tabelle 8. Therapieschema für PUVA-Therapie

Bestrahlungsfrequenz:	4 × pro Woche mit Bestrahlungspause nach 2 Bestrahlungen: z.B. Montag, Dienstag, Donnerstag, Freitag
Dosis:	Initialdosis: ~ 30% der MPD bzw. 0,5 J/cm^2
Dosissteigerung:	Dosisteigerung linear 50%, 40%, 30% und 20% 2x/Woche z.B. Montag, Donnerstag

Tabelle 9. Mögliche Ursachen von Komplikationen bei der PUVA-Therapie

Komplikation	Mögliche Ursache
Sonnenbrand	Zu hohe Dosis: – heller Hauttyp des Patienten – Steigerung zu schnell (cave: Mycosis fungoides) – Röhren-Patient-Abstand zu gering Orale PUVA: erhöhte 8-MOP-Resorption – Leberschaden – veränderte Zwischenmahlzeit Bade-PUVA: erhöhte kutane 8-MOP- Konzentration – zu lange Einwirkzeit (Badezeit >>20 Minuten) – zu hohe Menge an 8-MOP-Lösung – Badebeginn bei noch nicht gefüllter Wanne zusätzliche UV-Exposition (Sonne, Solarium) – orale PUVA: innerhalb von 24 Stunden nach Tabletteneinnahme – Bade-PUVA: innerhalb von 6–12 Stunden nach Bad Photosensibilisierende Medikamente Photosensibilisierende Begleittherapie Unterschiedlicher Pigmentierungsgrad von Hautpartien intraindividuell
Unzureichende Wirksamkeit	Vorbräunung des Patienten Vorbehandlung (Cremes, Salben) Zu starke Verhornung von Hautarealen (Psoriasis) Orale PUVA: erniedrigte 8-MOP-Konzentration – veränderte Zwischenmahlzeit – Unverträglichkeit (Erbrechen, Durchfall) – Wechselwirkung mit anderen Medikamenten (z.B. Phenytoin) Bade-PUVA: erniedrigte kutane 8-MOP- Konzentration – Einwirkzeit << 20 Minuten (Unverträglichkeit) – Zu geringe Menge an 8-MOP-Lösung Ungenügende Begleit-/Kombinationstherapie Zu langsame Dosissteigerung Bestrahlungsunterbrechungen/Non-Compliance
Auslösung von Photodermatosen	Photodermatosen in der Anamnese Okkulte Photodermatosen

Tabelle 10. Indikationen einer UVA_1-Therapie

Häufige Indikationen	Seltenere Indikationen/Einzelfallberichte
Atopisches Ekzem (exazerbiert)	Kutane T-Zell-Lymphome
Urticaria pigmentosa	Polymorphe Lichtdermatose (Hardening)
Zirkumskripte Sklerodermie	Prurigo simplex subacuta
	Systemische Sklerodermie

Creme-PUVA: Betroffene Areale sollten ca. eine Stunde vor der Bestrahlung mit der PUVA-Creme behandelt werden. Um die nötige kutane 8-MOP-Konzentration zu erreichen, sollten die Areale vor Bestrahlungsbeginn geschützt sein (z.B. Baumwollhandschuhe bei Behandlung der Hände).

Bewährt hat sich die Applikation einer 0,0006%igen 8-MOP-Creme.

Rezepturbeispiel:	8-Methoxypsoralen		0,0006
	Aqua dest.		30,0
	Unguentum Cordes (DAB 9)	ad	100,0 g

Die Bestrahlung sollte idealerweise mit etwa 30% der zuvor ermittelten minimalen Phototoxozitätsdosis (MPD) (siehe Kapitel Phototestungen) begonnen werden. Empirisch liegt die allgemein gut verträgliche Initialdosis bei ca. 0,5 J/cm^2 (außer bei Mycosis fungoides).

Folgendes Bestrahlungsschema der Photochemotherapie hat sich im Laufe der Jahre etabliert und bewährt (siehe Tabelle 8).

Analog zur UVB-Bestrahlung sollte von diesem Bestrahlungsschema individuell abgewichen werden, um Hauttyp, Vorbräunung oder Unterbrechungen zu berücksichtigen.

Speziell bei der Mycosis fungoides (MF) kann ein zu strenges Bestrahlungsregime fatale Folgen haben. Die äußerst strahlensensible Haut der Mycosis fungoides- Patienten verlangt üblicherweise eine Reduktion der Initialdosis auf 0,25 J/cm^2. Zu schnelle Dosissteigerungen können bei der MF zu starken Irritationen führen und müssen behutsam erfolgen. Um neue MF-Herde genital sowie periokulär zu vermeiden bzw. bestehende Veränderungen zu behandeln, sollte (nur bei kutanen Lymphomen !) auf Augen- und Genitalschutz bei der Bestrahlung verzichtet werden. Die Augen sollten während der Bestrahlung geschlossen bleiben, um einen notwendigen Schutz durch die Lider zu erreichen.

Momentan wird in großen Studien zudem geprüft, ob eine anschließende Erhaltungstherapie (einmalige Bestrahlung alle 3 Wochen) bei kutanen T-Zell-Lymphomen zur langfristigen Erscheinungsfreiheit beitragen kann.

Einen Überblick über mögliche Fehlerquellen bei der PUVA-Bestrahlung gibt Tabelle 9.

9.3.4 UVA_1

Die UVA_1-Therapie ist ein relativ neuentwickeltes phototherapeutisches Verfahren zur Behandlung entzündlicher Hauterkrankungen, welches erstmalig als „high-dose UVA_1" von Krutmann und Schöpf 1991 beim atopischen Ekzem eingesetzt wurde (Krutmann und Schöpf, 1991). UVA_1 umschließt den langwelligen UVA-Bereich zwischen 340–380 nm Wellenlänge und gilt als energieschwächste UV-Strahlung. Erfolge in der Behandlung des exazerbierten atopischen Ekzems sowie die Erforschung photoimmunologischer und molekularer Wirkmechanismen der UVA_1-Therapie gaben Anlass zur Erweiterung ihres Einsatzspektrums (siehe Tabelle 10). Insbesondere die immunmodulatorische Wirkung auf T-Helferzellen mit Apoptose-Induktion und Hemmung der γ-IFN-Expression (Petersen et al., 1992; Morita et al., 1997, 2000) deuten neben der Behandlung des atopischen Ekzems auf eine Erfolg versprechende Therapiemöglichkeit bei weiteren, primär T-Zell-vermittelten Hauterkrankungen hin. Die Beeinflussung der dermalen Fibroblasten-Kollagenase-Interaktion unterstreicht die positiven Ergebnisse bei Behandlung der zirkumskripten Sklerodermie. Daten bezüglich möglicher Langzeiteffekte dieser Behandlungsart fehlen jedoch weitgehend (siehe auch Anhang 3: Patientenaufkärung für UVA_1-Lichttherapie).

Durchführung: Die Therapie mit UVA_1 erfolgt üblicherweise in einer mittleren („medium dose") oder hochdosierten („high dose") Bestrahlung (siehe Tabelle 11). In laufenden

Tabelle 11. Dosisverteilungen in der UVA_1-Therapie

	Angestrebte Dosis
„Medium dose"	60 J/cm^2
„High dose"	130 J/cm^2

Tabelle 12. Therapieschema für UVA_1-Therapie

Bestrahlungsfrequenz:	5 × pro Woche mit Bestrahlungspause am Wochenende oder: 7 × pro Woche ohne Bestrahlungspause
Dosis:	Initialdosis: 40–60 J/cm² bei Hauttyp I/II +/− „Medium dose"-Therapie 60–80 J/cm² bei Hauttyp III/IV +/− „High dose"-Therapie
Dosissteigerung:	Dosisteigerung individuell, möglichst schnelles Erreichen der angestrebten Dosis unter Beachtung der Nebenwirkungen
Behandlungsdauer:	10–15 Bestrahlungen „high dose" 20–30 Bestrahlungen „medium dose" (Richtlinien, welche unter Abwägen des Therapieerfolges individuell verändert werden können)

Tabelle 13. Mögliche Ursachen von Komplikationen bei UVA_1-Therapie

Komplikation	Mögliche Ursache
Sonnenbrand	Zu hohe Dosis: - heller Hauttyp des Patienten - Steigerung zu schnell - Röhren-Patient-Abstand zu gering Wecker zur Signalisierung des Endes der Teilzeitbestrahlung (Hälfte der Liegezeit) nicht oder falsch eingestellt Patient dreht sich nach Ablauf der Teilkörperbestrahlung nicht um zusätzliche UV-Exposition (Sonne, Solarium) Photosensibilisierende Medikamente Photosensibilisierende Begleittherapie Unterschiedlicher Pigmentierungsgrad von Hautpartien intraindividuell
Exazerbation der Erkrankung	Wärmeentwicklung bei atopischem Ekzem UVA-Sensitivität bei atopischem Ekzem Überschießende Mastzelldegranulation bei Urticaria pigmentosa
Unzureichende Wirksamkeit	Röhrenabstand nicht gemäß Dosisanpassung verändert (zu groß) Vorbräunung des Patienten Vorbehandlung (Cremes, Salben) Ungenügende Begleit-/Kombinationstherapie Zu langsame Dosissteigerung Bestrahlungsunterbrechungen/Non-Compliance
Auslösung von Photodermatosen	z.B. Lichturtikaria (Abb. 2) Photodermatosen in der Anamnese Okkulte Photodermatosen

Studien wird derzeit überprüft, welche Bestrahlungsdosis bei welcher Erkrankung angestrebt werden sollte.

Allgemein gültige Behandlungsschemata bestehen für die UVA_1-Therapie derzeit nicht. Da es sich um eine energieschwache Bestrahlung handelt, kann bereits mit relativ hoher Dosis zu Beginn der Behandlung bestrahlt werden (siehe Tabelle 12). Die Bestimmung der individuellen UVA_1-Empfindlichkeit empfiehlt sich vor Beginn der Behandlung. Einige Autoren empfehlen bei der Hochdosistherapie einen Bestrahlungsbeginn bereits mit

130 J/cm^2 ohne Dosissteigerung. Wir beginnen jedoch auch bei dieser Therapie mit einer geringeren Dosis, um anschließend schnell auf die angestrebte Erhaltungsdosis zu gelangen.

Die Bestrahlung erfolgt auf einer offenen UVA$_1$-Liege mit eingebautem Kühlsystem zur Reduktion der Wärmebelastung. Die Bestrahlungsdauer ist vom jeweiligen Gerätetyp abhängig und kann bis zu 60 Minuten bei „High-dose"-Bestrahlungen dauern. Eine ständige, professionelle Wartung des Gerätes ist entscheidend, da Röhrenabstand und Liegedauer sich nach Leistung des Gerätes zum Erreichen der korrekten Dosis richten. Die Gesamtdosis wird in zwei Teilkörperdosen verabreicht, d.h. der Patient muss sich bei der Hälfte der Liegedauer (Wecker!!) umdrehen. Analog zu den Bestrahlungsmodalitäten UVB und PUVA gelten für die UVA$_1$-Therapie Kontraindikationen bezüglich Photosensitivität, photosensibilisierender Medikamente und Begleiterkrankungen. Die Patienten müssen auch hier eingehend über mögliche Kurzzeit- und Langzeitnebenwirkungen der Phototherapie aufgeklärt werden.

Die Fehlerquellen bei der UVA$_1$-Therapie entsprechen weitestgehend denen der UVB/PUVA-Behandlung (siehe Tabelle 13).

Zusätzliche Komplikationen bei UVA$_1$-Therapie können durch die lange Liegezeit und die Wärmeentwicklung im Bestrahlungsgerät bedingt sein.

Literatur

Collins P, Rogers S (1991) Bath-water delivery of 8-methoxypsoralen therapy for psoriasis. Clin Exp Dermatol 16: 165–167

Collins P, Rogers S (1992) Bath-water compared with oral delivery of 8-methoxypsoralen PUVA therapy for chronic plaque psoriasis. Br J Dermatol 127: 392–395

El Mofty AM (1948) A preliminary clinical report on the treatment of leukoderma with Ammi majus Linn. J R Egypt Med Assoc 31: 651–665

Hölzle E, Plewig G, Hofmann C, Roser-Maass E (1982) Polymorphous light eruption. Experimental reproduction of skin lesions. J Am Acad Dermatol 7: 111–125

Ingram J (1953) The approach to psoriasis. Brit Med J 2: 591–594

Karvonen J, Hannuselka M (1982) Long term results of topical trioxsalen PUVA in lichen planus and nodular prurigo. Acta Dermatol Venereol (Suppl 120): 53–55

Kerscher M, Behrens St, Furocumarine (2001) In: Korting HC, Sterry W (Hrsg) Therapeutische Verfahren in der Dermatologie, Dermatika und Kosmetika. Blackwell, Berlin, S 215–224

Koster W, Wiskemann A (1990) Phototherapie mit UVB bei Vitiligo. Zeitschr Hautkrankh 65: 1022–1024

Krutmann J, Hönigsmann H (Hrsg) (1997) Handbuch der dermatologischen Phototherapie und Photodiagnostik. Springer, Berlin Heidelberg

Krutmann J, Schöpf E (1992) High-dose UVA1 therapy: a novel and highly effective approach for the treatment of patients with acute exacerbation of atopic dermatitis. Acta Derm Venereol (Stockh) 176: 120–122

Lüftl M, Degitz K, Plewig G, Röcken M (1997) Psoralen bath plus UV-A therapy: possibilities and limitations. Arch Dermatol 133: 1597–1603

Morita A, Grewe M, Werfel T, Kapp A, Krutmann J (1997) Ultraviolet A1 radiation effects on cytokine expression in human epidermoid carcinoma cells. Photochem Photobiol 65: 630–635

Morita A, Krutmann J (2000) Ultraviolett A radiation-induced apoptosis. Methods Enzymol 319: 302–309

Ortel B, Tanew A, Wolff K, Hönigsmann H (1986) Polymorphic light eruption: actionspectrum and photoprotection. J Am Acad Dermatol 14: 748–753

Petersen MJ, Nasen C, Craig S (1992) Ultraviolett A irradiation stimulates collagenase production in cultured human fibroblasts. J Invest Dermatol 99: 440–442

Schallreuther KU, Wood JM, Lemke KR, Levenig C (1995) Treatment of vitiligo with a topical application of pseudocatalase and calcium in combination with short UVB exposure: a case study on 33 patients. Dermatology 190: 223–229

Stege H, Berneburg M, Ruzicka T, Krutmann J (1997) Creme-PUVA-Photochemotherapie. Hautarzt 48: 89–93

Turjanmaa K, Salo J, Reunala T (1985) Comparison of trioxsalen bath and oral methoxsalen PUVA in psoriasis. Acta Derm Venereol (Stockh) 65: 86–88

Name:____ Geb.:_______________

Merkblatt und Aufklärung über die UV-Belichtung bei Hauterkrankungen

Sehr geehrte Patientin, sehr geehrter Patient,

zur Behandlung Ihrer Hauterkrankung soll eine Lichttherapie eingesetzt werden. Wie viele andere Maßnahmen, z.B. die Einnahme von Medikamenten, kann auch die Anwendung von ultraviolettem Licht unerwünschte Nebenwirkungen haben. So kann es bei starker Belichtung zu einer Hautrötung bis hin zu einem Sonnenbrand kommen. Zudem kann die Haut in stärkerem Maße austrocknen und bedarf deshalb einer guten Pflege.
Da die Augen sehr empfindlich reagieren, müssen sie besonders gut geschützt werden. Aus diesem Grund ist während der Belichtung immer eine Schutzbrille zu tragen.

Gegebenenfalls müssen bei der Therapie chronischer Hauterkrankungen Belichtungspausen eingehalten werden, um Langzeitschäden (u.a. Hautalterung) zu vermeiden.

Da langandauernde und intensive Belichtung das Hautkrebsrisiko erhöhen kann, sollten eventuelle, in Zukunft auftretende Hautveränderungen von einem Arzt kontrolliert werden.

Die Lichtempfindlichkeit der Haut kann durch bestimmte Medikamente beeinflußt werden. Geben Sie darum bitte unbedingt Ihre zuvor durchgeführte innerliche und äußerliche Therapie Ihrem Arzt an.

Beachten Sie bitte folgende Regeln:

1. Melden Sie sich bei Ihrem Arzt:

   - Wenn Rötungen, Juckreiz oder andere Hautveränderungen auftreten.

   - Wenn sich Ihre Therapie (Medikamente, Cremes, Salben) in irgendeiner Weise während der Belichtung ändert.

2. Tragen Sie außerdem bei jeder Belichtung eine Schutzbrille und schließen Sie zusätzlich die Augen.

3. Halten Sie sich bitte genau an die Ihnen gegebenen Anweisungen (Belichtungszeit, -intensität, Gerät)

Ich bin über Wirkungen und Nebenwirkungen der Lichttherapie von einem Arzt aufgeklärt worden. Den Bogen habe ich vollständig und in Ruhe durchgelesen. Nach zusätzlichen Erläuterungen bin ich umfassend informiert und habe keine weiteren Fragen mehr. Ich werde mich an die oben aufgeführten Regeln halten.

Datum: Unterschrift:

Anhang 1. Merkblatt und Aufklärung über die UV-Belichtung bei Hauterkrankungen (Beispiel)

Name: ______________________________ Geb.: ______________

Merkblatt und Aufklärung über die lokale Photochemotherapie (Bade-PUVA, Creme-PUVA) mit 8-Methoxypsoralen (Meladinine)

Sehr geehrte Patientin, sehr geehrter Patient,

die lokale Therapie mit Meladinine, einem sog. Lichtsensibilisator, wird bei verschiedenen Hauterkrankungen durchgeführt. Durch das Auftragen von Meladinine-Lösung wird die Haut empfindlicher gemacht. Der Vorteil ist hierbei, daß die Belichtung eine höhere Wirkung bei geringerer UVA-Dosis erzielt. Als Nebenwirkungen können Rötungen, Schwellungen und Juckreiz der Haut auftreten, in seltenen Fällen auch sonnenbrandähnliche und stärkere Erscheinungen.

Folgende Vorsichtsmaßnahmen sind deshalb zu beachten:

1. Der Aufenthalt im Freien soll an allen Behandlungstagen vermieden werden. Die behandelten Areale müssen durch lichtundurchlässige Kleidung abgedeckt werden.

2. Nach jedem Auftragen der Meladinine-Lösung bzw. jeder Belichtung darf während acht Stunden keine direkte Sonnenexposition erfolgen. Auch dürfen keine sonstigen Belichtungen durch andere UV-Wellen (z.B. Höhensonne, Solarium etc.) erfolgen.

3. Vor ausgedehnten Sonnenurlauben, insbesondere im Hochgebirge und in südlichen Regionen sollte wenigstens fünf Tage vorher die Behandlung abgebrochen oder beendet werden.

4. Bei großflächigen Behandlungen muß während 24 Stunden nach der Belichtung bei Aufenthalt im Freien eine Sonnenschutzbrille getragen werden.

5. Nach der Belichtung eventuell auftretende Hautveränderungen müssen dem Arzt unbedingt mitgeteilt werden.

6. Die Behandlung mit Meladinine soll nicht während der Schwangerschaft oder bei Verdacht einer solchen durchgeführt werden, entsprechendes ist ggf. unverzüglich mitzuteilen.

7. Die Behandlung mit Meladinine bei Patienten mit schweren Nieren- oder Leberschäden soll nicht durchgeführt werden.

8. Vor der Therapie verwendete Arzneien (Medikamente, äußerliche Behandlungsmethoden), sowie während dessen auftretende Veränderungen müssen dem Arzt unbedingt mitgeteilt werden.

Ich bin über Wirkungen und Nebenwirkungen der Lichttherapie von einem Arzt aufgeklärt worden. Den Bogen habe ich vollständig und in Ruhe durchgelesen. Nach zusätzlichen Erläuterungen bin ich umfassend informiert und habe keine weiteren Fragen mehr. Ich werde mich an die oben aufgeführten Regeln halten.

Datum: Unterschrift:

....

Anhang 2. Merkblatt und Aufklärung über die lokale Photochemotherapie (Bade-PUVA, Creme-PUVA) mit 8-Methoxypsoralen (Meladinine®) (Beispiel)

Name: geb.:

Patientenaufklärung für UVA1-Lichttherapie

Sehr geehrte Patientin, sehr geehrter Patient,

aufgrund der Schwere Ihrer Hauterkrankung ist eine UVA1-Lichtbehandlung vorgesehen. Diese Art der Behandlung hat sich in den letzten Jahren als sehr wirksam insbesondere beim atopischen Ekzem erwiesen. Auch andere Hauterkrankungen (z.B. Urticaria pigmentosa) sind schon erfolgreich mit UVA1-Licht therapiert worden. Für das dyshidrosiforme Hand- und Fußekzem liegen dezeit noch wenige Daten vor. Bisher hatten wir jedoch gute Behandlungserfolge. Derzeit kennen wir den exakten Wirkungsmechanismus dieser Therapie noch nicht im Einzelnen. Auch fehlen noch Daten bezüglich möglicher Langzeiteffekte dieser Behandlung, insbesondere hinsichtlich des möglichen Risikos für die Entstehung von Hautkrebs.

Aufgabe der Universitätsklinik ist es, diese Mechanismen zu erarbeiten. Aus diesem Grund werden Sie im Rahmen dieser Behandlung auch sehr genau untersucht. Darüber hinaus werden ebenfalls wissenschaftliche Daten erhoben. Die von uns durchgeführten wissenschaftlichen Untersuchungen sollen dazu beitragen, die Wirkungsweise dieser neuen Behandlungsmethode weiter zu erklären.

Mit Ihrer Unterschrift erklären Sie Ihre Zustimmung zu dieser Therapie.

Für weitere Fragen stehen wir jederzeit zur Verfügung.

München, den Unterschrift des Patienten

Anhang 3. Patientenaufklärung UVA1-Lichttherapie) (Beispiel)

10 Lasertherapie

10 Lasertherapie

Ulrich Hohenleutner und Michael Landthaler

Komplikationsmöglichkeiten und Fallstricke in der dermatologischen Lasertherapie können sich auf mehreren Ebenen ergeben: Fehlerhafte Indikationsstellung, Wahl des ungeeigneten Lasergerätes oder fehlerhafter Bestrahlungsparameter, unzureichende Berücksichtigung von patienten- bzw. diagnosespezifischen Besonderheiten sowie spezifische Komplikationen bei den einzelnen Indikationen. Drei Übersichtsarbeiten zu Komplikationen der dermatologischen Lasertherapie, deren Vermeidung und Behandlung sind besonders zu empfehlen (Nanni und Alster, 1998; Nanni, 2000 und Dover et al., 1999).

Auf die allgemeine Indikationsstellung zur Lasertherapie kann in diesem Rahmen nicht näher eingegangen werden, hier wird auf die entsprechenden Lehrbücher (Goldman und Fitzpatrick, 1994; Alster und Apfelberg, 1996; Landthaler und Hohenleutner, 1999; Dover et al., 2000) verwiesen. Das folgende Kapitel gliedert sich in 2 Teile:

- Allgemeine Komplikationsmöglichkeiten bei den verschiedenen Lasergeräten
  und
- Spezifische Komplikationen bei der Behandlung der einzelnen Dermatosen.

10.1 Komplikationen nach Art des verwendeten Lasergerätes

Vorausgeschickt seien die Komplikationsmöglichkeiten, die grundsätzlich bei jeder Art von Lasertherapie auftreten können.
Hierzu zählen insbesondere die **Narbenbildung**, die **Hyper-** und **Hypopigmentierung**, welche bei den einzelnen Lasergeräten mit unterschiedlicher Wahrscheinlichkeit auftreten können. Je nach Lasergerät muss hierauf bei der Aufklärung hingewiesen werden; besondere Faktoren des Patienten (Bräunung, Hauttyp etc.) sind hierbei zu berücksichtigen. Ebenso gilt grundsätzlich, dass bei Wahl ungeeigneter Therapieparameter (zu hohe Leistung, zu lange Pulslänge etc.) die Gefahr der Narbenbildung und ähnlicher Komplikationen ansteigt. Der Behandler ist gut beraten, die prinzipielle Möglichkeit von Narbenbildung, Hyper- und Hypopigmentierung bei jeder Art der Lasertherapie in die Aufklärung mit aufzunehmen und in diesem Rahmen insbesondere auch auf Alternativmethoden hinzuweisen.

Zweiter genereller Punkt ist die **Einhaltung der Laserschutzbestimmungen** für Patient und Personal. Diese hier im Einzelnen nochmals aufzuführen, entspricht nicht der Zielsetzung dieses Kapitels. Ausdrücklich sei jedoch auf die Wichtigkeit geeigneter Schutzmaßnahmen gerade für die Augen von Patient und Behandler hingewiesen.
Bei **Behandlung in Narkose** oder Sedierung, wenn Sauerstoff-angereicherte Atemluft zum Einsatz gelangt, ist die hieraus resultierende, nicht unerhebliche Brand- bzw. Entzündungsgefahr zu beachten. Die Entzündung von im Bestrahlungsbereich befindlichen Verbandmaterial mit hieraus resultierenden Verbrennungswunden wurde beschrieben (Epstein et al., 1990; Epstein und Halmi, 1994); entsprechend sollte verwendetes Material brandsicher sein oder aber nur im feuchten Zustand verwendet werden. Bei Lasertherapie im Bereich des Sauerstoff-führenden Intubationstubus ist ein geeigneter Lasertubus zu verwenden.

10.1.1 Lasergeräte nach dem Arbeitsprinzip der selektiven Photothermolyse

Hierzu zählen zum Beispiel die Blitzlampen-gepumpten Farbstofflaser, aber auch alle Q-switch-Lasergeräte sowie Epilations- und ähnliche Laser mit Pulsen im Millisekundenbereich. Diese Geräte sollen in der Haut befindliche Zielstrukturen (Tätowierungs- oder körpereigene Pigmente, Gefäße, Haarfollikel) selektiv zerstören, ohne die Umgebung thermisch zu schädigen. Voraussetzung hierfür sind eine geeignete, vom Ziel absorbierte Wellenlänge sowie eine der thermischen Relaxationszeit der Zielstruktur angepasste Pulslänge.

Aus diesem Arbeitsprinzip resultieren die hauptsächlichen Komplikationsmöglichkeiten. Die **thermische Schädigung der Epidermis** ist abhängig von der Absorption der verwendeten Wellenlänge im epidermalen Melanin, dem Melaningehalt der Epidermis sowie der Pulslänge und Energiedichte des Lasers. Die Absorption in Melanin nimmt mit zunehmender Wellenlänge ab, sodass Lasergeräte mit kürzeren Wellenlängen (z. B. 532 nm, 585 nm) die Epidermis abhängig von deren Pigmentierung prinzipiell wesentlich stärker schädigen können als Geräte mit langer Wellenlänge (z. B. 1064 nm). Je dunkler der Hauttyp des Patienten bzw. je gebräunter der Patient bei der Behandlung, desto höher der epidermale Melaningehalt und desto höher die Wahrscheinlichkeit einer epidermalen Schädigung. Gleiches gilt für eine zunehmende Pulslänge: Bei Pulslängen im Mikro- und Nanosekundenbereich ist so gut wie nie eine Kühlung erforderlich, bei im Millisekundenbereich arbeitenden Lasern benötigt man zur Vermeidung von Blasen- und Krustenbildung jedoch häufig eine Oberflächenkühlung der Haut.

Eine thermische Schädigung der Epidermis führt zur Blasenbildung und Krustenbildung bis hin zu atrophischen Närbchen, desgleichen zu einer erhöhten Frequenz von Hyper- und Hypopigmentierung. Die Gefahr dieser Nebenwirkungen lässt sich vermindern, indem man sonnengebräunte Patienten möglichst nicht behandelt, bestimmte, stark pigmentierte Hauttypen von bestimmten Behandlungen ausschließt und/oder eine Hautoberflächenkühlung verwendet.

10.1.2 Semiselektiv arbeitende Lasergeräte

Hierzu zählen zum Beispiel der Argonlaser, der Kryptonlaser, der Pseudo-cw-frequenz-verdoppelte Nd:YAG-Laser (532 nm, sogenannter KTP-Laser) sowie bestimmte Diodenlaser. Das Laserlicht dieser Geräte wird zwar relativ stark in den Zielstrukturen absorbiert (meist Melanin oder Hämoglobin); aufgrund ihrer physikalischen Parameter können sie jedoch nicht voll selektiv arbeiten, sondern induzieren unvermeidbar eine gewisse Schädigung von Epidermis und Dermis (Landthaler und Hohenleutner, 1999). Auch hier gilt das oben Gesagte; kurze Wellenlängen, starke epidermale Pigmentierung, zunehmende Pulslängen und höhere Leistungsdichten erhöhen die Gefahr thermischer Nebenwirkungen. Im Vergleich zu den selektiven Photothermolyselasern besitzen die semiselektiven Lasergeräte eine entsprechend **höhere Gefahr von Narbenbildung, Hyper- und Hypopigmentierung** (Abb. 1). Hierauf ist der Patient hinzuweisen; die Gefahr von Nebenwirkungen kann durch entsprechende Patientenauswahl (siehe oben), die Verwendung von Oberflächenkühlung sowie durch den Einsatz möglichst kleiner Strahldurchmesser minimiert werden. Je kleiner der Strahldurchmesser, desto unwahrscheinlicher die Gefahr schwerwiegender Nebenwirkungen, desto kleiner die evtl. resultierende Narbe.

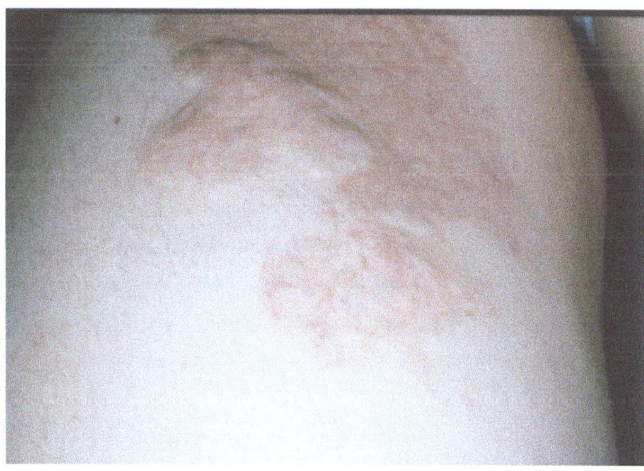

Abb. 1. Hypertrophe Narben nach Behandlung eines Kindes mit Naevus flammeus am Oberschenkel mit dem Argonlaser

10.1.3 Unspezifisch koagulierende Lasergeräte

Hierzu gehören insbesondere der cw-Nd:YAG-Laser sowie bestimmte chirurgische Diodenlaser. Aufgrund ihrer physikalischen Parameter koagulieren diese Lasergeräte Gewebe völlig unspezifisch bis zu einer Tiefe von 5 bis 7 mm. Sie werden daher hauptsächlich zur thermischen Destruktion bestimmter Fehlbildungen bzw. Neoplasien eingesetzt (vaskuläre Fehlbildungen, Hämangiome, Morbus Osler, evtl. bestimmte Tumoren). Aufgrund ihrer unspezifische Koagulationswirkung führen diese Lasergeräte obligat zur Narbenbildung, wenn nicht durch eine effiziente Oberflächenkühlung (Eiswürfel, Eiswasser) und die Wahl geeigneter Bestrahlungsparameter vorgebeugt wird. Eine andere diesbezügliche Möglichkeit ist die intratu-

morale Koagulation durch Einbringen von Quarzfasern direkt in das zu zerstörende Gewebe (Landthaler und Hohenleutner, 1999).
Entsprechend besteht bei diesen Lasergeräten die Gefahr der thermischen Koagulation von Gefäßen und Nerven; dies gilt insbesondere in anatomischen Lokalisationen, wo entsprechende Leitungsbahnen oberflächlich verlaufen (cave Finger und Zehen) sowie bei Behandlung tief liegender Hämangiome bzw. vaskulärer Fehlbildung im Gesichtsbereich (Gefahr der Fazialisläsion; Werner et al., 1998).

10.1.4 Vaporisierende und ablative Lasergeräte

Hierzu zählen die CO_2-Laser in ihrer cw- oder gepulsten Ausführung oder mit Scannern sowie der Erbium:YAG-Laser. Diese Geräte beruhen auf der Absorption der imitierten Wellenlänge im Gewebswasser, wodurch Gewebe unspezifisch koaguliert, bei hoher Leistungsdichte vaporisiert und explosionsartig abladiert werden kann.
Aus abladierender oder vaporisierender Lasertherapie resultiert eine Schürfwunden-ähnliche Hautverletzung. Hieraus ergibt sich einerseits, dass bei zu tiefer Ablation (ähnlich wie bei der Dermabrasion, tiefer als das Stratum papillare) obligat eine Narbe entsteht (Abb. 2); andererseits sind in der Wundheilungsphase alle Komplikationen möglich, wie sie auch bei Schürfwunden und nach Dermabrasion beschrieben sind. Insbesondere bei größeren Flächen ist eine Herpesprophylaxe ratsam, eine Antibiotikaprophylaxe ist in der Regel nicht nötig, kann jedoch bei Risikopatienten in Bezug auf Wundheilungsstörungen (Diabetiker, Niereninsuffizienz, Immunsuppression etc.) erwogen werden. Patientenspezifische Risiken sind zu erfragen (Keloidneigung, Neigung zu Hyperpigmentierung, Medikamente). Insbesondere bei Einnahme von 13-cis-Retinsäure ist die Frequenz von Wundheilungsstörungen massiv erhöht, eine Laserbehandlung sollte nicht vor einem halben Jahr nach Einnahmeende durchgeführt werden.

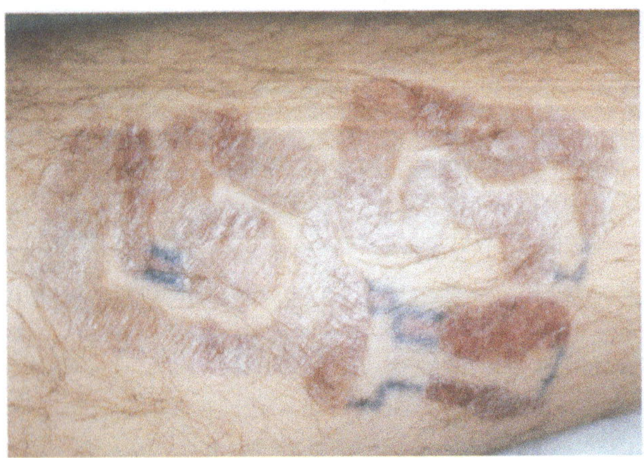

Abb. 2. Atrophische, hyperpigmentierte Narben nach Vaporisation einer Tätowierung mit dem CO_2-Laser

Die CO_2-Laser und der Erbium:YAG-Laser unterscheiden sich im Wesentlichen durch ihre Wellenlänge: die 2940 nm Strahlung des Erbium:YAG-Lasers wird etwa 10 x stärker in Wasser absorbiert als die des CO_2-Lasers bei 10600 nm; hieraus resultiert, dass der Erbium:YAG-Laser eine wesentliche geringere thermische Restnekrosezone hinterläßt als der CO_2-Laser. Zwar lassen sich durch spezielle Maßnahmen (gepulste CO_2-Laser, gescannte CO_2-Laser) die thermischen Nekrosezonen verringern, generell gilt jedoch, dass nach Behandlung mit dem Erbium:YAG-Laser die Abheilungszeiten, die Erythemdauer und die Komplikationsrate geringer sind als mit dem CO_2-Laser. Nachteil des Erbium:YAG-Lasers ist dagegen, dass wegen der fehlenden thermischen Restnekrose bereits nach relativ oberflächlicher Abtragung eine Blutung aus den erodierten Kapillargefäßen auftritt, welche die weitere Behandlung deutlich verzögert oder unmöglich macht. Ebenfalls lassen sich aufgrund der hohen Abhängigkeit des Erbium:YAG-Lasers vom Gewebswassergehalt sehr trockene und keratotische Läsionen (seborrhoische Warzen, aktinische Keratosen, verruköse epidermale Nävi) mit dem Erbium:YAG-Laser nur recht schlecht behandeln.
Ein spezielles Problem bei allen vaporisierenden Lasergeräten ist der entstehende Laserrauch. Bezüglich Viruspapillomen ist die Infektiosität des Laserrauchs nachgewiesen (Hallmo und Naess, 1992), bezüglich anderer viraler Infekte wie Hepatitis und der HIV-Infektion zumindest nicht ausgeschlossen (Ziegler et al., 1998). Darüber hinaus enthält der Laserrauch verschiedene toxische Komponenten (VDI-Technologiezentrum Physikalische Technologien, 1997) und ist aufgrund seiner Partikelgröße lungengängig und damit lungenschädigend (Baggish und Elbakry, 1987). Hieraus ergibt sich, dass entsprechende Absaugmaßnahmen unabdingbar sind und auch ein entsprechender Mundschutz getragen werden sollte. Bei infektiösen Patienten sollte entweder von einer vaporisierenden Behandlung Abstand genommen wer-

den, oder es müssen für die Partikelgröße geeignete Feinstaubmasken getragen werden. Insbesondere beim Erbium:YAG-Laser, bei dem Partikel aus dem Operationsfeld teils mit Überschallgeschwindigkeit entweichen, ist darüber hinaus an die Infektiosität von versprengtem Blut (Augenschutz!) zu achten. Bei größerflächigen Eingriffen ist beim Erbium:YAG-Laser der entstehende Lärm (knallendes Arbeitsgeräusch) zu berücksichtigen, von dem gezeigt werden konnte, dass er im Ohren-schädigenden Dezibelbereich liegt (Kirkpatrick und Mackay, 2000). Die Verwendung eines geeigneten Ohrenschutzes ist zu empfehlen.

10.2 Spezifische Komplikationen bei den verschiedenen Indikationen

10.2.1 Vaskuläre Fehl- und Neubildungen

Grundsätzlich gilt hier, dass die störende Veränderung (das/die Gefäß(e)) möglichst schonend und damit selektiv entfernt bzw. zerstört werden sollten, ohne die Epidermis und die umgebende Dermis zu schädigen. Hieraus ergibt sich, dass die Geräte nach dem Prinzip der selektiven Photothermolyse die geringste Nebenwirkungsrate haben. Insbesondere bei Kindern, die bei Einsatz semiselektiv wirkender Lasergeräte eine deutlich erhöhte Nebenwirkungsrate aufweisen, ist dies zu berücksichtigen.

10.2.1.1 Naevi flammei

Goldstandard für die Behandlung sind hier unumstritten die Blitzlampen-gepulsten Farbstofflaser mit 0,45 bzw. 1,5 ms Pulsdauer. Die klassische Nebenwirkung dieser Geräte ist die schwarzblaue Purpura, die für 8 bis 14 Tage nach der Behandlung anhält. Nebenwirkungen wie Bläschenbildung, Krustenbildung, Hypo- und Hyperpigmentierung sowie atrophische Närbchen sind selten, werden jedoch insbesondere bei starker pigmentierter Haut beobachtet. Bei Manipulation ist eine Superinfektion möglich.

Bei Erwachsenen, bei lividfarbenen und/oder hypertrophen Naevi flammei ist der Einsatz von semiselektiven Lasern, in Einzelfällen von koagulierenden und ablativen Lasern denkbar. Entsprechend steigt jedoch die Gefahr der thermischen Nebenwirkungen. Insbesondere auf Naevi flammei sieht man nach der Lasertherapie nicht selten die Entstehung eines Granuloma pyogenicum (Wlotzke et al., 1996).

Zur Behandlung von Naevi flammei sind stets mehrere Sitzungen erforderlich; je dunkler der Naevus flammeus, je älter der Patient, desto mehr Behandlungssitzungen. Auch bei Verwendung verschiedener Lasergeräte lässt sich eine befriedigende Aufhellung nur in 60 bis 70% aller Naevi flammei erreichen (Abb. 3a, 3b); insbesondere solche im zentrofazialen Bereich, sehr helle Naevi flammei, lividfarbene oder hypertrophe Naevi flammei und solche an den distalen Extremitäten sprechen häufig nur sehr unbefriedigend auf die Behandlung an (Landthaler und Hohenleutner, 1999).

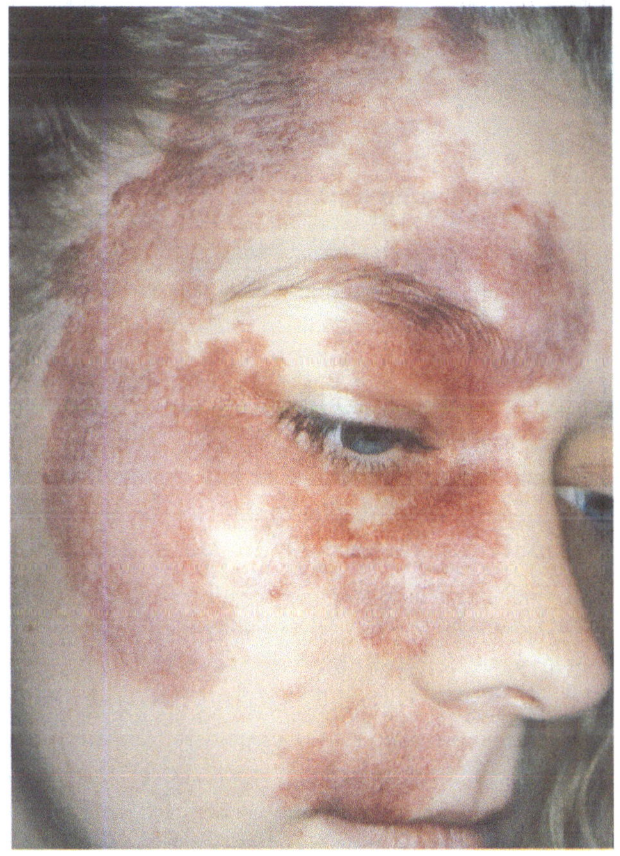

Abb. 3a. Ausgedehnter, zentrofazialer Naevus flammeus

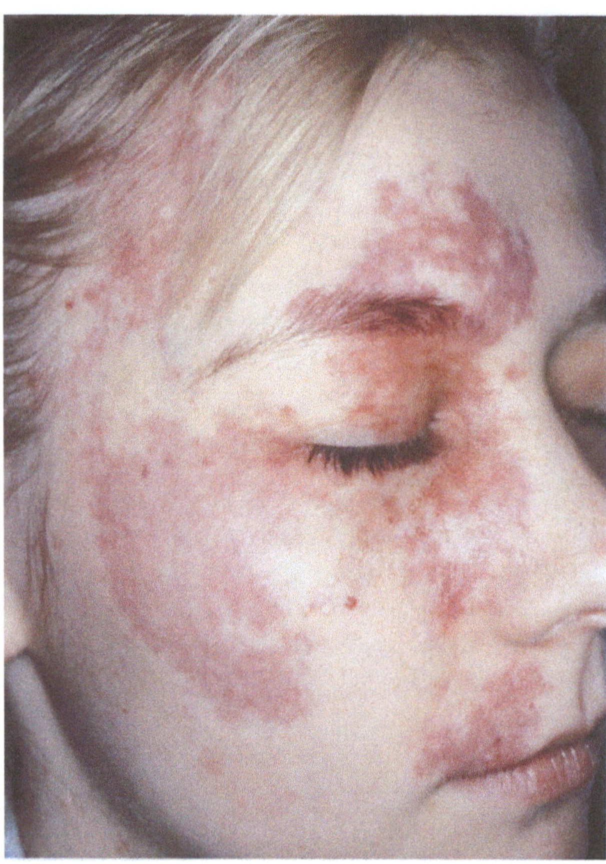

Abb. 3b. Nach 7 Behandlungen mit dem FPDL („flashlamp-pumped pulsed dye laser") keine weitere Aufhellung erzielbar

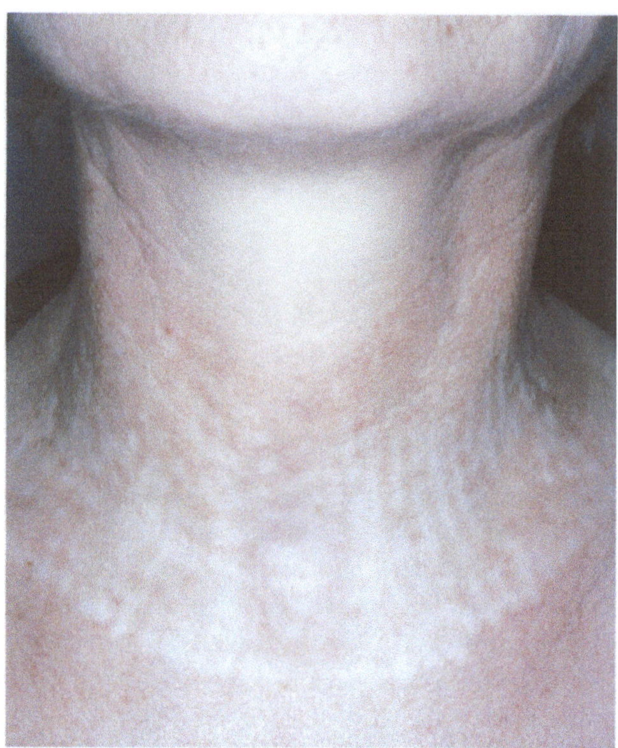

Abb. 4. Fleckige Aufhellung nach FPDL-Therapie einer Erythrosis interfollicularis

10.2.1.2 Teleangiektasien

Diese feinen Gefäßerweiterungen lassen sich mit den verschiedensten Lasergeräten ausgezeichnet behandeln. Die Blitzlampen-gepulsten Farbstofflaser sind hier zwar ebenfalls am selektivsten wirksam, zeigen jedoch obligat die posttherapeutische Purpura, die den Patienten bei dieser Indikation häufig extrem stört. Stärkerkalibrige Teleangiektasien sind mit den selektiven und semiselektiven Lasergeräten häufig nicht behandelbar, eine Alternative könnten hier die im Millisekundenbereich gepulsten Alexandrit- und Nd:YAG-Laser darstellen. Bei sehr feinen und dichten Teleangiektasien bzw. beim Vorliegen einer Rubeosis faciei ist bei der Lasertherapie Vorsicht geboten. Sowohl die großen (5 bis 10 mm) Pulse der Blitzlampen-gepulsten Farbstofflaser als auch die kleinen Strahldurchmesser der semiselektiven Lasergeräte können hier häufig zu einem unschönen, den Patienten belastenden retikulären Muster führen, welches auch durch konsekutive weitere Laserbehandlungen nicht völlig zu beheben ist. Gleiches gilt für die Behandlung der **Erythrosis interfollicularis** (Abb. 4); auch hier sehen wir häufig eine retikuläre, netzige Aufhellung, die dem Patienten mehr stört als die ursprüngliche Dermatose. In Einzelfällen sind jedoch befriedigende Ergebnisse möglich.

10.2.1.3 Besenreiservarizen

Die bisher hierfür eingesetzten Lasergeräte (semiselektive Laser, Blitzlampen-gepulste Farbstofflaser, Alexandritlaser etc.) zeigen eine befriedigende Wirkung nur bis zu einer Kaliberstärke von 1 mm. Klassische Nebenwirkung ist hier die Hyperpigmentierung, die in Abhängigkeit vom verwendeten Lasergerät in bis zu 70% der Patienten auftritt und über mehrere Wochen bis Monate anhalten kann. Eine Hypopigmentierung ist ebenfalls nicht selten, bei zu starker Überlappung der Pulse oder dicht gelegenen oberflächlichen Gefäßen sieht man nicht selten eine Blasen- und Krustenbildung bis hin zur Entstehung atrophischer Närbchen (Abb. 5). Das Entstehen eines posttherapeutischen Matting ist ähnlich wie für die Sklerosierungstherapie auch für die Lasertherapie beschrieben.

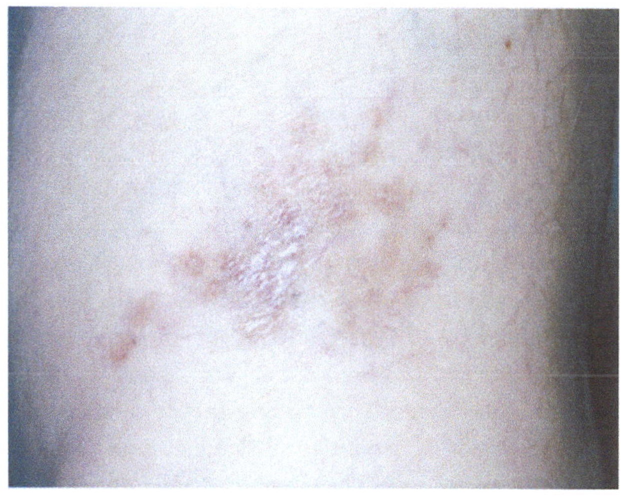

Abb. 5. Hyperpigmentierungen, zentral angedeutet atrophische Närbchen nach 1,5-ms-FPDL-Therapie von Besenreisern

Wie bei allen Gefäßveränderungen gilt insbesondere bei dieser doch vorwiegend ästhetischen Indikation, dass größtmögliche Vorsicht bei der Parameterwahl zur Vermeidung von Nebenwirkungen angebracht ist. Stärker gebräunte Patienten und Patienten mit dunklen Hauttypen sollten möglichst nicht, wenn doch, dann zunächst mit stark reduzierter Leistungsdichte behandelt werden.

Langgepulste Nd:YAG-Laser, die aufgrund ihrer Wellenlänge in Melanin wenig absorbiert werden, könnten hier in Zukunft eine interessante therapeutische Entwicklung darstellen.

10.2.1.4 Sonstige vaskuläre Veränderungen

Spidernävi können mit allen zur Behandlung von Gefäßen geeigneten Lasern angegangen werden. Für papulöse Spidernävi mit prominenter Zentralarterie ist eine Lasertherapie, auch mehrfach, jedoch oft nicht ausreichend; eine Stanzbiopsie kann hier weiterhelfen.

Die Behandlung des **Granuloma pyogenicum** ist für verschiedene Laser beschrieben. Unsere eigene Erfahrung zeigt jedoch, dass insbesondere leicht blutende und damit ständig verkrustete Granulome einer Behandlung mit dem Blitzlampen-gepumpten Farbstofflaser oder dem Argonlaser kaum zugänglich sind. Eine Abtragung mit dem CO_2-Laser in Lokalanästhesie ist in Problemlokalisationen (periungual, subungual etc.) die Therapie der ersten Wahl. In Lokalisationen, wo eine chirurgische Exzision mit atraumatischer Naht problemlos möglich ist, bringt diese unserer Erfahrung nach die besten Ergebnisse.

Lippenrandangiome (venous lakes) sind aufgrund ihres Durchmessers mit selektiven Photothermolyselasern kaum noch zu behandeln, hier sollten semiselektive Lasergeräte (Argonlaser etc.) eingesetzt werden. Zur Erzielung einer relativ tiefen Koagulation ist hierbei der Strahldurchmesser zu erweitern, die Pulslänge möglichst lang zu wählen und die Leistung entsprechend zu reduzieren. Eine mehrfache Behandlung ist meist erforderlich; bei hartnäckiger Therapieresistenz oder Wiederauftreten kann bei entsprechender Vorsicht und ausreichender Oberflächenkühlung der Einsatz des Nd:YAG-Lasers empfohlen werden.

10.2.2 Epidermale und organoide Nävi

Beim **Naevus sebaceus** sind immer wieder relativ gute Ergebnisse nach oberflächlicher Laserabtragung beschrieben. Diese kann sowohl mit dem CO_2- als auch mit dem Erbium:YAG-Laser durchgeführt werden; entsprechend dem intradermalen Aufbau dieses Nävus ist jedoch unserer Erfahrung nach mit der Laserablation lediglich eine ästhetische Verbesserung der Oberfläche (Abtragung der verruciformen Komponente) zu erreichen; der intradermal gelegene Talgdrüsenanteil des Nävus wird hiervon nicht beeinflusst, was zu einer nicht unerheblichen Rezidivneigung führt. Wo problemlos möglich, bevorzugen wir daher die chirurgische Exzision.

Für weiche, **verruköse epidermale Nävi** ist die Lasertherapie gut geeignet. Mit dem Argonlaser ist oft eine eindrucksvolle Verbesserung zu erzielen, allerdings sind hierfür relativ viele konsekutive Behandlungssitzungen erforderlich. Diese Nävi können auch mit dem CO_2- oder dem Erbium:YAG-Laser abladiert werden, allerdings ist hier auf exakte oberflächliche Abtragung (Gefahr der Narbenbildung) zu achten. Bei den meisten Patienten halten sich die erzielten Ergebnisse über Jahre konstant, allerdings sind Rezidive möglich.

Ein Versagen der Lasertherapie bzw. frühe Rezidive sehen wir insbesondere bei den harten verruciformen Nävi und beim **ILVEN**. Insbesondere ist bei diesen Läsionen von einer zu tiefen Ablation, mit der Intention einer Verhütung von Rezidiven, abzuraten, da es häufig zu unschöner, hypertropher Narbenbildung kommt (Hohenleutner und Landthaler, 1993).

10.2.3 Melaninpigmentierte und melanozytäre Veränderungen

Hier ist insbesondere auf die Wichtigkeit einer exakten Diagnosestellung hinzuweisen. Eine harmlose Lentigo von einer Lentigo maligna abzugrenzen, kann unter Umständen Schwierigkeiten bereiten. Entsprechende Verläufe mit der Entstehung von Melanomen nach Lasertherapie von klinisch atypischen Lentigines sind berichtet (Lee et al., 1998).

Bei der Behandlung von **Lentigines** (Q-switch-Laser, semiselektive Laser, Erbium:YAG-Laser) ist lediglich zu beachten, dass diese nur ästhetisch beeinträchtigenden Veränderungen so zu behandeln sind, dass keine bleibenden Nebenwirkungen (Narbenbildung) entstehen. Entsprechend sind die Parameter vorsichtig zu wählen, und je nach Lasergerät ist besser eine Zweittherapie vorzusehen als durch zu starke thermische Schädigung eine Narbenbildung zu induzieren.

Für **Café-au-lait-Flecke, Naevi spili und den Becker-Nävus** gilt, dass in Abhängigkeit vom verwendeten Lasergerät (meist pigmentselektive Q-switch-Laser) zwar in Einzelfällen eine gute Aufhellung zu erreichen ist, jedoch relativ häufig (ca. 60 bis 70%) Rezidive auftreten (Abb. 6a, 6b; Landthaler und Hohenleutner, 1999). Für die Parameterwahl gilt das Gleiche wie bei Lentigines; nicht selten sieht man bei diesen Veränderungen auch posttherapeutische Hyperpigmentierungen, die sich jedoch im Bereich einiger Wochen und Monate zurückbilden. Bei größeren Flächen zeigt sich auch nicht selten nach der Behandlung ein störendes retikuläres Muster bzw. eine fleckige Aufhellung.

Für den **Naevus Ito bzw. Naevus Ota** stellen die Q-switch-Laser die einzige therapeutische Möglichkeit dar; auch bei Patienten mit dunklem Hauttyp werden hier durchweg gute Ergebnisse beschrieben. In der Tiefe verbleiben jedoch obligat Nävuszellen, welche zu Rezidiven führen können (Chan et al., 2000a, 2000b).

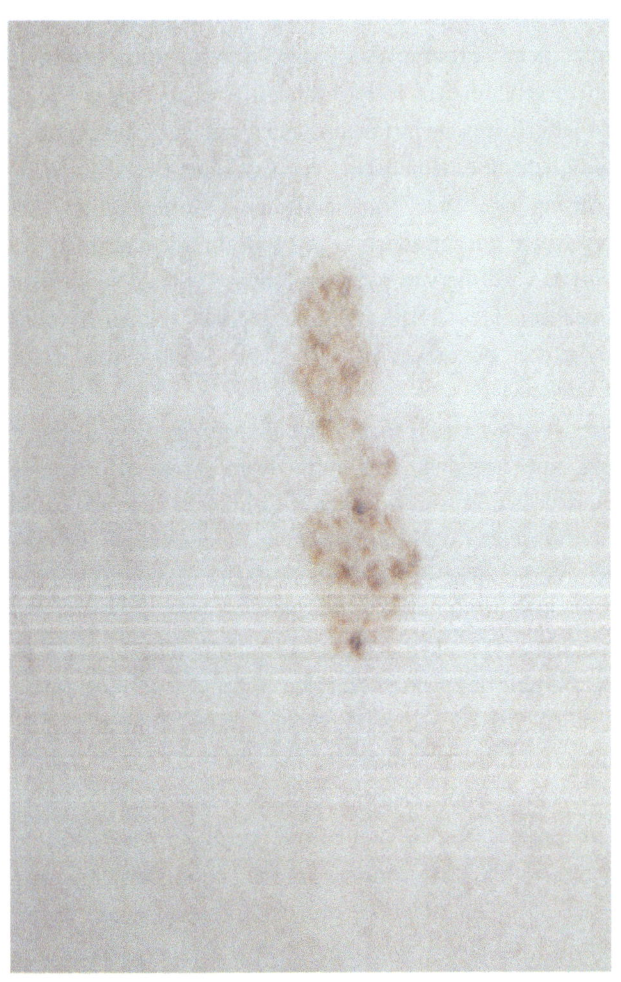

Abb. 6a. Naevus spilus vor Therapie

Abb. 6b. 3 Monate nach 3-maliger Rubinlasertherapie: Rezidiv der Basispigmentierung

Die Behandlung von **Nävuszellnävi** mit pigmentselektiven Lasergeräten ist äußerst umstritten. Die vollständige Beseitigung von Nävuszellnävi mit diesen Geräten gelang bisher erst in Einzelfällen bei ausschließlich junktionalen Nävuszellnävi (Vibhagool et al., 1997). In allen anderen Fällen zeigten sich entwederschon klinisch oder in der histologischen Untersuchung Rezidive bzw. verbleibende dermale Nävuszellen (Waldorf et al., 1996; Rosenbach et al., 1997). Das Langzeitverhalten dieser subletal geschädigten Nävuszellen ist derzeit völlig offen, sodass eine erhöhte Entartungstendenz zumindest nicht ausgeschlossen werden kann. Im Allgemeinen wird daher empfohlen, von der Behandlung von Nävuszellnävi mit pigmentselektiven Lasergeräten außer in Sonderindikationen (anders nicht behandelbar, kosmetisch beeinträchtigend) und bei gesicherter Langzeitkontrolle Abstand zu nehmen, außer im Rahmen von klinischen Studien.

Immer wieder werden Nävuszellnävi (weniger von Dermatologen, jedoch häufig von Ärzten anderer Fachrichtungen) mit semiselektiven Lasergeräten koaguliert bzw. mit dem Erbium:YAG- oder CO_2-Laser vaporisiert. Hierbei entsteht nicht nur meist eine unschöne verbrennungsartige Narbe, sondern es kommt häufig zu Rezidiven aus den in der Tiefe verbliebenen Nävusanteilen (Abb. 7). Hieraus resultieren unschön spritzerartig hyperpigmentierte Narben; das histologische Bild solcher Rezidivnävi kann von einem Histologen, welcher über die Laseranamnese nicht informiert ist, möglicherweise als malignes Melanom interpretiert werden (Dummer et al., 1998).

Ebenfalls sehr unterschiedlich und im Einzelfall nicht vorhersagbar sind die Ergebnisse einer Lasertherapie bei **Melasma, Chloasma** und **postinflammatorischen Hyperpigmentierungen**. Auch mit den pigmentselektiven Q-switch-Lasern kann nur in ca. 30% bei diesen Läsionen eine Verbesserung erreicht werden, in 30% kommt es zu einer (meist temporären) Verschlechterung, bei einem weiteren Drittel zeigt sich kein Effekt (Landthaler und Hohenleutner, 1999). Um die Reaktion im Einzelfall abzuschätzen, sollte hier unbedingt eine Probetherapie durchgeführt werden, bevor man sich zu einer flächigen Behandlung entscheidet.

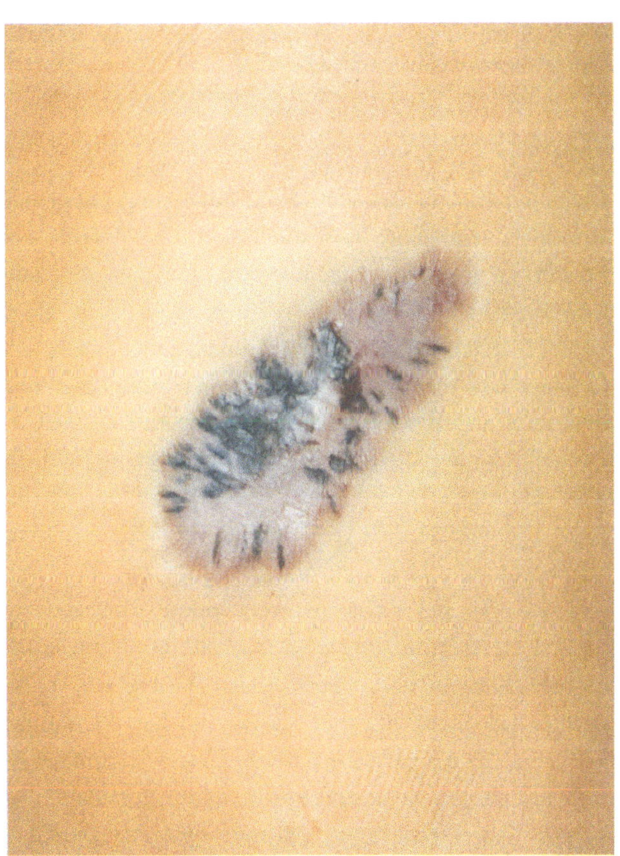

Abb. 7. Hypertrophe Narbe mit Nävusrezidiv nach CO_2-Laser-Vaporisation eines kongenitalen Nävus

10.2.4 Tätowierungen und andere exogene Pigmentierungen

Durch die Einführung der Q-switch-Lasergeräte wurde erstmalig eine narbenfreie Entfernung von Tätowierungen möglich. Je nach verwendetem Lasergerät zeigt das behandelte Areal unmittelbar posttherapeutisch eine Weiß- oder Graufärbung, was der histologisch nachweisbaren intradermalen Vakuolenbildung (Dampf- oder Gasbläschen) entspricht. Mit der Resorption der Vakuolen verschwindet diese Weißfärbung nach ca. 10 bis 30 Minuten, je nach verwendetem Lasergerät können auch kleine kapilläre Blutungen auftreten. Entsprechend ist nach der Behandlung eine Bläschen- und Krustenbildung möglich, bei zu hoher Energiedichte oder zu stark überlappenden Pulsen auch eine oberflächlich atrophische Narbenbildung. Da die zur Behandlung von Tätowierungen verwendeten Q-switch-Laser pigmentspezifisch sind, kommt es bei jeder Tätowierungsbehandlung, in Abhängigkeit vom verwendeten Lasergerät unterschiedlich stark, zu einer temporären Hypopigmentierung im Behandlungsbereich, die sich nach einigen Monaten folgenlos zurückbildet (Abb. 8a, 8b).

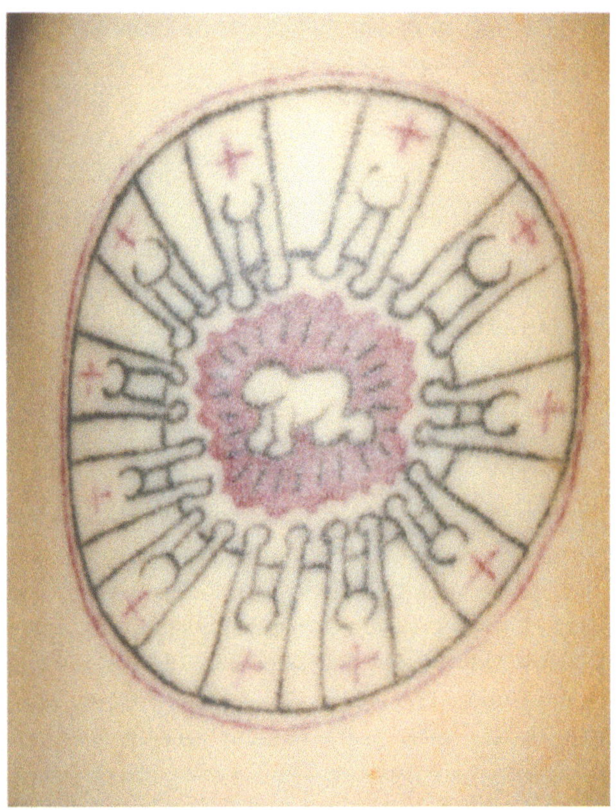

Abb. 8a. Farbige Tätowierung vor Therapie

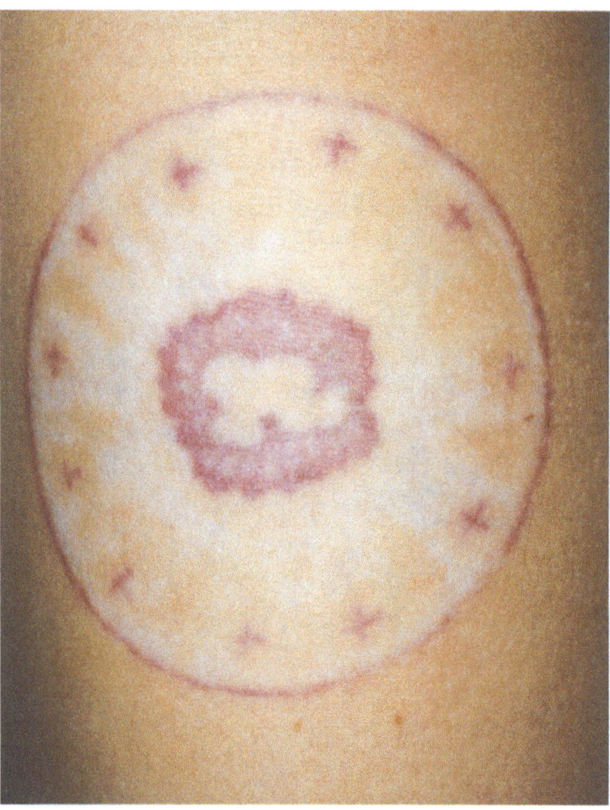

Abb. 8b. Nach Therapie mit dem Q-sw-Rubinlaser: Temporäre Hypopigmentierung, gutes Ansprechen der dunklen Farbe, Therapieversagen bei der roten Farbe

Am besten sprechen auf eine Laserbehandlung blauschwarze Tätowierungen an, die im Bereich aller verwendeten Wellenlängen eine gute Absorption zeigen. Je nach Dichte und Menge des eingebrachten Pigments sind auch bei blauschwarzen Tätowierungen bis zur vollständigen oder weitgehenden Aufhellung immer mehrfache Behandlungssitzungen nötig. Bei wenig pigmentierten Laientätowierungen genügen hier oft 3 bis 6 Sitzungen, während bei stark pigmentierten, dicht gestochenen professionellen Tätowierungen häufig 10 bis 20 Sitzungen erforderlich werden können (Landthaler und Hohenleutner, 1999). Bei blauschwarzen Tätowierungen ist, auch unter Einsatz verschiedenster Lasergeräte und nach mehrfachen Sitzungen, nicht selten eine vollständige Entfernung nicht möglich, worauf der Patient unbedingt vor der Behandlung hingewiesen werden muss.

Kompliziert ist die Behandlung von farbigen Tätowierungen. Voraussetzung für die Zerstörung von Tätowierungspigmenten ist, dass die Wellenlänge des verwendeten Laserlichtes von den Tätowierungspigmenten absorbiert wird und dass die absorbierte Energie zur Zerstörung der Pigmente ausreicht. In eigenen Untersuchungen konnte gezeigt werden, dass zum einen unterschiedlich gefärbte Tätowierungspigmente sehr unterschiedliche Absorptionseigenschaften aufweisen und dass zum anderen auch Tätowierungspigmente gleicher Farbschattierung unter Umständen stark unterschiedliche Absorptionseigenschaften besitzen (Bäumler et al., 2000). Dies erklärt, dass verschiedene Tätowierungsfarben auf bestimmte Laserwellenlängen entweder nur sehr schlecht oder gar nicht ansprechen und deswegen zur vollständigen Entfernung einer mehrfarbigenTätowierung oft die Kombination verschiedener Lasergeräte erforderlich ist. Steht nur ein Lasergerät zur Verfügung, verbleiben häufig nach der Lasertherapie bestimmte Farb- und Strukturanteile der Tätowierung in der Haut und können zu eigenartigen Mustern führen, die der Patient nicht unbedingt als befriedigend empfindet. Entsprechend ist dies in die Aufklärung einzubeziehen.

Insbesondere erdfarbige, hautfarbige und weiße Tätowierungsfarbstoffe, aber auch bestimmte Farben (und somit prinzipiell jedes Tätowierungspigment außer Schwarz!) können unter der Lasertherapie einen Farbumschlag zeigen (Anderson et al., 1993; Stafford et al., 1995). Welche chemischen oder photochemischen Reaktionen hierfür verantwortlich sind, ist letztendlich nicht geklärt, es dürfte sich um oxidative Prozesse handeln. Der Farbumschlag führt meist zu einer deutlich dunkleren Färbung des Pigmentes (klassisch: weiß und hautfarben zu schwarzbraun), sodass die Tätowierungen häufig deutlich akzentuiert werden (Abb. 9). Besonders problematisch kann dies bei Dunkelfärbung von haut- oder erdfarbenen Pigmentierungen im Perioral- und Periorbitalbereich sein. Die in Schwarz umgeschlagene Tätowierungsfarbe kann zwar auf eine erneute Lasertherapie ansprechen, muss es aber nicht, sodass unter Umständen eine permanente dunkle Tätowierung aus der Behandlung resultiert. Hierauf ist jeder Patient unbedingt vor der Behandlung hinzuweisen; es sollte gefragt werden, ob im zu behandelnden Areal entsprechende Vortätowierungen (sogenannte Übertätowierungen) durchgeführt wurden, im Zweifel ist ein einzelner Laserschuss als Probebehandlung durchzuführen.

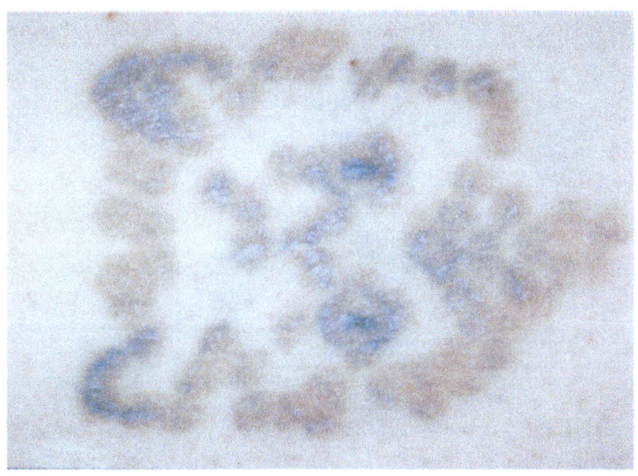

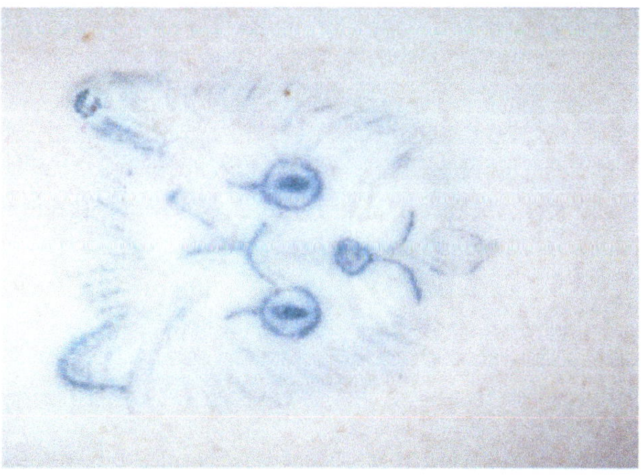

Abb. 9. Vor und nach Q-sw-Rubinlasertherapie: Farbumschlag der weißen Pigmente zu gelbbraun

Vereinzelt wurde nach der Behandlung von Tätowierungen von allergischen Reaktionen (sowohl Typ I wie auch Typ IV; Ashinoff et al., 1995) sowie von einem Kompartment-Syndrom am Unterarm (Rheingold et al., 1997) berichtet.

Bei akzidentellen Tätowierungen (Schmutz- und Schmauchtätowierungen) hat sich neben der frühen Bürstung die Lasertherapie bewährt (Suzuki, 1996), die in beliebigem zeitlichen Abstand zum Trauma durchgeführt werden kann. Allerdings sprechen die eingesprengten Pigmente je nach ihrer Farbe sehr unterschiedlich auf eine Lasertherapie an; relativ gut behandelbar ist Straßenstaub bzw. Straßenschmutz, während mineralische Pigmente (Steinchen) und Metalle wie Eisen (nach Explosionstraumen) schlecht auf die Behandlung ansprechen. In Einzelfällen wurde berichtet, dass sich eingesprengtes Schwarzpulver, welches relativ früh nach dem Trauma einer Lasertherapie unterzogen wurde, während der Lasertherapie entzündete und zu zusätzlichen Verletzungen führte (Taylor, 1998; Fusade et al., 2000).

10.2.5 Benigne Tumoren

Gute Ergebnisse mit der Laserkoagulation werden für **Xanthelasmen, Hidradenome/Syringome, Trichoepitheliome** und **zirkumskripte Talgdrüsenhyperplasien** angegeben. Grundsätzlich gilt bei allen diesen ästhetischen Indikationen, dass die Koagulation oder Vaporisation stets vorsichtig durchgeführt werden sollte, um eine Narbenbildung zu vermeiden; im Zweifel ist eher eine Therapie in mehrfachen Sitzungen anzustreben als eine zu radikale Entfernung.

Bei der **Neurofibromatose Recklinghausen** hat sich uns die Entfernung störender Neurofibrome mit dem CO_2-Laser sehr bewährt. Hierbei wird der exophytische Anteil vaporisiert, der endophytische, kugelige Anteil exprimiert und ebenfalls vaporisiert. Dabei entstehen zum Teil sehr tiefe, lochartige Defekte, welche einen mehrwöchigen Heilungsprozess erfordern. Aufgrund der

Sekundärheilung sehen wir jedoch kaum Infektionen, und die resultierenden Narben sind relativ klein und kontrakt und stören den Patienten deutlich weniger als die exophytischen Neurofibrome (Landthaler und Hohenleutner, 1999).
Die Laserbehandlung des **Rhinophyms** hat sich uns im Vergleich zur Skapell- bzw. Einmalrasiererabtragung und Dermabrasion nicht bewährt. Der Einsatz des CO_2-Lasers führt leicht zu thermischer Schädigung und konsekutiver Narbenbildung, der Einsatz des Erbium:YAG-Lasers wird durch die sofort auftretende Blutung erheblich limitiert und macht eine effektive Operation unmöglich.

10.2.6 Präkanzerosen, semimaligne und maligne Tumoren

Hierzu gilt grundsätzlich, dass eine Laserkoagulation, Ablation oder Vaporisation eine histologisch nicht kontrollierbare Behandlungsmethode darstellt, die entsprechend kritisch erwogen werden sollte. Gute Indikationen für eine oberflächliche Laservaporisation sind die **aktinische Cheilitis, Leukoplakien im Schleimhautbereich, der Morbus Bowen und die Erythroplasie Queyrat**. Insbesondere bei letzteren muss jedoch intraoperativ darauf geachtet werden, dass alles Gewebe des In-situ-Karzinoms abgetragen wird; dies lässt sich intraoperativ kontrollieren, indem vaporisiert wird, bis die durchgehende, chamois-lederartige gelbliche Färbung der gesunden Dermis zu Tage tritt. Alle rötlich tingierten Areale müssen abgetragen werden. Wie gesagt, stellt die Laservaporisation dennoch ein nicht histologisch kontrolliertes Alternativverfahren dar, sodass nach deren Einsatz engmaschige Kontrolluntersuchungen durchgeführt werden sollten.
Bei zu tiefer Abtragung resultieren Narben, welche insbesondere bei Verwendung des CO_2-Lasers auch verbrennungsartig und hypertroph sein können. Besonders gefährdet ist hier das Lippenrot; bei der Abtragung der aktinischen Cheilitis ist exakt darauf zu achten, dass lediglich die Epidermis, allenfalls die ganz oberflächliche Dermis ablatiert wird, da sonst unschöne, verzogene, leukoplakieartige Narben entstehen können (Dufresne und Curlin, 1997; Hohenleutner et al., 1999).
Beim extramammären **Morbus Paget** ist aufgrund der hohen Rezidivneigung eine Laservaporisation nur in Einzelfällen zu erwägen. Für andere semimaligne und maligne Tumoren der Haut stellt die Lasertherapie ebenfalls kein Therapieverfahren der ersten Wahl dar. In besonderen Einzelfällen, in palliativer Indikation oder bei multiplen Metastasen kann sie jedoch erwogen werden.

10.2.7 Erkrankungen durch humane Papillomviren

Für **Verrucae vulgares** wurden immer wieder verschiedenste Verfahren der Lasertherapie beschrieben. Grundsätzlich gilt hier, dass diese Verfahren zwar eine Bereicherung der therapeutischen Möglichkeiten darstellen, jedoch wahrscheinlich keine spezifisch bessere Wirksamkeit zeigen als die anderen Optionen zur Warzenbehandlung.
Bei der Vaporisation mit dem CO_2-Laser entstehen sehr leicht tiefe, oft hypertrophe und gelegentlich schmerzhafte Narben, die insbesondere palmoplantar den Patienten auf Dauer behindern können. Die Palmoplantarwarzen zeigen aufgrund der dicken Hornschicht oft ein endophytisches Wachstum, sodass hier tiefe Defekte mit der Konsequenz entsprechender Narbenbildung resultieren. Ensprechend stellt die Vaporisation mit dem CO_2-Laser bei uns die Ultima ratio dar, die wir durch Ausschöpfung sämtlicher anderen therapeutischen Möglichkeiten zu vermeiden trachten. Die CO_2-Laser-Vaporisation kleiner, filiformer exophytischer Warzen dagegen, insbesondere in Problemarealen wie dem Gesicht (Lider, Lippen, Naseneingang etc.), stellt eine exzellente therapeutische Möglichkeit dar; hier muss lediglich darauf geachtet werden, dass die Warze flach im Hautniveau abgetragen wird, sodass keine Narben entstehen.
Die immer wieder beschriebene Behandlung von Warzen mit den Blitzlampen-gepulsten Farbstofflasern scheint unserer Erfahrung nach bei ca. 30% der Patienten anzusprechen. Bewährt hat sie sich insbesondere für multiple, beetartige, relativ flache Warzen, auch bei immunsupprimierten oder organtransplantierten Patienten. Voraussetzung für die Wirksamkeit dieser Therapie ist jedoch eine exakte Keratolyse, da das Laserlicht in dickeren Keratinschichten absorbiert und gestreut wird und somit die Behandlung der Warzenbasis nicht möglich ist.
Bei **Condylomata acuminata** stellt die CO_2-Laser-Vaporisation insbesondere bei ausgedehnterem Befall eine Therapieoption der ersten Wahl dar. Es ist eine exakte, oberflächliche Abtragung der Condylomata acuminata

ohne wesentliche Blutung und unter Sicht möglich. Die Abtragung mit dem CO_2-Laser reduziert allerdings nicht die Rezidivneigung dieser Erkrankung (40 bis 80%). Hierauf ist der Patient hinzuweisen, engmaschige Kontrollen sind erforderlich. Bei zu tiefer Abtragung, insbesondere im Bereich des Analkanals und des Sphinkters, sind kontrakte Narben möglich, die auch funktionsbehindernd sein können. Bei sehr ausgedehnten bzw. massiv exophytischen, tumorartigen Condylomata acuminata gestaltet sich die Abtragung mit dem CO_2-Laser zeitraubend und mühsam; hier hat sich uns die Abtragung der massiv exophytischen Anteile mit der großen elektrischen Bandschlinge bewährt, anschließend wird eine Blutstillung durchgeführt und die verbliebenen flacheren Anteile exakt mit dem CO_2-Laser entfernt. Bei ausgedehntem Befall und exophytischen Veränderungen ist mit einer prolongierten Wundheilung zu rechnen, die nicht selten einige Wochen in Anspruch nimmt.

Bei infektiösen Patienten (Hepatitis, HIV) führen wir aufgrund des entstehenden Laserrauches (Ziegler et al., 1998) keine Vaporisation durch, hier koagulieren wir mit dem Nd:YAG-Laser. Die langsame Demarkierung der koagulierten Kondylome und die nicht selten entstehenden, durch die tiefe Koagulation unvermeidbaren dermalen Defekte führen jedoch zu einer unangenehmen und prolongierten Wundheilungsphase, die nicht selten atrophische Närbchen oder Narben hinterlässt. Die Nd:YAG-Laser-Koagulation führen wir daher ausschließlich in den beschriebenen Sonderfällen durch.

10.2.8 Behandlung der Altershaut (aktinisch geschädigte Haut, mimische Fältchen, „Skin-resurfacing")

Über die Vor- und Nachbehandlung beim Skinresurfacing, die Vor- und Nachteile der verschiedenen Lasergeräte, die Bestrahlungsparameter und Bestrahlungstechniken in den verschiedenen Lokalisationen, die erzielbaren Wirkungen und die damit verbundenen Nebenwirkungen existiert eine Fülle von Literatur. Im Rahmen dieses Kapitels kann daher nur auf einige generelle Gesichtspunkte sowie auf die hauptsächlich zu erwartenden Komplikationen eingegangen werden. Auf die exzellenten Übersichtsarbeiten und Buchbeiträge hierzu wird ausdrücklich verwiesen (Ragland und McBurney, 1996; Bernstein et al., 1997; Fulton, 1998; Alster, 1999; Dover, 1999; Ratner et al., 1999).

10.2.8.1 Lasersysteme für das Skin-resurfacing

Die Abtragung oberflächlicher Hautschichten mit verschiedenen Lasergeräten zur Behandlung von aktinisch geschädigter Haut und mimischen Fältchen hat in den letzten Jahre weite Verbreitung gefunden. Hierfür werden im Wesentlichen Erbium:YAG-Laser sowie CO_2-Laser mit verkürzter Laser-Haut-Interaktionszeit eingesetzt. Im Unterschied zum Continuous-wave-CO_2-Laser werden durch die verkürzte Hautinteraktionszeit die verbleibende thermische Schädigung reduziert, die thermischen Nebenwirkungen verringert und die Abheilungszeit beschleunigt. Zur Verfügung stehen hierfür echte gepulste CO_2-Laser („ultragepulste" CO_2-Laser) und CO_2-Laser mit Scannersystemen.

Erbium:YAG-Laser besitzen aufgrund der extrem hohen Absorption ihrer Wellenlänge in Wasser eine sehr geringe Gewebeeindringtiefe. Die emittierte Energie beschränkt sich auf ein sehr kleines Gewebsvolumen und führt daher zu einer explosionsartigen Ablation der Haut ohne wesentliche thermische Restnekrosezone. Mit Erbium:YAG-Lasern ist daher eine exakte Schicht-für-Schicht-Ablation der Haut möglich, aufgrund der fehlenden Thermokoagulation kommt es hier allerdings relativ bald zum Auftreten kapillärer Blutungen. Dennoch ist mit dem Erbium:YAG-Laser eine tiefere Hautablation möglich als mit den gepulsten oder gescannten CO_2-Lasern, da letztere aufgrund der zunehmenden Austrocknung des Gewebes (durch die größere thermische Nekrosezone) nach mehreren Behandlungsdurchgängen keine weitere Ablation mehr erlauben, sondern lediglich die thermische Nekrosezone weiter zunehmen lassen. Aufgrund der nahezu fehlenden Nekrosezone sind nach einer Dermablation mit dem Erbium:YAG-Laser auch die Abheilungszeiten und die Dauer der postoperativen Komplikationen, insbesondere des Erythems, deutlich reduziert (Weinstein, 1999).

Andererseits konnte mehrfach gezeigt werden, dass die Effektivität der Hautglättung, insbesondere bei mimischen Falten, mit den CO_2-Laser-Geräten deutlich besser ist als mit dem Erbium:YAG-Laser. Hierzu wird postuliert, dass durch die größere thermische Nekrosezone der CO_2-Laser kollagene Fasern auch in tieferen Hautschichten erwärmt und damit geschädigt werden, sodass sich diese während des postoperativen Verlaufes straffen (sogenanntes „collagen shrinking") und zusätzlich neues Kollagen gebildet wird, was zu einem deutlich gebesserten Hautbild führt. Allerdings bedingt die stärkere thermische Schädigung im

Vergleich zum Erbium:YAG-Laser verlängerte Abheilungszeiten, verlängerte postoperative Ödeme und eine erhöhte Komplikationsrate (Hohenleutner et al., 1998; Alster, 1999).

Ein diesbezüglich viel versprechender Ansatz scheint eine kombinierte Behandlung zu sein: Zuerst Behandlung mit CO_2-Laser-Systemen, anschließend oberflächliche Ablation der thermischen Restnekrose mit dem Erbium:YAG-Laser. Mehrfach wurde berichtet, dass dies zu einer deutlich reduzierten Abheilungszeit bei erhaltener Glättungswirkung führen soll (McDaniel et al., 1999).

10.2.8.2 Patientenauswahl

Wie bei allen ästhetisch-chirurgischen Eingriffen ist die Auswahl geeigneter Patienten von größter Bedeutung. Unumstritten ist, dass das Skin-resurfacing mit Lasergeräten bei leichten bis mittelschweren aktinischen Schäden bzw. mimischen Fältchen am besten wirksam ist. Massive mimische Falten scheinen eher eine Indikation für eine Face-lift-Operation zu sein; zur Behandlung verbliebener oberflächlicher Veränderungen kann anschließend evtl. ein Laser-Skin-resurfacing durchgeführt werden.

Handelt es sich vorwiegend um oberflächliche Veränderungen (flache aktinische Keratosen, Pigmentverschiebungen, feine Fältchen), wird man aufgrund der geringeren Nebenwirkungsrate eher dem Erbium:YAG-Laser den Vorzug geben; für ausgeprägte Veränderungen, wo eine Kollagenschrumpfung erwünscht ist (mittelgradige mimische Fältchen, durch aktinische Elastose akzentuierte Perioral- und Periorbital-Fältchen), sollte der Einsatz von CO_2-Laser-Geräten erwogen werden.

Patienten mit dunklen Hauttypen oder aufgrund ihrer aktinischen Schädigung stark pigmentierte Patienten neigen zu nicht selten permanenter postoperativer Hypopigmentierung (s. u.) und sollten, wenn überhaupt, nur mit äußerster Vorsicht behandelt werden.

Patienten unter Isotretinointherapie zeigen eine deutlich erhöhte Nebenwirkungsrate und sollten daher frühestens ein halbes Jahr nach Abschluss der Therapie behandelt werden (Ragland und McBurney, 1996). Vorsicht ist ebenfalls geboten bei Patienten mit (möglicherweise oberflächlich eingebrachten) Kunststoffimplantaten (z. B. Goretex-Fäden im Lippenbereich), da diese möglicherweise unter der Lasertherapie aufschmelzen, anschließend wieder starr werden und so die Hautoberfläche perforieren können.

Wie bei allen ästhetischen Eingriffen gilt, dass Patienten mit unrealistischen Erwartungen oder psychischen Fixierungen auf bestimmte Hautprobleme möglichst von einer Behandlung auszunehmen sind. Auf die besonders sorgfältige und intensive Aufklärung, welche bei solchen ästhetischen Eingriffen stets erforderlich ist, sei nochmals hingewiesen.

10.2.8.3 Nebenwirkungen und Komplikationen

Das Skin-resurfacing sowohl mit Erbium:YAG- wie auch mit CO_2-Lasern ist ein invasives Therapieverfahren, bei dem oberflächliche Hautschichten bis zu einer definierten Tiefe abgetragen werden und somit postoperativ obligat eine entsprechende Erosiv- und Exsudativreaktion eintritt. In Abhängigkeit von der Intensität der Behandlung ist in den ersten postoperativen Tagen (bis zu 14 Tage nach Therapie) mit brennenden Schmerzen, Spannungsgefühl und ödematösen Schwellungen im behandelten Areal zu rechnen. Während dieser Zeit klagen viele Patienten auch über ausgeprägten Juckreiz, der durchaus bis zu mehreren Wochen persistieren kann. Die erodierten Hautareale sind infektionsgefährdet; unumstritten ist in der internationalen Literatur die Notwendigkeit einer Herpes-Prophylaxe, dennoch wird in einer Häufigkeit von bis zu 7% eine Herpes-Infektion berichtet. Ist diese sehr ausgeprägt, können windpockenartige Närbchen auftreten. Auch eine bakterielle Superinfektion oder eine Superinfektion mit Hefepilzen wurde beschrieben; ob eine generelle Infektionsprophylaxe mit Antibiotika, wie in der amerikanischen Literatur meist gefordert wird, notwendig ist, ist umstritten und wird kontrovers diskutiert. Bei massiver bakterieller Superinfektion muss jedenfalls mit Narbenbildung gerechnet werden.

Nach Reepithelisierung der Haut klagen, wie oben bereits erwähnt, viele Patienten auch über mehrere Wochen über Juckreiz und Spannungsgefühl. In dieser postoperativen Phase ist besondere Vorsicht bei der topischen Therapie geboten. Viele Patienten reagieren auf zu fette Externa oder Kosmetika mit einer ausgeprägten, stark nässenden und teilweise bis zur Erosivreaktion exazerbierenden Dermatitis, der allerdings nur in den seltensten Fällen eine Kontaktallergie zu Grunde liegt (Abb. 10). Hier ist eine klassische topische Steroidtherapie entsprechend den Regeln der dermatologischen externen Therapie anzuwenden, evtl. ist auch die kurzfristige Gabe von

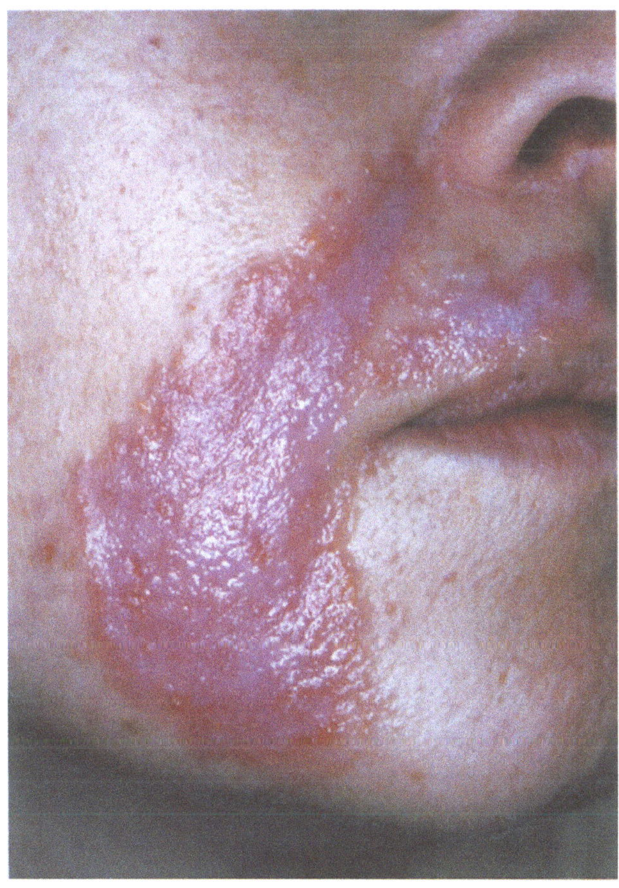

Abb. 10. Massive, irritative Dermatitis nach Skin-resurfacing

systemischen Kortikosteroiden zu erwägen. Zur Prophylaxe der irritativen Dermatitis sind zu fette Externa in der frühen postoperativen Phase zu meiden; in der amerikanischen Literatur werden hierfür überwiegend Aloe vera-haltige Gelzubereitungen empfohlen.

Ein die Patienten oft belastendes Problem nach Skin-resurfacing sind die oft ausgeprägten und lang anhaltenden Erytheme im behandelten Areal. Insbesondere bei der Anwendung von CO_2-Laser-Geräten können diese mehrere Monate (bis zu einem Jahr) bestehen bleiben. Eine Verkürzung der Erythemdauer ist durch die Verwendung von Erbium:YAG-Laser-Geräten möglich; hier werden übereinstimmend nur Erythemdauern von bis zu mehreren Wochen beschrieben. Berichtet wird auch über eine Verkürzung der postoperativen Erythemphase durch die Anwendung von Vitamin-C-haltigen Externa.

Wie nach allen Verletzungen und Entzündungen der Haut, kann es auch nach Skin-resurfacing zu teils ausgeprägten, lang anhaltenden, jedoch nach mehreren Monaten reversiblen Hyperpigmentierungen kommen, welche die Patienten stark belasten können. Zu deren Prophylaxe bzw. Therapie wird eine sowohl prä- wie auch posttherapeutische Anwendung von Hydrochinon-haltigen Externa, evtl. kombiniert mit einem milden Fruchtsäurepeeling, empfohlen. Insbesondere in der postoperativen Phase soll auch eine Kombination mit schwach wirksamen topischen Glukokortikosteroiden wirksam sein. Diesbezüglich wird auf die ausführliche Diskussion in der Literatur verwiesen (Weinstein et al., 1998; Alster, 1999; Ratner et al., 1999).

Zu den gefürchtetsten Komplikationen, auch eines sachgerecht durchgeführten Skin-resurfacing, gehört die permanente Hypopigmentierung (sogenannte „Alabaster-Haut"). Diese Hypopigmentierungen treten oft erst mehrere Wochen bzw. Monate nach der Therapie auf und sind nicht selten permanent. Relativ häufig und besonders störend sind sie insbesondere bei Patienten, deren Haut vor der Therapie aufgrund aktinischer Schädigung relativ dunkel pigmentiert war. Besondere Vorsicht ist ebenfalls beim Skin-resurfacing im Hals-/Nackenbereich erforderlich. Die Frequenz dieser außerordentlich unangenehmen Komplikation wird mit 5 bis 16% der Patienten angegeben (Bernstein et al., 1997).

Auch das Auftreten ausgeprägter, kosmetisch störender Milien ist in etwa 8,5% der Patienten möglich; mit der Exazerbation einer vorbestehenden Akne ist in etwa 15% zu rechnen (Bernstein et al., 1997; Fulton, 1998).

In Einzelfällen ist auch das Auftreten ungewöhnlicher bzw. ungewöhnlich schwerer Komplikationen möglich; so wurden nach Skin-resurfacing extrem prolongierte Wundheilung (bis zu 14 Monaten), granulomatöse Hautreaktionen, und eruptive Keratoakanthome beobachtet (Rendon Pellerano et al., 1999; Gewirtzman et al., 1999).

Bei exakter Durchführung des Skin-resurfacing und Auswahl geeigneter Bestrahlungsparameter sollte eine Narbenbildung nahezu immer vermeidbar sein. In der Literatur werden jedoch bis zu 2% atrophische Närbchen angegeben; bei Superinfektion liegt deren Frequenz entsprechend höher.

Über all diese Komplikationen ist natürlich bei einem ästhetisch-chirurgischen Eingriff wie dem Skin-resurfacing ausführlichst aufzuklären, und eine sorgfältige Patientenführung und Überwachung der postoperativen Behandlung ist zur Vermeidung der genannten Komplikationen unabdingbar.

10.2.9 Behandlung von Narben und Keloiden

Insbesondere bei hypertrophen Narben und frischen Keloiden wurde immer wieder ein günstiger Einfluss durch die Behandlung mit Blitzlampen-gepumpten Farbstofflasern beschrieben. Eine echte Beschleunigung der Rückbildung dieser Veränderungen konnten wir durch Einsatz dieser Lasergeräte bisher nicht konsequent beobachten. Dennoch scheint in Einzelfällen eine Reduktion der Rötung sowie insbesondere eine Abnahme der subjektiven Beschwerden wie Schmerzen und Juckreiz erzielbar zu sein.
Die Abtragung von Keloiden mit dem CO_2-Laser erscheint nur im Zusammenspiel mit der anschließenden Durchführung einer Kryo- oder Kompressionstherapie sinnvoll. Insbesondere bei Keloiden im Ohrläppchenbereich hat sich uns die Abtragung mit dem CO_2-Laser und die anschließende Durchführung einer Kompressionstherapie mit Ohrclips bewährt. Bei der Abtragung von Keloiden ist darauf zu achten, dass die gesunde, das Keloid umgebende Haut nicht geschädigt wird, da sonst ein Auseinanderlaufen des Keloids in die Umgebung beobachtet werden kann.
Bei Aknenarben, die einer Dermabrasion zugänglich sind, kann diese relativ elegant und schnell auch mit dem Erbium:YAG-Laser-Geräten durchgeführt werden. Die Komplikationen einer Erbium:YAG-Laser-Dermablation unterscheiden sich nicht wesentlich von denen einer klassischen Dermabrasion und umfassen im wesentlichen jene, die im Kapitel „Skin-resurfacing" beschrieben wurden.

10.2.10 Laserepilation

Bei der Laserepilation sollen die Haarfollikel nach dem Prinzip der selektiven Photothermolyse möglichst irreversibel geschädigt werden, sodass keine bzw. in Durchmesser und Pigmentgehalt wesentlich unauffälligere Haare nachwachsen. Da noch weitgehend unbekannt ist, welche Strukturen des Follikels zerstört werden müssen, um dieses Ziel zu erreichen, sind die „idealen" Parameter zur Laserepilation noch nicht gefunden. Es scheint sich jedoch abzuzeichnen, dass für die Zerstörung der relativ großen Zielstruktur „Follikel" relativ lange Laserimpulse erforderlich sind (3 bis 50 ms). Die Absorption des Laserlichts im Follikel scheint im Wesentlichen von der Melaninpigmentierung des Haares abzuhängen, sodass primär in Melanin gut absorbierte Wellenlängen angewendet wurden. Andererseits sollen die verwendeten Wellenlängen tief in die Haut eindringen können, um die oft tief liegenden Follikel erreichen zu können. Eine hohe Absorption in Melanin bedingt aber auch eine verstärkte Absorption in der Epidermis: Kürzere Wellenlängen mit hoher Melaninabsorption schädigen daher die Epidermis stärker und haben zudem eine geringe Eindringtiefe. Längere Wellenlängen bis in den nahen Infrarotbereich dringen tief in die Dermis ein, schädigen die Epidermis kaum, werden jedoch auch in Melanin nur wenig bis mäßig absorbiert.
Analysiert man die Literatur der letzten Jahre, so scheint sich abzuzeichnen, dass Systeme mit längeren Wellenlängen und Pulszeiten im Millisekundenbereich (Alexandrit-, Dioden-, Nd:YAG-Laser sowie breitbandige, hochenergetische Blitzlampen) den früher verwendeten Rubinlasern überlegen sind (Landthaler und Hohenleutner, 1999).
Das größte Problem der Laserepilation ist deren nicht selten fehlende Wirksamkeit. Patienten mit weißen oder blonden Haaren sprechen nur sehr schlecht auf eine Epilation an, und auch bei braunen und dunklen Haaren werden immer wieder Therapieversager beobachtet. Eine haarreduzierende Wirkung stellt sich zudem oft erst nach mehrfachen Behandlungssitzungen ein, sodass die Patienten sowohl auf letzteres wie insbesondere auch auf ein mögliches Versagen der Behandlung hinzuweisen sind. Auch über die Dauer der haarreduzierenden Wirkung lassen sich bisher nur äußerst unzuverlässige Aussagen machen. Studien mit einer Nachbeoachtungszeit von 12 Monaten und länger sind selten, konnten jedoch zeigen, dass die Reduktion des Haarwachstums auch nach über einem Jahr noch deutlich nachweisbar war. In anderen Studien mit anderen Geräten war dagegen teilweise nach 3 bis 6 Monaten bereits keine Wirkung mehr sichtbar (Übersicht in Landthaler und Hohenleutner, 1999).
Der Vergleich der verschiedenen zur Laserepilation angebotenen Geräte ist äußerst schwierig. Die vorliegenden Studien wurden an extrem unterschiedlichen Patienten oder Probanden bei unterschiedlichen Haarfarben, Indikationen und Lokalisationen durchgeführt, ebenso unterschied sich die Anzahl der Behandlungen und die Nachbeobachtungszeiten. Wirklich vergleichbare Studien liegen derzeit kaum vor.
Ein fairer Umgang mit einem Patienten für die Laserepilation schließt daher unserer Auffassung nach die Durchführung einer Probebehandlung, den Hinweis auf die Notwendigkeit mehrfach durchzuführender Sitzungen, sowie die Aufklärung über die Möglichkeit des Nichtansprechens der Therapie und die zu erwartenden Nebenwirkungen ein.

Die Nebenwirkungen umfassen im wesentlichen Hypo- und Hyperpigmentierungen, die, wie bei allen Lasergeräten, in klarer Abhängigkeit vom Hauttyp und Pigmentierungsgrad des Patienten stehen. Bei exakter Anwendung der Epilationslaser sind atrophische Närbchen äußerst selten, gelegentlich werden Follikulitiden und irritative Dermatitis beobachtet. In Einzelfällen wurde von der Provokation vorbestehender Dermatosen im Sinne eines Köbner-Effekts (Lichen ruber) berichtet (Wimmershoff et al., 2000).

Wenn sie bei einem Patienten anspricht, ist die Laserepilation eine schnelle und elegante Methode; es bedarf jedoch noch der Forschung der nächsten Jahre, um mehr über die zu wählenden Therapieparameter zu erfahren.

10.3 Komplikationen vermeiden: 8 „Goldene Regeln"

Bei Beachtung einiger generell gültiger, einfacher Kriterien sollten sich die meisten Komplikationen einer Lasertherapie weitgehend vermeiden lassen. Diese sind im Folgenden tabellenartig aufgelistet:

1. Ausführliche und faire Aufklärung über die zu erwartenden Ergebnisse, die eventuelle Notwendigkeit mehrerer Sitzungen, eventuelle Rezidivmöglichkeiten, Früh- und Spätkomplikationen und das notwendige postoperative Verhalten (Sonnenschutz, Externatherapie, Krusten dürfen nicht abgekratzt werden u.s.w.).
2. Korrekte Indikationsstellung durch Facharzt für Dermatologie! Zweifelhafte Indikationen nur nach kritischer Abwägung aller Alternativen behandeln!
3. Eine probeweise Behandlung zunächst kleiner Areale empfiehlt sich bei fast allen Indikationen. Das Ergebnis lässt sich beurteilen, der Patient wird mit dem posttherapeutischen Ablauf vertraut, und evtl. auftretende Komplikationen sind meist nicht relevant, da kleinflächig.
4. Korrekte Nachbehandlung nach den Prinzipien der dermatologischen Externatherapie. Zur Vermeidung von Hyperpigmentierungen ist nach praktisch jeder Lasertherapie ein konsequenter Sonnenschutz für mehrere Wochen empfehlenswert.
5. Sorgfältige Anamnese! Neigung zu Wundheilungsstörungen, Keloidbildung oder postinflammatorischen Hyperpigmentierungen? Disposition zu Infektionen (Diabetes, Niereninsuffizienz, Immunsuppression etc.)? Herpesanamnese? Vorbehandlungen (Übertätowierungen, Implantationen etc.)? Medikamentenanamnese (Isotretinoin!!, Goldpräparate etc.).
6. Beachtung individueller Risikofaktoren, z.B. Tendenz zu Wundheilungsstörungen bei seborrhoischen Hauttypen, Problemlokalisationen mit dünner/empfindlicher/zu Narbenbildung neigender Haut (Oberlippe, Lider, Unterkiefer/Hals), individuelle Pigmentierung, Hauttypen beachten!
7. Sehr hilfreich ist es, dem Patienten eine Ansprechadresse für akute (oder auch vermeintliche!) Komplikationen außerhalb der Sprechzeiten zu nennen (z.B. Privatnummer, kooperierende Klinik).
8. Der Laser ist keine Wunderwaffe! Unrealistische Erwartungen seitens der Patienten oder Patienten mit körperdysmorphen Störungen müssen zu besonders sorgfältiger („knallharter") Aufklärung führen. Im Zweifel lieber nicht behandeln!

Literatur

Alster TS (1999) Cutaneous resurfacing with CO_2 and erbium: YAG lasers: preoperative, intraoperative, and postoperative considerations. Plast Reconstr Surg 103: 619–632

Alster T, Apfelberg D (1996) Cosmetic laser surgery. Wiley-Liss, New York Chichester Brisbane

Anderson RR, Geronemus R, Kilmer SL, Farinelli W, Fitzpatrick RE (1993) Cosmetic tattoo ink darkening. A complication of q-switched and pulsed laser treatment. Arch Dermatol 129: 1010–1014

Ashinoff R, Levine VJ, Soter NA (1995) Allergic reactions to tattoo pigment after laser treatment. Dermatol Surg 21: 291–294

Baggish MS, Elbakry M (1987) The effects of laser smoke on the lungs of rats. Am J Obstet Gynecol 156: 1260–1265

Bäumler W, Eibler E, Hohenleutner U, Sens B, Sauer J, Landthaler M (2000) Q-switch laser and tattoo pigments - first results of the chemical and photophysical analysis of 41 compounds. Lasers Surg Med 26: 13–21

Bernstein LJ, Kauvar AN, Grossman MC, Geronemus RG (1997) The short- and long-term side effects of carbon dioxide laser resurfacing. Dermatol Surg 23: 519–525

Chan HH, Leung RSC, Kono T (2000a) Recurrence of nevus of Ota after successful treatment with q-switched lasers. Arch Dermatol 136: 1175–1176

Chan HH, Leung RSC, Ying S-Y, Lai C-F, Kono T, Chua JKH, Ho W-S (2000b) A retrospective analysis of complications in the treatment of nevus of Ota with the q-switched alexandrite and q-switched Nd:YAG lasers. Dermatol Surg 26: 1000–1006

Dover JS (1999) Roundtable discussion on laser skin resurfacing. Dermatol Surg 25: 639–653

Dover JS, Arndt KA, Dinehart SM, Fitzpatrick RE, Gonzalez E (1999) Guidelines of care for laser surgery. J Am Acad Dermatol 41: 484–495

Dover J, Arndt K, Geronemus R, Alora M (2000) Illustrated cutaneous & aesthetic laser surgery. Appleton and Lange, Stamford

Dufresne RG, Curlin MU (1997) Actinic Cheilitis. A treatment review. Dermatol Surg 23: 15–21

Dummer R, Kempf W, Burg G (1998) Pseudo-melanoma after laser therapy. Dermatology 197: 71–73

Epstein RH, Brummett RR, Lask GP (1990) Incendiary potential of the flash-lamp pumped 585-nm tunable dye laser. Anesth Analg 71: 171–175

Epstein RH, Halmi BH (1994) Oxygen leakage around the laryngeal mask airway during laser treatment of port-wine stains in children. Anesth Analg 78: 486–489

Fulton JE (1998) Complications of laser resurfacing. Methods of prevention and management. Dermatol Surg 24: 91–99

Fusade T, Toubel G, Grognard C, Mazer JM (2000) Treatment of gunpowder traumatic tattoo by q-switched Nd:YAG laser: an unusual side effect. Dermatol Surg 26: 1057–1059

Gewirtzman A, Meirson DH, Rabinowitz H (1999) Eruptive keratoakanthomas following carbon dioxide laser resurfacing. Dermatol Surg 25: 666–668

Goldman M, Fitzpatrick R (1994) Cutaneous laser surgery. The art and science of selective photothermolysis. Mosby, St. Louis Baltimore

Hallmo P, Naess O (1992) Laryngeal papillomatosis with human DNA contracted by a laser surgeon. Eur Arch Otolaryngol 248: 425

Hohenleutner S, Hohenleutner U, Bäumler W, Landthaler M (1998) Laser skin resurfacing - Er:YAG-Laser und cw-CO_2-Laser mit Scannersystem im Seitenvergleich. Hautarzt 49: 367–371

Hohenleutner S, Landthaler M, Hohenleutner U (1999) CO_2-Laservaporisation der Cheilitis actinica. Hautarzt 50: 562–565

Hohenleutner U, Landthaler M (1993) Laser therapy of verrucous epidermal naevi. Clin Exp Dermatol 18: 124–127

Kirkpatrick JJR, Mackay IR (2000) Sound levels produced by Erbium YAG lasers: health and safety issues. Lasers Med Sci 15: 263–265

Landthaler M, Hohenleutner U (1999) Lasertherapie in der Dermatologie. Springer, Berlin Heidelberg New York

Lee PK, Rosenberg CN, Tsao H, Sober AJ (1998) Failure of Q-switched ruby laser to eradicate atypical-appearing solar lentigo: report of two cases. J Am Acad Dermatol 38: 314–317

McDaniel DH, Lord J, Ash K, Md JN (1999) Combined CO_2/Erbium:YAG laser resurfacing of peri-oral rhytides and side-by-side comparison with carbon dioxide laser alone. Dermatol Surg 25: 285–293

Nanni CA (2000) Handling complications of laser treatment. Dermatologic Therapy 13: 127–139

Nanni CA, Alster TS (1998) Complications of cutaneous laser surgery. Dermatol Surg 24: 209–219

Ragland HP, McBurney E (1996) Complications of resurfacing. Semin Cutan Med Surg 15: 200–207

Ratner D, Tse Y, Marchell N, Goldman MP, Fitzpatrick RE, Fader DJ (1999) Cutaneous laser resurfacing. J Am Acad Dermatol 41: 365–389

Rendon-Pellerano MI, Lentini J, Eaglstein WE, Kirsner RS, Hanft K, Pardo RJ (1999) Laser resurfacing: usual and unusual complications. Dermatol Surg 25: 360–367

Rheingold LM, Fater MC, Courtiss EH (1997) Compartment syndrome of the upper extremity following cutaneous laser surgery. Plast Reconstr Surg 99: 1418–1420

Rosenbach A, Williams CM, Alster TS (1997) Comparison of the q-switched Alexandrite (755 nm) and q-switched Nd:YAG (1064nm) Lasers in the treatment of benign melanocytic nevi. Dermatol Surg 23: 239–245

Stafford TJ, Lizek R, Boll J, Tan OT (1995) Removal of colored tattoos with the q-switched alexandrite laser. Plast Reconstr Surg 95: 313–320

Suzuki H (1996) Treatment of traumatic tattoos with the q-switched neodymium:YAG laser. Arch Dermatol 132: 1226–1229

Taylor CR (1998) Laser ignition of traumatically embedded firework debris. Lasers Surg Med 22: 157–158

VDI-Technologiezentrum Physikalische Technologien (1997) Bewertung von Abbrandprodukten bei der medizinischen Laseranwendung. VDI - Herstellung und Druck

Vibhagool C, Byers HR, Grevelink JM (1997) Treatment of small nevomelanocytic nevi with a q-switched ruby laser. J Am Acad Dermatol 36: 738–741

Waldorf HA, Kauvar AN, Geronemus RG (1996) Treatment of small and medium congenital nevi with the q-switched ruby laser. Arch Dermatol 132: 301–304

Weinstein C (1999) Erbium laser resurfacing: current concepts. Plast Reconstr Surg 103: 602–616

Weinstein C, Ramirez O, Pozner J (1998) Postoperative care following carbon dioxide laser resurfacing. Dermatol Surg 24: 51–56

Werner JA, Lippert BM, Gottschlich S, Folz BJ, Fleiner B, Hoeft S, Rudert H (1998) Ultrasound-guided interstitial Nd: YAG laser treatment of voluminous hemangiomas and vascular malformations in 92 patients. Laryngoscope 108: 463–470

Wimmershoff MB, Hohenleutner U, Landthaler M (2000) Isomorphic phenomenon: adverse effect after epilation with the long-pulsed ruby laser. Arch Dermatol 136: 1570–1571

Wlotzke U, Hohenleutner U, Abd-El Raheem TA, Bäumler W, Landthaler M (1996) Side-effects and complications of flashlamp-pumped pulsed dye laser therapy of port-wine stains. A prospective study. Br J Dermatol 134: 475–480

Ziegler BL, Thomas CA, Meier T, Müller R, Fliedner TM, Weber L (1998) Generation of infectious retrovirus aerosol through medical laser irradiation. Lasers Surg Med 22: 37–41

11 Dermatologische Röntgenweichstrahltherapie

11 Dermatologische Röntgenweichstrahltherapie

Heidelore Hofmann und **Hermann-J. Vogt**

Die Röntgenweichstrahltherapie mit dem Dermopan Gerät von Siemens und dem RT100 von Philips wird seit über 80 Jahren in der Dermatologie zur Behandlung von Präkanzerosen, malignen epithelialen Tumoren und Lymphomen der Haut eingesetzt (Tabelle 1). Die Röntgentherapie ist geeignet für Patienten, die älter als 65 Jahre sind, vor allem für hochbetagte Patienten mit ausgedehnten Tumoren, die einen großen operativen Eingriff erfordern würden, und bei Lokalisationen, die für eine operative Therapie schlecht geeignet sind (Tabelle 2). Auch bei der Behandlung von gutartigen Proliferationen wie z.B. Keratoakanthomen, Keloiden und Fibrosen wie Induratio penis plastica, M. Dupuytren oder M. Ledderhose liegen jahrzehntelange Erfahrungen vor. Wegen der hohen Sicherheitsauflagen und baulichen Voraussetzungen für den Betrieb von Bestrahlungseinrichtungen hat die Röntgenweichstrahltherapie in der dermatologischen Praxis heute einen geringeren Stellenwert. Aufgrund rückläufiger Nachfrage haben die Firmen Siemens und Philips die Produktion neuer Geräte eingestellt. Die noch vorhandenen Geräte sind außerordentlich zuverlässig und haltbar und haben bis auf die gesetzlich vorgeschriebene Messung der Dosisleistung nach §17 Abs 2 der Röntgenverordnung keine Unterhaltskosten.

Die Behandlung ist einfach und kann ohne Anästhesie ambulant durchgeführt werden. Bei richtiger Bestrahlungstechnik sind die Langzeitergebnisse sehr gut und auch im Gesicht kosmetisch akzeptabel. Die Heilungsraten von epithelialen malignen Tumoren nach Röntgenweichstrahltherapie liegen in größeren nachuntersuchten Kollektiven über 90% .

11.1 Einhaltung der gesetzlichen Strahlenschutz-Richtlinien

Entsprechend der Röntgenverordnung vom 1.3.1973, letzte Änderung vom 9.8.1994 (EU Richtlinien) sind die folgenden Richtlinien wegen gravierender Risiken für Akut – und Spätschäden unbedingt einzuhalten:

Dosimetrie und Überprüfung des Röntgengerätes durch den TÜV alle 6 Monate.

Schriftliche Aufklärung. Vor der Bestrahlung ist eine mündliche und schriftliche Aufklärung des Patienten oder seines Betreuers gesetzlich vorgeschrieben. Über die Möglichkeiten eines bleibenden Strahlenschadens der Haut ist zu informieren.

Bei Bestrahlung im medialen Augenwinkel ist darauf hinzuweisen, dass der Tränenkanal durch die Strahlenfibrose verschlossen wird und es zur Epiphora (Tränenträufeln) kommt. Um den Verschluss des Tränenkanals zu verhindern, ist die Einlage eines Röhrchens in den Tränenkanal vor der Bestrahlung zwar möglich, aber häufig nicht durchführbar, zumal wenn der Tumor bereits in den Tränenkanal eingebrochen ist.

Kontraindikationen. Wenn Verdacht auf Knochen- oder Knorpelbeteiligung besteht, ist die Röntgenweichstrahltherapie nicht mehr ausreichend wirksam. Bei ulzerierenden Tumoren am Schädel oder Orbitarand ist ein röntgenologischer Ausschluss einer Knochenbeteiligung vor Therapie erforderlich. Tumoren im äußeren Ohrkanal sind ebenfalls nicht zu bestrahlen.

Schutzmaßnahmen. Auf eine sorgfältige Abdeckung der besonders strahlensensitiven Organe – Schilddrüse, Augen und Gonaden – mit mindestens 1 mm dicken Bleiplatten oder Bleigummi ist zu achten. Bei Bestrahlung der Nase ist ein Bleischutz in das Nasenloch unter dem Bestrahlungsfeld zum Schutz des Nasenknorpels einzuführen. Bei Bestrahlung der Lippen ist ein Bleischutz zur Schonung der Gingiva in den Mund einzulegen.

Bei Vernachlässigung der Bleiabdeckung der Augen kann es bereits bei einer Einzeldosis von 200 cGy zur Entwicklung von Katarakten kommen. Deshalb sind bei

Tabelle 1. Indikationen für die Röntgenweichstrahltherapie

Oberflächliche maligne Hauttumore

- Basaliom
- Spinaliom
- Bowen Karzinom
- Maligne Lymphome
- Kaposi Sarkom

Präkanzerosen

- Aktinische Keratosen
- M. Bowen
- Erythroplasie Queyrat
- Lentigo maligna

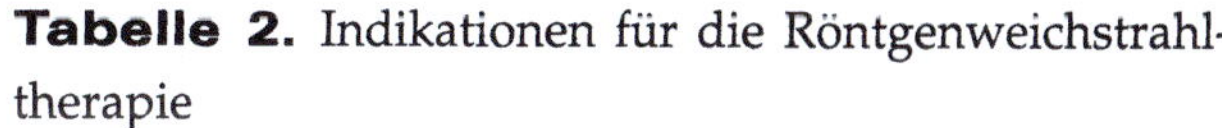
Tabelle 2. Indikationen für die Röntgenweichstrahltherapie

Tumorlokalisation für Exzision ungeeignet

- Augenlider
- Augenwinkel
- Ohren
- Nase
- Lippen
- Ausgedehnte Tumoren am Capillitium

- Ältere Patienten (>65 Jahre)
- unter Antikoagulation
- Kein stationärer Aufenthalt möglich
- Vermeidung von Stress

Bestrahlung in unmittelbarer Nähe des Augapfels **unbedingt** Blei- oder Goldschalen (Dicke 1 mm) einzulegen (Abb. 1).

Einhaltung des Bestrahlungsprotokolls. Das Bestrahlungsprotokoll wird zu Beginn der Behandlung festgelegt. Besonders wichtig ist die richtige Wahl der Gewebehalbwertstiefe (GHWT) entsprechend der histologisch festgestellten Tumoreindringtiefe, die Einhaltung der Fraktionierung entsprechend der Lokalisation und der Tumorgröße und die Festlegung der Gesamtdosis entsprechend dem Zelltyp des Tumors.

Der Bestrahlungszyklus darf nicht zu lange unterbrochen werden (2 bis maximal 4 Wochen), da sonst trotz ausreichender Gesamtdosis die Tumorzellen nicht sicher abgetötet werden.

Die 4 Grundregeln der Röntgenweichstrahltherapie sind in Tabelle 3 zusammengefasst.

Einhaltung der Altersgrenze. Durch die potentiellen Spätfolgen von ionisierenden Strahlen wie Strahlenulzerationen und insbesondere strahleninduzierte maligne Tumoren sollten Patienten erst nach dem 65. Lebensjahr bestrahlt werden. In der Literatur wird zwar als unterste Grenze 45 Jahre angegeben (Goldschmidt, 1991), mit der steigenden Lebenserwartung steigt aber auch die Wahrscheinlichkeit, einen strahleninduzierten Tumor zu erleben. Die Latenzzeit bis zur Entstehung von radiogenen Spinaliomen liegt zwischen 4 und 40 Jahren, im Median bei 24,5 Jahren (Panizzon und Goldschmidt, 1991). Es gibt nur wenige Untersuchungen zur Beziehung zwischen Gesamtdosis und Entwicklung von malignen radiogenen Tumoren. Epstein (1962) fand bei 368 Patienten mit chronischer Radiodermatitis in 13,9% radiogene Tumoren.

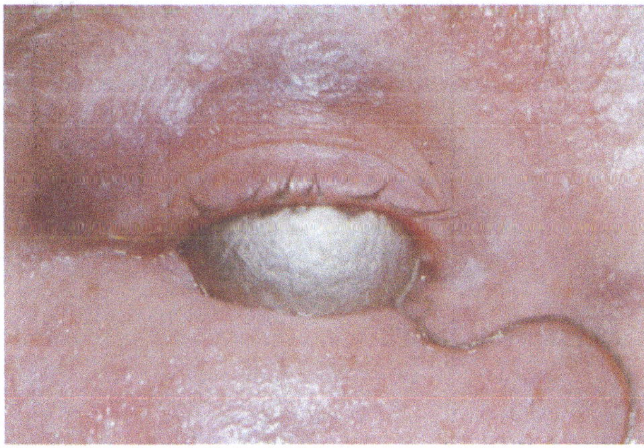

Abb. 1a. Einlegen einer Bleischale nach Oberflächenanästhesie vor Radatio eines Kaposi-Sarkoms am Oberlid

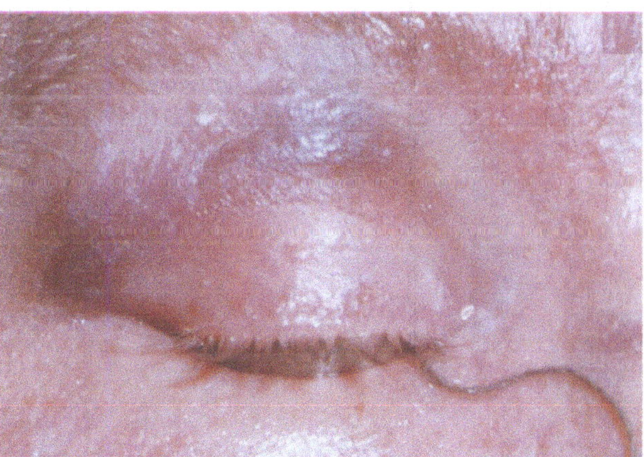

Abb. 1b. Eingelegte Bleischale bei geschlossenem Auge

Tabelle 3. Vier Grundregeln der Röntgenweichstrahltherapie

- Wahl der Gewebehalbwerttiefe (GWHT) nach der Tumordicke
- Wahl des Fokus-Haut-Abstandes (FHA) nach der Tumorgröße
- Wahl der Einzeldosis nach dem Fokus-Haut-Abstand
- Wahl der Gesamtdosis nach der Radiosensitivität des Zelltyps

Tabelle 4. Auftreten von Tumoren und Ulzera in Beziehung zum Alter der Patienten bei Radiatio (aus Landthaler et al., 1995)

Anzahl der Patienten	Alter bei Radiatio	Tumoren	Ulzera
161	<50	9 (5,6%)	20 (12,4%)
219	51–60	5 (2,3%)	24 (10,9%)
181	61–70	7 (3,8%)	13 (7,2%)
41	>70	0	1 (2,4%)

Landthaler et al. (1990) fand bei 522 Patienten in 3,4% Strahlenkarzinome und in 9,5% Strahlenulzera (Tabellen 4–6).

Langzeitnachuntersuchungen bei Patienten, die als Kinder eine einmalige Epilationsbestrahlung des gesamten

Tabelle 5. Häufigkeit von Spätschäden in Beziehung zur Gesamtdosis (aus Landthaler et al., 1995)

Gesamtdosis (Gy)	Röntgenfelder (n)	Tumoren n (%)	Ulzera n (%)
< 30	23	1 (4,3)	0
31–60	102	4 (3,9)	5 (4,9)
61–90	428	13 (3,0)	39 (9,1)
> 90	59	3 (5,0)	14 (23,7)
Gesamt	612	21 (3,4)	58 (9,4)

Capillitiums von 300–600 cGy wegen Tinea capitis erhalten hatten, zeigten nach 25 Jahren eine 5fach erhöhte Häufigkeit von Basaliomen (Burns, 1989) sowie eine erhöhte Häufigkeit von Hirntumoren und Schilddrüsenkarzinomen (Israel Studie). Allerdings sind bei der damaligen Bestrahlungstechnik mit 5 Feldern Überlappungen der Bestrahlungsfelder nicht auszuschließen. Die Dosierung wurde häufig wesentlich höher gewählt. Die Röhrenspannung lag meist bei 100–120 kV, während heute maximal 50 kV angewendet werden.

Akute Radiodermatitis. Eine akute Radiodermatitis in individuell unterschiedlich starker Ausprägung ist die notwendige und erwünschte Folge der Röntgenweichstrahltherapie von Tumoren. 3–6 Wochen nach Bestrahlung kommt es zur spontanen Abheilung. Das Bestrahlungsfeld sollte nicht zusätzlich irritiert werden.

Tabelle 6. Auftreten von Strahlenulzera nach Röntgenweichstrahltherapie bei 58/612 Patienten (9,5%) (aus Landthaler et al., 1995)

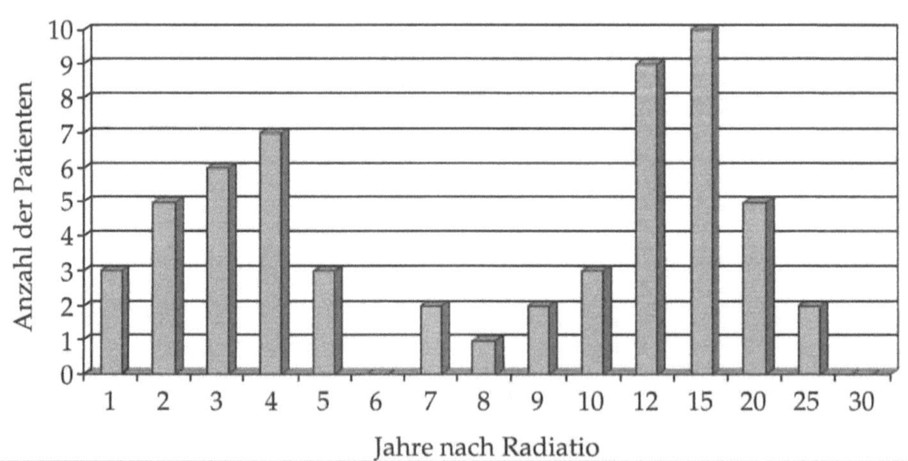

Bei starker Epitheliolyse lindern feuchtwarme Kompressen die Beschwerden. Es sollen keine Seifen oder Detergentien angewendet werden. Zur Behandlung von Sekundärinfektionen und zur Entzündungshemmung können Kortikosteroide und topische Antiseptika verordnet werden.

Komplikationen: Progressive Atrophie nach 3–24 Monaten, Verlust der Haare und Talgdrüsen, Verdickung und Weitstellung der Gefäße, Strahlenfibrose besonders bei hoher Einzeldosis >10 Gy und in Abhängigkeit von der Fraktionierung und der Gesamtdosis.

Chronische Radiodermatitis (Radioderm). Nach fraktionierter Röntgenweichstrahltherapie ist nach Abklingen der akuten Radiodermatitis mit einer bleibenden Gewebsschädigung in Abhängigkeit von der Strahlenqualität, der Fraktionierung, der Gesamtdosis und der bestrahlten Körperregion zu rechnen. So können am Hals schon nach 20 Gy Gesamtdosis Teleangiektasien verbleiben. Atrophie, Dyschromie und permanente Alopezie können auch nach fraktionierter Tumorbestrahlung ab einer Gesamtdosis von 40–60 Gy auftreten. Besonders gefährdet sind die Handrücken, das Gesicht, der Hals und die Haut über Knochenvorsprüngen. Lebenslange Pflege und absoluter Sonnenschutz sind erforderlich.

Radiogene Ulzera. Radiogene Ulzera treten als Komplikation einer akuten Radiodermatitis 3. Grades oder als Komplikation einer chronischen Strahlendermatitis mit zusätzlichem Trauma, Infektion, Kälteschaden oder UV-Exposition auf.

Besonders gefährdete Stellen sind die Handrücken, das Gesicht und die Haut über Knochenvorsprüngen.

Die schlecht heilenden Ulzera sind konservativ schwer zu behandeln. Wenn granulationsfördernde Salben nicht zur Abheilung führen, kann ein – allerdings sehr teurer – Therapieversuch mit topischer Anwendung von Wachstumsfaktoren (z.B. Becaplermin) unternommen werden. Meist müssen die Ulzera exzidiert und mit Transplantaten gedeckt werden.

Radiogene Plattenepithelkarzinome. Die International Commission on Radiological Protection gibt die potentielle Entwicklung von strahleninduzierten Tumoren erst ab einer Gesamtdosis über 20 Gy an.

Radiogene Plattenepithelkarzinome können nach Bestrahlung mit über 60 Gy (Tumordosis) nach einem zeitlichen Intervall von 4–40 Jahren (Median 24,5) nach Radiatio entstehen (Tabelle 4). Sie sind definiert als schnell wachsende anaplastische Spinaliome im Bestrahlungsfeld.

Landthaler et al. (1995) fanden bei Nachuntersuchungen von 612 Bestrahlungsfeldern bei 522 Patienten, die von 1940 bis 1977 mit dem Dermopan-Gerät mit 10–50 kV und durchschnittlich 77 Gy bestrahlt wurden, nach einem Zeitintervall von über 10 Jahren bei 58 von 612 (9,4%) Strahlenulzera und bei 21 von 612 (3,4%) Strahlenkarzinome. Die Häufigkeit der Spätschäden nimmt mit der Gesamtdosis zu (Tabelle 5). Strahleninduzierte Ulzera und Tumoren sind bei Bestrahlungen nach dem 60. Lebensjahr seltener (Tabelle 6). Strahlenulzera traten gehäuft 3–4 Jahre und 12–15 Jahre nach Radiatio auf (Tabelle 4). Alle radiogenen Tumoren waren in UV-exponierter Haut aufgetreten (Landthaler et al., 1995).

11.2 Fehlerquellen und Fallstricke

Zu kleines Bestrahlungsfeld. Der häufigste Fehler ist die Festlegung eines zu kleinen Bestrahlungsfeldes. Werden Tumorausläufer von der Bestrahlung nicht erfasst, kann es zu Randrezidiven kommen. Diese können in der Regel nicht mehr bestrahlt werden, weil Feldüberschneidungen nicht sicher vermieden werden können. Die Gefahr besteht besonders bei unscharf begrenzten Tumoren oder Tumoren am Ohr, Nasenflügel oder im medialen Augenwinkel, wo Bleischablone und Glastubus anatomisch schlecht anzupassen sind, und bei sklerodermiformen Basaliomen und Basaliomen mit klinisch nicht erkennbaren Ausläufern von Basaliomzellen.

Entscheidend ist die **Bestimmung der Feldgröße** mit ausreichendem Abstand von mindestens 5–10 mm vom Tumorrand (Abb. 2) Bei klinisch nicht eindeutig abgrenzbaren Tumoren muss die Tumorausdehnung durch Randbiopsien gesichert werden

Zu geringe Eindringtiefe (GWHT). Fehleinschätzung der Tumordicke und Eindringtiefe führt ebenfalls zu Rezidiven im Bestrahlungsfeld. Deshalb sollte unbedingt eine Biopsie zur Ermittlung der Tumordicke vor Bestrahlung durchgeführt werden. Tumoren im Bereich der Nasenflügel/Nasolabialfalte und präaurikulär haben häufig eine größere Tumordicke als klinisch vermutet.

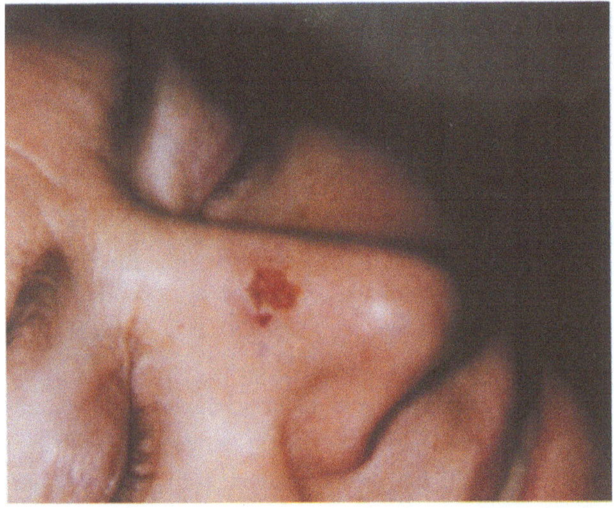

a

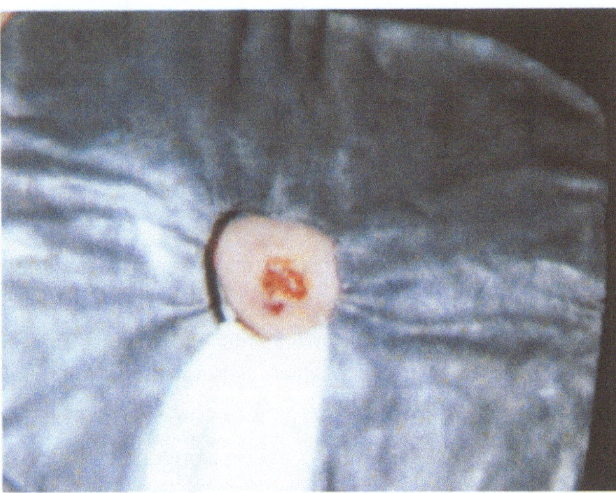

b

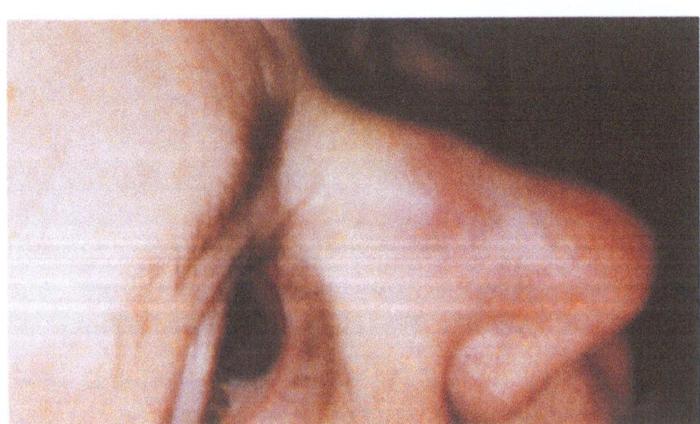

c

Abb. 2a–c. Basaliom solid-adenoid: **a** Vor Radiatio, **b** Einzeldosis 5 Gy, St 3, FHA 15 cm; GHWT 6 mm; Gesamtdosis 60 Gy, **c** 8 W. nach Radiatio

Ungenügende Fixierung der Bleischablone. Die Bleischablone muss sorgfältig ausgeschnitten werden, sodass die Tumorränder mit einem Sicherheitsabstand von 5–10 mm sicher innerhalb des Bestrahlungsfeldes liegen. Die Schablone muss so fixiert werden, dass sie während der Bestrahlung nicht verrutschen kann.

Der Patient wird so gelagert, dass er sich während der Bestrahlung nicht bewegen kann (Fixierung des bestrahlten Körperteils mit Sandsäcken etc.).

Der Strahlentubus sitzt nicht fest auf der Bleischablone auf. In bestimmten Regionen ist es aus anatomischen Gründen nicht möglich – z.B. am Auge –, den Tubus fest und plan auf der Bleischablone aufzusetzen. Schwebt der Tubus über dem Bestrahlungsfeld, so kommt es zu einer geringeren Dosis im bestrahlten Gewebe. Als Faustregel gilt, dass bei einem Tubus-Tumor-Abstand von ca. 5 mm die Strahlendosis sich am Tumor um ca. 20% vermindert. Wird das nicht berücksichtigt, können ungenügend bestrahlte Tumorzellen Ausgangspunkt für Rezidive sein.

Feldüberschneidungen bei zusammengesetzten Feldern. Ist das zu bestrahlende Feld größer als der Tubus, müssen die Felder eindeutig markiert werden, um Überschneidungen zu verhindern.

Bei Bestrahlung von gegenüberliegenden Feldern (sog. **Kreuzfeuer-Technik)** wie z.B. am Nasenrücken, der Lippe, am Ohr oder Penis ist die Gewebehalbwertstiefe besonders zu beachten; gegebenenfalls muss die Dosis pro Feld reduziert angepasst werden.

Ungenügende Vorbereitung des Tumors. Um eine gleichmäßige Verteilung der ionisierenden Strahlung zu erreichen, müssen exophytisch wachsende Tumoren vor der Bestrahlung planiert werden.

Dicke Schuppen und Krusten müssen vor der Bestrahlung entfernt werden.

Es dürfen keine strahlenabsorbierenden Behandlungen (z.B. Zink-haltige Externa oder fette Salben) im Bereich des Bestrahlungsfeldes angewendet werden.

Während des Bestrahlungszyklus soll das Bestrahlungsfeld möglichst trocken gehalten werden.

Ungenügende Aufklärung, Therapieplanung und Dokumentation. Der Patient muss in Ruhe mündlich und schriftlich aufgeklärt werden und eine Einwilligungserklärung unterschreiben. Ist der aufklärende Arzt nicht sicher, dass der Patient die geplante Therapie versteht oder einhalten kann, sollte eine Begleitperson hinzugezogen werden. Vor Beginn der Bestrahlung werden alle Bestrahlungstermine schriftlich im Einvernehmen mit dem Patienten festgelegt, um zu gewährleisten, dass die Fraktionierung und Gesamtdosis zeitgerecht appliziert wird.

Das Bestrahlungsfeld muss so dokumentiert werden, dass es zu einem späteren Zeitpunkt zweifelsfrei identifiziert werden kann, am besten **Photodokumentation** mit einer Polaroid- oder Digital-Kamera, um Feldüberschneidungen bei späteren Bestrahlungen zu verhindern.

Die Strahlungsenergie (bis 50 kV), Oberflächendosis (Fraktionierung und Gesamtdosis) und Gewebehalbwertstiefe müssen in einem Protokoll dokumentiert und vom behandelnden Arzt bei jeder Sitzung unterschrieben werden.

Insbesondere bei Patienten mit multiplen Tumoren auf lichtgeschädigter Haut und bei Patienten mit malignen Lymphomen muss die Dokumentation der Bestrahlungsfelder besonders sorgfältig erfolgen, da immer wieder Bestrahlungen in der Nähe von bereits bestrahlter Haut notwendig werden können. Die Höchstdosis pro Hautareal liegt bei ca 120–150 Gy.

Zu hohe Einzeldosen. Zu hohe Einzeldosen führen zu verstärkten Strahlenspätfolgen (z.B. Fibrosierung und Teleangiektasien, Strahlenulzera oder radiogenen Tumoren). Je größer das Bestrahlungsfeld, umso kleiner soll die Einzeldosis sein. Die besten kosmetischen Ergebnisse erzielt man mit einer Fraktionierung von 2–3 Gy und täglicher Bestrahlung. Dies führt allerdings zu sehr langen Therapiezeiten, so dass Kompromisse notwendig sind. Höhere Initialdosis mit 4–5 Gy täglich bis 20 Gy und dann Fraktionierung von 4–5 Gy jeden zweiten Tag sind praktikable Protokolle. Bei einer Tumorgröße über 4 cm sollte die Einzeldosis nicht über 3 Gy liegen.

Bei einer Reduktion der Einzeldosis von z.B. 3 auf 2 Gy kann die Gesamtdosis bei gleichbleibendem Spätfolgenrisiko um 12% erhöht werden (Horiot et al., 1992).

Bei Bestrahlungen am Capillitium muss die Einzeldosis wegen der im Vergleich zur Haut 3x höheren Knochenabsorption reduziert werden (2,5–3 Gy Einzeldosis).

Mangelhafter UV-Schutz nach Röntgenweichstrahltherapie. Der Patient muss nachdrücklich darüber aufgeklärt werden, dass das Bestrahlungsfeld lebenslang vor UV-Licht zu schützen ist, um das Risiko für Röntgenspätfolgen zu vermindern. Da es sich in der Regel um ältere Patienten mit bereits vorhandenem chronischen Lichtschaden der Haut handelt, ist es zur Verbesserung der Compliance ratsam, dem Patienten die tägliche Behandlung der gesamten lichtexponierten Haut mit einer Pflegecreme mit hohem Lichtschutzfaktor für UVB und UVA zu verordnen.

Verzögerte Tumorregression. In seltenen Fällen kommt es trotz Applikation der adäquaten Gesamtdosis nicht zur vollständigen Tumorregression. Eine Probebiopsie zeigt verbliebene Tumorzellen. In diesen Fällen kann man zunächst abwarten. Ist der Tumor nach 6 Monaten nicht abgeheilt, ist er als strahlenresistent einzustufen und eine operative Entfernung indiziert.

Literatur

Burns FJ (1989) Cancer risk associated with therapeutic irradiation of the skin. Arch Dermatol 125: 979–981

Epstein E (1962) Radiodermatitis Springfield, II, Charles C Thomas Publishers

Horiot JC, LeFur R, N'Guyen et al (1992) Hyperfractionation versus conventional fractionation in oropharyngeal carcinoma: final analysis of a randomized trial of the EORTC cooperative group of radiotherapy. Ragiother Oncol 25: 231–241

Goldschmidt H (1991) Radiation therapy of cutaneous carcinomas: Radiation techniques and dose schedules In: H Goldschmidt, RG Panizzon (eds) Modern dermatologic radiation therapy. Springer, New York, pp 65–85

Kummermehr JC (1996) Fraktionierung in der dermatologischen Strahlentherapie– strahlenbiologische Grundlagen und klinische Umsetzung In: RW Peter, G Plewig (Hrsg) Strahlentherapie dermatologischer Erkrankungen. Blackwell, Berlin, S 66–78

Landthaler M, Hagspiel HJ, Braun-Falco O (1995) Late irradiation damage to the skin caused by soft x-ray radiation therapy of cutaneous tumors. Arch Dermatol 131: 182–186

Malkinson FD (1993) Radiobiology of the skin. In: Fitzpatrick TB et al (eds) Dermatology in General Medicine. McGraw Hill, pp 1598–1608

Panizzon RG, Goldschmidt H (1991) Radiation reactions and sequelae In: H Goldschmidt, RG Panizzon (eds) Modern dermatologic radiation therapy. Springer, New York, pp 25–36

12 Histopathologie

12 Histopathologie

Markus Braun-Falco und **Rüdiger Hein**

Die mikroskopische Untersuchung von Hautgewebe stellt eine wesentliche Säule in der Diagnostik von dermatologischen Erkrankungen dar. Obwohl zahlreiche moderne diagnostische Verfahren, die auf serologischen, molekularbiologischen oder bildgebenden Techniken beruhen, wichtige Aussagen über einen Krankheitszustand ermöglichen, gilt die histopathologische Untersuchung neben der makroskopisch-klinischen Einschätzung einer Hautveränderung nach wie vor als „Gold-Standard" (Braun-Falco et al., 1995; Weyers et al., 1999). Dies liegt nicht nur an der leichten Zugänglichkeit der Haut als Entnahmeort von Gewebe, sondern vor allem an der hohen Aussagekraft dermatohistopathologischer Untersuchungen. Im Gegensatz zu anderen Organsystemen gelingt eine Korrelation des makro- und des mikroskopischen Befundes nirgendwo so selbstverständlich wie bei Hautkrankheiten. Damit eine hohe diagnostische Aussagekraft gewährleistet ist, müssen zahlreiche teils selbstverständlich anmutende Bedingungen erfüllt sein.

12.1 Die adäquate Kommunikation zwischen klinisch und histopathologisch tätigem Dermatologen

Das Zusammentreffen des klinisch wie auch histopathologisch tätigen Dermatologen in einer Person wäre sicherlich eine wünschenswerte Vorraussetzung, wird jedoch aufgrund der ständig steigenden Anforderungen zunehmend seltener. Da die Dermatologie primär ein morphologisch ausgerichtetes Fachgebiet darstellt, deren Fähigkeit in J. W. Goethes Worten „Mit den Augen zusehen, was vor den Augen Dir liegt" wurzelt, wäre es jedem Kliniker anzuraten, nicht nur den makroskopischen, sondern auch den mikroskopischen Kosmos des Faches kennen zu lernen. Die Realität liegt allerdings weniger in der Konzentrierung der Erfahrungen als vielmehr in der Aufteilung der Aufgabenbereiche. Daher ist es notwendig, dass in dem Circulus der histopathologischen Diagnostik, die vom Kliniker zum Histopathologen und wieder zurück zum Kliniker führt, ein eingespieltes gegenseitiges Verständnis herrscht. Der Histopathologe muss sich auf die persönlichen Eigenarten des Klinikers, beispielsweise in der Art, wie Hautgewebe gewonnen und betitelt wird, einstellen und der Kliniker wiederum muss die Angaben des Histopathologen korrekt verstehen, damit gegenseitige Missverständnisse verhindert werden können. Wie beispielsweise muss die Angabe „makroskopisch in toto exzidiert" des Klinikers interpretiert werden? Bedeutet dies bei der Exzision eines Basalioms, eines Melanoms oder eines Dermatofibrosarcoma protuberans jeweils denselben Schnittabstand vom Tumor, oder ist der Schnittrand inklusive Sicherheitsabstand dem biologischen Wachstumsverhalten der jeweiligen Entität angepasst? Oder wie geht der Kliniker mit dem histopathologischen Befund „in den vorliegenden Schnittebenen knapp in toto exzidiert" um? Garantiert dies eine vollständige Entfernung, implementiert es engmaschige Nachkontrollen oder ist eine Nachexzision anzuraten? Ein gegenseitiges Verständnis und Kontinuität in der Zusammenarbeit zwischen klinischer und histopathologischer Dermatologie sind wesentliche Voraussetzungen zur Vermeidung von Fallstricken.

12.1.1 Klinische Angaben

Klinische Angaben zum entnommen Geweben sind von nicht zu unterschätzender Bedeutung für den Histopathologen. Die Angaben sollten kurz und prägnant sein und auf das wesentliche beschränkt bleiben.

12.1.1.1 Anamnese

Wichtige Bestandteile der Anamnese sollten aufgeführt werden.

Beispielsweise ist es wichtig zu wissen, ob bei der Exzision eines **Nävuszellnävus** eine äußere Traumatisierung oder eine vorherige Gewebeentfernung stattgefunden hat. Beides kann zu einer Vermehrung einzelstehender melanozytärer Zellen entlang der Junktionszone führen und eine Größenzunahme melanozytärer Zellen sowohl zytoplasmatisch als auch nukleär induzieren (Abb.1). Kommt es gleichzeitig zu einer epidermalen Regeneration mit abgeflachten Reteleisten, ist die Differenzierung von einem Melanoma in situ äußerst schwierig (Elder et al., 1997).

Exkoriationen können zu Neutrophilen-Ansammlungen, fokalen Fibrinniederschlägen und Plasmaeinlagerungen in der Hornschicht führen und erschweren so eine Zuordnung entzündlicher Dermatosen. Eine positive Kratzanamnese sollte daher an den Histologen weitergegeben werden.

Bei klinischem Verdacht auf ein **malignes Melanom** ist die Information über einen vorher bestandenen Nävuszellnävus wichtig, um bei der Bestimmung der Eindringtiefe dermal gelegene Nester eventuell residualen Bestandteilen eines Nävuszellnävus zuordnen zu können.

Die Information über eine Vorbehandlung entzündlicher Effloreszenzen ist auch für den Histopathologen von Bedeutung. Bei Verdacht auf eine **Pilzinfektion** werden nach einer antimykotischen Vorbehandlung in der PAS-Färbung von Probematerial keine Pilzelemente nachweisbar sein. Fehlt die Information über eine solche Vorbehandlung, können wie bei mikrobiologischen Untersuchungen falsch-negative Ergebnissen zustande kommen.

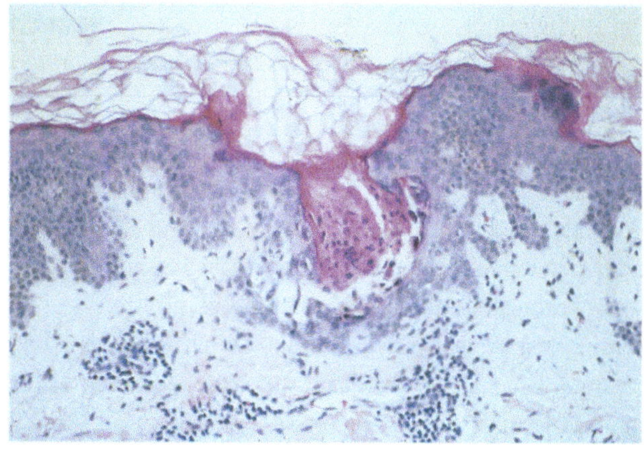

Abb. 2. M. Grover vom Darier-Typ

Eine mit Kortikosteroid-haltigen Externa behandelte **Parapsoriasis en grandes plaques** wird bei Verlaufskontrollen keine eindeutige **Mykosis fungoides** zeigen, da die Lymphozyteninfiltrationen und deren Epidermotropismus deutlich unterdrückt werden könnten.

Die Familienanamnese, der Zeitpunkt des Beginns bzw. die Dauer des Bestehens von Hautveränderungen können Einfluss auf die histologische Diagnose nehmen. Beispielsweise kann das histologische Erscheinungsbild eines **Morbus Darier** und eines **Morbus Grover** annähernd identisch sein (Abb. 2). Eine negative Familienanamnese und ein kurzes Bestehen der Effloreszenzen würde die Diagnose eines Morbus Grovers unterstützen (Braun-Falco et al., 1995).

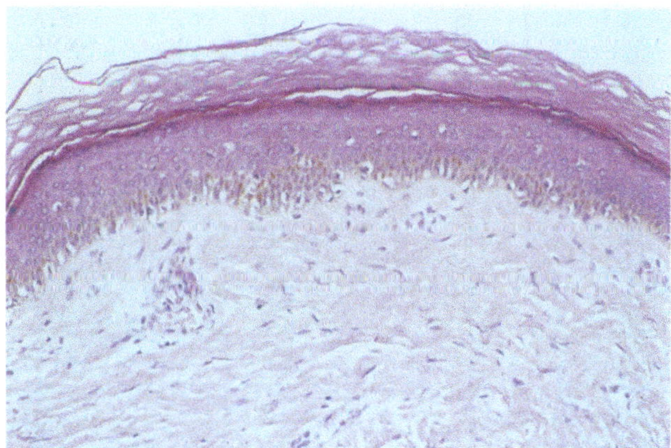

Abb. 1. Rezidiv eines Nävuszellnävus nach Teilexzision. Bei abgeflachtem Reteleistenrelief Proliferation von einzelstehenden, in Größe und Form variierenden Melanozyten entlang der Junktionszone

12.1.1.2 Klinisches Verteilungsmuster der Effloreszenzen

Das klinische Verteilungsmuster sollte auf das Wesentliche beschränkt mitgeteilt werden. Allein die Tatsache, ob es sich um eine einzelne oder um multiple Effloreszenzen handelt, ist wichtig. Lässt das histologische Bild beispielsweise an einen **Lichen ruber planus** denken, handelt es sich aber um eine einzelne Effloreszenz, wird wohl eher die Diagnose einer **lichenoiden Keratose** gestellt. Beim Vorliegen akantholytisch-dyskeratotischer Veränderungen hilft unter anderem das Verteilungsmuster zwischen einem **Morbus Darier** und einem **Morbus Hailey-Hailey** zu unterscheiden, da ersterer eher stammbetont vorkommt und letzterer bevorzugt die intertriginösen Areale befällt (Braun-Falco et al., 1995).

12.1.1.3 Die Größe der Effloreszenz

Die Größe der entnommenen Effloreszenz sollte angegeben werden. Der Histologe kann über die Größe der sich darstellenden Hautveränderung erkennen, ob die ihm vorliegende Schnittebene repräsentativ ist.

Wird beispielsweise eine 6 mm im Durchschnitt messende braune Macula mit Verdacht auf **dysplastischen Nävus** entfernt und der Histologe erkennt nur wenige melanozytäre Zellen entlang der Junktionszone, lässt sich sofort rückschließen, dass die Veränderung noch nicht in der Mitte angeschnitten wurde und tiefere Schnittebenen geordert werden müssen.

12.1.1.4 Klinische Beschreibung der Effloreszenz

Eine kurze klinische Beschreibung der entnommenen Effloreszenz sollte erfolgen. Auch dies ist notwendig, um den Wiedergabewert des Schnittes einschätzen zu können.

Wird beispielsweise bei Verdacht auf **bullöses Pemphigoid** keine Blase, sondern ein Erythem biopsiert, muss histologisch nach subtilen beginnenden Spaltbildungen zwischen Epidermis und Dermis Ausschau gehalten werden bzw. beim Vorliegen urtikarieller Veränderungen an ein urtikarielles Stadium eines bullösen Pemphigoids gedacht werden.

Liegt der Verdacht auf ein **sekundär knotiges malignes Melanom** vor, ist es notwendig, den knotig veränderten Anteil zu beschreiben oder in einer Zeichnung zu dokumentieren. Nur so ist gewährleistet, dass von dem Areal mit der größten Tumorausbreitung ein Schnitt angefertigt wird und die maximale Tumoreindringtiefe korrekt bestimmt werden kann.

Selbst bei der alltäglichen Diagnose einer **seborrhoischen Keratose** sollte eine klinische Beschreibung erfolgen, vor allem wenn der erhabene hyperkeratotische Bereich in einen makulösen übergeht. In einem Fall wurden aufgrund dieser Zweikomponenten-Beschreibung auch aus dem makulösen Anteil Schnitte angefertigt. Während die meisten Schnittebenen eine typische hyperkeratotische seborrhoische Keratose zeigten (Abb. 3a), stellte sich erst in den durch den makulösen Anteil führenden Schnittebenen ein direkt an die seborrhoische Keratose angrenzendes **Melanoma in situ** dar (Abb. 3b). Ohne klinische Angabe wäre dieser Anteil mit großer Wahrscheinlichkeit übersehen worden.

12.1.1.5 Verdachts- und Differentialdiagnosen

Eine Verdachtsdiagnose darf bei keiner Probeentnahme fehlen. Sie weist dem Histopathologen die Richtung. Um auf der anderen Seite nicht in eine Fehlrichtung geleitet zu werden, bevorzugen manche Histopathologen, jedes Präparat zuerst neutral ohne Kenntnis der Klinik zu beurteilen. Häufig kommt man jedoch ohne Kenntnis der klinischen Verdachtdiagnose nicht weiter. Das Bild einer

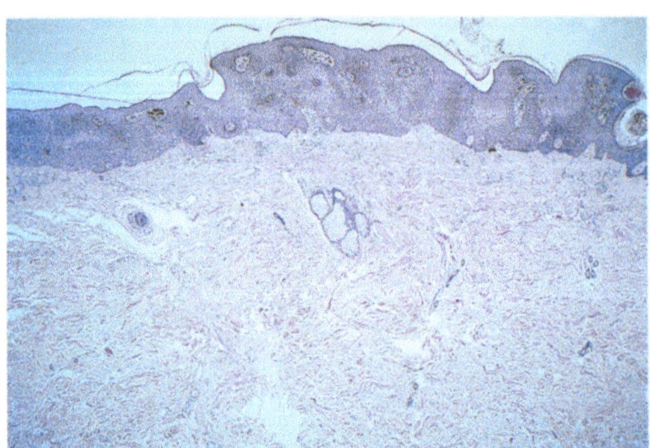

Abb. 3a. Histologie einer bräunlichen hyperkeratotischen Papel mit makulösem Anteil. Schnittebene durch den papulösen Anteil: Hyperkeratotische seborrhoische Keratose

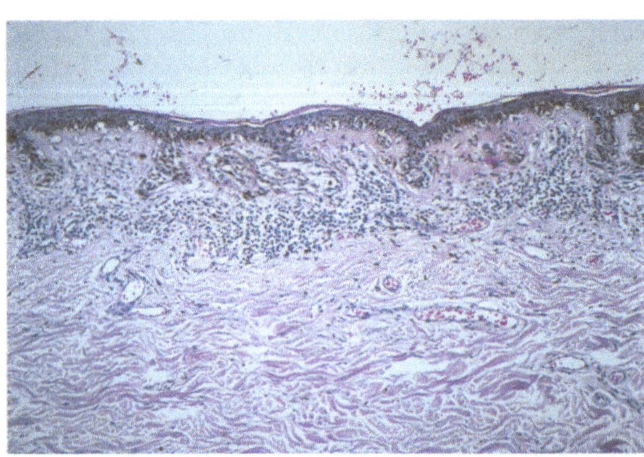

Abb. 3b. Histologie einer bräunlichen hyperkeratotischen Papel mit makulösem Anteil. Schnittebene durch den makulösen Anteil: Melanoma in situ

Vitiligo fällt im HE-Schnitt genauso wenig auf wie diejenigen einer **Ichthyosis,** einer **makulösen Amyloidose** oder einer beginnenden **Muzinose.** Erst in Verbindung mit der Klinik wird man die subtilen Veränderungen entsprechend erkennen und zuordnen können. Eine relevante Auswahl an Differentialdiagnosen gibt dem Histopathologen die Möglichkeit, diese direkt kommentieren oder gegeneinander abwiegen zu können. Nimmt die Liste an Differentialdiagnosen jedoch überhand, drückt sie nicht nur die verhängnisvolle Lage des Klinikers aus, sondern führt eher zu Verwirrungen. Die Aussage „klinisch nicht klar einzuordnen" ist in solchen Fällen hilfreicher. Die angebotenen Differentialdiagnosen dürfen nicht die histologische Aussagekraft überfordern. Beispielsweise lässt sich der Verdacht auf das Vorliegen eines Lupus erythematodes zumeist klar beantworten, eine Unterteilung in diskoid, subakut kutan oder systemisch ist jedoch histopathologisch nur erschwert möglich.

12.1.2 Histologische Angaben

Der Kliniker muss die Angaben des Histopathologen richtig interpretieren, notfalls unter Rücksprache. Der Umgang mit den Bezeichnungen „knapp in toto" oder „schnittrandbildend exzidiert" ist nur ein Beispiel. Ein häufig kontrovers diskutiertes Thema bezieht sich auf den Umgang mit der Bezeichnung „dysplastischer Nävus". Muss ein nicht in toto exzidierter, nach histologischen Kriterien als „dysplastisch" eingestufter Nävus nachreseziert werden oder bevorzugt man klinische Kriterien als Grundlage für diese Entscheidung? Im Zweifelsfall empfiehlt sich eine Absprache mit dem jeweiligen Histopathologen. Es kann auch eine Übereinkunft getroffen werden, dass der Histopathologe regelmäßig zur Frage der Nachexzision Stellung nimmt und eine Empfehlung ausspricht. Ähnlich vorgehen kann man bei der Frage nach dem Sicherheitsabstand, mit dem ein maligner Tumor entfernt worden ist. Der Befund „in toto exzidiert" gibt keinen Aufschluss über eine notwendige Nachexzision beispielsweise beim malignen Melanom. Auch hier kann der Histologe mit der Empfehlung über eine Nachexzision oder mittels einer Abstandsmessung von Tumor zu Schnittrand den Kliniker unterstützen.

Die Befundung entzündlicher Dermatosen stimmt häufig nicht mit den klinischen Erwartungen überein. Bei Verdacht auf Kontaktdermatitis beispielsweise erhält der Kliniker den Befund einer subakuten spongiotischen Dermatitis, vereinbar mit Dermatitis bei Atopie, Photoallergie, Kontaktsensibilisierung oder nach Irritation. Während sich der Kliniker gerade die Differenzierung zwischen atopischer und allergischer Genese wünscht, ist diese histologisch nicht mit Sicherheit zu stellen (Elder et al., 1995). Hierzu müssen weiterführende, spezifischere Untersuchungen eingeleitet werden.

12.2 Gewebeentnahme

Eine korrekte Gewebeentnahme stellt die Basis für die histopathologische Aufarbeitung dar. Es existieren unterschiedliche Methoden, um Hautgewebe zu gewinnen. Die herkömmlichen Möglichkeiten reichen von Kürettage, elektrokaustischer Abtragung, Probeentnahme mittels Stanzen oder Spindelexzision bis hin zur angestrebten In-toto-Exzision einer Hautveränderung (Braun-Falco et al., 1995).

12.2.1 Größe und Art der Gewebeentnahme

12.2.1.1 Die Größe des Exzisates

Die Größe der Gewebeentnahme orientiert sich primär an der klinischen Erwartung, mit der die histologische Untersuchung verbunden ist. Es macht einen Unterschied, ob die Gewebeentnahme rein der Diagnostik dienen soll oder ob damit gleichzeitig eine operative Therapie verbunden ist. Letzteres trifft zumeist bei der operativen Behandlung von Tumoren zu und sollte stets an das Ziel einer vollständigen Tumorentfernung gekoppelt sein. Obwohl im Falle des **malignen Melanoms** keine statistisch signifikante Verschlechterung der Prognose nach Inzision in den Primärtumor aufgezeigt werden konnte, zumindest solange innerhalb weniger Wochen eine vollständige Nachexzision erfolgte, ist allein aus diagnostischen Gründen eine vollständige Exzision des Primärherdes anzustreben

(Bong et al., 2002). Nur so ist die Beurteilung der Silhouette eines Tumors möglich. In der Silhouette zeigt sich ein symmetrisches oder asymmetrisches Wachstumsverhalten, was ein entscheidendes Kriterium zur Differenzierung von benignen und malignen Tumoren darstellt (Ackerman, 1989). Eine rein aus diagnostischen Maßnahmen erwogene Gewebeentnahme sollte im Hinblick auf das kosmetische Resultat möglichst klein gehalten werden, jedoch immer groß genug sein, um eine technische Aufarbeitung und diagnostische Verwertbarkeit zu ermöglichen. Wird aus ästhetischen Gründen nur eine sehr kleine Probe entnommen, kann dies leicht dazu führen, dass das Präparat nicht hinreichend diagnostisch auswertbar ist und eine weitere Probeentnahme notwendig wird. Im Endeffekt kann es also für den Patienten günstiger sein, einmal eine größere Probeentnahme zu erdulden, als dasselbe Prozedere zwei- oder dreimal über sich ergehen lassen zu müssen, bis ein aussagekräftiges histologisches Bild vorliegt. So groß das Angebot an kleinen Hautstanzen auch ist, Probeentnahmen mit einem Durchmesser kleiner als 3 mm stellen stets eine Herausforderung für das technische Personal dar. Sie können korrekt verarbeitet werden, wenn sie als tiefer Zylinder in einem Stück entnommen wurden. Nur so ist eine Orientierung und ein orthograder Schnitt durch das Biopsat möglich. Quaderförmige Exzisate kleiner als 3 mm sind äußerst schwierig zu orientieren, werden häufig tangential geschnitten und sind dann nicht mehr zuverlässig zu beurteilen (Todd et al., 1996).

12.2.1.2 Die Tiefe des Exzisates

Die Größe einer Probeentnahme bezieht sich nicht nur auf den äußeren Durchmesser, sondern in gleichem Mass auf die Tiefe und damit verbunden auch auf die richtige Wahl der operativen Technik zur Entfernung einer Hautveränderung. Hier müssen vom primär klinisch tätigen Dermatologen einige Grundkenntnisse über die histopathologischen Erscheinungsbilder von Dermatosen erwartet werden. Beurteilt werden können immer nur die histologischen Veränderungen, die im Schnitt einsehbar sind. Oberflächlich wachsende Hautveränderungen können oberflächlich abgetragen werden; Hautveränderungen, deren histologisches Korrelat in tieferen Hautschichten zu erwarten ist, erfordern eine entsprechend tiefe Gewebeentnahme. In diesem Kontext sind nicht nur die klinische Verdachtsdiagnose, sondern auch die Differentialdiagnosen zu berücksichtigen.

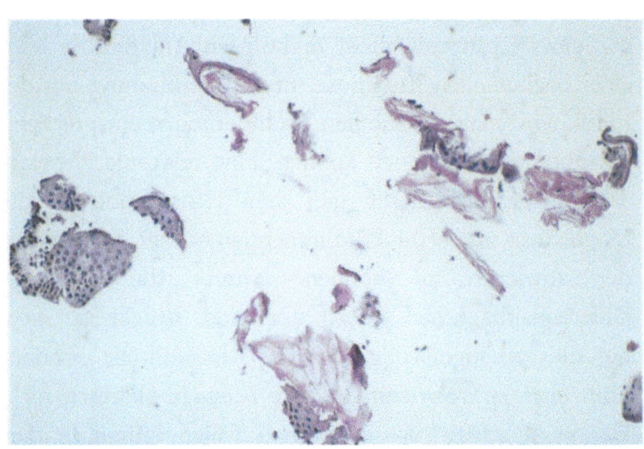

Abb. 4. Erschwerte Diagnosestellung bei Kürettagematerial aus „Kleinstfragmenten"

Beispielsweise können **seborrhoische Keratosen** problemlos oberflächlich kürettiert werden. Oberflächlich kürettieren heißt jedoch nicht, nur die oberen Bestandteile der Hautveränderung schichtweise zu entfernen (Abb. 4), sondern möglichst die gesamte wenn auch oberflächlich liegende akanthotisch verbreiterte Epidermis zusammen mit einem adäquaten Bestandteil des oberen Koriums zu entfernen. Obwohl eine Differentialdiagnose zwischen seborrhoischer Keratose und **aktinischer Keratose** allein anhand unterschiedlicher Veränderungen im Stratum corneum getroffen werden kann, bedarf es zur Abgrenzung einer **Verruca vulgaris** zumindest der Einsicht von Teilen des Stratum granulosum. Erst dort ist die charakteristische Hypergranulose mit Ausbildung grobscholliger Keratohyalingranula und ballonierten Zellkernen zu erkennen. Eine zuverlässige Abgrenzung ist oftmals erst bei Beurteilung der gesamten Veränderung möglich.
Die frühesten Veränderungen einer **aktinischen Keratose** spielen sich im Stratum basale ab, noch bevor es zu einer Hyperparakeratose kommt. Bei Kürettage oberer Epidermisschichten würde eine frühe aktinische Keratose nicht diagnostizierbar sein.
Bei der Differentialdiagnose **seborrhoische Keratose** versus **Basaliom** sollte von einer Kürettage vollständig abgesehen und eine Stanzbiopsie oder eine In-toto-Exzision bevorzugt werden. Basaliome beginnen dort, wo seborrhoische Keratosen aufhören. Das heißt, erst bei einer tiefen Kürettage oder Flachexzision sind Veränderungen eines Basalioms überhaupt erkennbar. Die Kürettage von Basaliomverdächtigen Arealen birgt zusätzliche Fallstricke. Kürettagematerial ist normalerweise nicht orientiert, oftmals traumatisiert und zerklüftet. Der architektonische

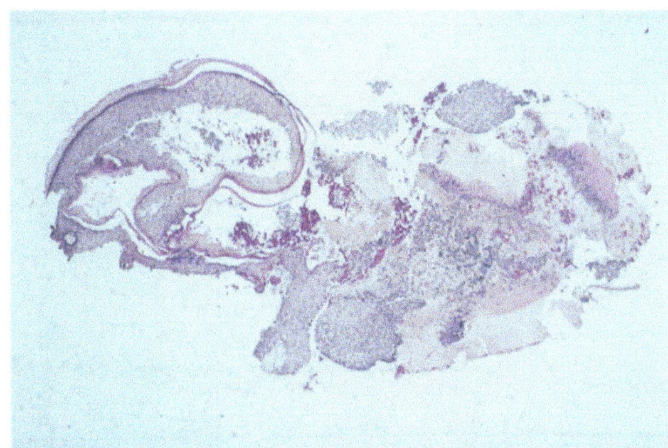

Abb. 5a. Kürettage eines Basalioms. Zerklüftetes Kürettagematerial ohne erkennbaren Tumoraufbau bzw. Tumorursprung

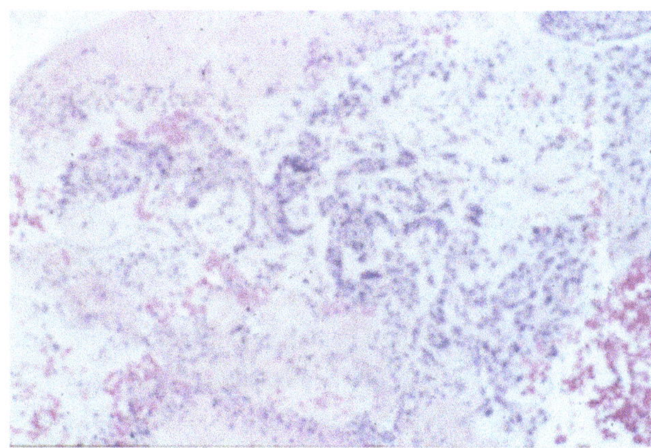

Abb. 5b. Kürettage eines Basalioms. Hirschgeweihartige Ausbreitung basaloider Zellen

Aufbau eines Basalioms kann daher in Kürettagematerial kaum nachvollzogen werden (Abb. 5a). Der Ursprungsbereich des Basalioms aus dem Stratum basale oder einer Follikelstruktur ist meist nicht getroffen, so dass nach mehr oder minder soliden Tumorzellkonglomeraten, bestehend aus basaloiden Zellen mit palisadenartiger Randstellung gesucht werden muss (Abb. 5b). Diese wiederum sind nur schwerlich von tangential angeschnittenen Follikelstrukturen zu unterscheiden. In traumatisierten Epidermisarealen erscheinen „gequetschte" Zellkerne häufig basaloid, woraus falsch positive Interpretationen entstehen könnten (Abb. 6). Die typische artifizielle Spaltbildung zwischen Tumor und Bindegewebe ist in Kürettagematerial selten nachvollziehbar, ebenso wenig wie die charakteristische Stromareaktion. Aus diesen Gründen empfiehlt sich bei differentialdiagnostischem Verdacht auf ein Basaliom eine tiefere Gewebeentnahme, welche die Dermis miterfasst und die Architektur erhält.

Bei entzündlichen Dermatosen hängt die Diagnose entscheidend vom Verteilungsmuster des Entzündungsinfiltrates in der Epidermis, Dermis und Subkutis ab (Elder et al., 1997). Obwohl sich am häufigsten perivaskuläre Infiltrationen entlang des oberen Gefäßplexus zeigen, ist es gleichsam notwenig, den tieferen Plexus zu beurteilen. Beispielsweise zeigen sowohl **Lichen ruber** als auch **Lupus erythematodes** ein lichenoides, primär lymphozytäres Entzündungsinfiltrat mit hydropischer Degeneration der Basalzellschicht, Ausbildung von Kolloidkörperchen und Pigmentinkontinenz. Während das Entzündungsinfiltrat beim Lichen ruber oberflächig bleibt, kann es beim Lupus erythematodes zusätzlich zu einer tief gelegenen periadnexellen oder interstitiellen Infiltration kommen. Bei **Lupus erythematodes tumidus** oder **profundus** kann die Infiltration ausschließlich auf das untere Korium oder das subkutane Fettgewebe beschränkt vorkommen. Wird hier eine oberflächliche Probeentnahme gewonnen, ist keine suffiziente Diagnose möglich. Ähnlich verhält es sich beim **Erythema nodosum,** welches eine praktisch unveränderte Epidermis und Dermis aufweist und erst im subkutanen Fettgewebe die charakteristische septale Infiltration erkennen lässt. Bei der Differentialdiagnose **malignes Lymphom** oder **Pseudolymphom** ist eine tiefe Probeentnahme essentiell. Beide zeigen normalerweise ein oberflächiges und tiefes, pervaskulär wie auch interstitielles Verteilungsmuster der Endzündungsinfiltrate. Häufig nimmt die Infiltratsdichte beim Pseudolymphom mit zunehmender Tiefe ab, wohingegen sie beim malignen Lymphom gleich bleibt oder sogar intensiver wird.

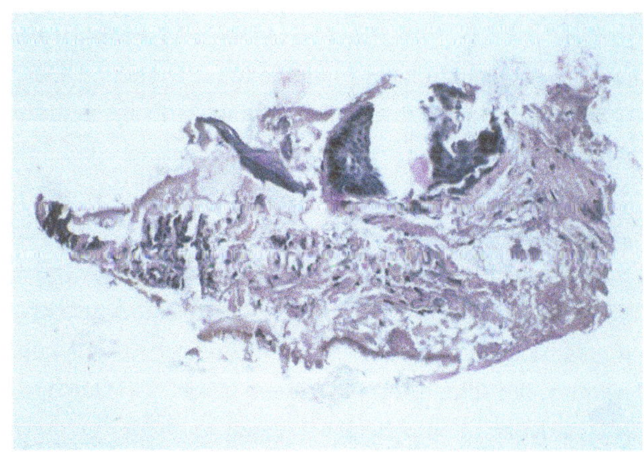

Abb. 6. Kürettagematerial mit Zellkonglomeraten aus traumatisierten, falsch-hyperchromatischen Epidermiszellen mit palisadenartiger Randstellung

12.2.2 Anästhesie

Die meisten operativen Gewebeentnahmen erfolgen unter Infiltrationsanästhesie. Für die histologische Aufarbeitung des zu entnehmenden Hautareals ist es gerade bei kleinen Probeentnahmen wichtig, das Lokalanästhetikum von der Peripherie der Hautveränderung nach auswärts zu verteilen. Eine direkte Injektion und Infiltration in die Hautveränderung sollte gemieden werden, da es durch das Lokalanästhetikum zu einer artifiziellen Quellung von Epidermiszellen kommt (Haneke, 1998). Eine zuverlässige Beurteilung von Veränderungen innerhalb der Epidermis, beispielsweise einer Spongiose, einer Exozytose von Entzündungszellen oder pagetoiden Aufwärtsbewegungen von melanozytären Zellen, wird dadurch beeinträchtigt.

12.2.3 Operative Entfernung

12.2.3.1 Allgemeines

Grundsätzlich sollte von jedem gewonnenen Hautgewebe eine histopathologische Untersuchung durchgeführt werden (Braun-Falco et al., 1995). Werden mehrere Präparate in einer Sitzung entnommen, muss eine klare Zuordnung gewährleistet sein. Auch bei der oberflächlichen Abtragung von seborrhoischen Keratosen sollte es vermieden werden, mehrere Präparate in ein Transportgefäß zu geben. Zu häufig treten auch in der klinischen Beurteilung von seborrhoischen Keratosen Fehleinschätzungen auf, und es wurde unwissentlich ein Nävuszellnävus oberflächlich abgetragen. Rezidiviert der Nävuszellnävus, ist er nur schwerlich von einem Melanoma in situ zu unterscheiden.

Mit jedem Präparat muss vorsichtig und gefühlvoll umgegangen werden, vor allem bei kleinen Probeentnahmen müssen Quetschungen vermieden werden. Durch Quetschartefakte kann eine Beurteilung stark eingeschränkt werden (Ackerman, 1975). Zum Beispiel bei der Schnittrandkontrolle eines exzidierten Basalioms führen gequetschte Zellkerne zu Fehleinschätzungen. Ähnliche Schwierigkeiten in der Beurteilung von Schnitträndern können bei der Verwendung von elektrokaustischen Messern oder Lasern entstehen, die zu einer Koagulationsnekrose des Bindegewebes führen (Abb. 7). Durch die entstandenen Stromaartefakte können residuale Tumorzellstränge übersehen werden und Rezidive entstehen.

Bei Blasen bildenden Erkrankungen kommt es häufig bei der Entnahme oder beim Einlegen in die Fixierlösung zum Abschwimmen der Blasendecke, selbst wenn ein Übergangsbereich zur Exzision ausgewählt wurde. Dem kann man entgegentreten, indem das Blasendach vor der Entnahme mit einem Kryo-Spray kurz eingefroren wird.

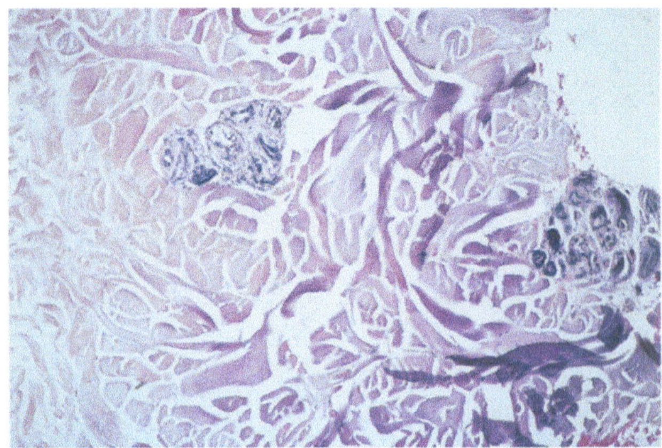

Abb. 7. Koagulationsnekrose des Bindegewebes nach elektrokaustischer Exzision

12.2.3.2 Auswahl einer geeigneten kosmetisch akzeptablen Entnahmestelle

Bei der operativen Entfernung von malignen Tumoren rangiert die Radikalität vor der Ästhetik. Bei der Therapie benigner Tumoren, gerade wenn die Entnahme fakultativ ist, sollten ästhetische Gesichtspunkte in die Beratung einfließen. Wie beispielsweise ist einem Patienten mit einer Aussaat zahlreicher seborrhoischer Keratosen geholfen, nach deren oberflächlicher Abtragung auffällige Hyperpigmentierungen entstehen?

Bei Probeentnahmen von disseminierten Effloreszenzen sollte eine typische, diagnostisch relevante Hautveränderung entnommen werden (Braun-Falco et al., 1995). Das Entwicklungsstadium der Effloreszenz ist hierbei zu berücksichtigen. Am besten geeignet sind frische Primäreffloreszenzen, die noch nicht zerkratzt, verkrustet oder lokal anbehandelt wurden. Bei Blasen bildenden Dermatosen ist von einer Erosion als Entnahmeort abzuraten, da wegen des Fehlens des Blasendaches und der sekundären Entzündungszeichen nur selten eine verwertbare Aussage getroffen werden kann. Im Allgemeinen sollten die Extremitäten dem Stamm als Entnahmestellen vorgezogen werden (Weyers et al., 1999). Meiden sollte man das Dekolleté und den oberen Rücken bei jüngeren Personen und Personen dunkelhäutiger Abstammung, da diese Areale besonders zu einer überschüssigen Narbenbildung neigen. In ähnlichem Maße sind Oberlippe, Mundwinkel und Ohrläppchen gefährdet. Bei der Infiltration des Lokalanästhetikums gelten die Fuß- und Handinnenflächen als sehr schmerzempfindlich. Die Gefahr von Wundheilungsstörungen besteht in intertriginösen Arealen mit Mazeration der Haut, an den unteren Extremitäten bei chronisch venöser Insuffizienz und in Bereichen mit Mangeldurchblutung bei Arteriosklerose.

12.2.3.3 Flachexzision

Eine im Alltag häufig verwendete operative Methode ist die Flachexzision (Breuninger, 1996). Obwohl sie einfach und zeitsparend durchzuführen ist und zu relativ guten kosmetischen Resultaten führt, sollte ihr Einsatzgebiet nicht überschätzt werden. Eine Flachexzision ist am ehesten zur Abragung von oberflächlichen, exophytisch wachsenden Tumoren geeignet. Flach im Hautniveau liegende Veränderungen wie beispielsweise Rumpfhautbasaliome oder Nävuszellnävi werden häufig nicht vollständig durch eine Flachexzision erfasst und müssen dann doch mittels einfacher Hautlappenplastik exzidiert werden. Anstelle eines Skalpells können Einmal-Ringküretten verwenden werden. Durch deren gebogene Klinge fällt es leichter, auch tiefere Hautschichten abzutragen.

Flachexzidierte Präparate neigen dazu, sich durch die formalin-induzierte Schrumpfung des Gewebes zusammenzurollen. Dadurch wird sowohl die Schnittherstellung als auch die Diagnostik erschwert. Um das Einrollen zu vermeiden, wird empfohlen, das Gewebestück auf einem Filterpapier auszurollen, bevor es in Formalin gegeben wird (Haneke, 1988). Alternativ taucht man das Gewebestück in die Fixierlösung und hält das Gefäß so weit schräg, bis das Gewebestück an der Gefäßwand ausgerollt haften bleibt. Nach ca. 60 sec schüttelt man das Gefäß, bis sich das Präparat von der Wand gelöst hat (Drummond et al., 1988).

12.2.3.4 Schnittrand-kontrollierte Chirurgie

Ein wichtiges Thema bei der Entfernung von Tumoren, insbesondere malignen Tumoren wie Basaliome, Spinaliome oder auch Lentigo-maligna-Melanome, ist eine Kontrolle der Schnittränder auf Tumorfreiheit. Essentiell ist eine korrekte Orientierung des Präparates. In Absprache mit dem Dermatohistopathologie-Labor gibt es unterschiedliche Verfahren, nach denen Präparate orientiert und spezielle Areale lokalisiert und auf den Exzisionsort übertragen werden können. Grundsätzlich sollte bei jedem Präparat der obere, also kraniale Pol beispielsweise durch einen Orientierungsfaden gekennzeichnet sein. Bereits während der Exzision kann der Chirurg ausgehend vom kranialen Pol eine Lateralseite mittels eines Höllensteinstiftes verätzen, wodurch eine formalin- und paraffinstabile Schwarzfärbung eines Gewebeabschnittes entsteht. Ist ein Tumor zu einer Seite hin nicht in toto exzidiert, kann eine Zuordnung zur rechten oder linken Präparatseite getroffen werden. Eine Aussage kann jedoch immer nur pro eingesehener Schnittebene gemacht werden. Ist ein Tumor „knapp in toto" exzidiert, bezieht sich die Aussage immer nur auf die vorliegenden Schnittebenen. Der Randbereich zwischen den Schnittebenen kann nicht erfasst werden. Eine Weiterentwicklung, bei der das gesamte Randgebiet beurteilt werden kann, ist die Anfertigung von Randschnitten nach dem Prinzip der „Tüberinger Torte" oder die im angloamerikanischen Raum häufig praktizierte Mohs-Chirurgie (Holzschuh und Breuninger, 1996).

12.2.4 Fixierung und Transport

Eine richtige und vollständige Fixierung des entnommenen Gewebes ist essentiell für die histopathologische Diagnostik. Der überwiegende Teil der täglichen Routinediagnostik wird mittels Hämatoxylin-Eosin-Färbungen durchgeführt. Die morphologisch am wenigsten schädigende Fixierung für HE-Präparate ist 3,7% Formalinlösung. Wichtig ist eine ausreichend lange Fixierung in einem das gesamte Gewebestück durchtränkenden Volumen. Empfohlen wird die Verwendung des ca. 20fachen Volumens des Exzisates. Obwohl bei kleinen Präparaten eine vollständige Fixierung bereits nach wenigen Stunden erfolgt ist, gilt eine Inkubation über 12 Stunden bei größeren Präparaten als ausreichend. Zu beachten ist immer, dass das Präparat vollständig in der Fixierlösung liegt und beispielsweise nicht überhalb der Lösung an der Wand haften bleibt oder so groß ist, dass es aus der Lösung herausragt. Da Formalin bei unter -11C° kristallisiert, ist es im Winter bei längerem Transport notwendig, 95% Äthanol im Verhältnis 1:10 hinzuzufügen, um ein Einfrieren zu verhindern (Braun-Falco et al., 1995). Entsprechend der Verdachtsdiagnose sollte bereits der Kliniker die Art der histopathologischen Standarduntersuchungen kennen. Bei zahlreichen Indikationen werden neben dem HE-Schnitt immunhistochemische Anfärbungen durchgeführt. Obwohl die meisten Routineantikörper paraffin-gängig sind, sollte der Kliniker sich vom Histopathologen informieren lassen, bei welchen Fragestellungen Antikörper verwendet werden müssen, die nicht paraffin-gängig sind. In diesen Fällen muss ein Teil des gewonnenen Gewebes in flüssigem Stickstoff zur Herstellung von Kryostatschnitten tiefgefroren werden. Auch bei Immunfluoreszenzuntersuchungen muss auf eine Fixierung in Formalin und anschließende Paraffin-Einbettung verzichtet werden, da sonst das gesamte Gewebestück diffus falsch-positiv im Fluoreszenzlicht leuchtet.

Literatur

Ackerman AB (1975) Biopsy: Why, where, when, how. J Dermatol Surg 1: 21–23

Ackerman AB (1989) Differentiation of benign from malignant neoplasm by silhouette. Am J Dermatopathol 11: 297–300

Bong JL, Herd RM, Hunter JAA (2002) Incisional biopsy and melanoma prognosis. J Am Acad Dermatol 46: 690–694

Braun-Falco O, Plewig G, Wolff HH (1995) Dermatologie und Venerologie, 4. Aufl. Springer, Berlin

Breuninger H (1996) Zum Einsatz der Ringkürette (Ringskalpell) in der Dermatologie. Dt Derm 44: 2–4

Drummond CC, Hurwitz RM (1988) Flat fixation technique for shave biopsy specimens: Stick & shake. J Dermatol Surg Oncol 14: 28–40

Elder D, Elenitsaas R, Jaworsky Ch, Johnson B Jr (Ed) (1997) Lever's Histopathology of the skin, 8th edn. Lippincott-Raven, Philadelphia

Haneke E (1988) Exzisions- und Biopsieverfahren. Z Hautkr 63 (Suppl 2): 17–19

Holzschuh J, Breuninger H (1996) Eine histologische Aufarbeitungstechnik von Hauttumorexzisaten zur lückenlosen Schnittrandkontrolle. Pathologe 17: 127–129

Todd P, Garioch JJ, Humphreys S, Seywright M, Thomson J, du Vivier AWP (1996) Evaluation of the 2 mm punch biopsy in dermatological diagnosis. Clin Exp Dermatol 21: 11–13

Weyers W, Diaz C, Weyers I, Borghi S (1999) Die Hautbiopsie. Hautarzt 50: 145–158

13 Bildgebende Verfahren in der Dermatologie

13 Bildgebende Verfahren in der Dermatologie

13.1 Sonographie der Haut und Subkutis

Stephan El Gammal, Claudia El Gammal und **Christiane Szliska**

13.1.1 Zusammenfassung

Die hochfrequente Sonographie (> 20 MHz) wird zur Bestimmung der räumlichen lateralen Ausdehnung und Tiefenausdehnung von Hautveränderungen verwendet. Echoreflexe entstehen im Wesentlichen an Gewebsgrenzen unterschiedlicher Impedanz und durch Gewebsinhomogenitäten. Aufgrund der Schallkopfgeometrie und der Physik entstehen verschiedene Bildartefakte, die bei Unkenntnis zu Fehlinterpretationen führen können. Ziel muss es deshalb sein, diese Artefakte als solche zu erkennen.

Im Allgemeinen stellen sich entzündliche Dermatosen und Hauttumoren als echoarme Region im echoreichen Korium dar. Wenn diese Prozesse die Korium-Subkutis Grenze überschreiten, kann eine Abgrenzung zur Tiefe schwierig werden.

Mit der 50 – 100 MHz Sonographie lassen sich an der Leistenhaut und teilweise auch an der Felderhaut Stratum corneum und lebende Epidermis differenzieren. Analog zur 20 MHz Sonographie gelingt auch bei höherer Frequenz keine Gewebsdifferenzierung.

13.1.2 Einleitung

Der optische Sinn spielt für die dermatologische Diagnosefindung eine entscheidende Rolle. Größe, Form, Farbe, Oberflächenbeschaffenheit und Verteilung der Hauteffloreszenzen liefern neben der Anamnese und dem Palpationsbefund wesentliche Elemente. Es gab deshalb seit jeher das Bestreben der Dermatologen, den klinischen Befund bei Tageslicht, ggf. unter Hinzunahme einer Lupe, zu erheben und exakt und nachvollziehbar zu dokumentieren. Bei der Beurteilung tumoröser oder entzündlicher Prozesse kommt als weiterer wichtiger Parameter die Untersuchung der Tiefenausdehung hinzu. Hier bietet sich die Sonographie an, die sich als nicht-invasives Verfahren auch in anderen Bereichen der Medizin durchgesetzt hat.

Ultraschallgeräte, wie sie für die Untersuchung innerer Organe verwendet werden, sind aufgrund ihrer geringen Auflösung für die Beurteilung von Hautstrukturen ungeeignet. Bis 1975 waren nur Geräte erhältlich, die mit einer Frequenz bis maximal 10 MHz arbeiteten. In der Dermatologie fanden solche Geräte bei der Evaluation der Lymphknotenstationen im Rahmen der Tumornachsorge (Beyer et al., 1982; Brockmann et al., 1985) und zur Untersuchung der Testes (Leopold et al., 1979; Haller et al., 1987; Schwerk und Schwerk, 1989) Anwendung. Der Versuch, entzündliche und tumoröse Prozesse in der Haut mit einem 1,5 bis 5 MHz Transducer zu untersuchen, zeigte unbefriedigende Ergebnisse (Rukinava und Mohar, 1979).

Erst mit der Entwicklung von hochfrequenten Sonographiegeräten (> 20 MHz), gelang schließlich der Durchbruch der **Hautsonographie**. Aufgrund zahlreicher Forschungsarbeiten und dem zunehmenden Einsatz kommerziell erhältlicher 20 MHz Ultraschallgeräte verfügen wir inzwischen über umfangreiche Kenntnisse über die sonographische Darstellung der gesunden Haut sowie über verschiedene pathologische Prozesse (Altmeyer et al., 1990, 1992; Seidenari, 1995; Serup et al., 1995). 1995 wurde die 20 MHz Sonographie in die Weiterbildungsordnung für das Fach Haut- und Geschlechtskrankheiten aufgenommen, was die Anerkennung dieser Methode als dermatologisches diagnostisches Routineverfahren belegt. Laut Ultraschallvereinbarung in der Fassung vom 10.6.1996 schließt die Sonographie der Haut und Subkutis auch die Sonographie der subkutanen Lymphknoten ein.

13.1.2.1 Primäre Ultraschallphänomene

Schallwellen werden nach der Wahrnehmungsgrenze des menschlichen Hörvermögens in Infraschall (< 16 Hz), Hörschall (16 Hz – 20.000 Hz) und Ultraschall (> 20 kHz) eingeteilt. Unabhängig von der Frequenz zeigen Schallwellen charakteristische akustische Eigenschaften.

Aus akustischer Sicht ist biologisches Gewebe mit einer Vielzahl räumlich verknüpfter Feder-Masse-Systeme vergleichbar. Wird in einem solchen Modell punktförmig mechanische Energie zugeführt, so bildet sich eine Schwingung, die sich als Erregung durch die elastische Kopplung im Medium fortpflanzt. Es entsteht eine Welle. Bei dieser Welle wird die Schwingungsenergie auf die Umgebung übertragen, während die Einzelsysteme an ihrem Ort bleiben und lediglich um ihre Ruhelage schwingen. Man unterscheidet Longitudinalwellen, Transversalwellen und Oberflächenwellen. In der sonographischen Diagnostik ist ausschließlich die Longitudinalwelle – die Längswelle – von Bedeutung, bei der Schwingungsrichtung und Ausbreitungsrichtung zusammenfallen. Dieser Wellentyp tritt in Flüssigkeiten, Gasen und Körpergeweben auf. Die **Ausbreitungsgeschwindigkeit c** der Longitudinalwelle berechnet sich aus der **Dichte** und der **Kompressibilität** des Mediums und ist eine charakteristische stoffspezifische Größe. Eine weitere stoffspezifische Größe ist die sog. **akustische Impedanz Z**, d. h. der Widerstand, den die träge Masse jeglicher Zustandsänderung aus der Ruhelage entgegensetzt. Die Entfernung zweier aufeinanderfolgender Orte gleichen Schalldrucks wird durch die **Wellenlänge λ** angegeben, die sich aus der Schallgeschwindigkeit berechnen lässt.

Reflexion und Transmission: Der Reflexion kommt bei der klinischen Sonographie die größte Bedeutung zu. Solange sich eine Longitudinalwelle in einem homogenen Medium, wie zum Beispiel Wasser, ausbreitet, unterliegt sie lediglich den stoffspezifischen Absorptionseigenschaften („innere Reibung"). Trifft sie jedoch auf ein anderes homogenes Medium, wird an der Grenzfläche zwischen beiden ein Teil der Energie reflektiert, während der Rest durch die Grenzfläche ins andere Medium transmittiert wird und sich dort bis zur nächsten Grenzfläche ausbreitet. Die Hauptausbreitungsrichtung der Schallwelle hängt vom Auftreffwinkel auf die Grenzfläche ab (Reflexionswinkel); der Transmissionswinkel (Brechungswinkel) wird vom Verhältnis der Gewebsschallgeschwindigkeiten zueinander beeinflusst (El Gammal et al., 1993).

- Für Weichteilgewebe wie Haut und Subkutis ist die Reflexion sehr klein und liegt im Promillebereich. Der Transmissionsfaktor ist hingegen groß. Das bedeutet, dass sich der überwiegende Teil der Energie im Gewebe ausbreitet und nur ein sehr geringer Teil an bestimmten Grenzflächen reflektiert wird. Deshalb können auch Signale aus tiefen Gewebsschichten empfangen werden.
- Grenzflächen zwischen Weichteilgewebe und Knochen reflektieren mehr als 50% der einfallenden Energie, d.h. Strukturen jenseits von Knochen und Kalzifikationen sind in der Regel nicht darstellbar.
- Die Grenzfläche zwischen Luft und Gewebe führt zu einer Reflexion von ca. 99%. Luft- und gasgefüllte Organe sind aus diesem Grunde sonographischen Untersuchungen nicht zugänglich. Um diese Quasi-Totalreflexion der Schallwelle beim Aufbringen des Schallkopfes auf die Haut zu vermeiden, muss ein Kopplungsmedium (z.B. Kontaktgel, Gelkissen oder Wasser) verwendet werden.

Streuung: Biologisches Gewebe besitzt zahlreiche Grenzflächen, im Gegensatz zu homogenen Medien wie beispielsweise Wasser. Sind diese Grenzflächen wesentlich kleiner als die Schallwellenlänge, breitet sich die Schallwelle unbehindert im Gewebe aus. Dies ist z.B. der Grund dafür, dass bei niedrigen Frequenzen (< 20 MHz) die Ultraschallwelle nicht an einzelnen Zellen reflektiert wird. An Zellansammlungen, deren Größe im Bereich der Wellenlänge liegt und die gegenüber der Umgebung eine andere Impedanz besitzen, tritt eine sogenannte „ungerichtete" Reflexion auf. Diese nennt man Streuung. Modellhaft ist das Gewebe mit einer Vielzahl kleiner Kugeln vergleichbar, welche jede für sich eine ungerichtete Reflexion verursachen.

Streuung bewirkt, dass makroskopisch homogene Bezirke im Ultraschallbild eine granuläre Textur zeigen. In der Medizin wird hierfür der Begriff „Speckle"-Muster verwendet.

Absorption: Die Moleküle des Gewebes führen unter Einwirkung der Ultraschall-Longitudinalwelle periodische Schwingungen durch. Dadurch kommt es zur Reibung benachbarter Masseteilchen. Diese innere Reibung im Gewebe führt zu einer Umwandlung von Bewegungsenergie in Wärme, ein Prozess, der als Absorption bezeichnet wird. Durch Absorption entstehen erheblich größere Energieverluste bei der Ausbreitung der Ultraschallwelle im Gewebe als durch Reflexion und Streuung. Verschiedene Gewebe haben unterschiedliche Absorptionseigenschaften.

Die Absorption wirkt sich auf das sonographische Bild in mehrerer Hinsicht aus: Je höher die Frequenz, desto geringer ist die Eindringtiefe des Ultraschalls im biologischen Gewebe. Bei 3,5 MHz beträgt die Eindringtiefe z.B. ca. 20 cm (geeignet für die Untersuchung innerer Organe), bei 7,5 MHz ca. 3 cm (Untersuchung von Lymphknoten im subkutanen Fettgewebe möglich), bei 20 MHz ca. 1 cm (Hautuntersuchung), bei 100 MHz nur noch 2 mm (Untersuchung der Epidermis und oberes Korium).

Die Absorption der Ultraschallenergie in höheren Gewebsschichten führt dazu, dass aus tiefen Schichten vergleichsweise wenig Energie reflektiert werden kann. Tiefere Grenzflächen werden daher im Ultraschallbild im Vergleich zu höheren Grenzflächen echoärmer dargestellt. Dies kann teilweise kompensiert werden durch eine tiefenabhängige elektronische Nachverstärkung des Echosignals.

Bei der Sonographie wird eine Schallwelle ausgesendet und die zeitliche Verzögerung des empfangenen Echos verwendet (Impuls-Echo-Verfahren), um die Entfernung zu den reflektierenden Strukturen zu messen. Auch die Fledermäuse benutzen dieses Echolot-Verfahren, um die Entfernung ihrer Beute in der Luft abzuschätzen. Für die Umrechnung der zeitlichen Verzögerung des empfangenen Echosignals in eine Entfernung muss die Schallgeschwindigkeit im durchschallten Medium bekannt sein. In homogenen Medien mit konstanter Schallgeschwindigkeit erhält man exakte Werte für die Entfernung. Bei der klinischen Ultraschalldiagnostik hat man es jedoch mit einer Kombination verschiedener Gewebe mit unterschiedlichen Schallgeschwindigkeiten zu tun. Hier wird deshalb bei den Entfernungsberechnungen von einer mittleren Schallgeschwindigkeit ausgegangen. Strukturen, deren Schallgeschwindigkeit davon stark abweicht, werden in den Ultraschallbildern verzerrt abgebildet (beispielsweise Finger- und Zehennagel).

13.1.2.2 Beurteilung sonographischer Bilder

Die primären Ultraschallphänomene (Reflexion, Transmission, Streuung, Absorption) überlagern sich beim Aufbau sonographischer Bilder von Körpergeweben in sehr komplexer Weise. Eine exakte Zuordnung der Echoanteile in den Ultraschallbildern zu den verschiedenen primären Ultraschallphänomenen ist nicht möglich. Diese sind daher zur Bildbeschreibung in der klinischen Ultraschalldiagnostik nicht geeignet. In den Sonogrammen finden sich jedoch charakteristische Merkmale wie Echotextur und Signalintensität von Strukturen, die dem erfahrenen Kliniker Informationen über normales und pathologisch verändertes Gewebe geben. Sie sind für die Bild-Interpretation von ausschlaggebender Bedeutung und werden bei der klinischen Dokumentation stets berücksichtigt (Leopold et al., 1979; Cole et al., 1981; Brockmann et al., 1985).

Die wichtigsten Bildelemente, die in der klinischen Sonographie eine Rolle spielen, sind:

- **Echoreichtum/Echoarmut:** Gewebe oder Grenzflächen, die im Ultraschallbild durch zahlreiche Reflexe imponieren, sind echoreich. Zeigen sie weniger Echoreflexe als ihre Umgebung, werden sie als echoarm bezeichnet.
- **Echolosigkeit:** Strukturen, die im Ultraschallbild keine Reflexe liefern (schwarz erscheinen), sind echolos.
- **Scharfe/unscharfe Begrenzung:** Strukturen unterschiedlicher Echogenität können scharf voneinander abgesetzt sein oder unscharf ineinander übergehen.
- **Echotextur:** Die Größe, Dichte, Verteilung (homogen oder inhomogen, entlang eines Gradienten) und Intensität der Echoreflexe werden beurteilt.
- **Dorsale Schallabschwächung / dorsaler Schallschatten:** Reflektieren oder absorbieren Strukturen das Ultraschallsignal sehr stark, können aus dahinter liegenden Bereichen entsprechend weniger Signale empfangen werden. Dorsale Schallschatten, d. h. echoarme Zonen, entstehen z.B. unter Hyperkeratosen oder Kalzifikationen.
- **Dorsale Schallverstärkung:** Diese ist die Umkehrung der Schallabschwächung. In homogenen Geweben kommt es zu einer verminderten Absorption, wodurch es zu einer Signalverstärkung relativ zur Umgebung kommt. Dies ist zum Beispiel unterhalb von Zysten der Fall.

Bei deskriptiven Begriffen wie „echoarme/echoreiche Region", „scharfe/unscharfe Begrenzung", „gleichmäßige/ungleichmäßige Textur" handelt es sich stets um relative Größen, d.h. eine Struktur kann beispielsweise nicht absolut echoreich sein, sondern ist es immer nur in Relation zu ihrer Umgebung.

13.1.3 Fallstrick: Sonographische Artefakte

Im Ultraschallbild können verschiedene Artefakte auftreten, denen keine anatomische Struktur zugrunde liegt. Die wichtigsten Artefakte in der Sonographie sind:

- Wiederholungsechos (Revertebrationen), die durch wiederholtes Hin- und Herlaufen der Schallwelle (wechselseitige Mehrfachreflexionen) zwischen stark reflektierenden Grenzflächen entstehen.
- Laufzeitartefakte, die bei Geweben mit stark unterschiedlicher Schallausbreitungsgeschwindigkeit zu einer dorsalen geometrischen Verzerrung führen (z.B. Vorbuckelung der Leber hinter den Rippenknorpeln).
- Schallschattenartefakte und dorsale Schallverstärkung
- Abtropfphänomene (Zystenrandschatten): sie entstehen beim schrägen Einfall der Ultraschallwelle auf einer Grenzfläche zwischen echoreichen und echoarmen Strukturen und lassen die Wände in flüssigkeitsgefüllten Räumen dicker und unschärfer erscheinen als der Realität entspricht.
- Bogenartefakte, die durch starke Ablenkung des Schallstrahles (z.B. Luft im Darm) Strukturen im sonographischen Bild an eine andere Stelle projizieren (z.B. in die Gallenblase).
- Spiegelartefakte, die eine Kombination aus Bogenartefakten und Wiederholungsechos sind.

Charakteristisch für viele dieser Artefakte ist, dass durch Änderung des Schallwinkels der jeweilige Artefakt sich anders darstellt.

13.1.4 Sonographie der normalen und pathologisch veränderten Haut

13.1.4.1 Sonographie der Subkutis (5–15MHz)

Für die Untersuchung der Subkutis eignen sich besonders solche Sonographiegeräte, die mit 5 bis 15 MHz Schallköpfen ausgerüstet sind (Tabelle 1). Ultraschallgel dient als Kopplungsmedium. Ist die Kopplung oder der Kontakt zwischen Ultraschallkopf und Haut unzureichend, treten Wiederholungsechos auf.

Je heller sich eine Struktur darstellt, desto echoreicher ist sie. Das Korium stellt sich hellgrau und das subkutane Fettgewebe bei niedrigen Frequenzen dunkelgrau dar (Abb. 1). Größere Bindegewebszüge, die das subkutane Fettgewebe durchziehen, stellen sich echoreicher dar. Blutgefäße imponieren als echoarme rundliche oder längliche Strukturen. Sind die Gefäße größer, ist ein Zystenrandschatten und eine dorsale Schallverstärkung erkennbar. Ist das Gefäß gut komprimierbar, ist es wahrscheinlich eine Vene. Arterien sind schwerer komprimierbar und können eine pulssynchrone Schwankung des Gefäßlumens aufweisen.

Tabelle 1. Frequenzspektrum und Anwendungsbereiche der Sonographie in der Dermatologie

Frequenz	Untersuchte Struktur
5–15 MHz	Subkutane Lymphknoten Größere Arterien und Venen Subkutis und Depotfett Muskulatur
15–25 MHz	Korium (Grobstruktur und Dickenmessung) Subkutis (Feinarchitektur) Arteriolen und Venolen
25–50 MHz	Epidermis (Leistenhaut) Hautanhangsgebilde Korium (Feinarchitektur)
50–150 MHz	Epidermis (Feinarchitektur; Felderhaut) Mukosa Oberes Korium

Die darunter liegende Muskulatur zeigt einen gefiederten Aspekt und ist häufig durch eine echoreiche Faszie vom Fettgewebe abgegrenzt (Abb. 1). Liegt eine Entzündung im subkutanen Gewebe vor (z.B. Erysipel), stellen sich im Fettgewebe schlitzförmige und bizarr geformte echoarme Spalten dar. Bei leichter Kompression der Haut mit dem Schallkopf verschwinden diese Spalten, sodass es sich hier um ödematöse Gewebsflüssigkeitsansammlungen im Rahmen der Entzündung handeln muss.

Lymphknoten sind meist bohnenförmige Strukturen, die sich aus einer echoarmen halbmondförmigen Rinde

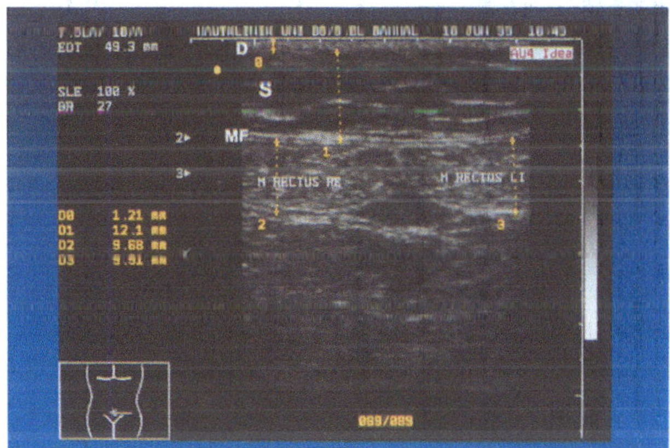

Abb. 1. Bauch, Mann, 10 MHz. Größere Bindegewebszüge sind als echoreiche Strukturen im subkutanen Bindegewebe erkennbar. Die Muskelfaszie stellt sich als doppelkonturierte Linie dar. D. Dermis, S Subkutis, MF Muskelfaszie. Abstand zwischen 2 Teilstrichen am Rand: 5 mm

(Kortex) und zenralem ekzentrischen, echoarmen Zentrum (Mark/Medulla/Hilusregion) zusammensetzen. Bei verschiedenen entzündlichen Stimuli, bei der Phagozytose von Zellfragmenten, Lipiden, Kontrastmitteln, beim intranodalen Wachstum von Tumorzellen oder bei einer Hyperplasie von Lymphfollikeln treten morphologische Veränderungen des Lymphknotens auf, die sonographisch beurteilt werden können (Beyer et al., 1982; Brockmann et al., 1985; Riedl et al., 1992; Blum und Dill-Müller, 1998, 1999). Zwar gibt es keine malignitätsspezifischen Einzelmerkmale; die Kombination mehrerer Merkmale erlaubt jedoch eine Differenzierung von benignen gegenüber malignen Lmyphknotenveränderungen. Um Lymphknoten nicht mit Zysten oder Gefäßanschnitten zu verwechseln, ist es sinnvoll, alle pathologischen Lymphknoten in 2 Achsen zu dokumentieren. Die sonographischen Bilder von Lymphknoten bei entzündlicher Lymphknotenvergrößerung und bei malignen Lymphomen können sehr ähnlich sein, sodass bei Lymphknotenschwellungen, die länger als 6–8 Wochen persistieren, eine histologische Abklärung angestrebt werden sollte (Riedl et al., 1992; Blum und Dill-Müller, 1998, 1999).

13.1.4.2 Sonographie der Dermis und Epidermis (≤ 20 MHz)

Die 20 MHz Sonographie liefert Informationen über die räumliche (axiale und laterale) Ausdehnung tumoröser und entzündlicher Prozesse im Korium (Tabelle 1). Tumoren stellen sich als echoarme Strukturen im reflexreichen Korium dar. Dies gilt prinzipiell auch für entzündliche oder degenerative Prozesse (z.B. aktinische Elastose). Allerdings ermöglichen vergleichende topographische Untersuchungen, wegweisende Charakteristika herauszustellen. Beim malignen Melanom liefert die Sonographie wichtige präoperative Information für die Bestimmung des Exzisions- und Sicherheitsabstandes (Breitbart und Rehpennig, 1983; Hoffmann et al., 1999). Bei Überschreiten der Korium-Subkutis-Grenze kann die Abgrenzung schwierig werden, weil das Fettgewebe nur wenige echogebende Strukturen besitzt. Wesentliche Nachteile der 20 MHz Sonographie sind die fehlende Darstellung epidermaler Strukturen, die ungelösten Probleme der Gewebsdifferenzierung und die fehlende Abgrenzbarkeit von Tumor und Infiltrat (El Gammal et al., 1995).

Durch Erhöhung der Frequenz des Ultraschallkopfes (Transducers) können Epidermis und Korium mit angemessener Auflösung dargestellt werden. Vergleichende

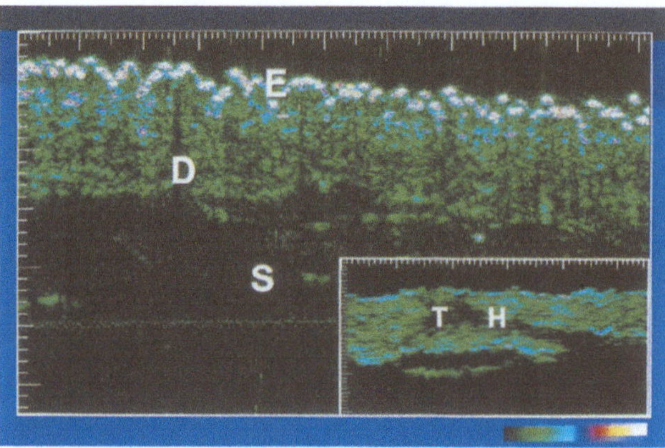

Abb. 2. Ventraler Unterarm, 1 cm distal der Ellenbeuge; 38-jähriger Mann; 50 MHz. Unterarmflexion 45 Grad. E Eintrittsecho, D Dermis, S Subkutis. Ausschnitt: Wade einer 18-jährigen Frau, 50 MHz. H Haarwurzelkanal eines anagenen Haares, T Talgdrüsenläppchen. Abstand zwischen 2 Teilstrichen: 100 μm

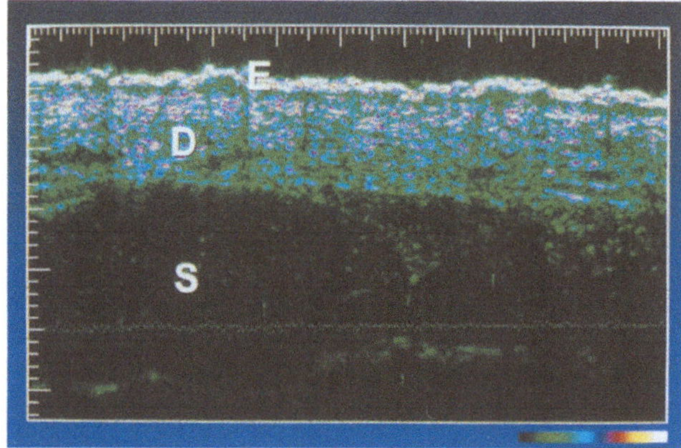

Abb. 3. Ventraler Unterarm, 1 cm distal der Ellenbeuge, gleiche Stelle wie Abbildung 1 unter maximaler Dorsalextension des Unterarms. Abstand zwischen 2 Teilstrichen: 100 μm

Untersuchungen der gesunden Haut mittels 50 MHz Sonographie und Histologie zeigten, dass Strukturen entsprechend ihrer realen Größe im sonographischen Bild dargestellt werden, wenn sie mindestens doppelt so groß wie die Auflösung sind (EL Gammal et al., 1995).

Als oberste Struktur im Sonogramm der Haut zeigt sich das sog. Hauteintrittsecho als eine helle, sehr echoreiche Linie (Abb. 2, Abb. 3). Das Eintrittsecho entsteht durch Reflexion des Ultraschalls an der Grenzfläche zwischen der Wasservorlaufstrecke und der Hornschicht. Darunter sieht man eine zur Tiefe gut abgrenzbare Zone mit zahlreichen, unregelmäßig verteilten Echoreflexen, die histologisch dem Korium entspricht. Haarfollikel und Talgdrüsen stellen sich darin als scharf begrenzte echoarme Strukturen dar, die das Korium schräg durchziehen.

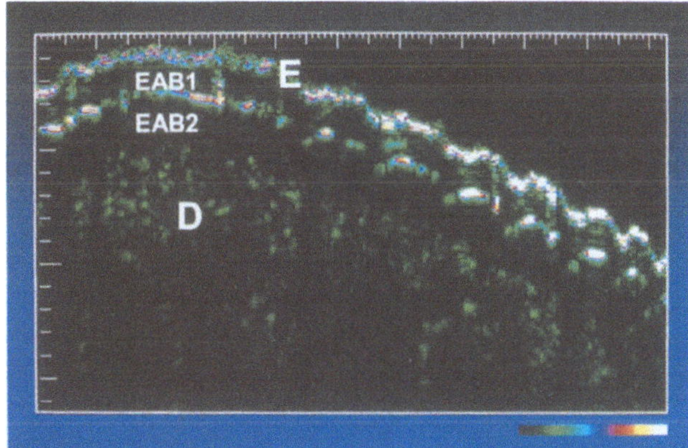

Abb. 4. Zeigefingerkuppe, 38-jähriger Mann, 100 MHz. E Eintrittsecho, EAB1 echoarmes Band 1, EAB2 echoarmes Band 2 (Stratum Malpighii und Str. papillare), D Dermis. Abstand zwischen 2 Teilstrichen 100 μm

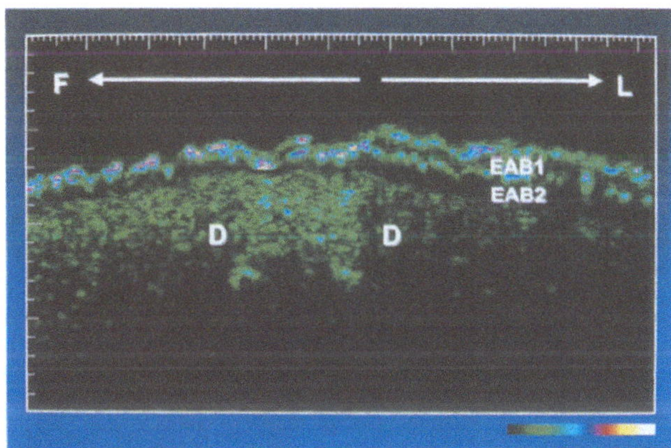

Abb. 5. Übergangsregion von der Leistenhaut (L) auf die Felderhaut (F) im Bereich des Handgelenkes. 39-jähriger Mann, 100 MHz. Im Bereich der Felderhaut ist das Stratum corneum (EAB1) so dünn, dass das Eintrittsecho und die echoreiche Linie, die an der Grenze zwischen Str. corneum und Str. Malpighii entsteht, verschmilzt. Im Bereich der Leistenhaut ist die Echogenität des Koriums im Vergleich zur Felderhaut herabgesetzt. Diese Schallabschwächung ist durch eine erhöhte Streuung im dickeren Stratum corneum bedingt. Abstand zwischen 2 Teilstrichen: 100 μm

Mit Hilfe der 20 MHz Sonographie lässt sich die Epidermis nicht darstellen. Sie verschwindet sozusagen im Eintrittsecho. Ab einer Frequenz von 50 MHz kann die Epidermis der Leistenhaut vom Korium abgegrenzt werden. Zur Feinauflösung der Epidermis der Felderhaut sind Frequenzen deutlich über 100 MHz erforderlich.

Mit 100 MHz Schallköpfen können die Dermatoglyphen aufgelöst werden, sodass das in der 20 MHz homogene Hauteintrittsecho (Querleux et al., 1988; Hoffmann et al., 1995) in eine wellenartige Mehrfachlinie zerfällt (Altmeyer et al., 1992, El Gammal et al., 1993, 1995, 1999). Darunter findet sich ein echoarmes Band, das dem Stratum corneum entspricht (**EAB1**, siehe Abb. 4. Abb. 5.). Eine im Vergleich zum Eintrittsecho schwächere echoreiche Linie trennt das Stratum corneum vom wasserreichen, echoarmen Stratum Malpighii (**EAB2**) (El Gammal et al., 1999). Derzeit ist noch nicht geklärt, ob die obere Begrenzung des echoreichen Koriums die dermoepidermale Junktionszone darstellt oder aber den Übergang vom Stratum papillare zum Stratum reticulare. Im Gegensatz zur Leistenhaut ist das Stratum corneum an der Felderhaut so dünn, dass es weder in 50 noch in 100 MHz Ultraschallbildern vom Eintrittsecho abgegrenzt werden kann.

13.1.4.3 Entzündliche Prozesse

Da die Sonographie nicht-invasiv und vollkommen nebenwirkungsfrei ist, kann sie beliebig oft wiederholt werden. Entzündliche Dermatosen lassen sich damit zeitlich verfolgen und dokumentieren. Somit gewinnt die hochfrequente Sonographie eine besondere Bedeutung bei der exakten Evaluierung therapeutischer Effekte auf eine kutane Entzündungsdynamik (Seidenari, 1995; El Gammal et al., 1999).

Entzündliche Dermatosen wie die Psoriasis vulgaris, der Lichen ruber planus und akute und chronische Ekzeme zeigen im 20 MHz Ultraschallbild ein charakteristisches echoarmes Band (engl. echolucent band) unterhalb des Eintrittsechos. Es repräsentiert sowohl die Akanthose der Epidermis als auch das dermale Infiltrat. Mit anderen Worten, die Sonographie diskriminiert nicht zwischen akanthotischem Epithel und subepithelialem entzündlichem Infiltrat.

13.1.4.4 Alterationen des dermalen Bindegewebes

Sowohl eine Fibrosierung des Koriums, z. B. bei Narben oder im Rahmen der Sklerodermie, als auch die Vermehrung von elastotischem Material mit gleichzeitiger Ratifizierung des Kollagens bei der aktinischen Elastose führen sonographisch zu verminderter Echogenität, d. h. das Korium stellt sich echoärmer (dunkler) dar. Da die Eindringtiefe bei 20 MHz bis zu 8 mm beträgt, lassen sich die verdickten Bindegewebszüge im Korium und der Sklerosierungsprozess im Fettgewebe bei der Sklerodermie gut visualisieren (Hoffmann et al., 1992; El Gammal et al., 1993). In verschiedenen Studien konnte gezeigt werden, dass sich die Progression und Regression von Sklero-

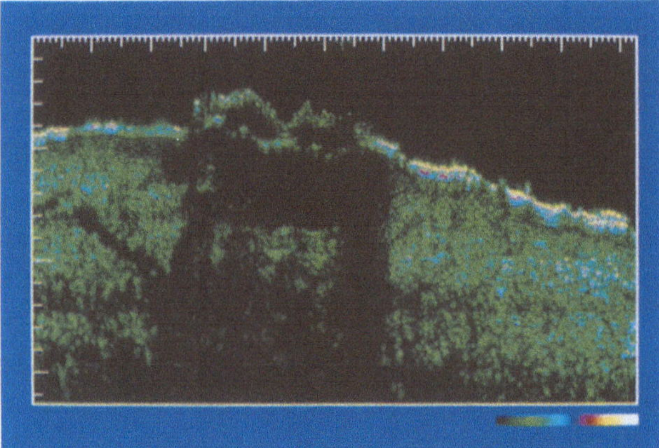

Abb. 6. Brust, 52-jähriger Mann, 100 MHz. Seborrhoische Keratose vom hyperkeratotischen Typ. Im Bereich der Hyperkeratose ist unter dem Eintrittsecho eine echoreiche Linie erkennbar, die an der Grenze zwischen Hyperkeratose und zipfeliger Akanthose entsteht. Am Rand der Keratose ist ein „Zystenrandschatten" erkennbar. Unterhalb des Tumors besteht eine deutliche Schallabschwächung (im Vergleich zum Korium der benachbarten gesunden Haut). Abstand zwischen 2 Teilstrichen: 100 μm

dermieplaques sonographisch objektivieren lässt (Cole et al., 1981; Akesson et al., 1986; Serup, 1984; Hoffmann et al., 1992).

13.1.4.5 Hauttumoren

Hauttumoren lassen sich in der hochfrequenten Sonographie gut abgrenzen, solange sie auf das Korium begrenzt sind (Altmeyer et al., 1992; El Gammal et al., 1995). Nahezu alle Tumoren (epithelialen, melanozytären, angiomatösen, bindegewebigen Ursprungs) stellen sich echoarm dar (El Gammal et al., 1995; Hoffmann et al., 1999; Serup et al., 1995). Ausnahmen sind stark reflektierende Keratineinschlüsse, z.B. bei seborrhoischen Keratosen und Kalzifikationen. Im Gegensatz zur Abbildung epidermaler Strukturen bietet die 50–100 MHz Sonographie in Bezug auf die Tumorcharakterisierung keine entscheidenden Vorteile gegenüber der 20 MHz Sonographie. Bis heute gelingt es nicht, die sonographische Textur eines Tumors differentialdiagnostisch auszuwerten (El Gammal et al., 1995). Ebenso wenig ist es mit den zur Verfügung stehenden Geräten möglich, entzündliches Infiltrat von Tumorparenchym zu trennen. Diagnostisch hilfreiche Merkmale sind sonographische Artefakte wie eine dorsale Schallverstärkung und -abschwächung oder die Lateralisation (Altmeyer et al., 1992; Abb. 6).

Besteht eine ausgeprägte aktinische Elastose, beispielsweise im Gesicht, kann die Abgrenzung des Hauttumors nach lateral hin schwierig sein, da sich die aktinische Elastose als echoarmes Band im oberen Korium darstellt. Es ist dann hilfreich, die Haut seitlich des Tumors zu spannen, wodurch die Echogenität der aktinisch geschädigten Haut erhöht wird, sodass der echoarme Tumor jetzt nach lateral abgegrenzt werden kann.

Literatur

Akesson A, Forsberg L, Hederström E, Wollheim E (1986) Ultrasound examination of skin thickness in patients with progressive systemic sclerosis (scleroderma). Acta Radiol Diagn 27: 91–94

Altmeyer P, Hoffmann K, el Gammal S (1990) Allgemeine dermatologische Ultraschallphänomene. Hautarzt 41 (Suppl 10): 124–129

Altmeyer P, Hoffmann K, Stücker M, Goertz S, el Gammal S (1992) General phenomena of ultrasound in dermatology. In: Altmeyer P, El-Gammal S, Hoffmann K (eds) Ultrasound in Dermatology. Springer, Heidelberg New York, S 55–79

Beyer D, Peters PE, Friedmann G (1982) Leistungsbreite der Real-time-Sonographie bei Lymphknotenerkrankungen. Röntgenpraxis 35: 393–402

Blum A, Dill-Müller D (1998) Sonographie der Lymphknoten und der Subkutis in der Dermatologie; Teil 1. Hautarzt 49: 942–949

Blum A, Dill-Müller D (1999) Sonographie der Lymphknoten und der Subkutis in der Dermatologie; Teil 2. Hautarzt 50: 62–73

Breitbart EW, Rehpennig W (1983) Möglichkeiten und Grenzen der Ultraschalldiagnostik zur in vivo Bestimmung der Invasionstiefe des malignen Melanoms. Z Hautkr 58: 975–987

Brockmann WP, Maas R, Voigt H, Thoma G, Schweer S (1985) Veränderungen peripherer Lymphknoten im Ultraschall. Ultraschall 6: 164–169

Cole CW, Handler SJ, Burnett K (1981) The ultrasonic evaluation of skin thickness in sklerederma. J Clin Ultrasound (N.Y.) 9: 501–503

El Gammal S, El Gammal C, Kaspar K, Pieck C, Altmeyer P, Vogt M, Ermert H (1999) Sonography of the skin at 100 MHz enables in-vivo-visualization of stratum corneum and viable epidermis in palmar skin and psoriatic plaques. J Invest Dermatol 113: 821–829

El Gammal S, Altmeyer P, Auer T, Kaspar K, Hoffmann K, Paßmann C, Ermert H (1995) Der Stellenwert der 20, 50 und 100 MHz Sonographie in der Dermatologie. Akt Dermatol 21: 11–21

El Gammal S, Auer T, Hoffmann K, Altmeyer P, Paßmann C, Ermert H (1993) Grundlagen, Anwendungsgebiete und Grenzen des hochfrequenten (20–50 MHz) Ultraschalls in der Dermatologie. Zbl Haut 162: 817–838

Haller J, Gritzmann N, Czembirek H, Schmidbauer CH, Leitner H, Sommer G, Tscholakoff D (1987) Der okkulte und der klinisch verdächtige Hodentumor. Abklärung mittels Realtime-Sonographie. Radiologie 27: 113–117

Hoffmann K, El-Gammal S, Gerbaulet U, Schatz H, Altmeyer P (1992) Examination of circumscribed scleroderma using 20 MHz B-scan ultrasound. In: Altmeyer P, el-Gammal S, Hoffmann K (eds) Ultrasound in Dermatology. Springer, Heidelberg New York, pp 231–243

Hoffmann K, Happe M, Schüller S, Stücker M, Wiesner M, Gottlöber P, Schwarz M, Straher J, Neubauer H, Jung C, Petereit S, Welzel J, Brautzsch N, Bohmeyer J, Kwohlrab J, Freitag M, Altmeyer P (1999) Stellenwert der 20-MHz-Sonographie des malignen Melanoms und pigmentierter Läsionen in der Routinediagnostik. Ultraschall in Med 20: 104-109

Hoffmann K, Röchling A, Stücker M, Dirting K, El Gammal S, Hoffmann A, Altmeyer P (1995) High-frequency sonography of skin diseases. In: Serup J, Jemec GBE (eds) Handbook of non-invasive Methods and the Skin. CRC Press, Boca Raton, Ann Arbor, London Tokyo, pp 269-278

Leopold GR, Woo VL, Scheible W, Nachtsheim D, Gosink B (1979) High-resolution ultrasonography of scrotal pathology. Radiology 131: 719-722

Querleux B, Lévêque JL, de Rigal J (1988) In vivo cross-sectional ultrasonic imaging of human skin. Dermatologica 177: 332-337

Riedl B, Hiller D, Stosiek N (1992) B-scan ultrasound of regional lymph nodes in different dermatological diseases. In: Altmeyer P, el-Gammal S, Hoffmann K (eds) Ultrasound in Dermatology. Springer, Berlin Heidelberg, New York, pp 87-92

Rukinava B, Mohar N (1979) An approach of ultrasound diagnostic techniques of the skin and subcutaneous tissue. Dermatologica 158: 81-92

Schwerk WB, Schwerk WN (1989) Sonographie des Skrotalinhaltes (III-1.9.4.). In: Braun B, Günther R, Schwerk B (eds) Ultraschalldiagnostik. Lehrbuch und Atlas. Ecomed, München, pp 1-70

Seidenari S (1995) Ultrasound B-mode imaging and in vivo structure analysis. In: Serup J, Jemec GBE (eds) Handbook of non-invasive Methods and the Skin. CRC Press, Boca Raton Ann Arbor London Tokyo, pp 257-268

Serup J, Keiding J, Fullerton A, Gniadecka M, Gnieadecki R (1995) High-frequency ultrasound examination of skin: Introduction and guide. In: Serup J, Jemec GBE (eds) Handbook of non-invasive Methods and the Skin. CRC Press, Boca Raton Ann Arbor London Tokyo, pp 239-256

Serup J (1984) Decreased skin thickness of pigmented spots appearing in localized scleroderma (morphoea) - Measurement of skin thickness by 15 MHz pulsed ultrasound. Arch dermatol Res 276: 135-136

13.2 Dermatoskopie

Tatjana Burgdorff, Michael Landthaler und **Wilhelm Stolz**

13.2.1 Dermatoskopische Diagnostik pigmentierter Hautveränderungen

Die Inzidenz des malignen Melanoms hat in den letzten Jahrzehnten in nahezu allen Teilen der Welt mit hellhäutiger Bevölkerung dramatisch zugenommen. In Deutschland geht man von derzeit jährlich 10–12 Neuerkrankungen pro 100.000 Einwohner aus, wobei die absolute Anzahl von Neuerkrankungen auf 9.000–10.000 geschätzt wird (Garbe, 1997).

Da die Prognose beim malignen Melanom sehr stark von der Tumordicke abhängt, ist die Früherkennung von Melanomen mit entsprechend geringer Tumordicke für das Überleben der Patienten von entscheidender Bedeutung. Die diagnostische Treffsicherheit von Dermatologen mit großer klinischer Erfahrung beträgt bei initialen Melanomen zwischen 75 und 80% (Cassileth et al., 1986; Curley et al., 1989; Grin et al., 1990; Morton und MacKie, 1998), bei niedergelassenen Dermatologen (Morton und MacKie, 1998) und Allgemeinärzten (Rampen und Rümke, 1988) liegt sie niedriger.

Durch die Dermatoskopie und andere Verfahren der Auflichtmikroskopie wird eine deutliche Verbesserung in der präoperativen Diagnostik pigmentierter Hautveränderungen möglich (MacKie, 1971; Fritsch und Pechlaner, 1981; Soyer et al., 1987; Stolz et al., 1989; Bahmer et al., 1990; Braun-Falco et al., 1990; Kreusch und Rassner, 1991; Dummer et al., 1993; Kenet et al., 1993; Pehamberger et al., 1993; Steiner et al., 1993; Nachbar et al., 1994; Schulz, 1994; Stolz et al., 1994; Ascierto et al., 2000) welche durch den Einsatz der Videodermatoskopie, der Teledermatoskopie und der computer-assistierten Dermatoskopie noch unterstützt wird.

In der dermatoskopischen Differentialdiagnose pigmentierter Hautveränderungen ist die richtige Identifizierung morphologischer Strukturelemente für die korrekte Diagnosestellung entscheidend. Es hat sich hier bewährt, den Entscheidungsprozess bei der dermatoskopischen Begutachtung pigmentierter Hautveränderungen in zwei Teile zu gliedern (Abb.1).

Im ersten Schritt ist zunächst zu klären, ob eine Läsion melanozytären Ursprungs ist oder nicht. Diesbezüglich empfiehlt sich das Vorgehen nach einem mehrstufigen Algorithmus (Abb. 2), der auf einem von uns modifizierten Entwurf von Kreusch und Rassner beruht (Kreusch und Rassner, 1991). In einer tabellarischen Synopsis sind neben den in Abb. 2. dargestellten Primärkriterien, welche für die verschiedenen Diagnosen definiert wurden, weitere sekundäre Kriterien

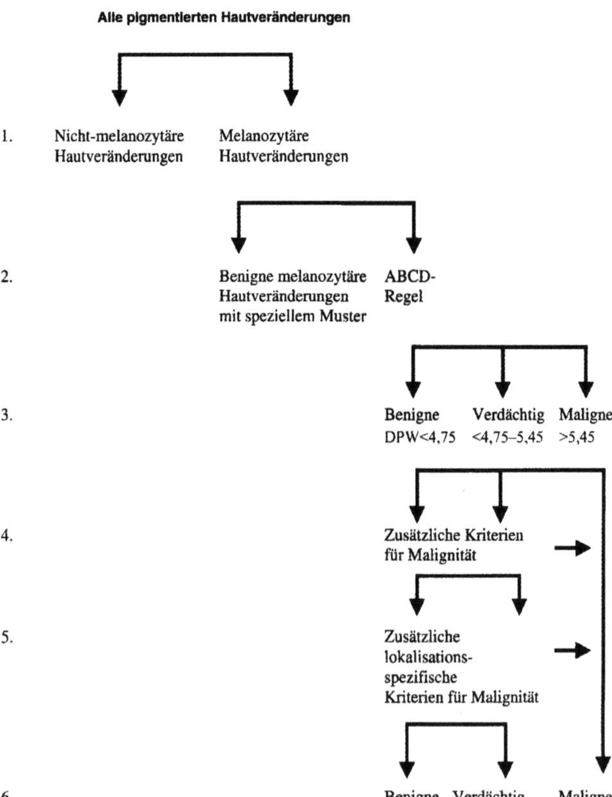

Abb. 1. Schema zur dermatoskopischen Differentialdiagnose pigmentierter Hautveränderungen

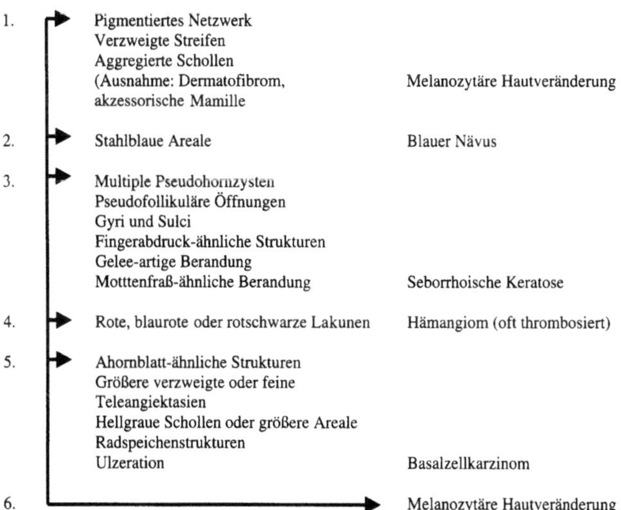

Abb. 2. Schema des mehrstufigen melanozytären Algorithmus zur Unterscheidung zwischen melanozytären und nicht-melanozytären Hautveränderungen

dargestellt. Auch diese sekundären Kriterien fließen in den Prozess der Diagnosefindung ein, sind jedoch als Einzelbefund weniger bedeutsam als die Primärkriterien. In der Kombination ermöglichen sie aber nicht selten doch eine korrekte Diagnosestellung in den Fällen, in welchen keine Primärkriterien vorliegen oder diese nicht ausreichend beurteilt werden können.

Wird die Diagnose einer melanozytären Hautveränderung gestellt, kann in einem zweiten Schritt die Dignität der melanozytären Hautveränderung mit Hilfe der ABCD-Regel der Dermatoskopie nach Stolz et al. (1994) (Tabelle 1 und 2, Abb. 3) weiter evaluiert werden.

Zur dermatoskopischen Differenzierung benigner und maligner melanozytärer Hautveränderung stehen jedoch neben der ABCD-Regel auch andere Methoden zur Verfügung, welche hier kurz erwähnt werden sollen, z.B.

- die modifizierte Musteranalyse (Pehamberger et al., 1993; Soyer et al., 2000)
- die Bewertungsmethode nach Menzies et al. (1996),
- die 7-Punkte-Checkliste (Argenziano et al., 1998),
- die sieben dermatoskopischen Merkmale des malignen Melanoms (7FFM) (Dal Pozzo et al., 1999).

Vor Anwendung der ABCD-Regel können besondere benigne melanozytäre Veränderungen aufgrund ihrer typischen dermatoskopischen Merkmale identifiziert werden. Zu dieser Gruppe gehören die nachfolgend aufgeführten Typen von melanozytären Nävi: papillomatöse melanozytäre Nävi und Nävi mit einem Schollenmuster, pigmentierte Spindelzellnävi (Reed), Spitz-Nävi, kongenitale, rezidivierende und agminierte melanozytäre Nävi sowie der Naevus spilus. Obwohl es sich bei der Sonnenbrand-Lentigo um keine melanozytäre Hautveränderung handelt, muss diese hier ebenfalls als Differentialdiagnose beachtet werden. Primäre und sekundäre Kriterien für die genannten Hautveränderungen sind aus der Synopsis zu entnehmen. Eine fehlerhafte Anwendung der ABCD-Regel der Dermatoskopie bei der Beurteilung der hier aufgezählten Hautveränderungen kann zu falsch positiven Dermatoskopie-Punktwerten (DPW) führen.

Alle sonstigen melanozytären Hautveränderungen können anhand der ABCD-Regel der Dermatoskopie und den dementsprechenden Dermatoskopie-Punktwerten als benigne, verdächtig oder maligne eingestuft werden (Abb. 3). Wenn der Dermatoskopie-Punktwert eine benigne Hautveränderung anzeigt, muss noch überprüft werden, ob zusätzliche Hinweise auf Malignität, wie z. B. Gefäßmuster, Regression oder Pseudopodien vorliegen. Im Gesicht, an Handflächen und Fußsohlen sowie an Schleimhäuten müssen weitere lokalisationsspezifische Malignitätskriterien berücksichtigt werden (Abb. 1, Synopsis). Wie bei jeder anderen apparativen medizinischen Untersuchung sollte jedoch auch das Ergebnis der Dermatoskopie nicht isoliert gesehen, sondern stets im Zusammenhang mit den anamnestischen und übrigen klinischen Daten gewertet werden.

Für eine ausführlichere Beschäftigung mit der Dermatoskopie sei auf den **Farbatlas der Dermatoskopie** von Stolz et al. verwiesen, welcher aktuell in der 2. Auflage erschienen ist (Stolz et al., 2002).

13.2.2 Fallstricke und Fehlerquellen

Obwohl für die Begutachtung pigmentierter Hautveränderungen mit dem Dermatoskop klare Kriterien definiert wurden, so ist doch Erfahrung mit dieser Methode ganz entscheidend. Gelegentlich sind auch Ausnahmen von definierten Regeln möglich. Auf die wichtigsten Fallstricke und Schwierigkeiten wird im Folgenden hingewiesen.

Die Auflistung orientiert sich an den in der Beilage der im Farbatlas der Dermatoskopie (Stolz et al., 2002) dargestell-

Tabelle 1. ABCD-Regel der Dermatoskopie

		Punktzahl	Gewichtungsfaktor
Asymmetrie	in keiner, einer oder zwei Achsen. Beurteilung nach Farbe, Struktur und Form	0–2	1,3
Begrenzung	abrupte Begrenzung des Pigmentmusters in 0–8 Segmenten	0–8	0,1
Color	Zahl der vorhandenen Farbtöne *mögliche Töne*: weiß, rot, hell-, dunkelbraun, blaugrau, schwarz *Einschränkungen:* • weiß wird nur gewertet, wenn Areal heller als umgebende Haut • weiß innerhalb von Pseudohornzysten bei melanozytären Nävi wird nicht berücksichtigt • rote Töne bei Gefäßstrukturen werden mitgezählt	1–6	0,5
Differentialstruktur	Zahl der vorhandenen Strukturelemente *möglich sind*: Netz, Punkte, Schollen, Streifen, strukturlose Bezirke *nähere Bestimmungen*: • von Streifen müssen lineare Verdichtungen differenziert werden, die durch Pigmentansammlungen in den Sulci bei papillomatöser Oberfläche entstehen und bei der ABCD-Regel nicht berücksichtigt werden • strukturlose Bezirke werden nur gezählt, wenn sie mehr als 10% der Gesamtfläche ausmachen • Punkte und Streifen werden ab 3 gewertet • Schollen werden ab 2 berücksichtigt • rote Punkte und Schollen zählen mit, rote Streifen nicht	1–5	0,5

ten dermatoskopischen Kriterien zur Differentialdiagnose melanozytärer und nicht-melanozytärer Veränderungen nach dem melanozytären Algorithmus (Synopsis).

Positive Identifizierung von melanozytären Hautveränderungen: Netzwerk und verzweigte Streifen, welche als ein Primärkriterium für melanozytäre Hautveränderungen gelten, können ebenfalls in Dermatofibromen und akzessorischen Mamillen auftreten, während Punkte und einzelne Schollen auch bei seborrhoischen Keratosen und Basalzellkarzinomen nachweisbar sein können.

Das lokalisations-abhängige Pseudonetz, welches sich typischerweise im Gesicht aufgrund der Unterbrechung einer homogenen Grundpigmentierung durch die Follikel und Ostien von Talg- und Schweißdrüsen findet,

Tabelle 2. Interpretation des Dermatoskopie-Punktwertes

Dermatoskopie-Punktwert	Bedeutung
1,0–4,75	Benigne melanozytäre Hautveränderung
4,8–5,45	Verdächtige Hautveränderung, engmaschige Kontrolle oder Exzision empfohlen
> 5,45	Hautveränderung ist hochgradig verdächtig auf ein malignes Melanom
Falsch positiver Wert (> 5,45)	**Zu berücksichtigende Diagnosen:**
Diagnose ergibt sich durch typisches Muster	– Melanozytärer Nävus mit Schollen – Papillomatöser melanozytärer Nävus – Spitz-Nävus oder Spindelzellnävus – Kongenitaler melanozytärer Nävus – Naevus spilus und agminierter melanozytärer Nävus – Rezidivierender melanozytärer Nävus – *Sonnenbrand-Lentigo* (nicht-melanozytär)
kein typisches Muster feststellbar	– Melanozytärer Nävus mit lentiginöser Komponente

sollte in dieser Lokalisation nicht automatisch zur Diagnose einer melanozytären Hautveränderung führen (Abb. 4a, b; 5a, b).

Blaue Nävi: Beim blauen Nävus finden sich meist keine der drei Primärkriterien für melanozytäre Hautveränderungen, sondern lediglich stahlblaue Areale. Es können jedoch manchmal auch Punkte und Schollen sowie eventuell Pseudopodien vorkommen (Abb. 6a, b).

Seborrhoische Keratosen: Bei der Begutachtung von Hautveränderungen im Gesicht dürfen Ostien der Hautanhangsgebilde nicht mit Pseudohornzysten verwechselt werden und damit automatisch zur Diagnose einer seborrhoischen Keratose führen.

Pseudohornzysten und pseudo-follikuläre Öffnungen, als typische Kriterien für die seborrhoische Keratose, können sich gelegentlich auch in melanozytären Hautveränderungen finden.

Traubenartige Muster bei flachen seborrhoischen Keratosen dürfen nicht mit einem regelmäßigen Netz verwechselt werden, und irreguläre haarnadelartige Gefäße sprechen für ein malignes Melanom (Abb. 7a, b; Abb. 8a, b).

Hämamgiome und Angiokeratome: Milchig rote oder blaurote Schollen (Merkmale eines vaskularisierten amelanotischen Melanoms) mit angrenzenden braunen Arealen können leicht mit Lakunen verwechselt werden und somit zur fälschlichen Diagnose eines Angioms führen.

Dagegen sind schwarze hämorrhagische Krusten kein sicheres Kriterium für ein malignes Melanom, da sie besonders bei angiomatösen Hautveränderungen und

Asymmetrie x 1,3 +

Begrenzung x 0,1 +

Color (Farben) x 0,5 +

Differentialstrukturen x 0,5 =

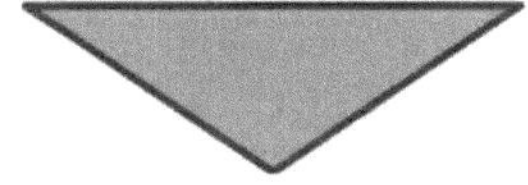

= Dermatoskopie-Punktwert (DPW)

Abb. 3. Formel zur Berechnung des Dermatoskopie-Punktwertes (DPW)

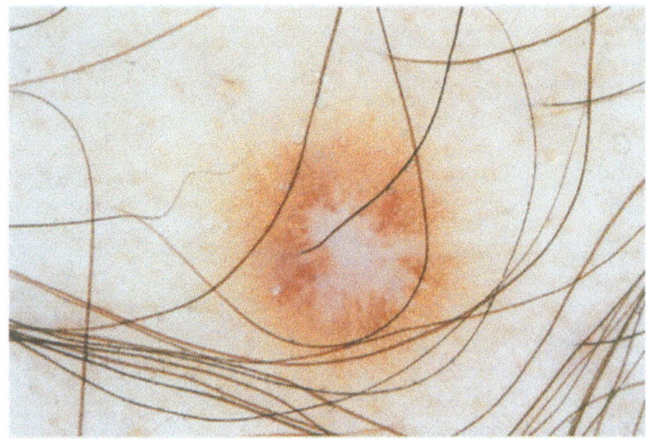

a

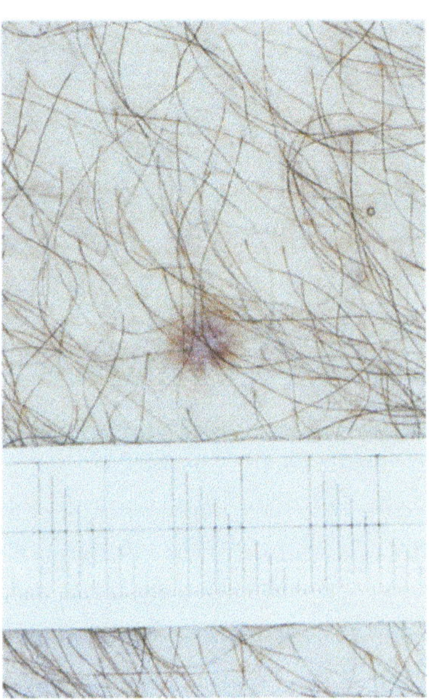

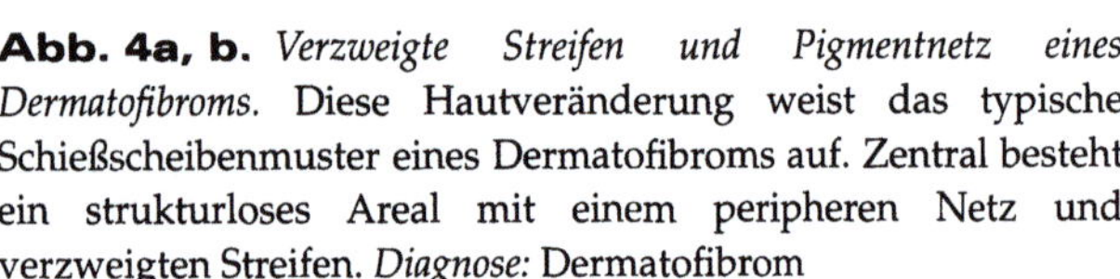

b

Abb. 4a, b. *Verzweigte Streifen und Pigmentnetz eines Dermatofibroms.* Diese Hautveränderung weist das typische Schießscheibenmuster eines Dermatofibroms auf. Zentral besteht ein strukturloses Areal mit einem peripheren Netz und verzweigten Streifen. *Diagnose:* Dermatofibrom

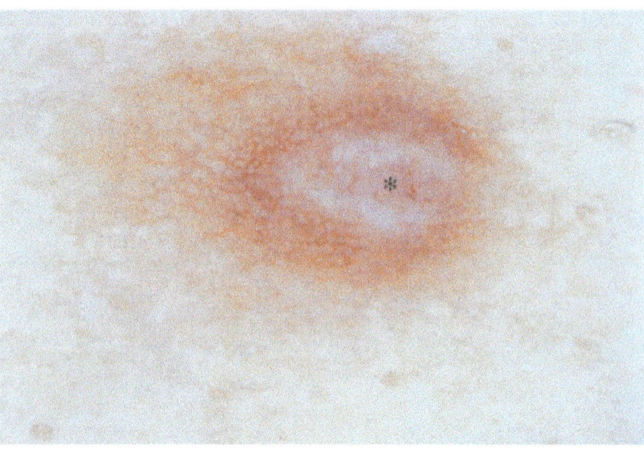

a

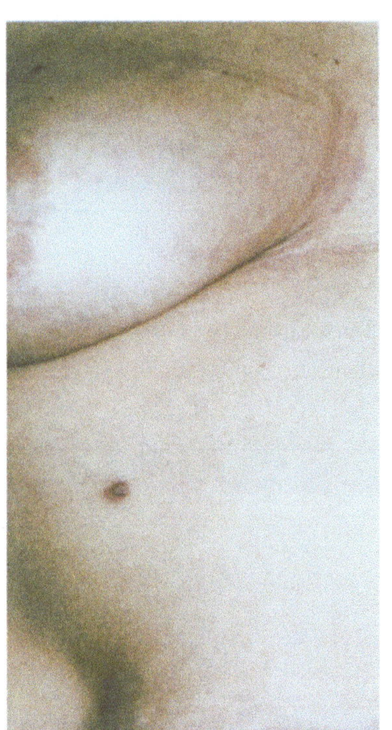

b

Abb. 5a, b. *Pigmentnetz und verzweigte Streifen bei einer akzessorischen Mamille.* Aufgrund der epidermalen Akanthose und Hyperpigmentierung weist auch eine akzessorische Mamille ein Pigmentnetz mit verzweigten Streifen auf. In der Mitte ist eine rudimentäre duktale Struktur (*) zu erkennen. *Diagnose:* Akzessorische Mamille

gelegentlich auch bei irritierten melanozytären Nävi vorkommen (Abb. 9a, b).

Hämorrhagien: An Palmae und Plantae sollte der Nachweis einer innerhalb der Papillarleisten liegenden Pigmentierung, wie sie für Hämorrhagien in gelbrot bis rotschwarz beschrieben ist, in braunen Farbtönen als paralleles Leistenmuster den hochgradigen Verdacht auf ein ALM erwecken (Abb. 10a, b).

Pigmentierte Basalzellkarzinome: Falls in einer Hautveränderung nur Punkte vorhanden sind, sollte nicht irrtümlich eine melanozytäre Hautveränderung diagnostiziert werden. Es kann sich hier auch um schiefergraue ovoide Strukturen in Basalzellkarzinomen, möglicherweise auch ohne den Nachweis weiterer Basalzellkarzinom-typischer Kriterien, handeln.

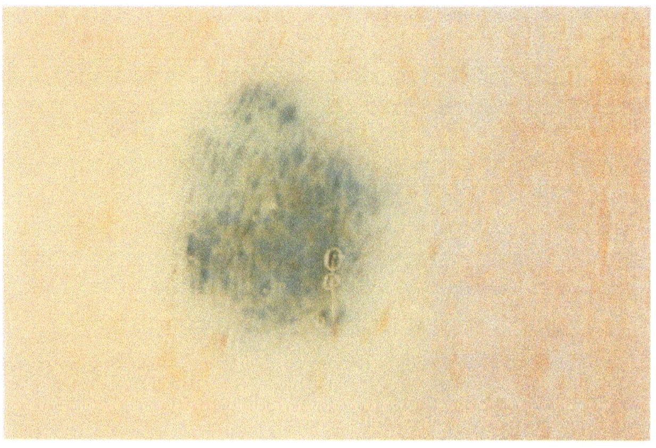

a

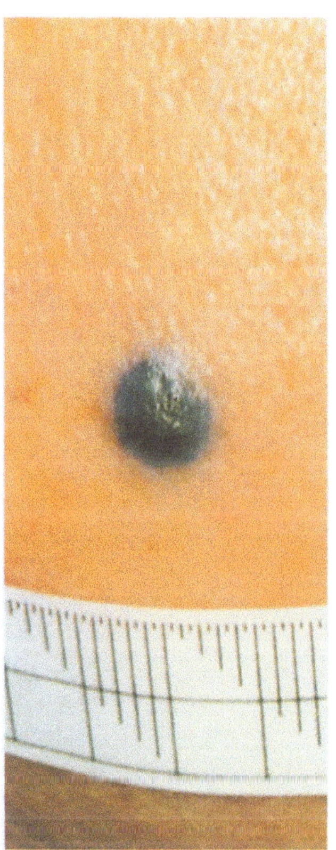

b

Abb. 6a, b. *Blauer Nävus.* Zu den klinischen Differentialdiagnosen dieser Hautveränderung gehören der blaue Nävus, das noduläre maligne Melanom und das Hämangiom. Dermatoskopisch ist eine stahlblaue Grundstruktur mit blauen Schollen und Punkten sowie einem bräunlichen Schleier zu erkennen. Daneben finden sich lineare Verdichtungen durch Pigmentansammlungen in den Sulci der papillomatösen Oberfläche. *Diagnose:* Blauer Nävus

Zu beachten ist auch, dass bei regressiven malignen Melanomen ebenfalls – ähnlich wie beim Basalzellkarzinom – große, schiefergraue Areale vorhanden sein

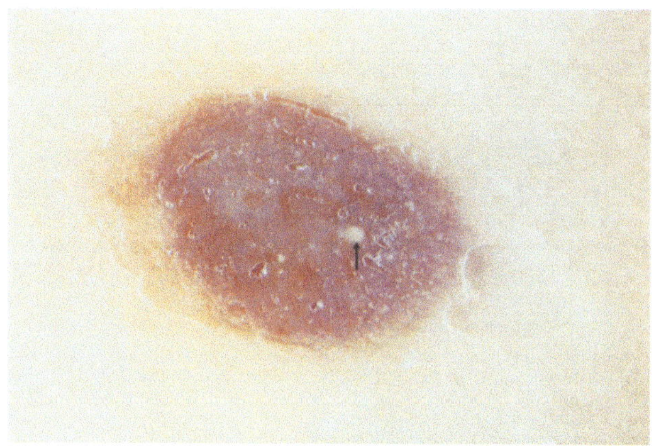

a

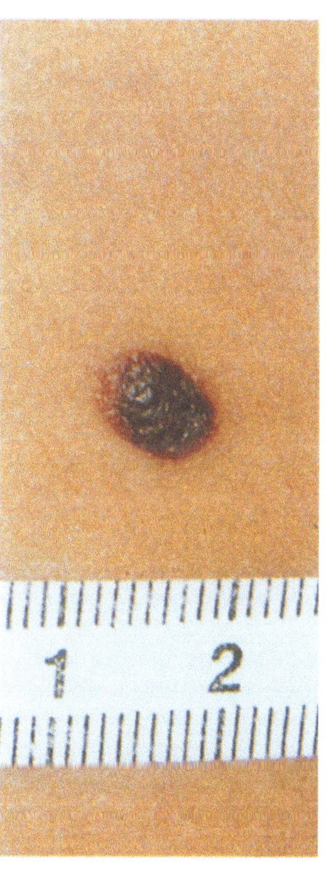

b

Abb. 7a, b. *Pseudohornzyste bei papillomatösem melanozytären Nävus.* Gelegentlich kommen bei papillomatösen melanozytären Nävi vereinzelte Pseudohornzysten (→) vor. *Diagnose:* Papillomatöser melanozytärer Nävus vom Kompound-Typ

können. Meistens finden sich aber bei malignen Melanomen zumindest diskrete Kriterien für eine melanozytäre Hautveränderung (Netz, verzweigte Streifen, Schollen) oder flächige braune Areale (Abb. 11a, b).

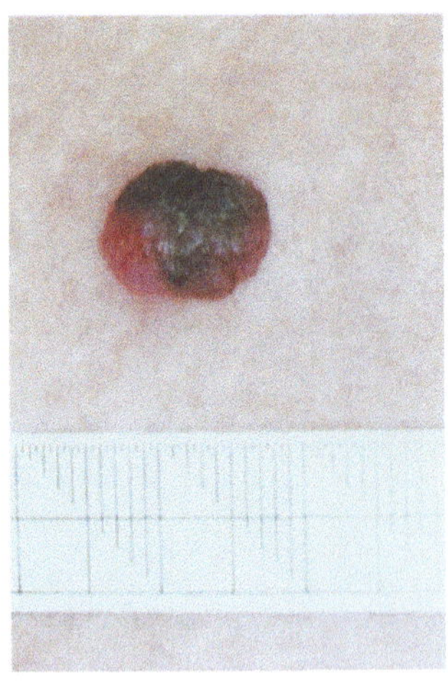

a

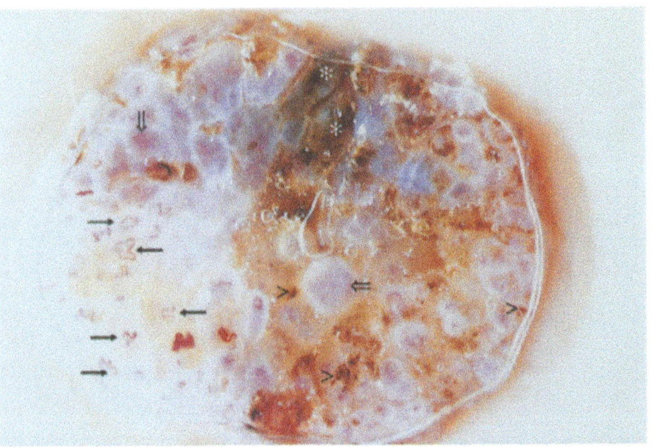

b

Abb. 8a, b. *Unregelmäßige Gefäße bei einem malignen Melanom.* Da einige blaugraue Areale (*) sowie Hinweise auf oberflächliches Melanin (>) vorhanden sind, muss das Vorliegen einer melanozytären Hautveränderung in Betracht gezogen werden. Innerhalb der Hautveränderung finden sich milchig rote Schollen (⇒) und polymorphe Gefäße (→), die typisch für ein malignes Melanom sind. Die Abgrenzung der unregelmäßigen polymorphen Gefäße von den haarnadelartigen Gefäßen einer seborrhoischen Keratose ist wichtig. *Diagnose:* Noduläres malignes Melanom (Level IV, TD 6,2 mm)

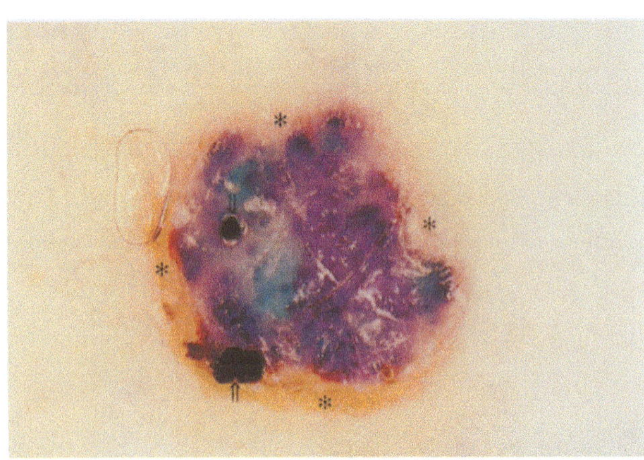

a

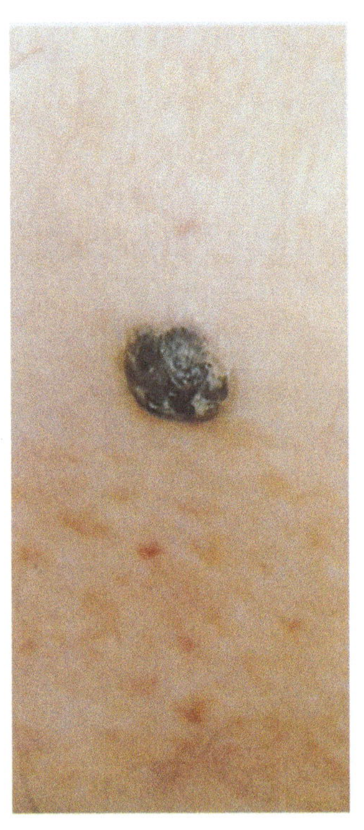

b

Abb. 9a, b. *Dunkle Hautveränderung mit Lakunen.* Makroskopisch kann hier ein noduläres malignes Melanom nicht ausgeschlossen werden. Dermatoskopisch imponieren einige rote und rotblaue Lakunen. Außerdem sind zwei scharf abgegrenzte schwarze Maculae vorhanden (⇒), die hämorrhagischen Krusten entsprechen. Dieser Tumor ist von einem opaken gelbbraunen und durchscheinenden geleeartigen Rand umgeben (*), der durch die hier verdickte Epidermis entsteht und daher die Farbe einer akanthotischen Epidermis ohne vermehrte Pigmentierung der Keratinozyten aufweist. *Diagnose:* Angiokeratom

Malignes Melanom:

Rumpf und Extremitäten: Hier sind falsch positive Dermatoskopie-Punktwerte (DPW) bei benignen melanozytären Hautveränderungen mit besonderen Mustern möglich. Hierzu zählen papillomatöse Nävi, melanozytäre Nävi mit Schollenmuster, pigmentierte Spindelzellnävi und Spitz-Nävi. Milchig rote Schollen dürfen nicht mit scharf begrenzten roten Lakunen von Hämangiomen verwechselt werden.

Asymmetrisch verteilte Punkte und einzelne Schollen können auch bei einigen seborrhoischen Keratosen und Basalzellkarzinomen vorkommen.

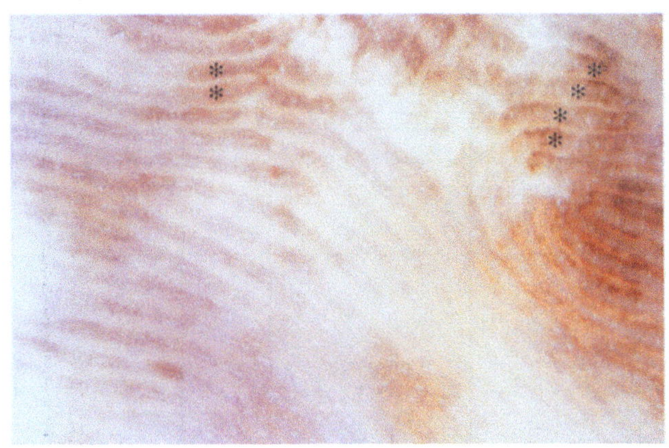

a

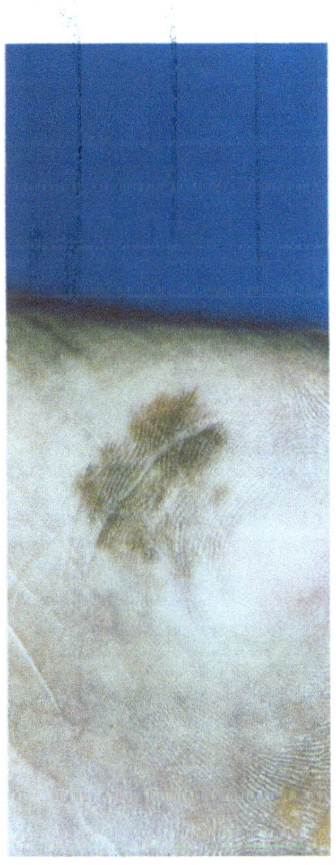

b

Abb. 10a, b. *Initiales paralleles Leistenmuster.* Eine vor zwei Jahren aus diesem Fleck durchgeführte Biopsie ergab in der auswärtigen histopathologischen Untersuchung eine Lentigo. Im Verlauf zeigte die Hautveränderung eine weitere Größenzunahme. Dermatoskopisch findet sich zum Teil ein paralleles Leistenmuster (*). *Diagnose:* Akrolentiginöses malignes Melanoma in situ. ***Merke:*** Initiale akrolentiginöse maligne Melanome können auch histopathologisch schwer zu diagnostizieren sein. Daher sind selbst bei einer histopathologisch als unauffällig begutachteten Hautveränderung bei verdächtigen dermatoskopischen Zeichen engmaschige Kontrolluntersuchungen und eine erneute Biopsie indiziert

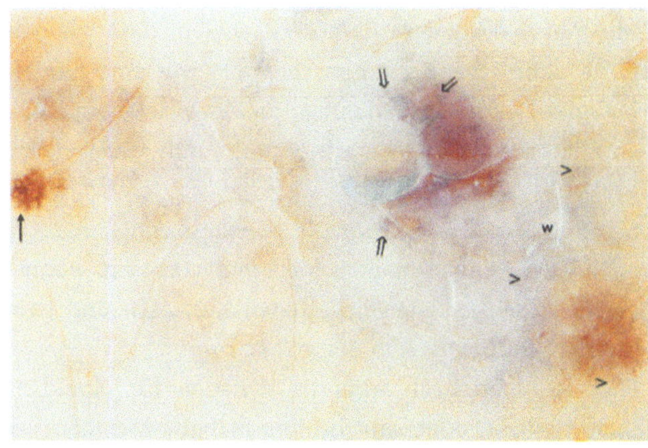

a

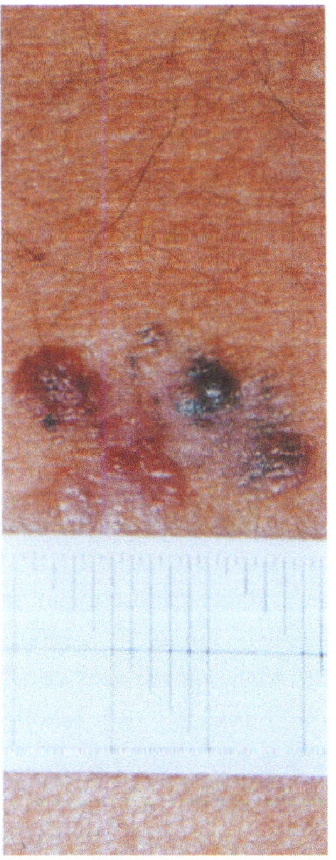

b

Abb. 11a, b. *Vielfarbige mehrknotige Hautveränderung.* Makroskopisch kann auch ein pigmentiertes Basalzellkarzinom vermutet werden. Dermatoskopisch aber deutliche verzweigte Streifen (›), die nur die Diagnose einer melanozytären Hautveränderung zulassen. Ausgedehnte regressive Veränderungen mit weißen (w) und milchig roten Arealen, blaugrauen Schollen (⇒) und diskreten Punkten (>). Gemäß der ABCD-Regel: A2, B0, C5 (weiß, rot, hell- und dunkelbraun, blaugrau) und D4 (strukturlose Areale, verzweigte Streifen, Punkte und Schollen); DPW 7,1. *Diagnose:* Superfiziell spreitendes malignes Melanom (Level III, TD 1,0 mm, PI 6,9) mit Regression

Gesicht: Im Gesicht ist bei der Diagnose eines malignen Melanoms besonders darauf zu achten, dass pigmentierte aktinische Keratosen ebenfalls wie eine Lentigo maligna oder ein Lentigo-maligna-Melanom eine annuläre-granuläre Pigmentierung aufweisen (Abb. 12a, b).

Schiefergraue Punkte, wie sie bei der Lentigo maligna oder dem Lentigo-maligna-Melanom auftreten, können ebenfalls bei benignen lichenoiden Keratosen und beim Melasma auftreten (Abb. 13a, b; 14a, b).

Hier ist dann nach weiteren Kriterien für eine Lentigo maligna oder ein Lentigo-maligna-Melanom zu fahnden.

Die hyperpigmentierten Ränder der Follikelöffnungen bei LM oder LMM sollten nicht mit den pseudofollikulären Öffnungen von seborrhoischen Keratosen verwechselt werden und zur fälschlichen Diagnose einer seborrhoischen Keratose führen.

Hand- und Fußflächen: An Hand- und Fußflächen sollte der abrupte Abbruch der linearen Pigmentierung nicht zur Diagnose eines malignen Melanoms führen, da diese Abbrüche typisch für die akrale Lokalisation sind.

Melanozytäre Nävi:

Rumpf und Extremitäten: Hier ist, wie bereits oben erwähnt, bei einigen benignen melanozytären Veränderungen mit besonderen Mustern ein falsch positiver DPW möglich. Dies ist besonders auch bei lentiginösen melanozytären Nävi möglich.

Veränderungen melanozytärer Hautveränderungen im Zeitverlauf sind potentiell immer sorgfältig zu analysieren. Kein Anhalt für Malignität besteht jedoch, falls sich im Zeitverlauf sowohl Punkte als auch Schollen und Netzstrukturen zurückbilden und stattdessen homogene braune Areale nachweisbar sind.

Ebenso ist das Auftreten von symmetrisch verteilten Schollen in der Peripherie Ausdruck eines wachsenden Nävus und nicht malignitätsverdächtig.

Hand- und Fußsohlen: An Hand- und Fußflächen sollte, wie bereits oben erwähnt, der abrupte Abbruch der linearen Pigmentierung nicht zur Diagnose eines malignen Melanoms führen, da diese Abbrüche typisch für die akrale Lokalisation sind und sich somit auch bei benignen akralen Nävi finden.

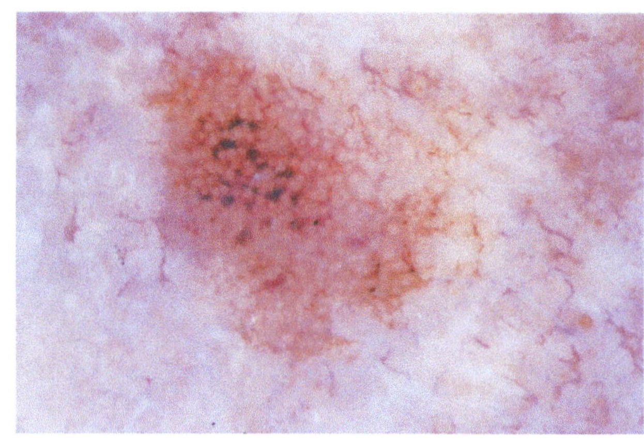

a

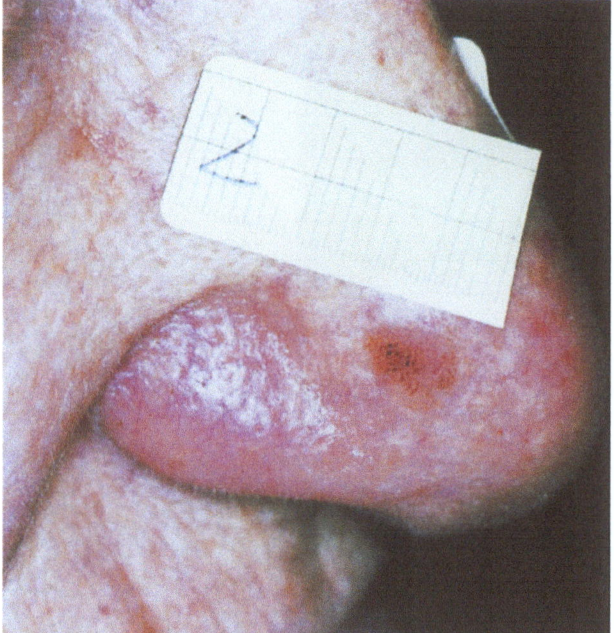

b

Abb. 12a, b. *Schiefergraue Farbe mit keratotischer Oberfläche.* Zwischen den follikulären Öffnungen können dermatoskopisch dunkelbraune und gelegentlich blaugraue Streifen erkannt werden. Während dieser Befund auf eine Lentigo maligna hinweist, sind keine asymmetrisch pigmentierten follikulären Öffnungen zu finden. Da aktinische Keratosen eine Pigmentinkontinenz und dermale Melanophagen zeigen können, sind dermatoskopisch auch Merkmale einer Lentigo maligna möglich. Kann keine sichere Abgrenzung vorgenommen werden, ist eine Biopsie erforderlich. *Diagnose:* Aktinische Keratose

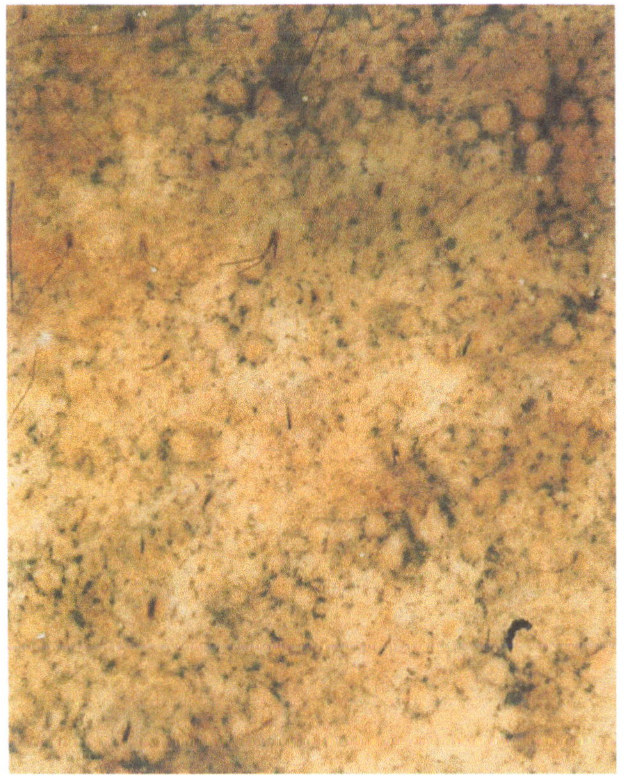

a

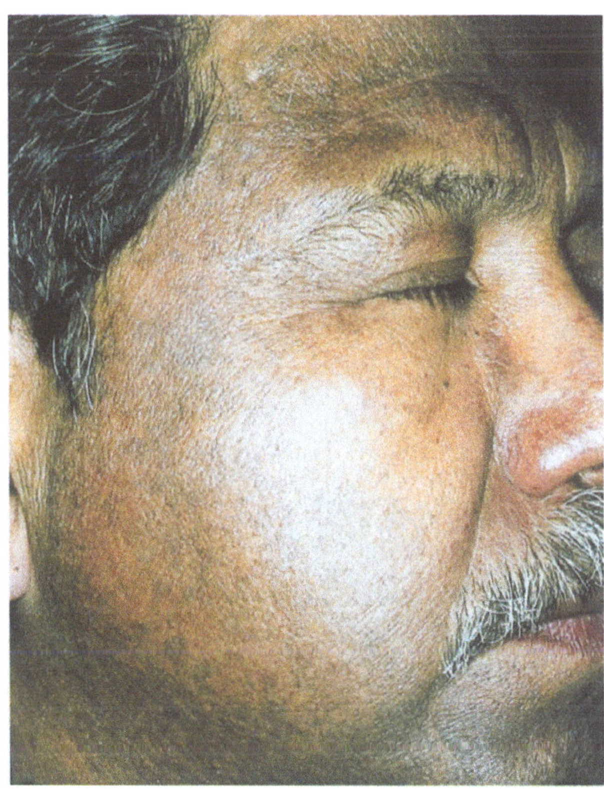

b

Abb. 13a, b. *Großfläche Hyperpigmentierung an der Wange.* Dermatoskopisch sind annulär-granuläre, die Follikel umgebende Streifen und Punkte zu erkennen. *Diagnose:* Melasma. ***Merke:*** In diesem Fall ist das typische klinische Bild wegweisend. Ein kleines Melasma kann dermatoskopisch aber möglicherweise nicht zuverlässig von einer Lentigo maligna unterschieden werden. (Mit freundlicher Genehmigung von Dr. Raúl Cabrera Moraga, Santiago, Chile)

Melanozytäre Nävi mit besonderem Muster:
Papillomatöse Nävi: Bei papillomatösen Nävi kann der DPW ohne Hinweis auf Malignität über 4.75 liegen. Regelmäßige haarnadelförmige Gefäße lassen sich hier häufig finden. Jedoch weisen irreguläre haarnadelförmige Gefäße auf ein polypoides malignes Melanom hin (Abb. 8a, b).

Es können Pseudohornzysten und pseudofollikuläre Öffnungen wie bei der seborrhoischen Keratose vorhanden sein (Abb. 7a, b).

Pigmentierte Spindelzellnävi oder Spitz-Nävi: Auch hier ist ein DPW > 4,75 möglich, besonders wenn große Farb- und Struktur-Polymorphien vorhanden sind.

Atypische Spindelzellnävi können dermatoskopisch nicht von malignen Melanomen unterschieden werden und sollten immer exzidiert werden (Abb. 15a, b).

Kongenitale melanozytäre Nävi: Kleine kongenitale Nävi können mit einem malignen Melanom verwechselt werden, wenn eine große Farb- und Strukturpolymorphie vorliegt und die Anamnese unklar ist (Abb. 16a, b).

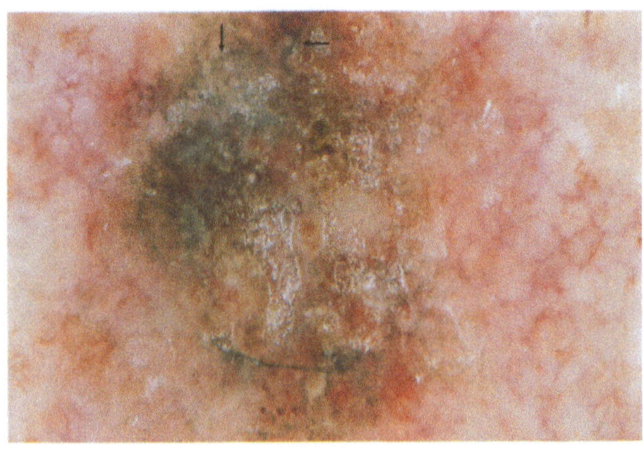

a

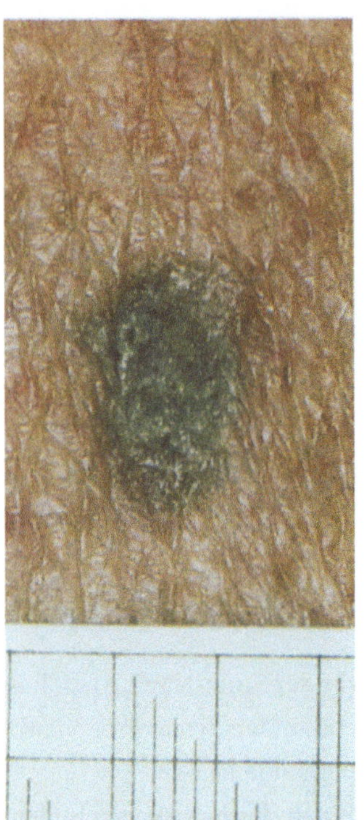

b

Abb. 14a, b. *Leicht erhabene graue Hautveränderung mit Schuppung.* Es sind zahlreiche schiefergraue Punkte und Schollen sowie initiale annuläre Strukturen zu erkennen, die differentialdiagnostisch an ein malignes Melanom denken lassen. Allerdings finden sich keine asymmetrisch pigmentierten Follikelöffnungen. *Diagnose:* Benigne lichen-planus-artige Keratose

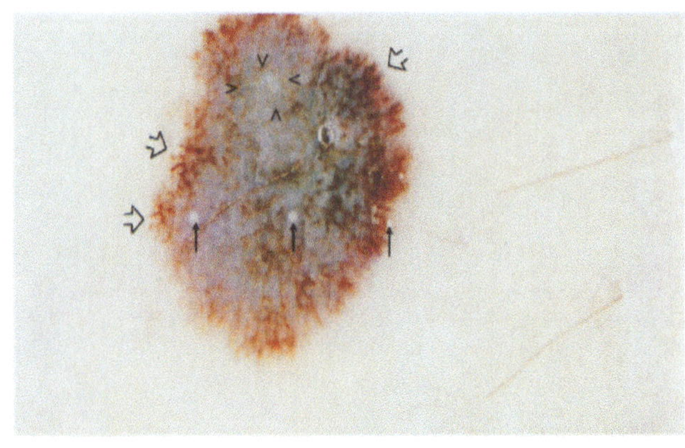

a

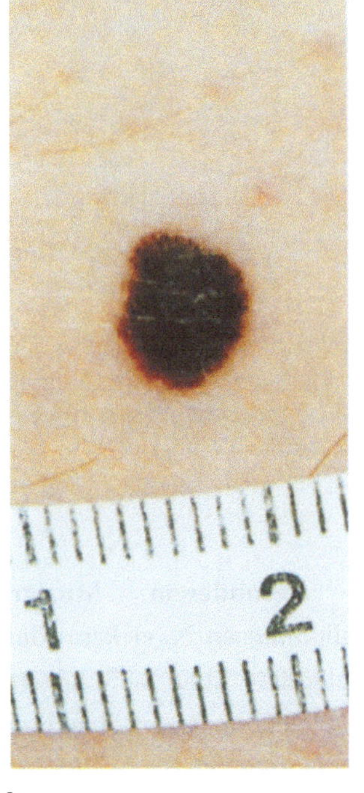

b

Abb. 15a, b. *Pigmentierter Spindelzellnävus mit atypischem Muster.* Zentral ist ein strukturloser hellerer Bereich zu erkennen. Im oberen Anteil finden sich diskrete blaugraue Schollen (>), die von schmalen helleren Straßen umgeben sind und dadurch ein für pigmentierte Spindelzellnävi charakteristisches, sog. inverses Pigmentnetz aufbauen. Das Netz wird als invers bezeichnet, da es im Gegensatz zum normalen Pigmentnetz dunkle Maschen und helle Stege aufweist. Fokal kommen peripher verzweigte Streifen (⇉) vor. Diese Hautveränderung zeigt jedoch kein typisches Strahlenkranz-Muster. Nach der ABCD-Regel: A2, B3 (die Pfeile [⇉] markieren Segmente, in denen das Pigmentmuster abrupt endet), C3 (hell- und dunkelbraun, blaugrau) und D4 (strukturlose Areale, Punkte, pigmentierte Schollen und verzweigte Streifen); DPW 6,4. Die weißen Kreise (→) entsprechen Blitzlichtartefakten. *Diagnose:* Pigmentierter Spindelzellnävus vom Compound-Typ

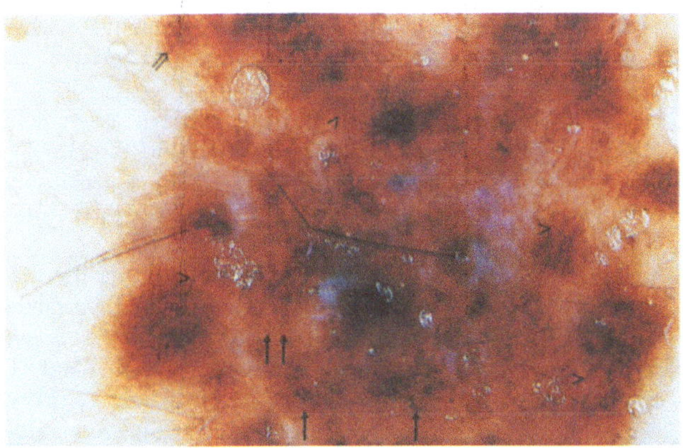

a

Abb. 16a, b. *Kleiner kongenitaler melanozytärer Nävus mit zahlreichen Strukturen und Farben.* Makroskopisch imponiert eine irregulär begrenzte, unregelmäßig pigmentierte Hautveränderung. Auch dermatoskopisch ist ein asymmetrischer, polymorpher Aufbau ersichtlich. Nach der ABCD-Regel: A2, B0, C4 (hell- und dunkelbraun, blaugrau und schwarz) und D4 (Netz [⇒], verzweigte Streifen [>], strukturlose Areale und Punkte [→]); DPW 6,1. *Diagnose:* Kongenitaler melanozytärer Nävus

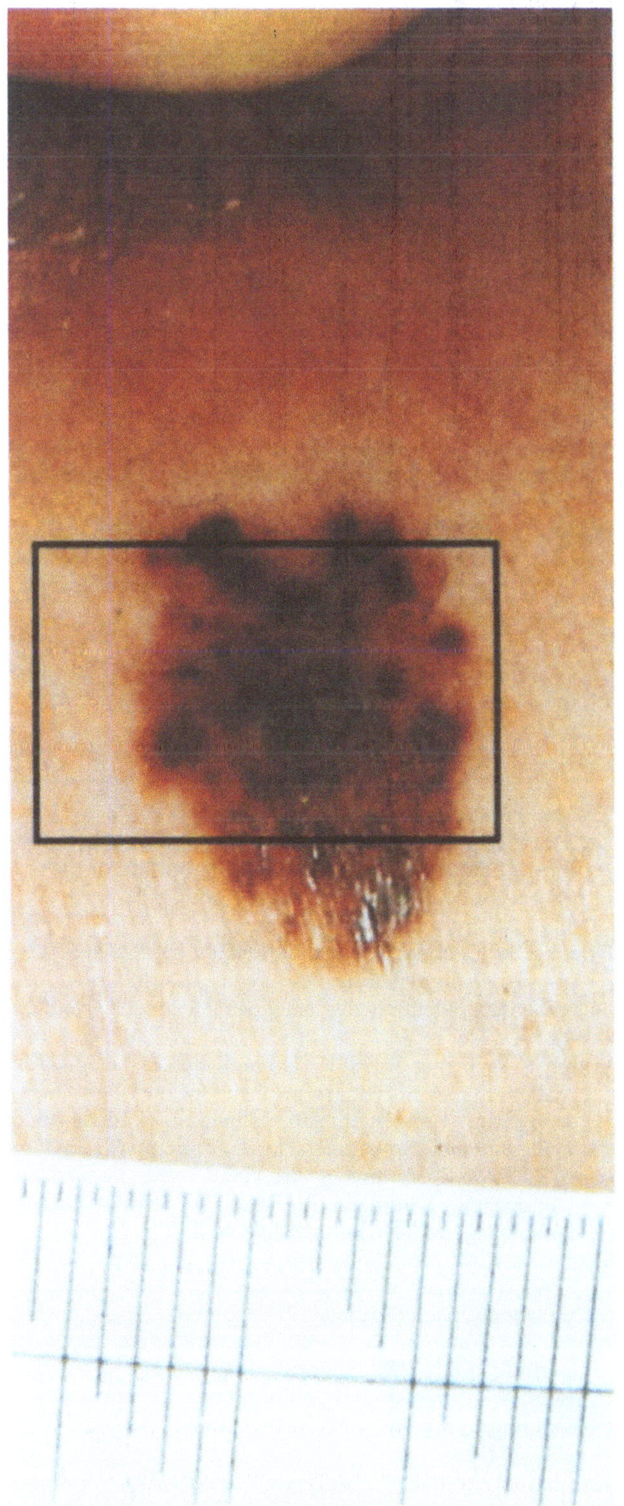

b

Literatur

Argenziano G, Fabbrocini G, Carli P, De Giorgi V, Sammarco E, Delfino M (1998) Epiluminescence microscopy for the diagnosis of doubtful melanocytic skin lesions. Comparison of the ABCD rule of dermatoscopy and a new 7- point checklist based on pattern analysis. Arch Dermatol 134: 1563–1570

Ascierto PA, Palmieri G, Celentano E, Parasole R, Caraco C, Daponte A, Chiofalo MG, Melucci MT, Mozzillo N, Satriano RA, Castello G (2000) Sensitivity and specificity of epiluminescence microscopy: evaluation on a sample of 2731 excised cutaneous pigmented lesions. The Melanoma Cooperative Study. Br J Dermatol 142: 893–898

Bahmer FA, Fritsch P, Kreusch J, Pehamberger H, Rohrer C, Schindera I, Smolle J, Soyer HP, Stolz W (1990) Diagnostische Kriterien in der Auflichtmikroskopie. Hautarzt 41: 513–514

Braun-Falco O, Stolz W, Bilek P, Merkle T, Landthaler M (1990) Das Dermatoskop. Eine Vereinfachung der Auflichtmikroskopie von pigmentierten Hautveränderungen. Hautarzt 41: 131–136

Cassileth BR, Clark WH, Lusk EJ, Frederick BE, Thompson CJ, Walsh WP (1986) How well do physicians recognize melanoma and other problem lesions? J Am Acad Dermatol 14: 555–560

Curley RK, Cook MG, Fallowfield ME, Marsden RA (1989) Accuracy in clinically evaluating pigmented lesions. Br Med J 299: 16–18

Dal Pozzo V, Benelli C, Roscetti E (1999) The seven features for melanoma: a new dermoscopic algorithm for the diagnosis of malignant melanoma. Eur J Dermatol 9: 303–308

Dummer W, Doehnel KA, Remy W (1993) Videomikroskopie in der Differentialdiagnose von Hauttumoren und Sekundärprävention des malignen Melanoms. Hautarzt 44: 772–776

Fritsch P, Pechlaner R (1981) Differentiation of benign from malignant melanocytic lesions using incident light microscopy. In: Ackerman AB, Mihara I. Pathology of malignant melanoma. Masson, New York, pp 301–312

Garbe C (1997) Epidemiologie des Hautkrebses. In: Garbe C, Dummer R, Kaufmann R, Tilgen W. Dermatologische Onkologie. Springer, Berlin Heidelberg

Grin CM, Kopf AW, Welkovich B, Bart RS, Levenstein MJ (1990) Accuracy in the clinical diagnosis of malignant melanoma. Arch Dermatol 12: 6763–6766

Kenet RO, Kang S, Kenet BJ, Fitzpatrick TB, Sober AJ, Barnhill RL (1993) Clinical diagnosis of pigmented lesions using digital epiluminescence microscopy. Grading protocol and atlas. Arch Dermatol 129: 157–174

Kreusch J, Rassner G (1991) Auflichtmikroskopie pigmentierter Hauttumoren. Thieme, Stuttgart New York

Kreusch J, Rassner G (1991) Standardisierte auflichtmikroskopische Unterscheidung melanozytischer und nichtmelanozytischer Pigmentmale. Hautarzt 42: 77–83

MacKie RM (1971) An aid to the preoperative assessment of pigmented lesions of the skin. Br J Dermatol 85: 232–238

Menzies SW, Ingvar C, McCarthy WH (1996) A sensitivity and specificity analysis of the surface microscopy features of invasive melanoma. Melanoma Res 6: 55–62

Morton CA, MacKie RM (1998) Clinical accuracy of the diagnosis of cutaneous malignant melanoma. Br J Dermatol 138: 283–287

Nachbar F, Stolz W, Merkle T, Cognetta AB, Vogt T, Landthaler M, Bilek P, Braun-Falco O, Plewig G (1994) The ABCD rule of dermatoscopy. High prospective value in the diagnosis of doubtful melanocytic skin lesions. J Am Acad Dermatol 30: 551–559

Pehamberger H, Binder M, Steiner A, Wolff K (1993) In vivo epiluminescence microscopy: improvement of early diagnosis of melanoma. J Invest Dermatol 100: 356–362

Rampen FH, Rümke P (1988) Referral pattern and accuracy of clinical diagnosis of cutaneous melanoma. Acta Derm Venereol 68: 61–64

Schulz H (1994) Maligne Melanome in der Auflichtmikroskopie. Hautarzt 45: 15–19

Soyer H, Smolle J, Kerl H, Stettner H (1987) Early diagnosis of malignant melanoma by surface microscopy. Lancet II: 803

Soyer HP, Argenziano G, Chimenti S, Menzies SW, Pehamberger H, Rabinowitz HS, Stolz W, Kopf AW (2000) Dermoscopy of pigmented skin lesions. An atlas based on the Consensus Net Meeting on Dermoscopy Milan Edra, 2001

Steiner A, Binder M, Schemper M, Wolff K, Pehamberger H (1993) Statistical evaluation of epiluminescence microscopy criteria for melanocytic pigmented skin lesions. J Am Acad Dermatol 29: 581–588

Stolz W, Bilek P, Landthaler M, Merkle T, Braun-Falco O (1989) Skin surface microscopy. Lancet II: 864–865

Stolz W, Riemann A, Cognetta AB, Pillet L et al (1994) ABCD rule of dermatoscopy: a new practical method for early recognition of malignant melanoma. Eur J Dermatol 4: 521–527

Stolz W, Brawn-Falco O, Bilek P, Burgdorf WHC, Landthaler M (2002) Farbatlas der Dermatoskopie, 2. Aufl. Blackwell, Berlin

Bildverweis:

SYNOPSIS DER DERMATOSKOPISCHEN DIFFERENTIALDIAGNOSE

I. Differentialdiagnose melanozytärer und nicht-melanozytärer Veränderungen nach dem melanozytären Algorithmus

	Primärkriterien	Sekundärkriterien
1. **Positive Identifizierung von melanozytären Hautveränderungen (MV)**	▪ reguläres Pigmentnetz ▪ verzweigte Streifen (blaugrau, braun, schwarz) ▪ aggregierte Schollen (blaugrau, braun, schwarz)	▪ häufiger Punkte (blaugrau, braun, schwarz): diese jedoch nicht ausschließlich in MV ▪ braune Areale allein können ebenfalls auf eine MV hinweisen
2. **Blaue Nävi**	▪ keine Kriterien für MV ▪ stahlblaue Areale	
3. **Seborrhoische Keratosen (SK)**	▪ keine Kriterien für MV ▪ Pseudohornzysten ▪ pseudofollikuläre Öffnungen ▪ Gyri und Sulci ▪ fingerabdruckartige Muster ▪ mottenfraßartige Begrenzung ▪ geleeartige Begrenzung	▪ feine haarnadelartige Gefäße ▪ großflächigere weißlich gelbliche Areale ▪ opake graubraune Farbtöne ▪ traubenartige Muster bei flachen seborrhoischen Keratosen
4. **Hämangiome und Angiokeratome**	▪ keine Kriterien für MV ▪ scharf begrenzte rote, blaurote oder rotschwarze Lakunen	▪ durchscheinender geleeartiger Rand und/oder zentrale weißliche Bezirke bei Angiokeratomen
5. **Hämorrhagien**	▪ keine Kriterien für MV ▪ gelbrote bis rotschwarze Farbtöne	▪ an den Palmae und Plantae zeigt sich die Pigmentierung innerhalb der Papillarleisten. Daher finden sich die Öffnungen der Schweißdrüsen im pigmentierten dunkleren Bereich
6. **Pigmentierte BCC**	▪ keine Kriterien für MV ▪ ahornblattartige oder exzentrische Pigmentverteilung ▪ feine Gefäße ▪ baumartig verzweigte Gefäße unterschiedlichen Kalibers ▪ schiefergraue ovoide oder größere Strukturen ▪ radspeichenartige Strukturen	▪ graubraune bis schiefergraue Farbe ▪ Ulzeration: im Vergleich zu MM sind Ulzerationen bei BCC viel häufiger ▪ Pseudohornzysten: häufiger in BCC als in MM
7. **Melanozytäre Hautveränderungen (nach Ausschluss von NMV)**		▪ braune strukturlose Areale sprechen für eine MV und sind nur selten bei NMV zu finden ▪ braune, schwarze und blaugraue Punkte häufiger, aber nicht ausschließlich in MV

Abkürzungen

ALM	Akrolentiginöses malignes Melanom	MM	Malignes Melanom
BCC	Basalzellkarzinom	MN	Melanozytärer Nävus
DPW	Dermatoskopie-Punktwert	MV	Melanozytäre Veränderung
HV	Hautveränderung	NMV	Nicht-melanozytäre Hautveränderung
LM	Lentigo maligna	SK	Seborrhoische Keratose
LMM	Lentigo-maligna-Melanom	SSM	Superfiziell spreitendes malignes Melanom

II. Differentialdiagnose melanozytärer Hautveränderungen

	Primärkriterien	**Sekundärkriterien**
Malignes Melanom (MM) Rumpf und Extremitäten	▪ Dermatoskopie-Punktwert (DPW) > 5.45 ▪ milchig rote oder blaurote Schollen oder größere Areale ▪ polymorphe vaskuläre Muster mit linearen Strukturen und Punkten ▪ weißliche Regressionsareale ▪ Pseudopodien asymmetrische Veränderungen im Zeitverlauf	▪ MM können gelegentlich einen Dermatoskopie-Punktwert (DPW) zwischen 4.75 und 5.45 aufweisen. Deshalb ist zu empfehlen, alle Herde mit einem DPW > 4.75 im Zeitverlauf zu überwachen oder zu exzidieren. ▪ irreguläre Haarnadelgefäße ▪ asymmetrisch verbreitertes Pigmentnetz ▪ asymmetrisch erweiterte Maschen des Pigmentnetzes
Gesicht	▪ annulär-granuläres Muster ▪ schiefergraue Punkte und Schollen ▪ asymmetrisch pigmentierte Follikelöffnungen ▪ kein Anhalt für Merkmale von flachen seborrhoischen Keratosen (Pseudohornzysten, gelbliche opake Areale, fingerabdruckartige Strukturen) ▪ asymmetrische Veränderungen im Zeitverlauf	▪ kein Anhalt für andere Merkmale von flachen seborrhoischen Keratosen (pseudofollikuläre Öffnungen, mottenfraßartiger oder geleeartiger Rand)
Hand- und Fußflächen	▪ paralleles Leistenmuster ▪ bizarre Muster ▪ milchig rote oder blaurote Schollen in Verbindung mit braunen Arealen ▪ Fehlen von Mustern benigner melanozytärer Nävi ▪ asymmetrische Veränderungen im Zeitverlauf	▪ irregulär verteilte Punkte und Schollen unabhängig vom Hintergrund
Melanozytäre Nävi Rumpf und Extremitäten	▪ DPW < 4,75 ▪ aggregierte Schollen in der gesamten HV CASH (uniforme Farbe (**C**olor), reguläre **A**rchitektur, **S**ymmetrie, **H**omogenität) ▪ symmetrische Veränderungen im Zeitverlauf	▪ regelmäßiges Netz ohne asymmetrisch erweiterte Maschen und/oder verbreiterte Stege
Gesicht	▪ DPW < 4.75 ▪ aggregierte Schollen in der gesamten HV CASH (uniforme Farbe (**C**olor), reguläre **A**rchitektur, **S**ymmetrie, **H**omogenität) ▪ symmetrische Veränderungen im Zeitverlauf	
Hand- und Fußsohlen	▪ paralleles Furchenmuster ▪ gitterartiges Muster mit oder ohne Schollen und Punkte ▪ Schollenmuster ▪ fibrilläres Muster ▪ Leitermuster	▪ irregulär angeordnete Punkte und Schollen (unabhängig vom Hintergrund) weisen auf verdächtige HV hin

14 Kosmetische Dermatologie

14 Kosmetische Dermatologie

Wolf-Ingo Worret

14.1 Konservative Methoden

14.1.1 Beratung zur Hautpflege und -reinigung

Das Gegenteil von trocken ist feucht . . . und nicht fett.
Das Gegenteil von fett ist fettarm . . . und nicht trocken.

Dementsprechend existieren sechs verschiedene Hautzustände (Raab und Kindl, 1999):

1. Die Normalhaut
2. Der fett-feuchte Hautzustand
3. Der fett-trockene Hautzustand
4. Der fettarm-trockene Hautzustand
5. Der fettarm-feuchte Hautzustand
6. Die Mischhaut

Bei Beratungen über die richtige Hautpflege muss also immer der Fettgehalt und Feuchtigkeitsgehalt gesondert berücksichtigt werden, um keine Reizungen oder „Hautunreinheiten" zu provozieren. Das heißt, die trockene Haut benötigt Feuchthaltefaktoren und nicht unbedingt Fett. Die fettarme Haut braucht dagegen Lipide (Tabelle 1).
Hautzustände verändern sich zudem leicht. Es ist bekannt, dass neben der Vererbung (z. B. Anlage zur Sebostase, Seborrhoe oder Akne) auch innere Faktoren, wie hormonale Störungen (auch die „Pille"), Stress oder Rauchen, und äußere Faktoren, wie Wärme, Kälte, Meerwasser, entfettende Seifen oder Lösungsmittel, den Hautzustand entscheidend beeinflussen können.
Eine genaue Anamnese, die Berücksichtigung des Alters, der Lebensumstände und auch der Jahreszeit sind wichtig zur richtigen Hautpflege und -reinigung.
Schwieriger gestaltet sich die Hautpflege bei krankhaften Zuständen, zum Beispiel bei der Akne. Benzoylperoxid oder Vitamin A Säure reizen die Haut und führen zu einem erhöhten transepidermalen Wasserverlust, der wiederum die Epidermis dehydriert. Das unsinnige Wort vom „Nachfetten" in der Aknetherapie kann oft eine Exazerbation zur Folge haben, da der Haut ja Feuchtigkeit fehlt. Hautlipide bildet ein Aknepatient genug. Auch ein falscher Sonnenschutz kann zu Exazerbationen führen, wenn wahllos Sonnenöle und Sonnencremes angewandt werden. Die modernen Sonnengele sind die Mittel der Wahl.
Bei der Altershaut und der Neurodermitis liegen die Gegebenheiten anders. Altershaut besitzt genug Feuchtigkeit, aber zu wenig Fett. Neurodermitikern fehlt Fett und, durch den erhöhten transepidermalen Wasserverlust, Feuchtigkeit. Diese Zustände müssen durch eine überlegte Hautpflege ausgeglichen werden.
Die sogenannte „Mischhaut", die eine fette Partie in der Gesichtsmitte (Stirn, Nase, Kinn = T-Zone) und an der Wangenpartie den normalen bis fettarmen Hautzustand aufweist, sollte dem Hautzustand entsprechend unterschiedlich behandelt werden. Diese zwei verschiedenen Hautzustände kann man nicht mit derselben Creme behandeln. Kosmetikserien, wie sie von der Kosmetikindustrie oft angeboten werden, gibt es für Mischhaut nicht. Die Mischhaut wird häufig mit dem fettarm-trockenen Hautzustand verwechselt, weil die Patienten meist über ähnliche Symptome wie Rötung, Reizung, Spannungsgefühl und schuppende Haut klagen.
Egal welchen Hautzustand man besitzt, nach der Reinigung entsteht ein starkes Spannungsgefühl. Es empfiehlt sich also, 1–2 Std. abzuwarten; wenn dann das Spannungsgefühl von selbst nachgelassen hat, erübrigt sich das Eincremen.
Die von verschiedenen Kosmetikfirmen angebotenen Pflegeserien für die Haut ab 25, ab 30, ab 40 Jahren o.ä. können oft die falsche Pflege sein, da kosmetische Pflegepräparate sich streng dem individuellen Hauttyp und dem augenblicklichen Hautzustand anpassen müssen. Wenn man sich bei extremen Kältegraden länger draußen aufhält, sollte man auf jeden Fall darauf achten, dass

Tabelle 1. Gesichtspflege bei den verschiedenen Hautzuständen (n. Raab u. Kindl, 1999)

	Normal	Fett-feucht	Fettarm-trocken
Reinigen	neutral Syndet	kräftig saure Syndets	mild mildes saures Syndet
Tonisieren	Alkohol < 15%	Alkohol > 15%	keinen Alkohol
Pflegen	Feuchtigkeits-emulsion	Sehr leichte Feuchtigkeits-emulsion oder Gel	Tags: Creme Nachts: Fettcreme Feuchthaltefaktoren
Schützen	selten nötig	nicht nötig	sehr wichtig

keine Feuchtigkeitscreme oder ein Gel aufgetragen wurden. Beides kann zu Erfrierungen führen, weil die Wassertröpfchen in der Creme auf der Haut vereisen. Diese Tatsache ist besonders bei dem Sonnenschutz im Wintersport zu beachten. Beim fett-feuchten Hautzustand genügt normalerweise der Fettfilm, den die Haut selber produziert, als Schutz. Die Patienten mit dem fettarm-trockenen Hautzustand nehmen für diese Zeit ihre Nachtpflege.

14.1.2 Hautphysiologische Untersuchungen

Es existieren heute eine Vielzahl von hautphysiologischen Messgeräten, die meist computergesteuert so exakte Daten liefern, dass deren Interpretation mitunter, ohne genaue Kenntnis des Einzelfalles und der Umgebungseinflüsse, während der Messung zu gravierenden Fehlern führt. Wird nun die Feuchtigkeitsabdunstung des Stratum corneum gemessen oder die der kurz vorher aufgebrachten Hautcreme? Misst man den unteren Rand eines Tumors im Ultraschall oder den Entzündungssaum? Zeigt die Erhöhung des transepidermalen Wasserverlustes eine Schädigung der Barriere an oder nur die erhöhte Schweißabdunstung bei warmer Außenumgebung oder Aufregung? Es ist extrem schwer, die Messungen für eine Gruppe von Probanden zu standardisieren.
Zwei Menschen gleichen Geschlechts, gleichen Alters, gleicher Eltern können in Bezug auf ihre Hautstruktur absolut verschieden sein, sodass jeder Versuch, ein Bevölkerungsprofil zu erstellen, zum Scheitern verurteilt ist. Soziologische, klimatologische Einflüsse und auch die jedem innewohnende individuelle Alterung führen mit noch weitgehend unbekannten Faktoren zu regelmäßigen, massiven „Ausrutschern" in den Datenlisten. Deshalb ist es weise, wichtige Messergebnisse tunlich immer am selben Individuum nach dem Prinzip „Vorher-nachher" zu gewinnen. Je mehr aber die eigenen Werte mit anderen oder anderweitig erstellten Messdaten verglichen werden, umso unglaubwürdiger wird die eigene Untersuchung, wenn man den konkreten Fall als Basis nimmt (Worret, 2000).

14.1.3 Aknebehandlung

Aus praktischen therapeutischen Überlegungen heraus sollte man unterscheiden in: normale Pubertätsakne, Akne conglobata und Akne im „höheren" Erwachsenenalter. Während die Pubertätsakne fast immer mit topischen Aknepräparaten in den Griff zu bekommen ist, müssen in den meisten Fällen der Akne conglobata orale Aknemedikamente, vorwiegend Isotretinoin, verschrieben werden, um die spätere Narbenbildung zu unterbinden. Tritt die Akne jedoch im „höheren" Erwachsenenalter zum ersten Mal auf, also deutlich nach der Pubertät ab dem 20. Lebensjahr, so muss dringend nach etwaigen zugrunde liegenden Hormonstörungen gefahndet werden. Gerade bei Frauen, die von dieser Akneform am häufigsten betroffen sind, kann öfter ein polyzystisches Ovar nachgewiesen werden. Die Behandlung mit Antiandrogenen und/oder die niedrig dosierte Kortikoidtherapie (2 mg Prednisolonäquivalent) prämenstruell ist dann die Therapie der Wahl.
Fallstricke ergeben sich auch aus zu oberflächlicher Anamnese und Diagnostik der Akne. Dieses kommt häufiger vor als man denkt, denn die Akne ist dem Patienten ja ins Gesicht „geschrieben" und häufig. So werden Patienten mit Akne excoriée, „Doping-Akne" oder mit gleichzeitig bestehender Neurodermitis leicht übersehen. Die üblichen Aknetherapeutika versagen hier oft beziehungsweise können die Haut von Atopikern stark reizen oder, wie im Falle des Benzoylperoxids, sogar sensibilisieren.

Die manuelle Aknetherapie sollte der behandelnde Arzt in allen Einzelheiten kennen, um die Arbeit einer Kosmetikerin beurteilen zu können. Oftmals treten nach der Abheilung der Akne, besonders an den Schultern und am Hals, kleine weiße Närbchen (sog. perifollikuläre Elastolyse, Cunliffe, 1989) auf, die knötchenförmig über das Hautniveau erhaben sind. Sie gleichen den geschlossenen Komedonen, sind aber weicher, wenn man sie ertastet. Natürlich entleert sich kein Inhalt, wenn man die Närbchen aufsticht, sondern nur Blut, und die Narbenbildung wird noch verstärkt.

In große Zysten wird dagegen immer noch hineingeschnitten getreu dem alten Chirurgenspruch: Ubi pus, ibi evacua. Die resultierenden Narben, oft mitten im Gesicht, sehen sehr unschön aus. Besser ist das Abpunktieren mit einer Kanüle mit nachfolgender Instillation einer 10%igen Triamcinolonacetonid-Suspension. Auch sonst sollte man darauf achten, dass alle Komedonen in Follikelrichtung eröffnet werden und nicht mit dem Komedonenquetscher zerdrückt werden.

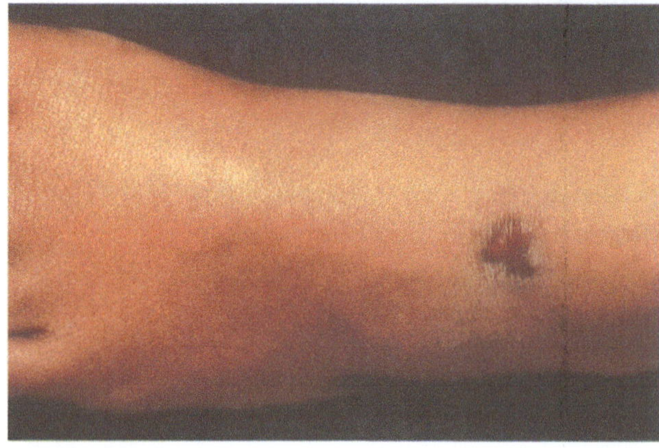

Abb. 1. Kaposi-Sarkom

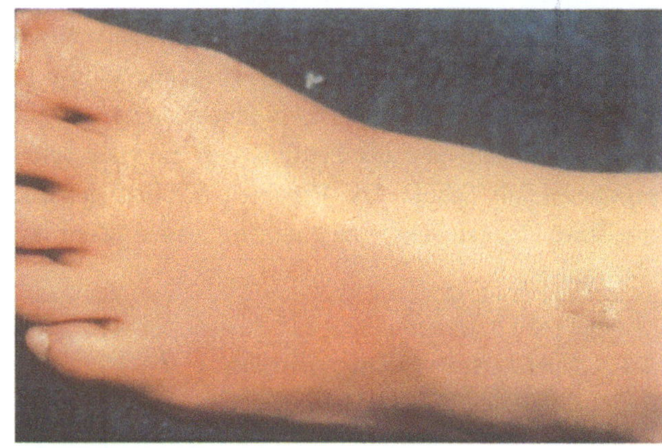

Abb. 2. Kaposi-Sarkom nach Camouflage

14.1.4 Camouflage

Unter Camouflage versteht man das dauerhafte Abschminken einer kosmetisch störenden Hautläsion. Diese Tätigkeit erfordert eine große Übung und hohen Zeitaufwand. Je nach umgebendem Licht kann die Farbe anders aussehen. Es ist also notwendig, im Neonlicht, Sonnenlicht oder normalem Tageslicht zu schminken. Auch die Verwendung von Komplementärfarben ist wichtig. So muss auf feuerrote Hämangiome zuerst Grün, auf mehr lila imponierende Gelb und auf düsterrote Orange appliziert werden, bevor man mit Hautfarbe abdeckt. Erst dadurch werden diese Läsionen unsichtbar (Abb. 1, 2).

14.1.5 Haarerkrankungen

In die Haarsprechstunde kommen oft Patienten, die schon „alle" sogenannten Haarwuchsmittel ausprobiert haben. Wohl bei keiner kosmetischen Störung ist die Dysmorphophobie so stark ausgeprägt wie bei Effluvien. Deshalb findet die Beratung auch in einer für den Patienten erregten Atmosphäre statt, was eine negative Rückkopplung auf den Arzt hat. Die Anmerkung, dass der Haarausfall meist physiologisch ist oder jedenfalls nicht so stark, um zur Alopezie zu führen, ist ein Statement, das beim Patienten heftigste Reaktionen auslösen kann. Er will hier und jetzt etwas verschrieben bekommen, und der Arzt kommt oft genug dieser Forderung nach, um wieder Ruhe einkehren zu lassen. Da das verschriebene Medikament ohne Erkenntnis über die zugrunde liegende Störung in der Regel wirkungslos ist, wird das „doctor hopping" beschleunigt, was beiden Parteien nichts nützt.

Die häufigsten Gründe für ein mäßiges Effluvium sind:

- Jahreszeitliche Schwankungen (mehr Haarausfall im Frühjahr und Herbst – Mauserungsäquivalent)
- Altern (bes. Prämenopause)
- Stress verbunden mit Dysmorphie
- Spezielle Diäten
- Hormondysbalancen

Diese Gegebenheiten sind aufzuklären und dem Patienten zu vermitteln. Darauf wird auch eine etwaige Therapie ausgerichtet. Da das Haarwachstum von der Wurzel bis zur Hautoberfläche etwa 3 Monate benötigt, haben sich die Therapiedauer und die Wiederbestellungsintervalle diesen Gesetzmäßigkeiten anzugleichen. Trichogramme, die oft zur Diagnose durchgeführt werden, sind meistens ziemlich bedeutungslos und bereiten dem Patienten Schmerzen. Falls aber doch ein Trichogramm angefertigt werden soll, müssen die Haare ruckartig in Wachstumsrichtung gerissen werden. Falls die Haare zu sanft „gezogen" werden, brechen sie ab und lassen so keine Aussagen über die Zyklusverteilung zu.

Chemische Haaranalysen sind fast immer nichtssagend, da die Ergebnisse von Labor zu Labor variieren und sie keine Relevanz zum Patienten zulassen. Andere Laboruntersuchungen als Hormonuntersuchungen (Geschlechts- und Schilddrüsenhormone) und evtl. Ferritin sowie BKS sind auch recht wenig aussagefähig bei Haarausfällen und können den Arzt nur verwirren. Recht einfache Diagnosekriterien, wie der Haarzupftest, das Sammeln der ausgefallenen Haare und das klinische Muster der Alopezieherde, evtl. noch das Phototrichogramm, sagen häufig mehr über die Art eines Haarausfalles aus als noch so akribische Untersuchungsbefunde.

14.2 Invasive Methoden

14.2.1 Peelings

Man unterscheidet oberflächliche, mitteltiefe und tiefe Peelings, und dort in der Epidermis, wo die zu behandelnde Läsion lokalisiert ist, sollte man auch peelen (besser sogar noch etwas tiefer). Das bedeutet, dass man einige histologische Kenntnisse besitzen muss, um erfolgreich zu behandeln. Die Auswahl der Peelingsubstanzen richtet sich nach der Wirkungstiefe! 30% Glycolsäure für das obere Str. corneum. 70% AHA (α-Hydroxysäure) entfernt das Str. corneum und, bei Frosting, die oberen Epidermislage (etwa Str. granulosum). Trichloressigsäure 15% wirkt bis zum Str. spinosum, während die 30%ige Verdünnung bis zum Str. basale und sogar in die papilläre Dermis vordringen kann. Hier kann eine Narbenbildung induziert werden.

Das Fett auf der Haut schwächt die Wirkung der Säuren sehr stark ab, da diese ja kaum dissoziieren können. Deshalb muss die Hautoberfläche zu Beginn des Peelings weitgehend komplett von Lipiden gereinigt werden. Dafür eignen sich (nicht rückfettende) Seifen, Alkohole und besonders das Aceton. Nicht zu peelende Areale, die besonders empfindlich sind, wie Augen- oder Mundwinkel, werden mit einer dicken Vaselineschicht abgedeckt.

Die Neutralisation der Fruchtsäuren kann mit Natriumbicarbonat-Lösung geschehen. Die Trichloressigsäure penetriert so schnell in tiefere Hautschichten ein, dass eine Neutralisation durch den Therapeuten nicht mehr erfolgen kann. Durch Gegenreaktionen des Körpers, indem nämlich basischeres Serum in der Tiefe der Haut austritt, kann diese Säure verdünnt und weitgehend neutralisiert werden. Damit ist das Peeling beendet.

Ein Peeling darf nicht minutiös nach der Anwendungsdauer beurteilt werden, sondern nach dem Grad des Frostings (Abb. 3) und dem Befinden des Patienten. Das bedeutet, dass sich diese Therapie nur an der Individualität des Patienten orientieren kann und sich in keinen festen Zeitplan einbinden lässt.

Peelings stellen einen massiven Eingriff in die Integrität der Haut dar und sind damit Operationen vergleichbar. Das bedeutet, dass eine gewissenhafte Aufklärung des Patienten zu erfolgen hat, die, da es sich ja meist um einen kosmetischen Eingriff handelt, weit vor dem Peelingtermin liegt, damit sich der Patient in aller Ruhe mit der Prozedur auseinandersetzen kann. Die Technik und Wirkungsweise muss genau erklärt werden, Alternativvorschläge sollten unterbreitet werden. Das erwartete Ergebnis muss genau so angesprochen werden wie die Schmerzen und Missempfindungen, die er während des Eingriffs und später zu ertragen hat. Die Vorbehandlung, das Priming, und das Verhalten nach dem Peeling müssen genau festgelegt werden und vom Patienten, am besten per Unterschrift, bestätigt werden. Nicht vergessen sollte

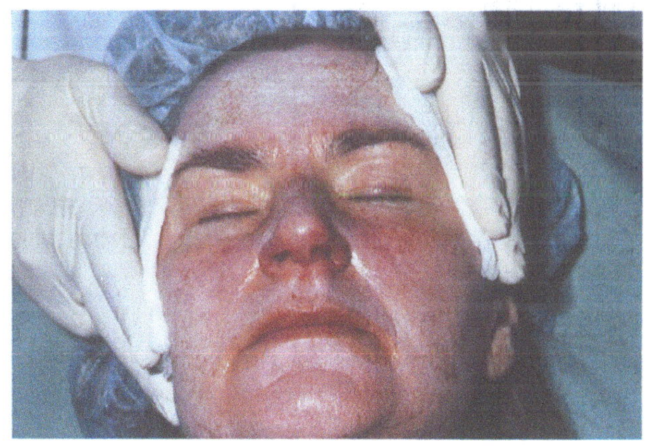

Abb. 3. Frosting bei 30%iger Trichloressigsäure

man, nach früheren Herpesinfektionen in dem zu behandelnden Hautareal zu fragen, um durch das Peeling kein schweres Rezidiv auszulösen. Bei positiver Herpesanamnese ist sicherheitshalber immer eine interne medikamentöse Herpesprophylaxe durchzuführen.

Psychisch labile Patienten sowie solche mit übertriebener Erwartungshaltung, mit schlechter Compliance, einer geringen Schmerzgrenze, Acne excoriée sollten von der Therapie ausgeschlossen werden, denn hier sind Komplikationen vorgebahnt.
Niemals Patienten mit einem floriden Herpes labialis peelen, denn das Virus kann sich rasant ausbreiten und zu schwerem Ekzema herpeticatum mit starker Vernarbung führen!
Wenn während des Peelings Ihr Instinkt Ihnen sagt, dass mit dem Patienten irgend etwas falsch läuft, sofort das Peeling einstellen und dem Patienten zuhören!

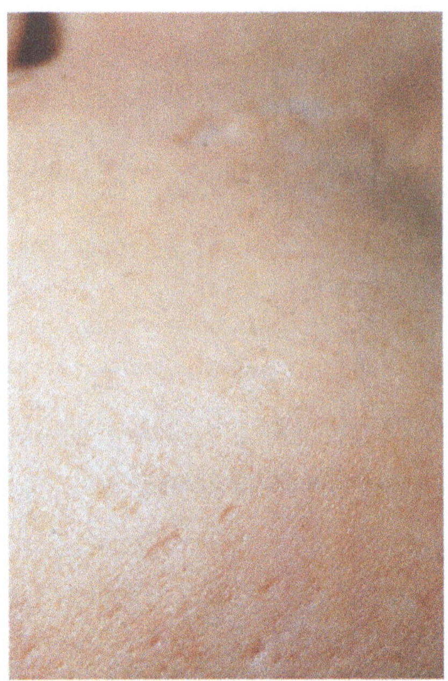

Abb. 4. Sog. Ice-pick-Narben nach Akne

14.2.2 Narbentherapie

Unter praktisch-ästhetischem Gesichtspunkt unterscheidet man, unabhängig von möglicherweise resultierenden funktionellen Behinderungen, fünf Arten von Narben:

- Fibröse Narben
- Schüsselförmig eingesunkene Narben
- Scharfkantig eingezogene Narben
- Hypertrophe Narben
- Keloide

Dass diese unterschiedlichen Narbentypen auch unterschiedliche Behandlungsstrategien erfordern, ergibt sich zwangsläufig.
Fibröse Narben können bei gewissen Patienten einen Leidensdruck hervorrufen, jedoch sind sie so „physiologisch", dass man mit den heute zur Verfügung stehenden Mitteln keine Verbesserung mehr erreichen kann. Die Möglichkeit, dass man das Aussehen der Narbe verschlechtert, ist so groß, dass man zu einem aktiven Nichtstun gezwungen wird. Dieses ist mit dem Patienten genauestens zu besprechen. Lediglich eine Narbencreme (Contractubex®) und die Camouflage vermögen die Ästhetik der Narbe zu verbessern.
Schüsselförmig eingesunkene und **scharfkantig eingezogene Narben** entstehen oft bei der Akne. Hierbei treten sie aber meist so multipel auf, dass eine Therapie aller Narben, auch finanziell, kaum zu vertreten ist (Abb. 4). Größere und einzelstehende Exemplare sind jedoch einer Behandlung zugänglich.
Keloide sind Narben, die bei der Wundheilung über die eigentlichen Wundränder zungenförmig hinauswachsen. Im Gegensatz dazu respektieren **hypertrophe Narben** die Wundränder und sind dadurch relativ scharf begrenzt. Symptome wie Jucken, Brennen, Rötung und Schmerzen werden bei Keloiden weit häufiger beobachtet als bei hypertrophen Narben. Gemeinsam ist beiden Narbenformen, dass sie auch schon nach minimalem Trauma, wie z.B. bei der Akne, auftreten können. Eine Reihe von Faktoren kann zur Bildung von Keloiden prädisponieren (Tabelle 2). Bei hypertrophen Narben werden spontane Rückbildungen beobachtet, Keloide bilden sich nur äußerst selten ohne entsprechende Therapie zurück.
Da alte Menschen praktisch keine auffällig verdickten Narben aufweisen, kann man davon ausgehen, dass alle

Tabelle 2. Prädisponierende Faktoren der Keloidbildung

- Jugendliches Lebensalter
- Weibliches Geschlecht
- Schwarze Hautfarbe
- Bestimmte Körperregionen (Sternum)
- Erhöhte Hautspannung
- Vererbung
- Hormone ? (Östrogene, Thyroxin)

Tabelle 3. Therapiemöglichkeiten in der Narbenbehandlung

Methode	Indikation	Kontraindikation	Erfolg
Plastisch-operatives Vorgehen	Funktionelle Behinderung	Evtl. Keloide	gut
Füllsubstanzen	Atrophische Narben	Allergie gegen die Füllsubstanz, Granulomneigung, Kollagenosen	meist gut
Synechienlösung	Eingezogene Narben	Gerinnungsstörung	meist gut
Dermabrasio nach Schreus	Aknenarben	Keloide	mäßig
Mitteltiefe Peelings	Aknenarben	Schlechte Compliance	mäßig
Narbenexzision	Hypertrophe Narben, Keloide nur als Kombinationstherapie	Starke Keloidneigung	gut
Glukokortikoid-Injektion	Keloide, hypertrophe Narben	Atrophische Narben	gut
Narbengele (z.B. Contractubex®)	Alle Narbentypen	Allergie gegen Inhaltsstoffe	mäßig
Behandlung mit Folien und Narbenpflastern	Keloide, hypertrophe Narben	Keine	unsicher
Drucktherapie	Keloide, Wulstnarben	Keine	gut
Kryotherapie	Keloide, hypertrophe Narben	Kryoglobulinämie	meist gut
Strahlentherapie	Keloid-Prophylaxe	Kinder, besondere Körperregionen (z.B. Schilddrüse)	unsicher
Lasertherapie	Aknenarben Hypertrophe Narben, Keloide nur als Kombinationstherapie	Starke Keloidneigung	unsicher

Narbentypen im Senium atrophisieren und damit flach werden.

Überblick über die Therapiemöglichkeiten: Die Behandlung von Narben umfasst zahlreiche Verfahren und richtet sich immer nach dem Narbentyp.

Die Therapiemöglichkeiten sind in Tabelle 3 zusammengefasst.

Fallstricke ergeben sich meist in der Narbentherapie aufgrund der falschen Diagnostik der Narbe und der damit verbundenen falschen Therapie, außerdem in der falschen Evaluation der Patienten, nämlich dann, wenn eine Keloidneigung vorliegt. Außerdem kann man „physiologische" Narben durch eine invasive Therapie nur kosmetisch verschlechtern.

Keloide und hypertrophe Narben werden oft mit einem Kortikoid/Lokalanästhetikum-Gemisch mit dem Dermojet® behandelt. Hierbei können aus zwei Gründen keine sichtbaren Erfolge auftreten. Der Druck dieses Gerätes ist zu schwach, um die Lösung in das Narbengewebe zu schießen; der Großteil des Medikaments bleibt direkt unter der Epidermis liegen. Außerdem wird die Kinetik des Steroids durch das Lokalanästhetikum deutlich vermindert (Hatz, 1998). Die reine 10%ige Triamcinolon-Suspension muss also mit der Kanüle unter stetigem Druck intraläsional appliziert werden.

Zu häufige Nachbehandlungen können aus einer hypertrophen Narbe eine tiefe Atrophie schaffen, die noch schwieriger zu korrigieren ist. Es sollte also etwa alle drei Wochen wieder neu abgewägt werden, ob eine Nachinjektion überhaupt noch indiziert und wann die Behandlung mutmaßlich beendet ist.

Bei allen Narbentherapien sind die unrealistischen Ideen des Patienten von z.B. einem Wegschleifen der Narbe zu korrigieren. Man kann eine Narbe nicht unsichtbar machen, sondern nur kosmetisch unauffälliger!

14.2.3 Faltenaugmentation

Das, was gemeinhin als „Falten" bezeichnet wird, beschreibt recht unterschiedliche Hautzustände. In der englischen Sprache wird da schon differenzierter unterschieden in wrinkles, crinkles und folds. Man muss also beim Menschen auseinanderhalten: Mimikfalten, Altersfalten durch erschlaffende, feuchtigkeitsarme Haut, Fältchen durch längere Sonnenbestrahlung, Falten durch bestimmte Gewohnheiten (z.B. Mundspitzen – Rauchen). Daran erkennt man auch, dass bei der Faltenbeseitigung nur bestimmte therapeutische Regime zum Erfolg führen. Mimikfalten werden üblicherweise überhaupt nicht entfernt, denn dadurch würde das Gesicht ausdruckslos und starr. Ausgenommen sind tiefe Zornesfalten und Krähenfüße, die dem Gesicht ein strenges bzw. altes Aussehen verleihen. Wenn man diese Falten mildern will, muss man die mimische Muskulatur durch Botulinumtoxin lähmen. Die plastische Chirurgie kommt beim allmählichen Absinken der Gesichtskonturen durch Verlust der Elastizität in Verbindung mit der Erdanziehung zum Einsatz, in Form des Faceliftings. Genaue Richtlinien zur Faltenbehandlung wurden 2001 von der Arbeitsgemeinschaft für ästhetische Dermatologie und Kosmetologie veröffentlicht (Worret und Bayerl, 2001).

Bei feineren Fältelungen, die aus langjähriger Sonneneinstrahlung resultieren, helfen die unterschiedlichsten Peelingmethoden, sei es durch Laser, chemische Substanzen oder (seltener durchgeführt) mittels Dermabrasion.

Sehr tiefe Falten kann man außerdem noch mit intraläsional applizierten Füllsubstanzen anheben. Diese Substanzen sind es aber auch, die zu Problemen führen können, denn alle heute kommerziell erhältlichen Filler lösen prinzipiell Granulome aus, auch wenn die Herstellerfirmen beteuern, gerade bei ihrem Präparat würde das noch nie beschrieben worden sein. In größeren Fallzahlen konnte das, wenn auch in unterschiedlicher Ausprägung, immer wieder beobachtet werden (Abb. 5).

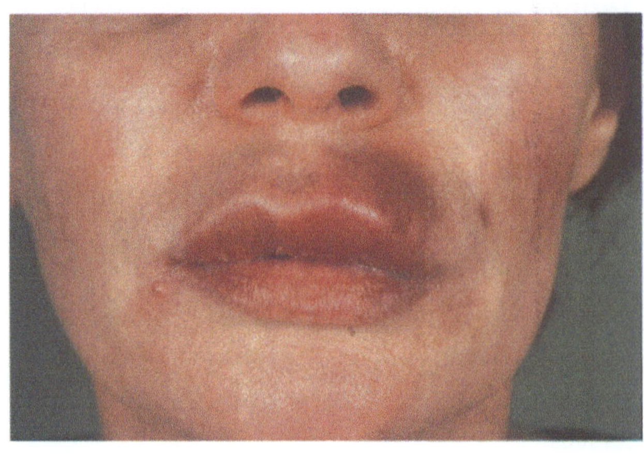

Abb. 5. Granulom nach einem Hyaluronsäure-haltigen Filler

Weitere Schwierigkeiten bei der Anwendung von Füllsubstanzen sind, dass diese aus größeren Poren herausgedrückt werden können oder gleich falsch neben der Falte appliziert werden, was die Furche nur noch verstärkt.

14.2.4 Epilationen

Für die Aussage „anhaltende (permanente) Enthaarung" wird, ausgehend von unterschiedlich langen Haarwachstumszyklen, von der FDA eine über drei Monate hinausgehende Haarfreiheit ohne weitere Epilationsmaßnahmen gefordert. Alle Geräte zur dauerhaften Epilation basieren auf dem Prinzip der zielgenauen Verbrennung im Haarfollikel. Aber selbst bei einer vollständigen Zerstörung des Follikels (vielmehr dessen untersten Teils, der Papille) kann man nicht von einer dauerhaften Enthaarung ausgehen. Zum Aufbau eines (neuen) Haarfollikels sind nicht einmal Haarmatrix (Keimzellen unterhalb der Haarpapille) und Papillengewebe gemeinsam notwendig. Bei isolierter Zerstörung einer dieser beiden Komponenten kann ein neuer Haarfollikel auch von dem sogenannten Wulst alleine aufgebaut werden (Drosner und Worret, 1998). Folglich muss eine auf Dauer angelegte Enthaarung die

Zerstörung beider genannten Haaranlagen (Matrix und Papille) und möglichst auch des Wulstes zum Ziel haben. Läuft die Zerstörung eines Follikels über Koagulation durch Absorption von Licht durch das pigmentierte Matrixgewebe (Laserepilation), dann kann eine gleichzeitige thermische Zerstörung der (nicht pigmentierten und damit auch nicht lichtabsorbierenden) Papille nur erreicht werden, wenn die Haarmatrix der Papille unmittelbar anliegt. Dies ist nur in den Anagenentwicklungsstufen (AIV) AV und AVI des Haarwuchszyklus gegeben. In späteren Stadien löst sich der Bulbus von der Papille und wandert nach oben. Der Telogenfollikel ist kaum noch pigmentiert, die Papille, die in deutlichem Abstand unter diesem Follikel frei im Bindegewebe liegt, gar nicht. Die Photothermolyse hat deshalb in diesem Stadium keinen Einfluss mehr auf die Haarwurzel. Trotzdem liegt natürlich auch im Telogenstadium eine komplette Haareinheit vor, die sich nach 2–4 Monaten wieder in die Anagenphase verwandelt und ein neues Haar bildet.

Ob nun Telogen- oder Anagen-Haare epiliert werden, ist meist reine Glücksache. Wo die zerstörerische Kombustion stattfindet, an der Haarwurzel, dem Wulst oder nur im Follikelostium, entzieht sich der Beobachtungsmöglichkeit. Dementsprechend muss man den Patienten aufklären, dass eine dauerhafte Epilation auch heute noch nicht vollständig erreicht werden kann.

Zur Epilation werden elektrische Verfahren benützt oder Lasersysteme sowie IPL (intensed pulsed light)-Geräte. Ein Vorteil dieser letztgenannten Geräte ist die größere Fläche, die man damit enthaaren kann.

Bei der Epilation mit hochenergetischem Licht sollte man die Schneewittchen-Regel beherzigen: Möglichst schwarze Haare bei möglichst weißer Haut.

Die Lichtquanten werden nämlich nicht nur an den pigmentierten Haarwurzeln absorbiert und in Hitze umgewandelt, sondern auch an den Melanozyten der Haut, was zu Schmerzen und Verbrennungen führt.

Die Elektroepilation basiert auf zwei unterschiedlichen physikalischen Gesetzmäßigkeiten: der galvanischen (direkten) Stromelektrolyse und der Thermolyse (alternierenden Stromelektrolyse).

Gerade für die Elektroepilation ist es sinnvoll, wenn sich die Patienten 2 oder 3 Tage vorher rasieren. Alle nachgewachsenen Haare sind dann Anagenhaare, die man gezielt angehen kann.

Die galvanische Elektrolyse, welche von den meisten Therapeuten benutzt wird, basiert auf der chemischen Reaktion $2NaCl + 2H_2O \rightarrow 2NaOH + H_2 + Cl_2$, die auftritt, wenn die Metallnadel im Follikel mit dem Gewebe Kontakt hat und wenn ein Gleichstrom fließt. Die Stromstärke (in Milliampere) wird so eingestellt, dass sie die individuelle Schmerzschwelle des Patienten gerade erreicht oder leicht überschreitet.

Bei jedem Gerät treten Schwankungen der Stromstärken auf, auch ohne Veränderung der Grundeinstellung, sodass die Beurteilung der Intensität sehr ungenau ist.

Die galvanische Elektrolyse ist langsam. Es kann 15 Sekunden bis zu 3 Minuten dauern, bis ein einzelnes Haar entfernt ist, und wiederholtes Einstechen der Nadel ist oft nötig, was zu Krusten und follikulären Knoten führen kann.

Um diese umständliche Prozedur zu vereinfachen, wurde ein Gerät auf den Markt gebracht, bei dem die differente Elektrode als Pinzette ausgebildet ist, mit der das Haar einfach erfasst wird. Doch da im Haarkanal keine Flüssigkeit besteht, die den Strom leiten könnte, ist diese Methode wirkungslos. Lediglich ein erhöhter pH-Wert des epilierten Haares wird beschrieben, auf den die Vertreiberfirmen die mögliche Wirksamkeit begründen.

Die Thermolyse benutzt die Wechselspannung und verursacht die Zerstörung des Haarfollikels durch thermische Verbrennung, nicht durch chemische Verätzung. Dieses basiert auf einer hochfrequenten Elektrokoagulation (in den USA ist diese auf 27,125 Hz festgesetzt). Die Thermolyse kann unipolar, also auch ohne indifferente Elektrode, oder bipolar angewendet werden. Die unipolare Methode produziert keine Hitze in der Nadel oder der Hautoberfläche, sondern nur im Gewebe in Abhängigkeit vom dort herrschenden Widerstand. Sie ist meist schneller und weniger schmerzhaft als die bipolare Methode. Sie arbeitet entweder mit einer niedrigen Stärke über 3 bis 20 Sekunden oder mit hoher Intensität („Flash-Modus") über 0,02–0,5 Sekunden. Wie bei der galvanischen Elektrolyse sind die höheren Stromstärken effektiver für die Epilation. Unter „Blend-Methode" versteht man eine Kombination von Thermolyse und galvanischer Elektrolyse. Sie bietet aber keine Vorteile gegenüber den herkömmlichen Techniken.

Die Nadeln, die benutzt werden, variieren deutlich. Es gibt Einmalnadeln und sterilisierbare, isolierte, spitz endende und abgerundete, starre und biegsame Nadeln. Welche Elektrode verwendet wird, hängt von der Lokalisation und der Dicke der Haare ab.

Wichtig ist zu wissen, dass die Haarfollikel bei Kaukasiern schräg verlaufen, bei Asiaten gerade sind

und bei Negroiden semizirkulär. Diese Tatsache begründet auch die Auswahl der unterschiedlichen Vorgehensweisen und Nadelformen.

Als Nebenwirkungen sind bekannt:

- Narbenbildung (sogar Keloide bei prädisponierten Patienten) durch Verbrennung der Epidermis oder Perforation des Follikels mit starren Nadeln
- Schmerzen, Erytheme und Ödeme
- Aktivierung einer Herpes simplex-Aussaat meist im Oberlippenbereich
- Postinflammatorische Hyper- oder Hypopigmentierungen je nach Hauttyp und Traumatisierungsstärke
- Metallimplantationen im Gewebe durch Hitzeabsplitterungen an älteren Nadeln oder meist infolge von Metallionenwanderung durch den galvanischen Strom

Keine Form der Elektroepilation ist sicher für Patienten mit Herzschrittmachern.

Literatur

Christ J (2001) Medizinische Camouflage in der Kosmetik. Hippokrates Verlag, Stuttgart

Cunliffe WJ (1989) Acne. Martin Dunitz, London

Drosner M, Worret W-I (1998) Überlegungen zur permanenten Enthaarung. Kosmet Med 19: 214–218

Hatz H (1998) Glucocorticoide. Immunologische Grundlagen, Pharmakologie und Therapierichtlinien. Wissenschaftliche Verlagsgesellschaft, Stuttgart

Olsen EA (1999) Methods of hair removal. J Am Acad Derm 40: 143–155

Raab W, Kindl U (1999) Pflegekosmetik, 3. Aufl. Wissenschaftliche Verlagsgesellschaft, Stuttgart

Rubin MG (1995) Manual of chemical peels. Superficial and medium depth. Lippincott, Philadelphia

Worret W-I (2000) Bioengineering in der Praxis. Akt Derm 26: 178–182

Worret W-I, Bayerl C (2001) Guidelines for the treatment of wrinkles and folds. Kosmet Med 22: 146

Worret W-I, Gehring W (2003) Kosmetische Dermatologie. Springer-Verlag, Heidelberg

15 Durchführung und Interpretation des Trichogramms

15 Durchführung und Interpretation des Trichogramms

Hans Wolff

Das Trichogramm dient der mikroskopischen Differenzierung und Quantifizierung der verschiedenen Haarwurzelformen. Es wird bei folgenden Indikationen eingesetzt:

- zur Objektivierung und Typisierung eines verstärkten Haarausfalls (Effluvium),
- zur Aktivitätsbestimmung und Prognosestellung bei Alopezien,
- zum Nachweis einer Trichotillomanie.

Die Indikation zur Durchführung eines Trichogramms ist im Prinzip bei jedem Patienten gegeben, der sich neu mit Haarproblemen vorstellt. Das Trichogramm kann Aufschluss über das Vorliegen eines erhöhten Haarausfalls und gegebenenfalls über die Akuität und den Schweregrad der einwirkenden Noxe geben. Die Ursache des Haarausfalls kann damit aber oft nicht eingegrenzt werden.

Nach bisheriger Auffassung ist zur standardisierten Durchführung des Trichogramms eine Haarwaschkarenz von 5 Tagen einzuhalten. Liegt das letzte Haarewaschen nur 1–2 Tage zurück, könnte sich ein zu niedriger Anteil an locker sitzenden Telogenhaaren und damit die Gefahr zu günstiger Befunde ergeben. Dies lässt sich jedoch mathematisch widerlegen anhand der Anteile von Anagen- und Telogenhaaren und der Zahl der epilierten Haare. Ob die Haarwaschkarenz 5 Tage beträgt oder 0 Tage – der Unterschied des Telogenanteils beträgt maximal 2–4%. Telogen-Unterschiede unter 5% sind klinisch irrelevant, da die „Normalwerte" lediglich zur groben Orientierung dienen. Wichtiger als die Orientierung an den „Normalwerten" sind intraindividuelle Verläufe. Hierbei ist eine auf z.B. 1–2 Tage standardisierte Haarwaschkarenz nützlich.

Fallstrick 1: Patienten mit schnell fettenden Haaren wird eine unnötige Haarwaschkarenz von 5 Tagen aufgezwungen. Ein Trichogramm ist immer durchführbar, auch wenn die Haare frisch gewaschen wurden.

Beim klassischen Trichogramm sind zwei bis drei Epilationen durchzuführen.

- Bei der androgenetischen Alopezie des Mannes sollte die Epilation in allen sich lichtenden Kopfhautarealen, also ggf. frontotemporal (Geheimratsecken) und im Vertexbereich (Tonsur) erfolgen. Als klinisch nie betroffenes Kontrollareal dient der Okzipitalbereich.
- Bei der androgenetischen Alopezie der Frau sollte die Epilation im Parietalbereich etwa 2 cm neben dem Mittelscheitel erfolgen. Als klinisch nie betroffenes Kontrollareal dient der Okzipitalbereich.
- Bei der Alopecia areata sollte eine Epilation aus dem Randbereich eines haarlosen Bezirkes erfolgen, die Kontrollepilation wird aus einem nicht betroffenen Bereich der kontralateralen Kopfseite durchgeführt.
- Bei diffusem Effluvium oder diffuser Alopezie sollten Haare von parietal und okzipital epiliert werden.

Die Epilationsstellen sind genau zu vermerken, am besten auf einer Skizze oder einem Vordruck.

Fallstrick 2: Wahl eines ungeeigneten Epilationsareals, fehlende Dokumentation der Entnahmestelle.

Die Qualität der Befunde ist abhängig von richtig gewählten Epilationsorten, geeignetem Werkzeug, der Epilationstechnik und korrekter Präparation der epilierten Haare. Benötigtes Instrumentarium zur Durchführung des Trichogramms sind Stielkamm, Haarclips, eine gummiarmierte Arterienklemme, Schere, Transparent-Klebeband, eine kleine Spritze mit Leitungswasser, Objektträger, Deckgläser, Eindeckmedium (optional), Petri-Schale, Gummibänder sowie ein Mikroskop. Die Firma Galderma (Galderma GmbH, Freiburg) bietet für Dermatologen ein fertiges Trichogramm-Set sowie Trichogramm-Kurse zur Erlernung der notwendigen Techniken an. Zunächst wird die

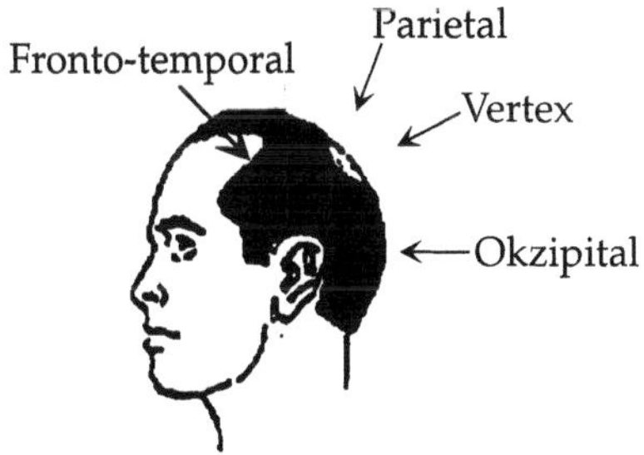

Abb. 1. Entnahmestellen für das Trichogramm

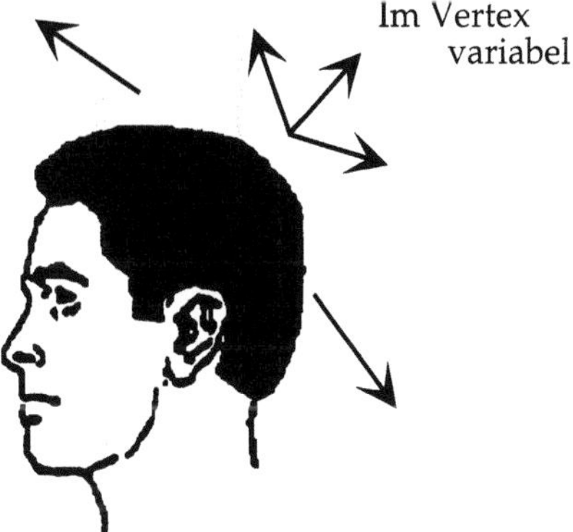

Abb. 2. Wuchsrichtung der Haare

Patientin oder der Patient darüber aufgeklärt, dass etwa 50 Haare ruckartig epiliert werden und dass mit einem kompletten Wiederwachstum der Haare zu rechnen ist. Mit Hilfe der Haarclips wird ein passendes Kopfhautareal freigelegt, eine dichte Reihe von Haaren mit der Arterienklemme knapp über der Kopfhaut gegriffen und dann kräftig und ruckartig in Austrittsrichtung der Haare epiliert.

Fallstrick 3: Die Haare dürfen nicht als Büschel gegriffen werden, da es sonst zu sichtbaren kahlen Stellen kommt. Die Präparation einer Reihe von Haaren hinterlässt keine sichtbaren Kahlstellen.

Fallstrick 4: Die Haare müssen unbedingt in Wuchsrichtung epiliert werden, sonst brechen sie ab.

Nur im Mittelscheitel- und Vertexbereich treten die Haare oft im 90°-Winkel, also senkrecht zur Kopfhaut aus. An der übrigen Kopfhaut handelt es sich meist um einen 45° bis 60° Winkel, insbesondere parietal und okzipital. Durch Beachtung der Wuchsrichtung lässt sich ein Abbrechen der Haare vermeiden. Abgebrochene Haare finden sich meist im Okzipitalbereich, weil fälschlicherweise senkrecht zur Kopfhaut epiliert wird anstatt nach kaudal. In der Regel handelt es sich bei abgebrochenen Haaren um fest verankerte Anagenhaare.

Die epilierte Haarreihe wird auf den Objektträger gelegt, mit Transparent-Klebeband fixiert und erst dann abgeschnitten. Die Haare können nun problemlos mehrere Tage trocken bis zur Analyse der Wurzeln gelagert werden.

Die mikroskopische Wurzelanalyse erfolgt mit Leitungswasser und einem Deckglas bei 20–40facher Vergrößerung. Die drei physiologischen Wachstumsformen Anagen, Katagen und Telogen sind entsprechend der Dauer der Zyklusphasen zu verschiedenen Anteilen im Trichogramm zu finden. Auch können manchmal dystrophe Haare und andere Haarwurzelformen im Trichogramm identifiziert werden.

- **Anagenhaare** kommen auf dem Objektträger meist mit gebogener Wurzelspitze zu liegen und erinnern an Golfschläger. Sie weisen in der Regel eine Wurzelscheide auf (Anagenhaar mit Wurzelscheide), manchmal jedoch nicht (Anagenhaar ohne Wurzelscheide).

Fallstrick 5: Anagenhaare ohne Wurzelscheide werden als dystrophe Haare klassifiziert; sie stellen jedoch lediglich eine Normvariante dar.

Insgesamt sollten über 80% der epilierten Haare im Anagenstadium sein. Ist ihr Anteil niedriger und die Rate der Telogenhaare entsprechend höher, weist dies auf einen verstärkten Haarausfall hin, der zur Alopezie führen kann.

- **Katagenhaare** sind mit 1–3% im Trichogramm selten zu sehen, da diese Phase ein Übergangsstadium darstellt, das maximal 1–2 Wochen dauert. Morphologisch sind Katagenhaare eine Mischung aus Anagen- und Telogen-Haar: Sie tragen eine Wurzelscheide wie ein Anagenhaar, Schaft und Bulbus sind jedoch fast schon so starr und keratinisiert wie beim Telogenhaar. Ein erhöhter Anteil von Katagenhaaren (>3%) deutet auf eine aktuelle und intensive Schädigung der Haarwurzeln hin, die zum gleichzeitigen Übertritt vieler Haare vom Anagen ins Katagen geführt hat.
- **Telogenhaare** sind einfach zu identifizieren: Fehlende Wurzelscheide, kolbenartig keratinisierter, pigmentloser Bulbus und ein starrer, gerader Haarschaft. Das Telogen ist ein Ruhestadium, das dem natürlichen Ausfall des Haares vorausgeht. Die Dauer des Telogens beträgt etwa 2–4 Monate. Alle Haare, die schmerzlos ausgezogen und ausgekämmt werden oder sich nach der Kopfwäsche im Waschbecken sammeln, befanden sich im Telogen. Normalerweise sind beim Trichogramm weniger als 20% der epilierten Kopfhaare im Telogenstadium.

- **Dystrophe Haarwurzeln** sehen aus wie ein gespitzter Bleistift. Die Form ergibt sich daraus, dass eine relativ starke Noxe innerhalb von 1–2 Wochen die Haarmatrixzellen so geschädigt hat, dass nur noch ein verschmächtigter Haarschaft gebildet wird. Dieser ist beim Epilationszug die Sollbruchstelle.

Eine Interpretation des Trichogramms sollte nur in der Zusammenschau mit Anamnese und Kenntnis des klinischen Bildes erfolgen. Liegt der Anteil der Telogenhaare höher als 20%, deutet dies auf einen verstärkten Haarausfall hin, der eine Alopezie nach sich ziehen kann. Telogenraten von bis zu 50% können bei sehr aktiver androgenetischer Alopezie, bei starkem symptomatischem Effluvium oder auch bei starker Alopecia areata zu finden sein. Je höher der Anteil an Telogenhaaren, desto häufiger finden sich auch dystrophe Haare.

Fallstrick 6: Nicht immer führt eine erhöhte Telogenrate (>20%) unweigerlich zur Alopezie

Es gibt Patientinnen, die seit Jahren erhöhte Telogenraten aufweisen und trotzdem ein dichtes Haarkleid tragen. Bei ihnen könnte ein so genanntes chronisch telogenes Effluvium vorliegen. Diese von Whiting (1996) beschriebene Normvariante ist durch hohe Telogenraten im Trichogramm gekennzeichnet. Betroffen sind meist relativ dicht behaarte Frauen im mittleren Alter. Der Haarverlust beunruhigt die Patientinnen sehr. Trotz relativ starken Haarausfalls entwickeln die Frauen meist keine Lichtung der Kopfhaare. Hier muss Aufklärungsarbeit geleistet werden.

Manche Menschen verlieren in Abhängigkeit von der Jahreszeit vermehrt Haare. Das Maximum dieses „Fellwechsels" liegt in den Monaten August, September und Oktober, das Minimum des Haarverlustes im Dezember, Januar und Februar. Entscheidende Faktoren für die spätsommerlich gehäuften Übergänge vom Anagen ins Telogen sind wahrscheinlich Intensität und Dauer der vorausgegangenen Sonnenbestrahlung.

Fallstrick 7: Manche Patienten haben einen periodischen, jahreszeitlich verstärkten Haarausfall. Daher sind höhere Telogenraten im Spätsommer und Herbst nicht immer Zeichen einer Haarschädigung.

Dystrophe Haare sind immer pathologisch, insbesondere wenn ihr Anteil über 4% beträgt. Häufigste Ursachen eines massiven dystrophen Effluviums sind Chemotherapien oder der starke Schub einer Alopecia areata. Beide Störungen können innerhalb von 1–3 Wochen zum Verlust fast aller Kopfhaare führen. Verschont bleiben zunächst lediglich die metabolisch bereits inaktiven Telogenhaare, die jedoch in den folgenden Wochen dann auch verloren gehen. Daraus ergibt sich, dass dystrophe Haare zum Zeitpunkt der Schädigung im Anagenstadium waren.

Fallstrick 8: Trichogrammergebnisse sollten nicht überbewertet werden!

Dazu ist die Präzision und Reproduzierbarkeit der Methode zu schlecht. Zwar lässt sich die Genauigkeit des Trichogramms mit der Zahl entnommener Haare erhöhen, aber hier setzt das Schmerzempfinden der Patienten Grenzen. In der Regel werden 50 Kopfhaare aus einer Kopfregion mit etwa 50.000 Haaren analysiert. Das ist eine Stichprobe von 0,1%. Sind in dieser Stichprobe zufällig 12 statt 10 Telogenhaare vorhanden, erhöht sich der Telogenanteil von 20% auf 24%. Darum sollten erst intraindividuelle Telogenunterschiede von über 10% als potentiell klinisch relevant angesehen werden.

Literatur

Barman JM, Astore I, Pecoraro V (1965) The normal trichogram of the adult. J Invest Dermatol 44: 233–236

Bassukas ID, Hornstein OP (1989) Effects of plucking on the anatomy of the anagen hair bulb. A light microscopic study. Arch Dermatol Res 281: 188–192

Braun-Falco O, Fischer C (1966) Über den Einfluß des Haarewaschens auf das Haarwurzelmuster. Arch Klin Exp Dermatol 226: 136–143

Braun-Falco O, Heilgemeir GP (1977) Aussagewert der Haarwurzelstatusmethode. Hautarzt 28: 136–139

Braun-Falco O, Rassner B (1965) Über den Einfluß der Epilationstechnik auf normale und pathologische Haarwurzelmuster. Arch Klin Exp Dermatol 223: 501–508

Courtois M, Loussouarn G, Hourseau S, Grollier JF (1996) Periodicity in the growth and shedding of hair. Br J Dermatol 134: 47–54

Randall VA, Ebling FJG (1991) Seasonal changes in human hair growth. Br J Dermatol 124: 146–151

Whiting DA (1996) Chronic telogen effluvium: increased scalp hair shedding in middle-aged women. J Am Acad Dermatol 35: 899–906

Wolff H (1997) Trichogramm. In: Korting HC, Sterry W (Hrsg) Diagnostische Verfahren in der Dermatologie. Blackwell, Berlin, S 249–252

Wolff H, Kunte C (1999) Trichorhizogramm und Phototrichogramm - ein Vergleich. Kosm Med 19: 8–11

Zaun H, Ludwig E (1976) Zur Definition ungewöhnlicher Haarwurzeln im Trichogramm. Hautarzt 27: 606–608

16 Botulinumtoxin A

16 Botulinumtoxin A

Roland Remling

16.1 Pharmakologie und Wirkprinzip von Botulinumtoxin

Botulinumtoxine sind bakterielle Exotoxine des anaeroben Bakteriums Clostridium botulinum. Von den sieben bekannten immunhistochemischen Subtypen (A bis G) besitzt vor allem Botulinumtoxin A klinische und pharmakologische Bedeutung, das als Dysport® (Fa. Ipsen-Ltd., Wrexham, Großbritannien; Vertrieb durch Ipsen-Pharma, Ettlingen) und als Botox® (Allergan, Irvine, Ca. USA; Vertrieb durch Fa. Merz, Frankfurt) erhältlich ist. Botulinumtoxin besitzt zwei Ketten, von denen die schwere Kette irreversibel mit hoher Affinität an präsynaptisch lokalisierte Akzeptoren motorischer Nervenendigungen bindet, was eine pinozytotische Aufnahme des Gesamtmoleküls in die Nervenendigung induziert. Die leichtere Kette wird daraufhin intrazellulär abgespalten und wirkt als Metalloprotease, die synapsen-spezifische Proteine inaktiviert und dadurch die Ausschüttung von Acetylcholin aus den Speichervesikeln der präsynaptischen Nervenendigung hemmt. Dadurch kommt es zu einer Blockade der neuromuskulären Überleitung in die Muskulatur.

Klinische Effekte zeigen sich nach 24–72 Stunden und erreichen ihr Maximum nach 1–2 Wochen. Die Wirkungsdauer bleibt dabei jedoch auf 3–8 Monate beschränkt, wobei sie bei der Behandlung der Hyperhidrosis im allgemeinen länger als bei der Behandlung von mimischen Falten anzusetzen ist. Durch Einsprossung neuer Nervenendigungen aus angrenzenden Regionen kommt es zu einer langsamen, schrittweisen Regeneration der betroffenen Muskeln. Dabei konnten auch bei mehrmals wiederholten Anwendungen über einen Zeitraum von Jahren keine permanenten Degenerationen im Sinne von Atrophien nachgewiesen werden.

Die biologische Potenz und Dosierung wird in der Einheit „mouse unit" angegeben, die die Toxinmenge wiedergibt, die bei intraperitonealer Injektion bei 50% der weiblichen Swiss-Webster-Mäuse zum Tod führt. Die letale intramuskuläre Dosis (LD_{50}) für einen 70 kg schweren Menschen wird aufgrund extrapolierter Daten mit ca. 39.000–78.000 mU Dysport® angegeben. Botulinumtoxin A passiert die Blut-Hirn-Schranke nicht.

16.2 Wechselwirkungen und Kontraindikationen

Die gleichzeitige Einnahme von Steroiden stellt eine Kontraindikation zur Behandlung mit Botulinumtoxin dar, da diese blockierend auf Acetycholinrezeptoren wirken. Auch die begleitende Einnahme von Aminoglykosidantibiotika, Spektinomycin sowie Anticholinergika oder nicht-depolarisierenden Muskelrelaxantien ist zu vermeiden, da dabei ein unkontrollierbarer Synergieeffekt erreicht werden kann.

Neurologische Erkrankungen wie Myasthenia gravis oder das Lambert-Eaton-Syndrom können in ihrer Symptomatik durch die Behandlung mit Botulinumtoxin verstärkt werden und stellen damit klare Kontraindikationen dar. Weitere Kontraindikationen sind Schwangerschaft und Stillzeit, da die Proteine plazentagängig sind.

Erhöhte Vorsicht ist bei der intramuskulären Injektion und gleichzeitigem Vorliegen von Koagulopathien einschließlich therapeutischer Antikoagulation geboten (Tabelle 1).

Tabelle 1. Absolute und relative Kontraindikationen zu der Therapie mit Botulinumtoxin A

Kontraindikationen bei der Therapie mit Botulinumtoxin A
• Gleichzeitige Einnahme von: Steroiden, Aminoglykosidantibiotika, Spektinomycin, Anticholinergika, nicht-depolarisierenden Muskelrelaxantien, Acetylsalicylsäure, Marcumar
• Myasthenia gravis, Lambert-Eaton-Syndrom
• Koagulopathien
• Schwangerschaft und Stillzeit
• Mangelnde Patientenkooperation

16.3 Fehlerquellen bei der Lagerung und Zubereitung

Die Zubereitung der Injektionslösung sollte stets nach der Anweisung im Beipackzettel mit steriler, isotoner Natriumchloridlösung erfolgen, um vor allem bei der Indikation mimischer Falten eine genau kontrollierbare Menge an Toxin pro Injektionseinheit zu ermöglichen. Der Lösevorgang sollte nicht durch Schütteln beschleunigt werden, da es dabei zu einer Denaturierung der Substanz kommen kann. Die injektionsfertige Lösung sollte im Optimalfall direkt im Anschluss an die Zubereitung verbraucht werden, da sich das Toxin in Lösung an die Glaswand des Fläschchens anzulagern beginnt und somit seine Konzentration und auch Wirkfähigkeit sinkt. Nach steriler Anwendung beträgt die Haltbarkeit bei Lagerung im Kühlschrank in Lösung für Botox® 4 Stunden, für Dysport® 8 Stunden. Es sollte vermieden werden, die gelöste Substanz einzufrieren, da sie beim Auftauen inaktiviert wird.

16.4 Anwendungsmöglichkeiten von Botulinumtoxin A

In der Dermatologie findet Botulinumtoxin A seit einigen Jahren seine Anwendung bei der Behandlung der fokalen Hyperhidrose, der Analfissur sowie als kosmetische Indikation zur Korrektur von mimischen Falten. Darüber hinaus wird es bereits seit 1980 in der Augenheilkunde zur Therapie des Strabismus und des Blepharospasmus eingesetzt. In der Neurologie werden mit Botulinumtoxin A Dystonien oder Torticollis spasmodicus, in der Urologie z.B. Detrusor-Sphinkter-Dyssynergie und in der Gastroenterologie z.B. Achalasie erfogreich therapiert.

Botulinumtoxin A ist derzeit nur zur Therapie von idiopathischem Blepharospasmus, hemifazialer Dystonie und Torticollis spasmodicus zugelassen. Für die genannten dermatologischen Anwendungsgebiete besteht momentan keine Zulassung. Die Behandlung erfolgt daher als „off-label use", das heißt als Einsatz eines zugelassenen Medikamentes für eine nicht zugelassene Indikation. Dem Arzt ist es jedoch erlaubt, im Rahmen der Therapiefreiheit ein Medikament auch für eine nicht angegebene Indikation zu verwenden, wenn dies begründet und medizinisch geboten ist und das Arzneimittel, wie im Falle des Botulinumtoxin A, in der beabsichtigten Anwendung medizinisch-wissenschaftlich erprobt wurde. Der Patient sollte unbedingt darüber in mündlicher und schriftlicher Form aufgeklärt werden und eine Einverständniserklärung 24 Stunden vor Durchführung des geplanten Eingriffs unterzeichnen. Bei den Indikationen der Hyperhirosis und der Analfissur sollte dabei festgehalten werden, dass die Behandlung im Rahmen eines Heilversuchs durchgeführt wird.

16.4.1 Botulinumtoxin A zur Therapie der fokalen Hyperhidrose

16.4.1.1 Indikationsstellung zur Therapie der fokalen Hyperhidrose mit Botulinumtoxin A

Die Indikation zur Therapie mit Botulinumtoxin A ist die primäre Hyperhidrose, bei der es unter psychischen Belastungssituationen aber auch ohne erkennbare Ursachen zu anfallsartigem Schwitzen am häufigsten axillär, palmo-plantar oder seltener an Stirn, Nacken, Oberkörper oder generalisiert kommt. Dabei müssen Grunderkrankungen wie z.B. eine Hyperthyreose ausgeschlossen sein.
Aufgrund der hohen Behandlungskosten und der nicht zugelassenen Indikation sowie der Notwendigkeit der fortlaufenden Wiederholung der Injektionen nach Wirkverlust sollten vor der Therapie die alternativen Behandlungsmöglichkeiten wie z.B. Leitungswasser-Iontophorese und aluminiumchloridhaltige Externa mit dem Patienten diskutiert und je nach Schweregrad des Befundes eingesetzt werden. Der Patient sollte in jedem Fall vor der Behandlung schriftlich über mögliche Risiken aufgeklärt worden sein.
Es ist von entscheidender Wichtigkeit, dem Patienten keine unrealistischen Versprechungen bezüglich der Wirkdauer zu machen, da dieser in vielen Fällen die Behandlungskosten selbst trägt. Dabei sollte auch erwähnt werden, dass die Wirkdauer bei gleicher Indikation von Patient zu Patient deutlichen Schwankungen unterliegen kann.

16.4.1.2 Probleme bei der Applikation

Die Injektion sollte axillär flächig intradermal appliziert werden. Dabei sollten die Abstände der Injektionen eine Diffusionsbreite des Präparates von etwa 0,5–1 cm ermöglichen. Insgesamt sind pro Axilla etwa 200 mU Dysport® bzw. 50 mU Botox® erforderlich.
Die Injektion der Hand- und Fußsohlen gestaltet sich schwieriger, da eine Analgesie erforderlich ist. Dabei haben sich der Handwurzelblock und die iontophoretische Applikation von Lokalanästhetika in Kombination mit Kälteanalgesie bewährt.
Bei zu hoher Dosierung oder zu tiefer, d.h. nicht streng intradermaler Applikation ist mit passageren Muskelschwächungen der Hand- bzw. Fingermuskulatur zu rechnen, über deren Möglichkeit der Patient unbedingt aufgeklärt werden sollte. Diese Nebenwirkung ist jedoch in der Regel wenig intensiv und innerhalb weniger Wochen reversibel.
Durch die langjährige Erfahrung mit Botulinumtoxin A in der Neurologie und Ophthalmologie ist bekannt, dass die Möglichkeit der Antikörperbildung gegen Botulinumtoxin A und damit ein Wirkverlust durch enge Wiederholungsintervalle und hohe Gesamtdosen induziert werden kann.

16.4.2 Botulinumtoxin A zur Korrektur mimischer Falten

16.4.2.1 Indikationsstellung und Patientenauflärung

Vorraussetzung für ein zufrieden stellendes Ergebnis bei dieser Therapieform ist die saubere Indikationsstellung. Nur Falten, die durch häufigen Gebrauch einzelner weniger zugehöriger mimischer Muskeln hervorgerufen werden, wie z.B. die Zornesfalte an der Glabella, sind dieser Therapieform zugänglich. Falten wie z.B. die Nasolabialfalte, die aus der individuellen Anatomie des Gesichts und einem komplexen Zusammenspiel vieler großer Muskelgruppen resultieren, eignen sich nur sehr eingeschränkt für diese Therapie, da unter anderem die Motorik beim Sprechen gestört werden könnte (Tabelle 2). Ein wichtiger Gesichtspunkt ist auch die Tiefe der Falten, denn eine Patientenzufriedenheit ist oft nicht allein durch die Lähmung der Muskulatur zu erzielen, sondern tiefere Falten erfordern zusätzlich noch ein Resurfacing oder die Augmentation von einem Füllmaterial wie Hyaluronsäure oder Goretex. Absolut ungeeignet für die Therapie mit Botulinumtoxin A sind die feinen Fältelungen im Bereich der Wangen, die als Ausdruck einer aktinischen Elastose in Erscheinung treten, da sie in keinerlei Zusammenhang mit einer muskulären Hyperaktivität stehen. Es sollte daher vor der Behandlung eine detaillierte Untersuchung des zu behandelnden Areals erfolgen, wobei besonders auf bestehende Asymmetrien zu achten ist. Übertriebene Vorstellungen des Patienten sollten im Gespräch korrigiert werden und im Rahmen eines Behandlungsplanes alternative oder unterstützende Verfahren diskutiert werden.
Entscheidend ist es, den Patienten von der begrenzten Wirkdauer zu unterrichten und ihm dabei keine unrealistischen Zeitangaben zu machen.
Nach der Untersuchung und der Indikationsstellung erfolgt die schriftliche Einverständniserklärung des Patienten und die Photodokumentation des Befundes.

Tabelle 2. Geeignete Indikationen zur Behandlung mit Botulinumtoxin A bei mimischen Falten und mögliche Komplikationen

Indikationen:	Mögliche Komplikationen:
Allgemein	Hämatome, lokaler Injektionsschmerz, Taubheitsgefühl, allergische Reaktionen auf Lösungsbestandteile, unbeabsichtigte Lähmung benachbarter Muskelgruppen
Glabellafalten	Ptosis, Kopfschmerzen
Laterale Lidfalten	Ektropium, hängende Mundwinkel
Horizontale Stirnfalten	Brauenptosis, herabhängende oder geschwollene Augenlider, Kopfschmerzen,
Radiäre Mundfältelung	Lautformungsschwierigkeiten, insuffizienter Lippenschluss
Platysmafalten	Kopfhebeschwäche, Dysphagie, Tonhöhenveränderungen
Nasenrückenfalten	Ptosis

Hat der Patient eine Dermatochalasis, so ist er bei der Indikation „Stirnfalten" besonders genau auf die Möglichkeit des Herabsinkens der Augenbrauen aufmerksam zu machen.

16.4.2.2 Applikation von Botulinumtoxin A bei mimischen Falten

Das Neurotoxin diffundiert von der Applikationsstelle in das benachbarte Gewebe. Aponeurosen und Faszien fungieren dabei bedingt als Hindernisse. Je älter die Patienten sind, um so weniger stabil sind diese Barrieren, und die Gefahr von diffusionsbedingten Nebenwirkungen nimmt zu. Bei zu groß gewähltem Injektionsvolumen oder nicht zielgenauer Applikation kann es zu einer Diffusion in benachbarte Muskelgruppen kommen, was z.B. bei der Behandlung der Stirn und auch der Glabella zu einer Ptosis, bei der Behandlung von lateralen Lidfalten zu erschwertem Lachen und bei der Behandlung von radiären Mundfältelungen zu Schwierigkeiten bei der Lautformung vor allem der Konsonanten P, B und S führen kann (Abb. 1, 2 und 3). Daher ist es ratsam, die entsprechenden Muskelgruppen vom Patienten während der Behandlung zur Kontrolle nochmals kontrahieren zu lassen. Bei der Behandlung der Glabella sollte der Patient zum Beispiel böse schauen und zur Behandlung der Stirn Erstaunen ausdrücken. Hilfreich ist es, wenn der Patient sein Mimikspiel dabei im Spiegel selbst kontrolliert. Bei der Behandlung der Stirn sollte weiterhin ein Mindestabstand zur Augenbraue von 1 cm nach kranial zur Vermeidung der Ptosis, bei der Behandlung der lateralen Lidregion 1 cm nach lateral zur Vermeidung eines Ektropiums eingehalten werden. Wird der laterale Stirnbereich zur Vermeidung einer Ptosis bzw. des Absinkens der Augenbrauen ausgespart, so kommt es zu dem „Spock-eye"-Effekt, da der laterale Anteil der

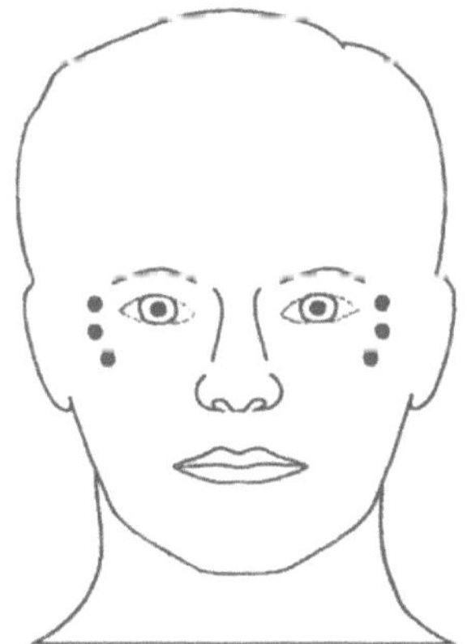

Abb. 1. Injektionspunkte bei lateralen Augenfalten mit jeweils 10 IE Dysport®

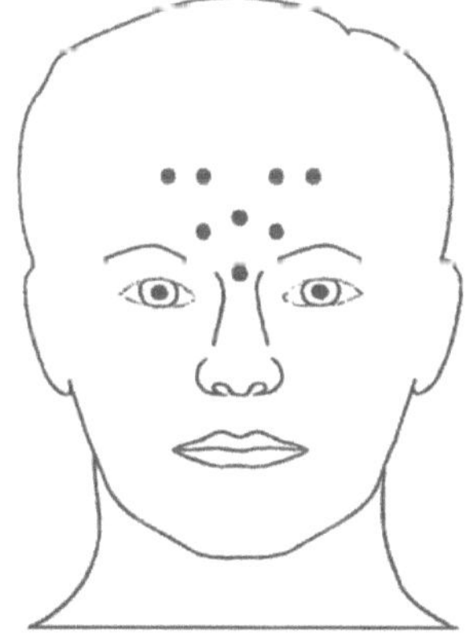

Abb. 2. Injektionspunkte bei bestehender Glabellafalte mit jeweils 10–15 IE Dysport®

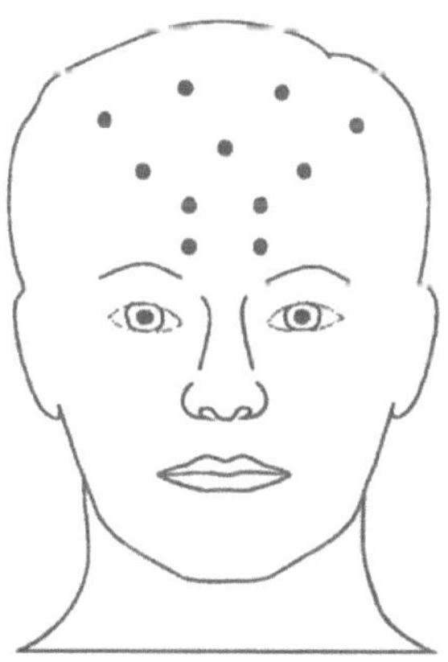

Abb. 3. Injektionspunkte bei horizontalen Stirnfalten mit jeweils 10 IE Dysport®

Augenbraue muskulär aktiviert wird, der mediale Anteil jedoch bereits gelähmt ist. Auf Wunsch des Patienten kann dies durch eine Nachinjektion in den lateralen Stirnanteil gezielt in die hebende Muskulatur korrigiert werden. Sollte es dennoch zu einer Ptosis kommen, so ist die Anwendung von Apraclonidin Augentropfen möglich, die als alpha-2-Agonist bei der Applikation am Auge direkt auf den M. tarsalis wirken. Alle Nebenwirkungen sind jedoch nach einigen Wochen voll reversibel.

Wie bei jeder Injektion kann es zu kleinen Hämatomen oder Infektionen an der Einstichstelle kommen, die jedoch durch vorangehende Desinfektion und das Auflegen von eisgekühlten Kompressen nach der Behandlung weitgehend zu vermeiden sind.

16.4.3 Therapie der chronischen Analfissur mit Botulinumtoxin A

16.4.3.1 Indikationsstellung und Patientenauswahl

Bis 1990 kam bei Patienten, die den herkömmlichen Therapien der chronischen Analfissur (Stuhlregulierung, Sitzbäder, Suppositorien, Analtampons und Dilatationen) nicht zugänglich waren, als Therapie der Wahl nur noch die laterale Sphinkterotomie mit einer anschließenden Stuhlinkontinenzrate bis zu 30% oder die Fissurexzision in Betracht. Seitdem besteht jedoch die Möglichkeit zur konservativen Therapie mit Botulinumtoxin A-Injektionen in den M. sphincter ani externus. Vorraussetzung ist hierbei eine gründliche proktologische Untersuchung, die Fisteln oder andere Grundkrankheiten des Enddarmes ausschließt und einen erhöhten Sphinktertonus nachweist. Als Kontraindikation gelten dabei Gerinnungsstörungen. Die Ansprechrate liegt bei über 70% nach der ersten Injektion. Die Inkontinenzrate nach Botulinumtoxin A beträgt dabei nur ca. 4–5% und ist meist nach etwa 2 Wochen reversibel. Die Patienten sollten jedoch ausführlich über die Möglichkeit einer solchen Nebenwirkung aufgeklärt werden. Das Risiko einer analen Inkontinenz ist bei Frauen insbesondere nach mehreren Geburten gegenüber Männern erhöht und nimmt allgemein mit steigendem Alter zu.

16.4.3.2 Dosierung und Injektionstechnik

Die Injektionen sollten ca. 1 cm tief in den M. sphincter ani externus bilateral der Fissur erfolgen, d.h. bei posteriorer Fissur bei 5 und 7 Uhr Steinschnittlage etwas lateral der Linea anocutanea. Die dabei applizierte Toxinmenge sollte pro Injektionsstelle 10–20 mU Dysport® bzw. 2,5–5 mU Botox® nicht überschreiten, da sonst die Gefahr der Stuhlinkontinenz als Nebenwirkung deutlich ansteigt. Die Dosierung sollte muskeltonus-abhängig gewählt werden. In Einzelfällen sind in der Initialphase nach der Injektion Perianalvenenthrombosen beschrieben worden.

Literatur

Carruthers A, Kiene K, Carruthers J (1996) Botulinum A exotoxin use in clinical dermatology. J Am Acad Dermatol 34: 788–797

Gui D, Cassetta E, Anastasio G, Bentivoglio AR, Maria G, Albanese A (1994) Botulinum toxin for chronic anal fissure. Lancet 344: 1127–1128

Heckmann M, Plewig G (2000) Behandlung der Hyperhidrose mit Botulinumtoxin A. Dtsch Ärztebl 43: S 2415–2416

Heckmann M, Ceballos-Baumann AO, Plewig G (2001) Botulinum toxin A for axillary hyperhidrosis (excessive sweating). N Engl J Med 344: 488–493

Jost WH (1999) Botulinumtoxin Therapie urogenitaler und anorektaler Störungen. Sonderauflage Dysport®. Hoffmann-Verlag, Mainz, S 13–16

Kerscher M, Weidmann MJ, Gottlöber P, Peter RU (2001) Botulinumtoxin A in der Faltenbehandlung. Dtsch Ärztebl 26, S 1508–1511

Matarasso SL (1998) Complications of Botulinumtoxin A exotoxin for hyperfunctional lines. Dermatol Surg 24: 1249–1254

Naumann M, Hofmann U, Bergmann I, Hamm H, Toyka K, Reiners K (1998) Fokale Hyperhidrose: Wirksame Behandlung mit Botulinumtoxin. Arch Dermatol 134: 301–304

17 Phlebologische Diagnostik und Therapie

17 Phlebologische Diagnostik und Therapie

Christiane Holtmann und **Reinhard Engst**

Die Phlebologie befasst sich mit den akuten und chronischen Erkrankungen der Venen und deren Komplikationen. Zur Festlegung des therapeutischen Vorgehens, sei es konservativ oder operativ, sind eine exakte Anamnese, die klinische Untersuchung und die apparative Diagnostik notwendig. Die Kenntnis über den anatomischen Verlauf der Gefäße ist für die Untersuchung unerlässlich (Abb. 1). Die erhobenen Befunde sollten auf einem gesonderten „angiologisch-phlebologischen Dokumentationsbogen" festgehalten werden (Abb. 2).

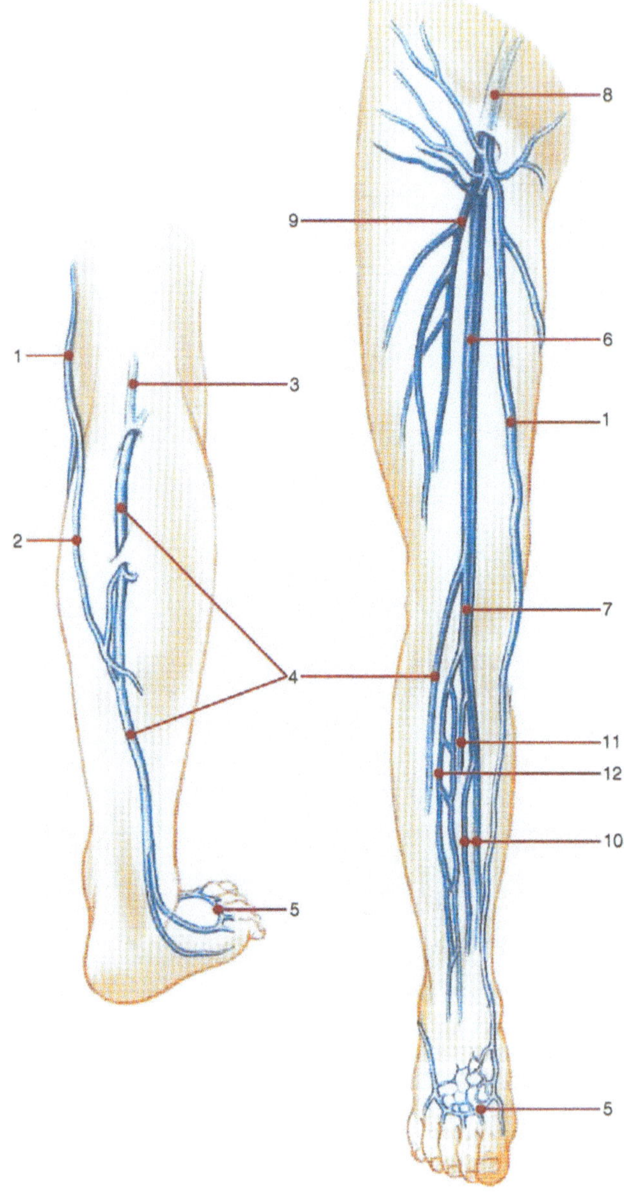

Abb. 1. Oberflächliches und tiefes Venensystem. 1: V. s. magna, 2: V. communicans, 3: V. femoropoplitea, 4: V. s. parva, 5: Arcus vonosus dorsalis pedis, 6: V. femoralis superficialis, 7: V. poplitea 8: V. Iliaca externa, 9: V. profunda femoris, 10: Vv. tib. posteriores, 11: Vv. fibulares, 12: Vv. tib. anteriores

Anamnese: Seit Jahren Varizen: re. ◯ li. ◯ | Thrombosen: re. ◯ li. ◯ | Thrombophlebitis: re. ◯ li. ◯
Ulcus cruris: re. ◯ li. ◯ geschlossen ◯ offen ◯ | Vor-Op: re. ◯ li. ◯ | vorverödet: re. ◯ li. ◯

Jetzige Beschwerden: Thrombophlebitis: re. ◯ li. ◯ | Ulcus cruris: re. ◯ li. ◯ | Ekzem: re. ◯ li. ◯
Schmerzen: re. ◯ li. ◯ | Schweregefühl: re. ◯ li. ◯ | Schwellneigung: re. ◯ li. ◯
Juckreiz: re. ◯ li. ◯ | Besenreiservarizen: re. ◯ li. ◯ | nächtl. Wadenkrämpfe: re. ◯ li. ◯

Angiologische Funktionsuntersuchungen: Doppler venös

Datum:	re	li	re	li	re	li	re	li	re	li
C / VSM-Insuff. nach Hach										
C / VSP-Insuff. nach Hach										
tiefe LVI										
TVT										
PTS										
V. acc. lat / med, v. ing. MT										
inkompl. VSM vom Perf. Typ										
insuff. Vv. perf.										
Seitenastvaricosis										

Color-Duplex venös

Datum:	re	li	re	li	re	li	re	li	re	li
C / VSM-Insuff.										
C / VSP-Insuff.										
tiefe LVI										
TVT										
PTS										
Äste / Crossen										

Phlebodynamometrie (Norm: über 60 mm HG)

Datum:	re	li	re	li	re	li
Druckabfall Δ P						
Δ P nach Occlus.						

Venenverschluß-Plethysmographie
(Norm: VK 4-6 ml/1*ml VR 70-90 ml (VVP)

Datum:	re	li	re	li	re	li
Venöse Kapazität						
Venöser Rückstrom						

Arterielle Messung: ◯ o.B.

Datum:	re	li	re	li	re	li
Druckmess. A popl.						
A tib.						
A dors ped.						
Duplex arteriell						
A fem.						
A popl.						

Physikalischer Messbericht:

Diagnose:

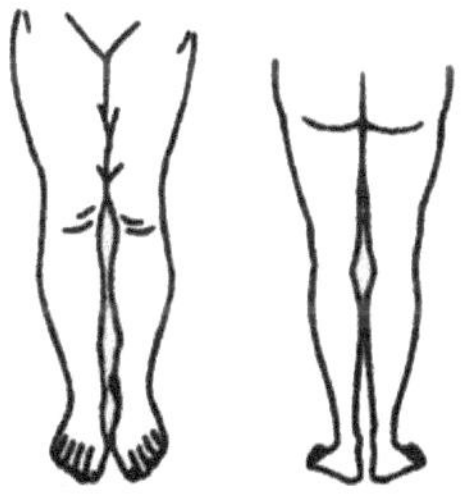

Therapie
Schweregrad: ◯ re. ◯ li.
OP: ◯ 1 zeitig ◯ 2 zeitig

	re.	li.
C / VSM-Ex		
C / VSP-Ex		
lokale Unterbindung		
Perf. lig.		
Sklerosierungsbehandlung		
stat. Ulcus-Therapie		
Crossenrevision		

Arzt / Ärztin

17.1 Anamnese und klinische Untersuchung

Am Anfang der Untersuchung steht die Anamneseerhebung. Dabei gibt die Erhebung der Familienanamnese mit Fragen nach Varizen, Thrombosen, Ulzera oder arteriellen Verschlusskrankheiten Auskunft über eine genetische Disposition als Risikofaktor. Die Eigenanamnese beginnt mit der Frage nach dem Motiv für die Konsultation, z.B. Beschwerden, kosmetische Gründe oder vorbeugende Maßnahme. Neben den Standarddaten sollten ein eventueller Diabetes mellitus, erhöhte Blutfettwerte oder ein arterieller Hypertonus erfasst werden, um Risiken für eine arterielle Verschlusskrankheit zu erkennen. Angaben von Venenentzündungen oder Thrombosen sind mit Vorsicht zu beurteilen, da diese beiden Krankheitsbilder von den Patienten nicht selten verwechselt werden. In diesem Zusammenhang empfiehlt es sich immer, nach der durchgeführten Diagnostik (z.B. Phlebographie) und Therapie (z.B. Marcumar) zu fragen. Aussagen über Voroperationen oder Sklerosierungsbehandlungen können von den Patienten dagegen meist sehr genau gemacht werden. In der Tabelle 1 sind die wichtigen anamnestischen Informationen zusammengefasst. Bei den venösen Krankheitsbildern werden Beschwerden in Form von Schweregefühl, Schwellneigung, Schmerzen oder nächtlichen Wadenkrämpfen angegeben. Die Schmerzen werden dabei vorwiegend im Bereich des Unterschenkels nach längerem Stehen oder Sitzen angegeben. Belastungsabhängige Schmerzen sind eher Zeichen einer arteriellen Verschlusskrankheit. Die Lokalisation der Schmerzausstrahlung gibt Hinweise auf mögliche andere Ursachen (z.B. orthopädische oder neurologische Ursachen). Die Differentialdiagnosen des Beinschmerzes sind in Tabelle 2 aufgeführt.

Tabelle 1. Wichtige Informationen der Anamnese

- Familiäre Belastung
- Varikose (seit wann?)
- Subjektive Beschwerden (umschrieben oder diffus)
- Ödeme (gelegentlich, andauernd oder abendlich)
- Ulcus cruris (Innen- oder Außenseite)
- Thrombophlebitis
- Tiefe Beinvenenthrombose
- Lungenembolie
- Voroperationen
- Frakturen
- Nikotin, Diabetes mellitus, Hyperlipidämie, art. Hypertonie

Tabelle 2. Differentialdiagnose des Beinschmerzes

Schmerzlokalisation:	Differentialdiagnose:
Unterschenkel, Schweregefühl	chronische venöse Insuffizienz
Leistenband	Coxarthrose
Kniekehle	Gonarthrose
Dorsaler Oberschenkel, Gesäß	Ischialgie
Lateraler Oberschenkel	Meralgia parästhetica
Claudicatio intermittens	arterielle Verschlusskrankheit
Strumpfförmige Parästhesien	Polyneuropathie

Venöse Knöchelödeme sind über Nacht reversibel und verstärken sich im Laufe des Tages. Berichtet der Patient über ein Schweregefühl und ziehende oder krampfartige Schmerzen in der Tiefe, welche spontan, bei Druck oder beim Husten auftreten, muss immer eine tiefe Beinvenenthrombose ausgeschlossen werden.

Nach Abschluss der Anamnese folgt die klinische Untersuchung. Diese beginnt mit der Inspektion und Palpation der Beine am stehenden Patienten. Die varikös veränderten Venen können im Liegen leicht kollabieren und sind so schwerer zu beurteilen. Die Beine sind bei der Untersuchung vollständig entkleidet und werden von vorne und von hinten untersucht. Es sollte immer auch die Beckenregion betrachtet werden, damit suprapubische Varizen, wie sie bei einem posthrombotischen Syndrom vorkommen können, nicht übersehen werden. Bei der klinischen Untersuchung sind neben den Zeichen der venösen Krankheitsbilder, wie Ödeme, Hyperpigmentierungen der Unterschenkel, Corona phlebectatica paraplantaris, Atrophie blanche oder Hypodermitis auch die Zeichen einer arteriellen Verschlusskrankheit zu beachten. Bei nicht tastbaren Fußpulsen sind neben der oft kühlen Hauttemperatur das blasse Hautkolorit und die verzögerte Kapillarfüllung der Zehen richtungsweisende Symptome einer peripheren arteriellen Verschlusskrankheit (pAVK). Die Palpation der Beine erlaubt häufig schon eine Festlegung von Typ, Schweregrad und Ausbreitung der Varizen. Die insuffizienten Perforansvenen sind über den sog. „Blow-outs" zu tasten. Bei einem bestehenden Ulcus cruris geben Lokalisation und Aussehen differentialdiagnostische Hinweise auf die Ursache. Das venös bedingte Ulcus ist

Tabelle 3. Klinische Befunde

- Formen der Varikose
- Perforansinsuffizienzen
- Ulcus cruris
- Ödeme
- Corona phlebectatica
- Hyperpigmentierungen
- Atrophie blanche
- Indurationen
- Umfangsdifferenzen
- AVK Hinweise

häufig im Bereich des medialen Knöchels lokalisiert und zeigt praktisch nie nekrotische Anteile. Das arterielle Ulcus befindet sich oft an druckempfindlichen Stellen, entsteht oft nach einem Bagatelltrauma und zeigt deutliche Nekrosen. Wichtige Befunde, die bereits durch die klinische Untersuchung erhoben werden können, sind in Tabelle 3 aufgeführt.

Bei Verdacht auf das Vorliegen einer thrombotischen Erkrankung sollte vor der weiteren Diagnostik immer eine klinische Untersuchung am liegenden Patienten erfolgen. Bei erschlaffter Muskulatur wird eine vergleichende Palpation durchgeführt. Neben einer erhöhten Konsistenz können Ödeme, Zyanose, Umfangsdifferenzen und Druckschmerzpunkte nähere Auskunft geben.

Tabelle 4. Bestimmung der Wahrscheinlichkeit einer tiefen Beinvenenthrombose nach Wells et al. (1995)

Hauptpunkte:

- Malignom
- Immobilisation eines Beines
- Bettlägerigkeit > 3 Tage sowie größere Operationen innerhalb der letzten 4 Wochen
- Schmerzentwicklung im Bereich tiefer Venenstränge
- Schwellungen der Extremitäten
- Umfangsdifferenz der Extremitäten > 3 cm
- Familiäre Belastung

Nebenpunkte:

- Trauma, bis zu 60 Tagen zurückliegend
- Eindrückbares Ödem im verdächtigen Bein
- Erweiterte oberflächliche Venenzeichnung
- Stationäre Behandlung in den letzten 6 Monaten
- Erythem

Für die Bestimmung der klinischen Wahrscheinlichkeit einer tiefen Beinvenenthrombose gibt es nach Wells et al. (1995) Haupt- und Nebenpunkte, die in Tabelle 4 dargestellt sind. Die klinische Wahrscheinlichkeit ist hoch, wenn 3 oder mehr Hauptpunkte oder 2 Hauptpunkte und 2 Nebenpunkte vorliegen. Die Wahrscheinlichkeit ist gering bei einem bestehenden Hauptpunkt und Nebenpunkten mit alternativer Diagnose.

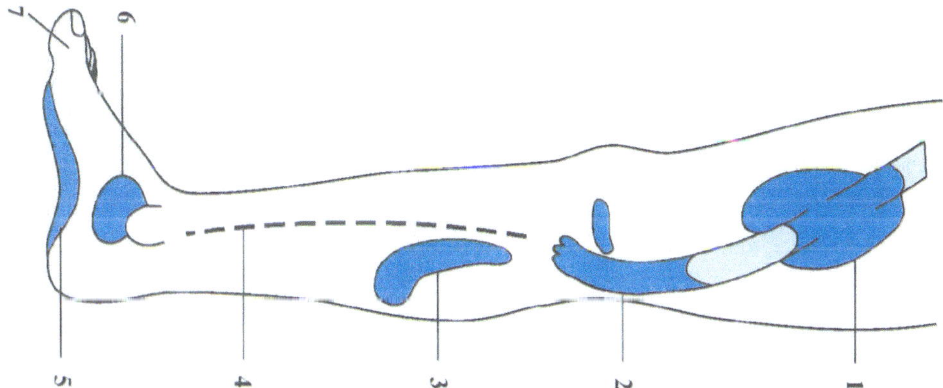

Abb. 3. Palpationsstellen zur Diagnostik tiefer Bein- und Beckenvenenthrombose. 1) Druckschmerz an der OS-Innenseite (M. satorius, M. gracilis), 2) Druckschmerz im Kniegelenksbereich (Muskelansätze, medialer Kniegelenkspalt), 3) Wadendruckschmerz, z.B. beim Aufblasen einer Blutdruckmanschette (Lowenberg-Zeichen), 4) Meyer-Druckpunkte im Verlauf der V. saphena magna, 5) Druckschmerz der Plantarmuskulatur (Payr-Zeichen), 6) Kulissendruckschmerz, 7) Schmerzen in der Wade bei Dorsalflexion des Fußes (Homans-Zeichen)

17.2 Apparative Diagnostik

Die apparative Diagnostik dient der Bestätigung oder der Differenzierung der klinisch gestellten Diagnose. Hierfür stehen mehrere Methoden zur Verfügung, die bei unterschiedlichen Fragestellungen ihre Anwendung finden.

17.2.1 Dopplersonographie

Das Prinzip der Dopplersonographie besteht in der Frequenzänderung einer Schallwelle, die durch einen bewegten Gegenstand reflektiert wird. Diese Frequenzänderung ist proportional zur Blutströmungsgeschwindigkeit. Bei der unidirektionalen Dopplersonographie wird lediglich die Strömungsgeschwindigkeit gemessen, während die bidirektionale Dopplersonographie gleichzeitig die Strömungsrichtung angibt.

Die Strömungsdiagnostik des Venensystems wird im Liegen durchgeführt und ist insbesondere zum Ausschluss venöser Verschlüsse, wie z.B. bei einer tiefen Beinvenenthrombose, indiziert. Die Beurteilung der V. femoralis erfolgt durch die Untersuchung der Leiste. Die V. poplitea wird in der Kniekehle und die Vv. tibiales posteriores dorsal des medialen Knöchels untersucht. Die bidirektionalen Doppler sind meistens mit zwei Sonden ausgestattet. Die 4 MHz-Sonde wird dabei für tiefer gelegene Gefäße, die 8 MHZ-Sonde für oberflächliche Gefäße verwendet. Die Sonde wird nach Aufbringen des Kontaktgels im Winkel von 45° in Strömungsrichtung ohne Druck auf die Haut über der Vene aufgesetzt. Das Verrutschen der Sonde vermeidet man am besten durch ein leichtes Abstützen der Hand auf dem Bein. Das atmungsabhängige venöse Strömungssignal (S-Sound) kann durch eine manuelle Kompression des distalen Venenabschnittes verstärkt werden (A-Sound = augmented sound). Eine fehlende Atemabhängigkeit liegt bei einem Verschluss oberhalb der Untersuchungsstelle vor (fehlender S-Sound), bei einem nicht auslösbaren A-Sound liegt der Verschluss zwischen Untersuchungsstelle und der Kompressionsstelle. Die Abbildung 4 zeigt eine normale und eine pathologische Strömungskurve in Abhängigkeit der Atmung. Verschlüsse der Oberschenkelstrombahn sind mit der Dopplersonographie nicht immer zu verifizieren, da die Gefäße hier nicht selten doppelläufig sind. Auf jeden Fall sollte die Untersuchung im Seitenvergleich erfolgen.

Fehlende S-Sounds können auch durch eine mangelhafte Bauchatmung verursacht werden.

Die Refluxdiagnostik am stehenden Patienten dient der Diagnostik der venösen Insuffizienz des epifaszialen Venensystems. Bei einer Klappeninsuffizienz hört man über der betroffenen Vene einen verlängerten Rückfluss des Blutes in die distalen Beinabschnitte. Als pathologisch gilt ein Reflux von über 1 Sekunde. Die Crossen der V. saphena magna und V. saphena parva und die Länge der insuffizienten Vene können mit dieser Methode sehr gut beurteilt werden. Besteht eine Leitveneninsuffizienz, so kann ein verlängerter Reflux über der entsprechenden tiefen Vene abgeleitet werden.

Während der Doppleruntersuchung muss man sich immer wieder die Anatomie vor Augen führen, da man sich so frustrane Versuche, die Vene mit dem Schallkopf zu finden, häufig erspart. Eine mögliche Doppelläufigkeit der Venen ist sowohl bei der Strömungsdiagnostik als auch bei der Refluxdiagnostik zu berücksichtigen.

Die Messung der arteriellen Verschlussdrücke der A. dorsalis pedis und der A. tibialis posterior mit Festlegung des Knöchel/Arm-Indexes gehört zur phlebologischen Diagnostik. Die distalen Arteriendrücke sollten 10–20 mmHg über dem A. brachialis-Druck liegen. Der Knöchel/Arm-Index sollte auf jeden Fall ≥ 1 sein. Ist der Verschlussindex $< 0{,}7$, ist eine Kompressionsbehandlung kontraindiziert. Bei Patienten, die einen Diabetes mellitus haben, muss an das Vorliegen einer Mediasklerose gedacht werden. In diesem Fall sind die gemessenen Werte fälschlich zu hoch.

17.2.2 Duplexsonographie

Die Duplexsonographie ist eine Kombination aus bildgebender Sonographie und Dopplersonographie. Sie findet ihre Anwendung in der Phlebologie vor allem bei der Diagnostik der tiefen Beinvenenthrombose, der Diagnostik der Thrombophlebitis und der Diagnostik der venösen Insuffizienz vor einer geplanten Operation. Sie ermöglicht die bildliche Darstellung einer intraluminalen oder extraluminalen Raumforderung bei gleichzeitiger Quantifizierung des Blutflusses. Ähnlich wie bei der Dopplersonographie

Normale Strömung, atemabhängig

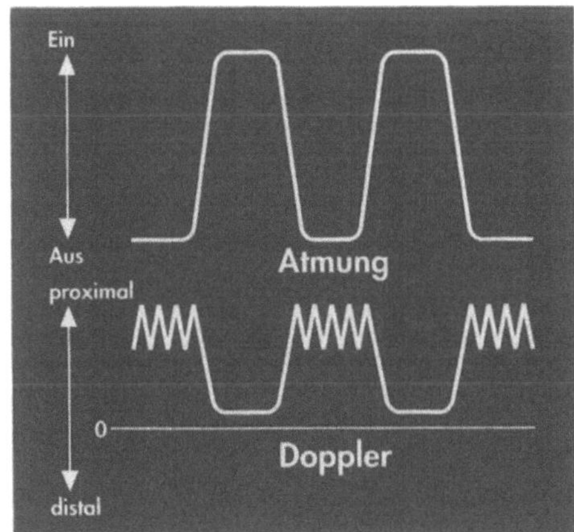

Pathologische Strömung, nicht atemabhängig (z. B. Venenthrombose)

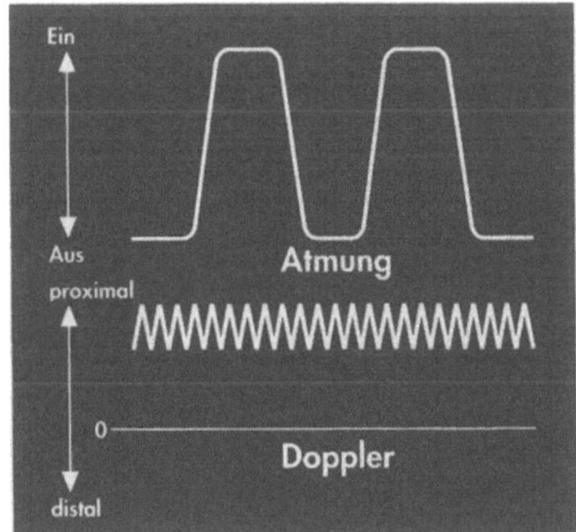

normal: Valsalva → Doppler Stop

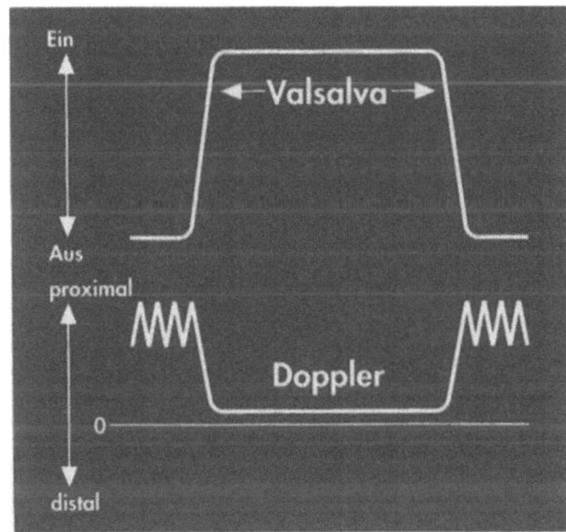

pathologisch: Valsalva→Doppler Reflux

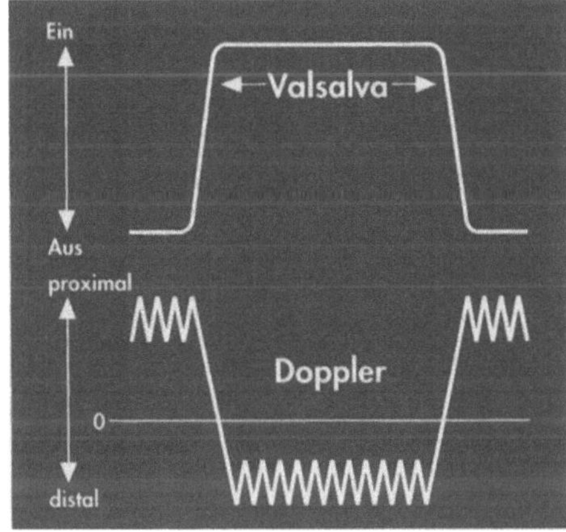

Abb. 4

wird die epifasziale Refluxdiagnostik am stehenden Patienten untersucht. Aussagen über die Einmündungshöhen der V. saphena magna, der V. saphena parva und über die Lokalisation der insuffizienten Perforansvenen lassen sich sehr genau treffen. Bei Verdacht auf Vorliegen einer tiefen Beinvenenthrombose wird die duplexsonographische Untersuchung im Liegen durchgeführt. Bei Druck mit dem Schallkopf auf die Vene kollabiert eine frei durchgängige Vene. Dagegen ist ein thrombotisches Gefäß nicht komprimierbar. Zusätzlich zeigt sich im Schnittbild ein intravasaler Thrombus durch eine Strukturverdichtung. Die Aussagefähigkeit über das Vorliegen einer Thrombose im Bereich der V. femoralis und der V. poplitea ist sehr genau. In Abhängigkeit der Geräteausstattung und der Erfahrung des Untersuchers können auch thrombotische Veränderungen der Unterschenkelvenen beurteilt werden. Eine Altersbestimmung der Thrombose ist recht unsicher.

17.2.3 Phlebodynamometrie

Die Phlebodynamometrie ist eine intravasale Venendruckmessung, mit der sich quantitative Aussagen über die Funktionseinschränkung im Venensystem machen lassen. Sie dient der Überprüfung der Operationsindikation bei postthrombotischen Syndrom, der Therapiekontrolle nach Thrombosebehandlung sowie der Funktionsprüfung vor und nach Venenexhairese. Die Messung erfolgt nach Punktion einer Fußrückenvene mittels Steigrohrmethode

oder mit einem elektromechanischen Druckwandler. Der Druck im ruhigen Stand beträgt etwa 90 mmHg. Der Patient führt nun 20 Zehenstände oder 20 Kniebeugen in 40 Sekunden durch. Die Muskelpumpe führt unter physiologischen Bedingungen zu einem Druckabfall von über 50 mmHg. Am Ende der Muskeltätigkeit kommt es zu einem langsamen Wiederanstieg des Druckwertes. Diese Druckausgleichszeit beträgt bei Gesunden etwa 40 Sekunden oder mehr. Ein verminderter Druckabfall und eine verminderte Druckausgleichszeit sind Zeichen einer venösen Insuffizienz und je nach Grad der Schädigung unterschiedlich stark verringert.
Fehlerhafte Punktionen, auch Punktion einer thrombosierten Vene oder fehlerhafte Eichung des Gerätes können die Ergebnisse ebenso verfälschen wie eine mangelnde Mitarbeit des Patienten oder eine Bewegungseinschränkung im Sprunggelenksbereich.

17.2.4 Photoplethysmographie

Die Photoplethysmographie (PPG) oder synonym die Licht-Reflex-Rheographie (LRR) ist eine nichtinvasive Screeninguntersuchung zur Funktionsbeurteilung des Venensystems der unteren Extremität. Von einem Messkopf, der auf der gesunden Haut ca. 10 cm proximal des Malleolus medialis mit einem Klebering fixiert wird, wird Licht im nahen Infrarotbereich reflektiert. Die Menge des reflektierten Lichtes ist abhängig von der Füllung des kutanen Venenplexus, der sich während eines standardisierten Bewegungsprogramms ändert. Die Untersuchung erfolgt am sitzenden Patienten. Der Winkel zwischen Ober- und Unterschenkel soll etwa 110° betragen. Der Messkopf soll nicht über einer größeren Vene, einer Perforansvene oder auf ekzematös veränderter Haut angebracht werden. Da die Messung temperaturabhängig ist, soll auf eine konstante Raumtemperatur zwischen 22° und 25° geachtet werden. Der Patient führt im Metronomtakt 10 maximale Dorsalextensionen in 15 Sekunden durch. Der Hauptparameter der Untersuchung ist die venöse Wiederauffüllzeit (t_0 in Sekunden). t_0 wird ab Ende des Bewegungsprogramms bis zum Wiedererreichen eines stabilen Reflexionswertes gemessen. Der Normalwert für die Wiederauffüllzeit beträgt über 25 Sekunden. Die Schweregradeinteilung der venösen Funktionsstörung in Abhängigkeit der Wiederauffüllzeit ist in Tabelle 5 aufgeführt.

Tabelle 5. Gradeinteilung der venösen Funktionsstörung

• Grad I:	t_o = 20–25 Sekunden
• Grad II:	t_o = 10–19 Sekunden
• Grad III:	t_o = unter 10 Sekunden

Bei verkürzter Wiederauffüllzeit wird die Untersuchung mit einem Tourniquet am proximalen Unterschenkel wiederholt; dabei wird das epifasziale Venensystem komprimiert. Bei der verbesserbaren Form der venösen Insuffizienz wird sich die venöse Wiederauffüllzeit deutlich verlängern oder sogar normalisieren. Tritt keine Verbesserung ein, so kann die Ursache in einer Insuffizienz des subfaszialen Venensystems liegen. Hämodynamisch wirksame Perforansinsuffizienzen unterhalb des Tourniquets können eine nicht verbesserbare Insuffizienz vortäuschen. Auch eine reduzierte Compliance des Patienten während des Bewegungsprogramms muss beachtet werden.

17.2.5 Venenverschlussplethysmographie

Die Venenverschlussplethysmographie ist eine nichtinvasive volumenmessende Untersuchung z.B. mittels Quecksilberdehnungsmessstreifen. Bei dieser Untersuchung liegt der Patient auf dem Rücken, die Beine sind im Winkel von 45° mit leicht gebeugten Knien nach oben gerichtet. Im Oberschenkelbereich wird eine Druckmanschette, die mit dem Messgerät verbunden ist, angelegt. Die Dehnungsmessstreifen werden über dem größten Wadenumfang angelegt. Der Oberschenkel wird nun über 5 Minuten mit einem Druck von 80 mmHg komprimiert, dadurch wird der venöse Abstrom verhindert, die arterielle Blutzufuhr jedoch aufrechterhalten. Die daraus resultierende Volumenzunahme des Beines wird über die Dehnungsmessstreifen abgeleitet und registriert. Die maximale Volumenzunahme entspricht der venösen Kapazität (Norm: 4 bis 6,5 ml/100 ml Gewebe). Nach den 5 Minuten wird die Druckmanschette schlagartig entleert, so dass das Blut wieder abfließen kann. Gemessen wird nun der venöse Abfluss (Norm: 70 bis 100 ml/100 ml Gewebe × Min.). Eine verminderte venöse Kapazität oder ein verminderter venöser Abfluss liegt bei Verschlüssen oder

Stenosierungen des tiefen Venensystems vor. Bei dieser Messmethode ist auf eine korrekte Lagerung des Patienten zu achten, damit die V. poplitea im Kniegelenk nicht eingeengt ist. Bei Vorliegen einer arteriellen Verschlusskrankheit oder einer Dermatoliposklerose können fälschlich zu niedrige Werte gemessen werden. Bei einer Varikose beobachtet man eine Zunahme der venösen Kapazität und des venösen Abflusses, sofern keine tiefen Abflusshindernisse bestehen (postthrombotisches Syndrom).

17.3 Therapie

17.3.1 Kompressionsbehandlung

Die Basis einer jeden Therapie akuter oder chronischer Venenerkrankungen ist die adäquate Kompressionsbehandlung in Form von Kompressionsverbänden oder medizinischen Kompressionsstrümpfen. Die Kompressionsverbände sind das Mittel der ersten Wahl bei venösen oder lymphatischen Ödemen, der tiefen Beinvenenthrombose, der Thrombophlebitis oder dem floriden venös bedingten Ulcus cruris. Der Kompressionsverband sollte mit Kurzzugbinden durchgeführt werden, da diese einen hohen Arbeitsdruck und einen niedrigen Ruhedruck bewirken und so zu einer Verbesserung des venösen Rückstroms und Normalisierung der venösen Kapazität führen. Die Effektivität der Muskelpumpe wird gesteigert, die Ödembildung vermindert und die venöse Strömung beschleunigt. Ist das Bein durch eine konsequente Kompressionsbehandlung entödematisiert, kann die Behandlung mit Kompressionsstrümpfen fortgesetzt werden.
Es existieren zwar zahlreiche unterschiedliche Verbandstechniken, für das Anlegen eines Kompressionsverbandes gelten jedoch allgemeine Regeln:

- Das Anlegen erfolgt bei dorsalflexiertem Fuß, so können Faltenbildungen und Einengen im Knöchelbereich vermieden werden.
- Der Kompressionsverband muss immer bis zu den Grundgelenken der Zehen reichen und die Ferse komplett umschließen.
- Die Binde sollte immer eng am Bein entlang geführt werden, mit nach außen gerichteter Bindenrolle.
- Plane Flächen müssen aufgepolstert werden, vorstehende Kanten müssen abgepolstert werden, um ein möglichst rundes Profil zu erreichen.
- Der Druckgradient fällt von distal nach proximal.
- Es sollten keine Druckstellen, Tourniqueteffekte oder Schmerzen verursacht werden.
- Typ und Technik des Verbandes werden den individuellen Bedürfnissen angepasst (z.B. Ulcus, Stauungsdermatitis u.a.).
- Eine freie Sprunggelenksbeweglichkeit muss gewährleistet sein.

Zu den Dauerverbänden zählen Klebeverbände, einseitig adhäsive Verbände und die Zinkleimverbände. Sie können ca. eine Woche belassen werden. Zu Beginn einer Behandlung mit Zinkleimverbänden müssen diese wegen der Ödemresorption alle 2–3 Tage gewechselt werden. Die Durchführung dieser Verbände sollte nur von erfahrenem Fachpersonal erfolgen.
Die Kompressionsbehandlung kann durch eine apparative intermittierende Kompression (AIK) unterstützt werden. Es handelt sich hierbei um eine pneumatische Wechseldruckbehandlung, die bevorzugt an den unteren Extremitäten zum Einsatz kommt. Es werden Mehrkammer- und Einkammerluftsysteme benutzt, wobei Luft in doppelwandige Beinmanschetten gepumpt wird. Hierbei ist darauf zu achten, dass der Fuß und die Fußsohle mit einbezogen sind. Die Indikationen für diese additive Behandlung sind venös und lymphatisch bedingte Ödeme sowie Stauungszustände aufgrund einer Immobilisation, Ulcus cruris venosum, posttraumatische Ödeme, Dependency-Syndrom, Lipödeme.
Druck- und Zeitabstände sollten bei der AIK manuell eingestellt werden. Der Druck sollte 100 mm Hg keinesfalls überschreiten. Die Behandlungszeiten sollten mind. 20 min. betragen und ärztlich überwacht werden. Der Einsatz des Gerätes bei fortgeschrittener peripherer arterieller Verschlusskrankheit, dekompensierten Herz-Kreislauf-Erkrankungen, Lungenödem, renal bedingten Ödemen, Thrombophlebitis, akuter Thrombose bzw. Thromboseverdacht sowie entzündlichen Erkrankungen (Erysipel) und Lymphabflussstörungen durch Strömungshindernisse ist kontraindiziert.
Die Indikationen für einen Kompressionsstrumpf sind Langzeitbehandlungen der chronischen venösen und lymphatischen Krankheitsbilder. Die Kompressionsstrümpfe stehen in 4 Kompressionsklassen und 4 Längen zur Verfü-

gung. Die Strümpfe der Klasse I haben eine leichte Kompressionsintensität mit einem Fesseldruck von 18–25 mmHg. Sie eignen sich zur Prophylaxe während der Schwangerschaft oder bei einer leichten venösen Insuffizienz. Für die venösen Erkrankungen des oberflächlichen Venensystems reicht im Allgemeinen ein Strumpf der Kompressionsklasse II (26–36 mmHg), dagegen sind bei ausgedehnten Veränderungen im tiefen Venensystem, wie sie bei Zustand nach rezidivierender tiefer Beinvenenthrombose vorkommen können, häufig Strümpfe der Kompressionsklasse III (37–49 mmHg) notwendig. Die Kompressionsklasse IV (> 50 mmHg) ist nur bei schweren Lymphödemen indiziert, wobei das sehr schwierige Anziehen dieser Strümpfe zu berücksichtigen ist.

Die Wahl der Strumpflängen richtet sich nach der Lokalisation der Schädigung. In den meisten Fällen einer Varikose reicht ein Kompressionskniestrumpf (A-D), zumal die Compliance beim Tragen der Kniestrümpfe deutlich größer ist als bei den Oberschenkelstrümpfen oder Kompressionsstrumpfhosen. Das oft beklagte Einschneiden der Kniestrümpfe am oberen Ende ist häufig durch eine fehlerhafte Anziehtechnik bedingt. Der Strumpf soll, nachdem er über die Ferse gezogen wurde, nicht einfach nach oben gezogen werden, sondern langsam zirkulär entlang des Beines angezogen werden. Der Strumpf soll nicht bis in die Kniekehle reichen, sondern etwa zwei Querfinger unterhalb der Kniekehle enden.

Das Anmessen der Kompressionsstrümpfe erfolgt am stehenden Patienten. Es werden beide Beine vermessen, wobei die Messpunkte für Länge und Umfang der Gütezeichengemeinschaft medizinische Gummistrümpfe = GZG-Norm entsprechen müssen.

Eine Kompressionstherapie ist bei fortgeschrittener peripherer Verschlusskrankheit mit Verschlussdrücken von 60–80 mmHg bzw. einem Knöchel/Arm-Index unter 0,7 kontraindiziert. Sensibilitätsstörungen der Beine stellen eine relative Kontraindikation dar. Der entstauende Effekt der Kompressionsbehandlung kann bei bestehender Herzinsuffizienz zur kardialen Dekompensation mit Lungenödem führen.

Der medizinische Thromboseprophylaxestrumpf (MTS) hat zum Ziel, den venösen Rückstrom beim immobilen liegenden Patienten zu beschleunigen. Die früher gebräuchliche, gelegentlich heute noch zu hörende Bezeichnung „Anti-Embolie-Strumpf" oder auch „Anti-Thrombose-Strumpf" ist obsolet. Eingesetzt werden Thromboseprophylaxestrümpfe zur prä-, intra- und postoperativen sowie peri- und postpartalen Thromboseprophylaxe, außerdem zur Thromboseprophylaxe bei immobilen Langzeit-bettlägerigen Patienten. Diese Strümpfe müssen mindestens eine Längsdehnung von 30% und eine Querdehnung von 120% haben bei offener Spitze. Angemessen wird beim liegenden Patienten mit Feststellung der Fessel- und Wadenumfänge bei Unterschenkelstrümpfen sowie zusätzlich des Oberschenkelmaßes bei Oberschenkelstrümpfen. Es können sowohl schenkellange als auch knielange Strümpfe mit gleichem Effekt getragen werden, wobei der Anpressdruck an keiner Stelle über 21 mm Hg steigen darf. Die Strümpfe müssen der Norm der Gütezeichengemeinschaft medizinische Gummistrümpfe (GZG-Norm) entsprechen, dürfen kein Formaldehyd enthalten und sollten einen pH-Wert zwischen 5 und 7 aufweisen. Die Kennzeichen mit Fabrikat, Größe, Inhaltsstoffen und auch Waschsymbolen müssen am proximalen Ende des Strumpfes angebracht sein und zur Kennzeichnung gegenüber Kompressionsstrümpfen nur in weiß angeboten werden. Es ist zu fordern, dass ohne Elastizitätsverlust die Strümpfe mind. 15x gekocht, dampfsterilisiert oder chemisch sterilisiert werden können. Bei fortgeschrittener peripherer arterieller Verschlusskrankheit (systolischer peripherer arterieller Druck < 80 mm Hg), Phlegmasia coerulea dolens oder akuter septischer Phlebitis sollte der Thromboseprophylaxestrumpf nicht eingesetzt werden. Bei nicht beherrschten Beinödemen sollte vor Anlegen eines Strumpfes eine Entstauung mit Kompressionsbinden durchgeführt werden, außerdem ist eine relative Kontraindikation bei peripherer Neuropathie gegeben. Der Anpressdruck des MTS soll 21 mm Hg nicht überschreiten. Gleichfalls können Schnürfurchen bei schlechter Passform zu Schmerzen und lokalisiertem Ödem führen.

17.3.2 Sklerosierungsbehandlung

Die Sklerosierungsbehandlung wird mit gutem Erfolg bei der Besenreiser- und Retikulärvarikose eingesetzt. Dabei wird durch die Injektion von venenwandreizenden Stoffen in oberflächliche Venektasien oder Besenreiser eine gewünschte Endothelschädigung verursacht. Im Folgenden kommt es zum Verschluss der Varize. Es gibt auch Verfechter der Sklerosierungstherapie bei Stammvarikose, wobei die Langzeitergebnisse im Vergleich zur operativen Sanierung deutlich schlechter sind. Stammvarizen und größere Seitenastvarizen sollten vorzugsweise chirurgisch behandelt werden. Daher gehen wir in diesem Kapitel auch nur auf die Sklerosierung von Besenreiser- und Retikulärvarizen ein. Eine Kombination von Operation und Sklerosierung ist häufig sinnvoll. Die gebräuchlichsten Präparate für die Sklerosierung sind das Polidocanol (Aethoxysclerol®) oder Substanzen wie polyiodierte Ionen (Varigloban®), die in unterschiedlichen Konzentrationen zur Verfügung stehen.

Vor einer Sklerosierungsbehandlung muss der Patient genau über die Behandlung und die daraus resultierenden Folgen informiert werden. Allergische Reaktionen, Entzündungsreaktion mit Thrombophlebitis, Einblutungen mit Pigmenteinlagerungen oder sogar Hautnekrosen sind mögliche Komplikationen. Versehentliche intraarterielle Injektionen sind sehr selten. Nach einer Verödung kann es in dem betroffenen Bereich zur Ausbildung von kleinen rötlichen Teleangiektasien kommen, was als „Matting" bezeichnet wird. Die Patienten müssen über eine Sonnenexpositionskarenz informiert werden, um so die Gefahr von persistierenden, kosmetisch störenden Hyperpigmentierungen zu minimieren.

Für die Sklerosierung der Besenreiser oder retikulären Varizen hat sich das Aethoxysclerol® von 0,5% bis 1% bewährt. Bei der ersten Sklerosierung (sog. Probesklerosierung) sollten eine Konzentration von 0,5% und nur eine kleine Menge von bis zu 0,5 ml gewählt werden, um so mögliche individuelle Nebenwirkungen gering zu halten. Die Verödung wird am liegenden Patienten durchgeführt. Mit einer feinen Kanüle werden die Besenreiser oder die retikulären Varizen in einem flachen Winkel möglichst zentral am Zusammenfluss mehrerer Gefäße punktiert und das Verödungsmittel langsam injiziert. Liegt die Kanüle intravasal, so sieht man während der Injektion eine Abblassung der Gefäße durch das Verödungsmittel. Bei paravasaler Lage bildet sich durch die Injektion eine kleine Quaddel. Nach der Injektion wird das Gefäß mit einem kleinen Watteröllchen und Pflaster komprimiert. Am Ende der Sklerosierung wird entweder ein Kompressionsverband angelegt oder ein Kompressionsstrumpf getragen. Diese Kompression sollte nach der Behandlung der Besenreiser- und Retikulärvarikose möglichst zwei Tage belassen werden. Eine erste Kontrolluntersuchung reicht in der Regel nach einer Woche. Hat der Patient die „Probesklerosierung" gut vertragen, kann im weiteren Verlauf ggf. eine höhere Dosierung gewählt werden. Bei der Besenreisersklerosierung sollte die Konzentration 1% nicht überschreiten, da es sonst auch bei korrekter intravasaler Injektion zu Hautnekrosen kommen kann. Diese sind sehr schmerzhaft und heilen nur sehr langsam ab. Hautnekrosen können sich auch bei versehentlicher paravasaler Injektion mit zu großen Mengen und zu hoher Konzentration ausbilden.

Im Folgenden wird die Therapie der häufigsten phlebologischen Erkrankungen gesondert abgehandelt.

17.3.3 Therapie der chronischen Veneninsuffizienz (CVI)

Definition: Durch Insuffizienz der Venenklappen sowie der Pumpmechanismen kommt es zur ambulatorischen venösen Hypertonie. Die Einteilung nach Schweregraden I-III erfolgt in Anlehnung nach Widmer:

Grad I: Corona phlebectatica paraplantaris + Ödem
Grad II: Zusätzlich trophische Störungen (Ekzemreaktion, Pigmentierung, Dermatosklerose, Atrophie blanche)
Grad III: Florides Ulcus cruris venosum (Grad IIIb), abgeheiltes Ulcus cruris venosum (Grad IIIa)

Therapie: Die Therapie beinhaltet Besserung bzw. Beseitigung der klinischen Symptomatik wie trophische Störungen, Ödem, Ulcus cruris unter Einbezug des subjektiven Beschwerdebildes sowie Verhinderung einer Progredienz.

Der Maßnahmenkatalog orientiert sich zunächst an konservativen Methoden, mit denen versucht werden sollte, eine suffiziente Entstauung zu erzielen. An erster Stelle steht die Kompressionstherapie, die unter Einbindung der Muskelgelenkpumpe zu einer wesentlichen Entstauung führen kann.

Zum Einsatz kommen zusätzlich manuelle Lymphdrainage sowie apparative intermittierende Kompression (s. hierzu auch entsprechende Abschnitte).

Die größte Chance der Ausschaltung insuffizienter epifaszialer Venenabschnitte sowie Perforansverbindungen in das tiefe Venensystem bieten operative Eingriffe. Die einzelnen operativen Möglichkeiten werden im entsprechenden Kapitel dargestellt.

Die Sklerosierungstherapie hat sich zur Beseitigung epifaszialer retikulärer Venen sowie Besenreiser bewährt (s. entsprechendes Kapitel).

Eine systemische medikamentöse Therapie ist nur in besonderen Fällen sinnvoll einzusetzen, und es ist ihr lediglich ein adjuvanter Stellenwert beizumessen. In unterschiedlicher Weise werden Azetylsalizylsäure, Kalziumdobesilat, Diuretika, Flavonoide, Pentoxyphyllin, Saponine etc. eingesetzt. Auf die möglichen

Interaktionen bei individuellen Unverträglichkeiten bei Begleitmedikation ist zu achten. Als kausale Therapeutika kommen diese Medikamente grundsätzlich nicht in Frage.
Gute Untersuchungsergebnisse bei leichteren Formen der chronischen Veneninsuffizienz sind für Rutoside und Aescine belegt, wobei auf eine zusätzliche Kompressionstherapie nicht verzichtet werden sollte.
Die aktive Einbindung des Patienten stellt eine wichtige Therapiesäule dar, zumal durch Langzeittherapie ein deutlicher prophylaktischer Effekt zu erzielen ist. Hierzu gehören Gehtraining, Krankengymnastik, vor allen Dingen Mobilisierung der Sprunggelenkbeweglichkeit, Information über günstige Sportarten (Schwimmen, Radfahren, Gymnastik) sowie nicht zu empfehlender Sportarten wie Fußball, Tennis, Reiten usw.
Lokaltherapie: Da sehr häufig aufgrund der geübten Polypragmasie Kontaktallergien (bis zu 80%) gegenüber Bestandteilen der topisch angewandten Medikamente oder Pflegepräparate besteht, sollte grundsätzlich bei Ekzematisation ein Epikutantest durchgeführt werden. Meist ist eine auf den Hautzustand abgestellte Pflege ausreichend, wenn z.B. Kompressionsbehandlung als Basistherapie konsequent durchgeführt wird. Kortikosteroide lokal sind nur kurzfristig zur Unterbrechung des Juckreizstadiums einzusetzen. Wichtig ist auch, darauf zu achten, dass keine mikrobielle Besiedlung besteht, insbesondere durch Dermatophyten im Zehenzwischenraumbereich, da hierdurch immer Eintrittspforten für eine massive bakterielle Infektion, z.B. als gramnegativer Fußinfekt oder Erysipel gegeben sind.
Kompressionstherapie: Phebologische Kompressionsverbände werden zur Behandlung phlebologischer und lymphatischer Erkrankungen angewandt und stellen eine wesentliche Stütze der Therapie dar. Der phlebologische Kompressionverband kann als Wechselverband und auch als Dauerverband angelegt werden. Der Wechselverband wird täglich erneuert, d.h. morgens im maximal entstauten Zustand am Bein angelegt und abends im Bett wieder abgenommen. Es muss mindestens ein großes Gelenk eingeschlossen sein. Im allgemeinen wird vom Zehengrundgelenk über Sprunggelenk bis knapp unterhalb des Kniegelenkes der Verband angelegt unter Miteinbezug der Ferse.
Bindenauswahl: Als wieder verwendbare Materialien können Idealbinden nach DIN 61631, textilelastische Binden, dauerelastische Binden, kohäsive, d.h. auf sich selbst haftende Binden verwandt werden. Nicht wieder verwendbare Materialien sind adhäsive festklebende Binden sowie Zinkleimbinden als Starrbinde, die 3–7 Tage belassen werden können.
Elastizität: Bei der Elastizität werden verschiedene Grade unterschieden. Neben unelastischen Binden wird im wesentlichen die Kurzzugbinde (bis 60% Dehnbarkeit) benutzt, die Mittelzugbinde weist eine Dehnbarkeit bis 140% auf, die Langzugbinden über 140%.
Favorisiert werden normalerweise Kurzzugbinden (niedriger Ruhedruck, hoher Arbeitsdruck) bei mobilen Patienten, die ihre Wirkung auf das Gefäßsystem nur durch Muskelanspannung und -entspannung sowie Gelenkbewegung erzielen. Bei Langzugbinden, die im Wesentlichen bei nicht mobilen Patienten angewandt und individuell lange belassen werden, kann der Anpressdruck entsprechend der Verträglichkeit konstant modifiziert werden.
Besondere Hinweise: Beim Anlegen einer Binde ist darauf zu achten, dass im Sprunggelenk ein Winkel von 90° eingehalten wird. Bei Aberrationen ist ein exakter Sitz der Binde nicht gegeben. Es müssen sowohl die Zehengrundgelenke als auch die Ferse mit eingebunden werden. Beim Unterschenkelkompressionsverband werden zwei Binden benötigt, und der Verband wird bis zum Fibulaköpfchen angelegt. Beim Oberschenkelkompressionsverband ist bis zum proximalen Oberschenkel die Bandage anzulegen. Da nicht selten beim Oberschenkelkompressionsverband die Binden zum Nachgeben und Abrutschen neigen, hat sich das Unterlegen einer dünnen Schaumstoffbinde als vorteilhaft erwiesen. Es ist wichtig, darauf zu achten, dass der Druck der Verbände von distal nach proximal langsam nachlässt. Bei der Anlage eines Verbandes ist darauf zu achten, dass keine Schnürfurchen oder Druckstellen entstehen, die letztlich zur Schmerzhaftigkeit führen und u.U. auch zu Scheuerstellen bzw. Durchblutungsschäden. Insgesamt sind die Anlagetechniken vom Zustand der Extremität bzw. des vorliegenden Krankheitsprozesses abhängig. Um Druckstellen zu vermeiden, muss unterschiedlicherweise aufgepolstert oder abgepolstert werden.

17.3.4 Therapie des Ulcus cruris venosum

Definition: Das Ulcus cruris venosum ist das Resultat einer schweren Drucküberlastung im Venensystem bei chronischer Veneninsuffizienz. Dieser Zustand wird als

chronische Veneninsuffizienz III. Grades bezeichnet. Als wesentlichstes kausaltherapeutisches Anliegen gilt es, pathologische Refluxe auszuschalten.
Vor Entscheidung eines therapeutischen Vorgehens gilt es, die Genese des Ulcus cruris zu verifizieren und z.B. ein Ulcus cruris arteriosum, microangiopathicum, haematopathogeneticum, neoplasticum auszuschließen.
Therapie: Zunächst ist der Lokalzustand des Ulkus zu begutachten, wobei Rötungen und Juckreiz in unmittelbarer Nachbarschaft eines Ulkus beispielsweise auf eine Kontaktallergie hindeuten können (z. B. Desinfektionsmittel, Salbengrundlagen, Konservierungsmittel usw.). Daher ist es unbedingt anzuraten, bei Ekzemreaktionen in Ulkusumgebung zur Klärung einer möglichen Kontaktallergie einen Epikutantest durchzuführen. Andernfalls wird es bei bestehender Kontaktallergie zur zusätzlichen Heilungsbehinderung kommen.
Da es sich beim Ulcus cruris um eine chronische Wunde handelt, sollten grundsätzlich Maßnahmen vermieden werden, die einen inhibierenden Einfluss auf die Wundheilung bedeuten. Hier sind die meisten Desinfektionsmittel, die neben einer Kontaktallergie auch zu einer Granulationshemmung bei Langzeiteinsatz führen, zu meiden. Gleichfalls eignen sich bei bakterieller Kontamination Lokalantibiotika nicht, da hier neben einer Kontaktallergie am ehesten auch eine Keimresistenz zu erwarten ist.
Allgemein ist zu favorisieren, differente Externa zur Lokaltherapie zu meiden. Es empfiehlt sich eine Abdeckung der Wundränder mit einer Mischung z.B. aus Zinkpaste (ohne Wollwachs) mit Kühlsalbe (ohne Konservierungsmittel) zu gleichen Teilen. Sehr häufig wird vergessen, die weitere Ulkusumgebung bei bestehendem Ekzem mit entsprechenden verträglichen Öl-in-Wasser-Emulsionen zu behandeln. Eine antibiotische Therapie, die oral bzw. intravenös durchzuführen ist, wird u.U. bei gramnegativen Infekten, mezlocillinresistenten Staphylokokken mit klinischer Relevanz sowie bei einem manifesten Erysipel erforderlich sein.
Eine hauptsächliche Behinderung der Wundheilung stellen Schorf- und Krustenausbildung sowie Austrocknung des Wundgrundes dar. Somit empfiehlt es sich, neben Spülungen mit Ringer-Lösung ein chirurgisches Debridement zu favorisieren. Ist dies nicht möglich oder nur ungenügend durchführbar, besteht die Möglichkeit des enzymatischen, autolytischen sowie biologisch-chirurgischen Wunddebridements.
Beim Einsatz enzymatisch wirkender Zubereitungen sollte darauf geachtet werden, dass keine zusätzlichen differenten Lokaltherapeutika eingesetzt werden, da es hierdurch zum Wirkungsverlust der Enzympräparate kommen kann.
In der Praxis empfiehlt es sich, die Wunde mittels Dusche zu reinigen, anschließend mit Ringer-Lösung anzufeuchten (physiologische Kochsalzlösung entspricht nicht dem physiologischen Zustand der Gewebeflüssigkeit). Auch ein zu unkritischer Einsatz von H_2O_2 ist aufgrund der Granulationshemmung problematisch.
Um eine optimale Wundheilung zu ermöglichen, sind an den Wundverband besondere Anforderungen zu stellen. Zu empfehlen sind moderne optimierte Wundverbände, die an die einzelnen Wundheilungsphasen angepasst sind. Sie gewähren eine hohe Wundsekretaufnahme, ohne gleichzeitig die Wunde auszutrocknen, behindern nicht den Gasaustausch, stellen einen physikalischen Schutz dar, sind aus hypoallergenen Materialien gefertigt, lassen sich einfach entfernen bei deutlicher Schonung der Wunde und können vor allem vom Patienten selbst angelegt werden. Die Produktpalette umfasst Polyurethane, Hydrogele, Hydrokolloide, Kalziumalginate, Kollagenschwämme sowie wirkstofffreie Gazen.
Der Einsatz von lediglich Baumwollgazen ist durch rasche Antrocknung, Anhaften an Gewebe sowie bei Entfernung Mitnahme eines frischen Granulationsrasens belastet.
Bei erfolgreicher Erzielung eines Granulationsrasens kann der Defekt mittels Hauttransplantat (Vollhaut, Gitterhaut oder Keratinozytenapplikation) gedeckt werden.
Wann immer es aber möglich ist, ist eine dauerhafte Verbesserung der gestörten Hämodynamik anzustreben, was meist nur durch einen gezielten Einsatz operativer Maßnahmen wie Venenchirurgie, Faszienchirurgie, Ulkuschirurgie möglich ist. Es besteht auch die Möglichkeit einer Sklerosierung von Varizen, die in unmittelbarer Nähe eines Ulkus liegen (sog. Nährvenen). Unbedingt hinzuweisen ist auf physikalisch-therapeutische Maßnahmen wie kontrolliertes Gehtraining, Mobilisierung möglicher Gelenkunbeweglichkeiten, krankengymnastische Behandlung, u.U. manuelle bzw. apparative Lymphdrainage bzw. apparative intermittierende Kompression.
Insbesondere im Rahmen der Lokalakuttherapie ist auf eine Kompressionstherapie nicht zu verzichten. Vor allem in Kombination mit Bewegung, Anspannung der Muskelgelenkpumpe kommt es durch Anlegen von Wechselbzw. Dauerverbänden zur Verbesserung der venösen Hämodynamik. Bei Mobilität des Patienten sind Kurzzugbinden mit hohem Arbeitsdruck und niedrigem

Ruhedruck zu favorisieren, wohingegen bei bettlägerigen Patienten Langzugbinden mit individuell anzupassendem Druck angelegt werden. Wichtig ist, bei Kompressionsverband darauf zu achten, die Druckeinwirkung effektiv zu gestalten, evtl. durch Druckpolster zu verstärken.

Besondere Hinweise: Nekrosen und fibrinöse Beläge müssen entfernt werden als Voraussetzung für eine Granulation.

Eine routinemäßige Anwendung von Lokalantiseptika sollte nicht erfolgen, da erstens eine Sensibilisierung und zweitens eine Hemmung der Wundgranulation zu erwarten ist. Lokalantibiotika sind nicht indiziert. Grundsätzlich ist die Durchführung eines Epikutantestes z.A. lokalallergischer Reaktionen zu empfehlen, zumal in bis zu 80% bei Patienten mit Ulcus cruris venosum Kontaktallergien gefunden werden. Hierbei ist auch zu beachten, dass u.U. Kortikosteroide zu Unverträglichkeiten führen. Kortikosteroide lokal sollten nur kurzzeitig, wenn erforderlich, angewandt werden, um einer zusätzlichen mikrobiellen Besiedlung nicht Vorschub zu leisten.

17.3.5 Thrombophlebitis

Definition: Es handelt sich um eine oberflächliche Entzündung mit Verhärtung und Schmerzhaftigkeit eines begrenzten Venensegmentes. Entsprechende Veränderungen einer Varize werden als Varikothrombose bezeichnet.

Abzugrenzen sind unbedingt ein Erysipel (meist Fieber und flächige Ausbreitung) oder ein Erythema nodosum (abgrenzbare schmerzhafte Knoten meist paratibial).

Klinik: Das klinische Bild wird nicht von einer chronischen venösen Insuffizienz geprägt, bei der entsprechende ausführliche diagnostische Maßnahmen im gesamten venösen Bereich der unteren Extremitäten erforderlich werden. Im Gegensatz dazu erfordert die Varikothrombose entsprechende Untersuchungen, da hier häufig eine primäre Varikose oder sogar ein postthrombotisches Syndrom zugrunde liegen.

Somit ist die Unterscheidung in Phlebitis superficialis und Varikothrombose für den zukünftigen Verlauf bzw. Langzeittherapie bzw. Prophylaxe ausschlaggebend.

Zudem ist bekannt, dass bei ca. 30% der Patienten mit Varikothrombose bereits eine Mitbeteiligung tiefer Venen vorliegt. Neben nicht seltenen wenig symptomatischen bis asymptomatischen Lungenembolien sind massive letal endende Embolien bekannt. Bei der Phlebitis superficialis ist darauf zu achten, dass bei Rezidivverhalten eine maligne Systemerkrankung auszuschließen ist, so dass entsprechende diagnostische Maßnahmen erforderlich sind.

Diagnostik: Aus dem vorher Gesagten versteht sich, dass immer auch eine Untersuchung des tiefen Venensystems erforderlich ist. Durch diese Untersuchung lässt sich die tatsächliche Ausdehnung einer Varikothrombose erkennen, die üblicherweise weiter reicht als die klinisch erkennbaren Zeichen. So reicht auch eine sorgfältige manuelle Untersuchung der befallenen Varize nicht aus. Vielmehr ist zur Diagnostik der Einsatz einer Duplexuntersuchung zu favorisieren. Bestehen Zweifel (z.B. bei frisch entstandenen kleinen Thromben im tiefen Venensystem), ist eine Phlebographie indiziert.

Therapie: Konnte eine deutlich abgrenzbare oberflächliche Venenthrombose diagnostiziert werden, können Lokalmaßnahmen, die unbedingt eine Kompressionsbehandlung mit Kompressionsverbänden erfordert, ausreichen. Kompressionsstrümpfe sind im Akutstadium nicht indiziert. Lokalmaßnahmen wie Alkoholumschläge, heparinhaltige Gele haben keinen Einfluss auf das eigentliche Geschehen, können im Gegenteil bei Kombination zur Hautreizung führen.

Zur Verringerung der Schmerzhaftigkeit können palliativ nichtsteroidale Antiphlogistika kurzzeitig verordnet werden. Eine Heparinisierung sowie überlappende orale Antikoagulanzien-Behandlung wird bei Befall größerer Venenabschnitte erforderlich. Die orale Antikoagulation ist gleichfalls wie die Behandlung mit Kompressionsverbänden für ca. 3 Monate durchzuführen, da bis zur Thrombusorganisation das an Fibrin absorbierte Thrombin das Weiterwachsen einer Thrombose unterhält.

Besteht die Thrombose nur in einem kleinen Gefäßabschnitt, ist eine Stichinzision mit Exprimieren des Thrombus empfehlenswert. Hiermit ist sehr rasch eine deutliche Beruhigung der Symptomatik zu erreichen. Außerdem wird die Gefahr eines weiteren Wachstums des Thrombus ausgeschaltet.

Nachkontrollen: Konstante Kontrollen sind erforderlich. Nach Abklingen des akuten Erkrankungsbildes ist eine ausführliche phlebologische Diagnostik anzuraten.

Im Rahmen der Nachbehandlung ist strikt darauf zu achten, dass auslösende Faktoren erhoben werden und diese den Patienten im Rahmen der Rezidivprophylaxe erläutert werden. Die Patienten sollten sich regelmäßig in ca. 1/2 jährlichen Abständen zu Kontrolluntersuchungen einfinden.

Besondere Hinweise: Der systemische Einsatz von Heparinen verbietet sich generell bei zerebralen Aneurysmen, Aorta dissecans, bei bekannten Blutungen im ZNS, Auge sowie sonstigen akuten Blutungen. Möglichst keine Kombination mit nichtsteroidalen Antirheumatika, Plättchenfunktions-Hemmern, Valproinsäure. Zu beachten ist die mögliche Entwicklung immunologischer HIT-II = Heparin induzierter Thrombozytopenie-Reaktionen mit dramatischer Erniedrigung der Thrombozyten und Ausbildung massiver Thromboembolien („white clot syndrome"). Daher sollte initial und im weiteren Verlauf während der Heparinisierung 2 × wöchentlich eine Thrombozytenbestimmung erfolgen. Bei Absinken der Thrombozyten unter 50000/μl bzw. unter 50% des Ausgangswertes HIT-II wahrscheinlich. In dem Fall müssen die folgenden Punkte beachtet werden:

- Sofort Absetzen aller Heparine
- Kein Heparinoid
- Keine Thrombozytenkonzentrate, PPSB
- Keine Katheterspülung mit Heparin
- Durchführung eines HIPA-Testes (Heparininduzierte Plättchenaggregation)
- Patienten mit gesicherter HIT-II erhalten einen Notfallausweis
- Heparinersatz erfolgt durch Lepirudin oder Desirudin

Die operative Therapie der venösen Erkrankungen werden in dem Kapitel „operative Dermatologie" besprochen.

Literatur

Einarsson E, Eklöf B, Neglèn P (1993) Sclerotherapy or surgery as treatment for varicose veins: A prospective randomized study. Phlebology 8: 22–26

Gardon-Mollard C, Ramelet AA (1999) In: Compression Therapy, Compression Schools, Masson

Goldman MP, Bergan JJ (1996) Ambulatory Treatment of Venous Disease, Mosby

Guidelines of Care for Sclerotherapy Treatment of Varicose and Teleangiectatic Leg Veins 1996. J Acad Dermatol 12: 102–116

Hach-Wunderle V, Haas S (Hrsg) (1997) Thromboembolieprophylaxe in der inneren operativen Medizin. Springer Berlin Heidelberg New York

Iafrati MD, Welch H, Donnell TF, Belkin M, Umphrey S, McLaughlin R (1994) Correlation of venous noninvasive tests with the Society for Vascular Surgery/International Society for Cardiovascular Surgery clinical classification of chronic venous insufficiency. J Vasc Surg 19: 1001–1007

Jäger K, Bollinger A (1990) Duplexsonographie der Becken- und Extremitätenvenen. Praxis der Dopplersonographie. Thieme, Stuttgart, S 118

Klyscz T, Galler S, Stein A, Zuder D, Rassner G, Jüngen M (1997) Einfluss einer Kompressionstherapie auf die Mikrozirkulation der Haut bei Patienten mit chronischer Veneninsuffizienz (CVI). Hautarzt 48: 806–811

Partsch H (1990): Plethysmographische Verfahren. In: J Weber, R May (Hrsg) Funktionelle Phlebologie. Thieme, Stuttgart New York, S 201–206

Partsch H, Rabe E, Stemmer R (1999) Kompressionstherapie der Extremitäten. Editions Phlébologiques Francaises 46

Partsch H (1989) Phlebologiekurs, Zyma, Wien

Rabe E (Hrsg) (2000) Grundlagen der Phlebologie. Vivavital Verlag, S 113–136, S 147–183

Rabe E, Berg D, Gerlach H, Seyeck J, Stemmer R, Wienert V (1996) Leitlinien der Deutschen Gesellschaft für Phlebologie zur venösen Diagnostik mit der Licht-Reflexions-Rheographie/Photoplethysmographie. Phlebol 25: 259–260

Ramelet AA, Monti M (1993) Phlebologie: Leitfaden für die Praxis. Kagerer Kommunikation, S 179–205

Schwahn-Schreiber C (1996) Leitlinien der deutschen Gesellschaft für Phlebologie zur Diagnostik und Therapie des Ulcus cruris venosum Phlebol 25: 254–258

Wells PS, Hirsh J, Anderson DR (1995) Accuracy of clinical assessment of deep-vein thrombosis. Lancet 345: 1326–1330

18 Management von „Umwelt-Unverträglichkeiten"

18 Management von „Umwelt-Unverträglichkeiten"

Bernadette Eberlein-König, Heidrun Behrendt und **Johannes Ring**

18.1 Problemstellung

In der dermatologischen und allergologischen Sprechstunde stellen sich immer wieder Patienten vor, die Befindlichkeitsstörungen oder Krankheitsbilder durch vermutete Umwelteinflüsse angeben. Die Krankeitsgeschichte wird häufig sehr ausführlich geschildert, und oft werden umfangreiche Vorbefunde vorgelegt. Daher ist es erforderlich, dass sich der Arzt besonders viel Zeit für die Anamnese und die Sichtung der mitgebrachten Unterlagen nimmt. Dennoch wird manchmal die vom Arzt aufgewendete Zeit nicht als ausreichend empfunden („Sie haben keine Zeit für mich!" nach einstündiger Anamnese). Typischerweise ist die klinische Symptomatik vielfältig, häufig überwiegend subjektiver Natur und meist werden unterschiedliche Beschwerden angegeben, die mehrere Organsysteme umfassen (Tabelle 1). Bekannte Symptome von Vergiftungen liegen nicht vor, allergologische Testungen wurden entweder nicht durchgeführt oder die Routine-Allergiediagnostik erklärt die Beschwerdesymptomatik nicht ausreichend. Gelegentlich versteckt sich hinter der geschilderten Symptomatik ein Rentenbegehren, potentielle forensische (Drohung mit Rechtsanwalt) oder gutachterliche Komplikationen können auftreten.

Diese Patientengruppe wird seit den 80er Jahren unter ganz unterschiedlichen Namen und Diagnosen geführt (Tabelle 2). Während von einigen Gruppen verschiedene Diagnosekriterien erarbeitet wurden, wird von anderen die Existenz einer Krankheitsentität abgelehnt (Cullen, 1987, AAAAI Board of Directors, 1999; ACOEM Position Statement, 1999). Am bekanntesten ist der Begriff „Multiple Chemical Sensitivity – MCS" geworden, der jedoch aufgrund der unterstellten Annahme eines kausalen Zusammenhangs mit einer realen chemischen Belastung, die bislang nicht eindeutig nachgewiesen wurde, wenn überhaupt als „vermutete MCS" verwendet werden sollte.

Tabelle 1. Klinische Symptomatik

Symptome
– Entzündungen/Irritationen/Missempfindungen der Schleimhäute
– Atemnot/Atembeschwerden
– Gastrointestinale Beschwerden
– Herzrasen
– Kopfschmerzen
– Schweißausbrüche
– Rhinitis
– Kraftlosigkeit
– Augenreizungen
– Sensibilitätsstörungen
– Konzentrationsschwierigkeiten
– Schwindel
– Abnahme der Leistungfähigkeit
– Juckreiz
– Beklemmungsgefühl
– Gelenkbeschwerden
– Müdigkeit
– Schlaflosigkeit

Tabelle 2. Verschiedene Bezeichnungen für unspezifische Umwelt-assoziierte Überempfindlichkeitssyndrome

- Multiple Chemical Sensitivity
- Öko-Syndrom
- Allergische Toxämie
- Zerebrale Allergie
- Ökologische Krankheit
- Idiopathische Umweltintoleranz
- Totales Allergiesyndrom
- 20.-Jahrhundert-Erkrankung
- Allergie auf das 20. Jahrhundert
- Multiorgandysästhesie

Eine internationale Expertengruppe der WHO prägte 1996 den Begriff „Idiopathic Environmental Intolerances – IEI" zu deutsch „Idiopathische umweltbezogene Unverträglichkeiten IUU" (WHO, Weltgesundheitsorganisation, 1996). Im praktischen Umgang mit diesen Patienten hat sich die Arbeitsdiagnose „Öko-Syndrom" („Eco-Syndrome") bewährt, die 1987 von Ring für Patienten mit „polysomatischen Beschwerden meist subjektiver Natur verbunden mit der Überzeugung, durch Umweltschadstoffe erkrankt oder allergisch zu sein" (Ring et al., 1991) definiert wurde.

Im Folgenden soll versucht werden, anhand einer Auswahl besonders häufiger spezieller Gruppen die Probleme des praktischen Vorgehens aufzuzeigen.

Bei allen Patienten sollte ein allgemeiner körperlicher Untersuchungsbefund einschließlich einer grob-orientierenden neurologischen Untersuchung erhoben werden, verbunden mit der Inspektion des gesamten Integuments unter Berücksichtigung aller objektivierbaren Nebenbefunde. Basis-Laboruntersuchungen umfassen Standard-Serumparameter, Blutbild mit Differentialblutbild, Blutsenkung und Eiweiß-Elektrophorese.

18.1.1 Patienten mit vermuteten Unverträglichkeiten auf Zahnmaterialien

Vorgeschichte: Meist wird typischerweise angegeben, dass nach Einsatz von neuen Zahn- oder Prothesenmaterialien bzw. aufgrund von vermuteter Amalgamüberempfindlichkeit sowohl mundschleimhautbezogene Symptome wie z.B. Brennen, Klebrigkeit der Zunge, Mundtrockenheit als auch davon unabhängige Symptome wie z.B. Herzrasen, Schwindel etc. (Tabelle 1) auftreten. Häufig werden Befunde von Standardepikutantestungen oder In-vitro-Tests (Lymphozyten-Stimulationstest) mit Metallen vorgelegt. Manchmal gibt es Angaben zu alternativmedizinischen Testungen (z. B. Kinesiologie, Elektroakupunktur), die nach Auskunft des Patienten Überempfindlichkeiten auf bestimmte Metalle ergaben. Die Vorstellung erfolgt nicht selten, weil die Krankenkassen die Kosten für eine zahnärztliche Maßnahme nicht übernehmen wollten.

Diagnostik: Zunächst sollte eine genaue Inspektion der Mundschleimhaut erfolgen (Prothese herausnehmen lassen, ausreichende Lichtverhältnisse), um klinische Hinweise auf Kontaktallergien oder andere Erkrankungen der Mundschleimhaut wie Lichen ruber mucosae, Pemphigus vulgaris, Aphthen, Morsicatio buccarum oder Lupus erythematodes auszuschließen. Eine Candida-Infektion wird durch mykologische Untersuchungen ausgeschlossen. Bei der Symptomatik Zungenbrennen sind ein Blutbild und die Bestimmung von Vitamin B12 und Eisen zum Ausschluß einer perniziösen Anämie, einer Eisenmangelanämie oder eines Vitamin-B12-Mangels sinnvoll. Gastrointestinale Erkrankungen (Gastritis, Colitis ulcerosa etc.) sind ebenfalls auszuschließen. Darüber hinaus können mittels spezieller Epikutantestungen (DKG Standardreihe, DKG Zahnprothesenmaterialien, DKG V.a. Amalgamunverträglichkeit, DGK Metalle, evtl. mitgebrachte Materialien) Typ-IV-Sensibilisierungen untersucht werden. Bei weiteren Symptomen sind entsprechende konsiliarische Untersuchungen zu erwägen.

Abschlussgespräch und Therapie: In den meisten Fällen ergeben sich bei der durchgeführten Diagnostik weder pathologische Befunde noch Hinweise für einen Zusammenhang zwischen den geschilderten Beschwerden und den als Auslöser angeschuldigten Materialien im Mundbereich. Dem Patienten ist die fehlende Wissenschaftlichkeit der alternativ-medizinischen Methoden darzulegen (Kunz, 1998). Bei der Bewertung des Lymphozytenstimulationstests ist anzumerken, dass er zur Erfassung der klinischen Symptomatik bei vermuteter Metallüberempfindlichkeit nicht brauchbar ist (Ring und Wenning, 2000). Meist sind die Patienten über die Negativität der Befunde enttäuscht, können aber unter Umständen von eingreifenden und teuren Sanierungsmaßnahmen im Zahnbereich überzeugt werden. Auf psychosomatische Aspekte wird am Ende des Kapitels eingegangen.

18.1.2 Patienten mit vermuteten Unverträglichkeiten auf aerogene Stoffe

Vorgeschichte: Als Auslöser für die in Tabelle 1 genannten Symptome werden häufig Stoffe in bestimmten Räumen oder an definierten Gegenständen (z.B. Lacke, Farben, bedrucktes Papier, Gerüche, Duftstoffe, Tabakrauch, Pestizide, Konservierungsstoffe, Lösungsmittel, Kleber, Autoabgase etc.) angeschuldigt. Mitgebracht werden häufig umfangreiche Unterlagen von Institutionen, die Messungen von aerogenen Schadstoffen oder von Materialien vorgenommen haben. Gelegentlich sind bereits Standard-Prick-Testungen durchgeführt worden, deren Ergebnisse aber meist keinen Zusammenhang zu den angegebenen Auslösern erkennen lassen.

Diagnostik: Da in vielen Fällen neben anderen Symptomen auch Beschwerden, die bei klassischen allergischen Erkrankungen auftreten können (Schleimhautirritationen, Augenbrennen, Rhinitis, Asthma, Juckreiz etc.), angegeben werden, sollten umfangreiche allergologische Testungen (ausführliche Prick-Testungen, gegebenenfalls Intrakutantestungen, Bestimmung spezifischer IgE-Antikörper, Epikutantestung mit Sofortablesung, Untersuchungen zum Ausschluss einer allergischen Alveolitis, nasale Provokationstestungen mit rhinomanometrischen Messungen) unter Einbeziehung seltenerer Auslöser, (z.B. Wildseide, Ficus) durchgeführt werden. In Abhängigkeit vom Reaktionsorgan sind Konsiliaruntersuchungen insbesondere beim Hals-Nasen-Ohren-Arzt (Ausschluss nicht-allergologischer Ursachen, z.B. einer Rhinitis, Ausschluss von Sinusitiden), beim Augenarzt (Ausschluss Sicca-Syndrom) und beim Pneumologen (Lungenfunktionstestungen, gegebenenfalls bronchiale Provokation) zu empfehlen. Zum Ausschluss von Störungen in der Identifikationsleistung von Gerüchen kann eine olfaktometrische Untersuchung durchgeführt werden.

Da die Beschwerden sehr variabel sind, ist eine weitgehende Standardisierung der Umweltbedingungen unter stationären Bedingungen häufig nicht vermeidbar. Wenn Überempfindlichkeiten auf Duftstoffe bestehen, muss von Seiten des Personals auf duftstoffhaltige Kosmetika und Reinigungsmittel verzichtet werden.

Abschlussgespräch und Therapie: Bei der angegebenen Diagnostik finden sich häufig positive Ergebnisse, die manchmal die geschilderte Symptomatik ganz (z.B. bisher unbekannte Hausstaubmilbenallergie, Schimmelpilzallergie) oder zumindest teilweise (z.B. Sinusitis, Sicca-Syndrom) erklären können. Entsprechende Allergenmessungen (z.B. Acarex-Test®, Dustscreen®), Sanierungsmaßnahmen und bewährte Therapieformen im jeweiligen Fachgebiet sind durchzuführen. Insbesondere Überempfindlichkeiten auf Geruchsstoffe sind allerdings häufig nicht durch die erhobenen Befunde erklärbar und einer einfachen Therapie nicht zugänglich. Mitgebrachte Messungen von umweltmedizinischen Institutionen erklären die geschilderte Symptomatik meist nicht. Erhöhte Werte von Schadstoffen sollten aber gemäß den gesetzlichen Bestimmungen und Richtlinien (Bundes-Immissionsschutz, Technische Anleitung Luft, Air Quality Guidelines, WHO) durch Sanierungsmaßnahmen reduziert werden.

18.1.3 Patienten mit vermuteten Unverträglichkeiten durch Nahrungsmittel

Vorgeschichte: Symptome reichen von Blähungen, Durchfall, Urticaria, Bauchschmerzen, Übelkeit, Dyspnoe mit asthmatischen Anfällen bis zu Müdigkeit, Herzrasen, Kraftlosigkeit etc. (Tabelle 1). In leichteren Fällen werden als Auslöser umschriebene Nahrungsmittel angeschuldigt, in schweren Fällen werden extreme Diäten (z.B. ausschließlich Haferflocken, Kartoffeln, Wasser) eingehalten. Bei solchen Patienten liegt meist ein reduzierter Allgemein- und Ernährungszustand vor. Auch hier werden häufiger Ergebnisse von alternativ-medizinischen Untersuchungsmethoden oder Resultate aus Bestimmungen spezifischer IgG-Antikörper vorgelegt, die den Patienten zur Meidung zahlreicher Nahrungsmittel ohne wesentliche Besserung der Beschwerdesymptomatik veranlassten.

Diagnostik: Zur Standardisierung der Umweltbedingungen und zur Beobachtung von Spätreaktionen können sinnvolle diagnostische Maßnahmen nur unter stationären Bedingungen ergriffen werden. Zunächst erfolgen ausführliche Prick-Testungen mit Aeroallergenen (wegen Kreuzallergien zu Nahrungsmitteln) und Nahrungsmitteln, gegebenenfalls Intrakutantestungen. Spezifische IgE-Antikörper gegen multiple Allergene sollten ebenfalls bestimmt werden. Nachdem zunächst eine Diät nach den Erfordernissen des Patienten zusammengestellt wird, kann eine gezielte Elimination und Provokation weiterer Nahrungsmittel – wenn immer möglich doppel-blind und placebo-kontrolliert – erfolgen. Zum Ausschluss von pseudo-allergischen Reaktionen gegen Nahrungsmittelzusatzstoffe wird ein oraler Provokationstest bei Idiosynkrasie (OPTI) mit ansteigenden Dosen von Nahrungsmitteladditiva durchgeführt (Ring, 2003). Zum Ausschluss einer Histaminintoleranz erfolgt die Provokation mit Histamin. Häufig werden auch auf die Placebo-Gaben Symptome angegeben (sog. „Hintergrund-Rauschen"). Die Provokationstestungen sollten aber dennoch fortgeführt werden, da die Symptomatik einer schweren Reaktion sich davon unterscheidet. Gastroenterologisch sollten eine Infektion mit Helicobacter pylori, eine Glucose,- Laktose-, Sorbit- oder Fruktoseintoleranz sowie andere Erkrankungen im Fachgebiet ausgeschlossen werden. Stuhluntersuchungen auf Blut, pathogene Keime und Parasiten sind durchzuführen.

Abschlussgespräch und Therapie: Mithilfe der ausführlichen Diagnostik lassen sich die vorher stark einschränkenden Diäten deutlich lockern, sodass die Patienten meist nur auf einige wenige Nahrungsmittel verzichten müssen. Darüber hinaus kann versucht werden, ob bei Einnahme von Cromoglicinsäure (Colimune®) eine Reduktion der Symptomatik auftritt. Bei Laktose-Intoleranz können Laktase-Präparate gegeben werden. Andere Grunderkrankungen (z.B. Helicobacter-pylori-Infektion) sind zu behandeln. Oft werden auch bei der Placebo-Testung Symptome angegeben. Diese unspezifische Symptomatik ist mit dem Patienten zu besprechen. Auf psychosomatische Aspekte wird am Ende des Kapitels eingegangen.

18.1.4 Patienten mit vermuteten Unverträglichkeiten von Medikamenten

Vorgeschichte: Gemeint sind hier nicht die Patienten mit klar geschnittener Arzneimittel-Allergie, die nach Einnahme bestimmter Medikamente (z.B. Acetylsalicylsäure oder Penicillin) zeitlich eindeutig zuzuordnende Symptome zeigen (Urticaria, Arzneimittelexanthem), sondern Patienten, die auf pharmakologisch unterschiedlich wirkende Substanzen vielfältige, häufig subjektive, unklar zuzuordnende Symptome (Tabelle 1) haben. Sowohl auf Seiten des Patienten als auch anderer behandelnder Ärzte besteht eine große Unsicherheit bezüglich der verträglichen und einsetzbaren Medikamente. Häufig erfolgt die Vorstellung, da eine dringliche ärztliche Maßnahme ansteht.

Diagnostik: Unter Notfallbedingungen (stationärer Aufenthalt) werden die verdächtigen Arzneimittel, Zusatzstoffe bzw. mögliche Alternativpräparate unter doppel-blinden, placebo-kontrollierten Bedingungen oral provoziert oder subkutan injiziert (Lokalanästhetika).

Abschlussgespräch und Therapie: In den meisten Fällen finden sich aufgrund der durchgeführten Testungen ausreichend Medikamente, mit denen eine adäquate Behandlung der Erkrankung des Patienten möglich ist. Nicht selten zeigen sich Reaktionen auf Zusatzstoffe, die die Reaktionen auf multiple Arzneimittel erklären können. Es wird ein Allergiepass ausgestellt, nach dem sich weiterbehandelnde Ärzte orientieren können.

18.1.5 Patienten mit vermuteten Unverträglichkeiten auf mehrere Auslösefaktoren

Vorgeschichte: Gelegentlich entwickeln Patienten Unverträglichkeitsreaktionen auf mehrere der oben genannten Auslösefaktoren, wobei über die Jahre immer mehr hinzukommen und häufig eine massive Einschränkung der Lebensqualität sowie Arbeitsunfähigkeit resultiert (Tabelle 3).

Tabelle 3. Schweregradeinteilung bei Patienten mit Öko-Syndrom („Multiple Chemical Sensitivity")

Schweregrad	Einschränkungen im täglichen Leben
1 (leicht):	Meiden bestimmter Situationen, keine Arbeitsunfähigkeit, keine Probleme in sozialen Situationen, keine Diät
2 (mittel):	Probleme am Arbeitsplatz (keine Arbeitsunfähigkeit) und/oder Probleme in bestimmten Räumen und/oder Probleme in bestimmten sozialen Situationen und/oder Diät mit Meiden einiger Nahrungsmittel
3 (schwer):	Verminderte Arbeitsfähigkeit und/oder Meiden bestimmter Räume und/oder Reduzierung sozialer Kontakte und/oder strenge Diät mit Meiden vieler Nahrungsmittel
4 (sehr schwer):	Arbeitsunfähigkeit und/oder extrem eingeschränkte soziale Kontakte und/oder Diät bestehend aus ≤ fünf verschiedenen Nahrungsmitteln

1. Schritt: Anamnese und Basisdiagnostik

allgemeine Anamnese
- ☑ Vorbestehende Krankheiten
- ☑ Alkohol, Nikotin, Drogen, Medikamente
- ☑ Allergologische Anamnese
- ☑ Berufliche und psychosoziale Anamnese
- ☑ Sammeln sämtlicher Vorbefunde

spezielle Anamnese
- ☑ Exakte Symptomschilderung
- ☑ Entwicklung der Beschwerden
- ☑ Korrelation der Beschwerden
  - mit den verdächtigten Substanz (en)
  - örtlich und zeitlich?
- ☑ Geographische Lage, Umgebung
- ☑ Gebäude- und Raumbeschreibung
- ☑ Tätigkeitsbeschreibung

Basisdiagnostik
- ☑ Körperliche Untersuchung mit Hautinspektion: Ekzeme. Atopie-Stigmata und neurologischen Funktionen: Muskeltonus. Oberflächen- und Tiefensensibilität
- ☑ Routinelabor
  - Leberwerte
  - Nierenwerte
  - Entzündungsparameter
  - Differentialblutbild
  - Schilddrüsenfunktion
  - evtl. Immunstatus
- ☑ Allergologische Diagnostik
  - In-Vitro Diagnostik (Ges. IgE. Spez. IgE. Spez. IgG. Histamin-Release-Test)
  - Hauttestungen (Prick, Intrakutan, Epikutan)

Fazit: a) **Andere Erkrankung** aus vorbestehenden und erhobenen Befunden gesichert oder wahrscheinlich!
Procedere: Aufklärung des Patienten und entsprechendes diagnostisches und therapeutisches Vorgehen
b) Es gibt **Anhaltspunkte für einen Zusammenhang der Beschwerden mit Umweltschadstoffen!**

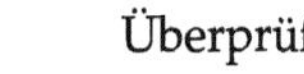

Überprüfe:
War die Anamnese ausreichend gründlich?

2. Schritt: Verdachtserhärtung – Objektivierung und Quantifizierung der vermuteten krankheitsauslösenden Ursache

Zusammentragen objektiver Befunde und fortführende Diagnostik, z.B.
- ☑ Führen eines Tagebuches
- ☑ Fotodokumentation
- ☑ Orientierende Messungen durch Patienten z.B.
  Raumklimat. Faktoren: Temperatur, Feuchtigkeit
  Pilzwachstum auf mitgegebenem Wachstumedium
  Milbennachweis mittels Guanin-Test
- ☑ Untersuchung weiterer Betroffener
- ☑ Kontaktaufnahme mit Betriebsarzt/Personalleitung
- ☑ Auslaßversuch mit anschließendem Expositionsversuch
- ☑ evtl. Arbeitsplatz-/Wohnungsbegehung

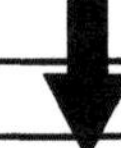

Interdisziplinäre Zusammenarbeit mit jeweiligen Fachspezialisten z.B.
- ☑ Allergologie (s. Text)
- ☑ Dermatologie
- ☑ Psychiatrie/Psychosomatik
- ☑ Pneumologie
- ☑ Neurologie
- ☑ Innere Medizin
- ☑ Otolaryngologie
- ☑ Radiologie
- ☑ Arbeitsmedizin (bei beruflicher Exposition)

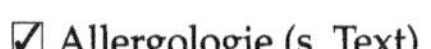

Diagnosestellung nicht möglich

Ziel: Definitive Klärung und Beseitigung einer möglicherweise schädigenden Expositionsquelle!

Diagnosestellung: mögliche Differentialdiagnosen
- Innenraum-assoziiert: Building-Related Illness, Sick-Building Syndrom
- Infektionserkrankungen
- Allergien, Pseudo-Allergie
- Endokrinologische und toxische Erkrankungen
- Autoimmunerkrankung
- Malignom
- Psychiatrische bzw. psychosomatische Erkrankung

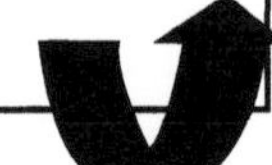

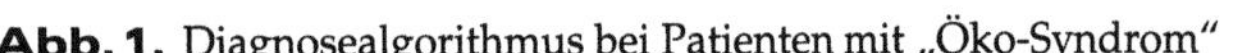

Abb. 1. Diagnosealgorithmus bei Patienten mit „Öko-Syndrom"

3. Schritt: Schadstoffmessungen – Information – Interpretation

Schadstoffmessungen

☑ Biomonitoring
Effekt-Biomonitoring
☑ Umwelt-Monitoring (z.B. Innenraumluftmessungen)

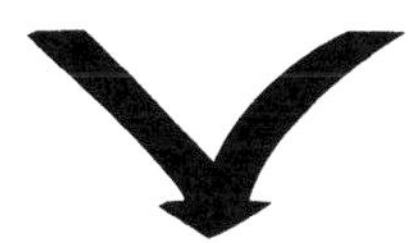

Information

☑ Erfahrungsaustausch mit allergologisch-umweltmedizinischen Einrichtungen
☑ Literaturbeschaffung

Interpretation
☑ Aussagekraft der analytischen Meßverfahren begrenzt!!!
☑ Berücksichtigung von Einflußfaktoren (Nahrung, Alkohol, Drogenabusus, Medikamente, Rauchen, persönliche Faktoren)
☑ Gesundheits- oder wirkungsbezogene Interpretation in Anlehnung an wissenschaftliche Erkenntnisse
- Sind toxikologisch begründete Dosis-Wirkungskurven anwendbar?
- Existieren Referenz- oder Vorsorgewerte entsprechend dem 95-Perzentil der in der Allgemeinbevölkerung vorliegenden Häufigkeitsverteilung)

➡ Überschreitungen sind nicht gleichbedeutend mit der Verursachung einer Krankheit bzw. Schädigung, sondern dienen nur als Hinweis auf eine erhöhte Exposition

Zusammenschau ⬇ aller relevanten Befunde

4. Schritt: Diagnose – Risikoabschätzung therapeutische Konsequenzen und Verlaufsbeobachtung

Schadstoffbelastung vorhanden

a) Gesundheitsgefährdung wahrscheinlich

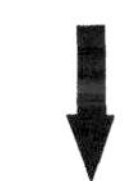

Sanierungsmaßnahmen und evtl. bauliche Veränderungen Verlaufsbeobachtung!

und

b) Gesundheitsgefährdung unwahrscheinlich

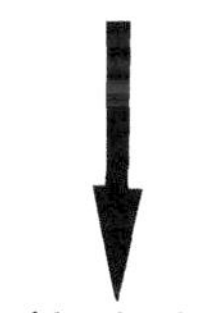

Verlaufsbeobachtung!

und

Keine relevante Schadstoffbelastung vorh.

a) Psychiatrische bzw. psychosomatische Erkrankung

b) Öko-Syndrom

Professionelle ärztliche Hilfe erforderlich (relevante Spezialisten)
- Gefahr der gesellschaftl.u. sozialen Isolation
- Ziel: Allgemeine Lebenshilfe!
- Psychosomatisch/psychiatrische Beratung bzw. Begleitung

- Individuelle Betreuung und Beratung
- Notwendige medizinische Versorgung
- Psychotherapeutische Hilfe
- **Präventive Maßnahmen**
  Beseitigung möglicher Expositionsquellen
  Grundsätzliche Empfehlungen
  - Verzicht auf Rauchen / Passivrauchen
  - Physikalische Maßnahmen: Sicherung ausreichender Frischluftzufuhr, Luftfeuchtigkeit 40-50%, Temperatur 20-22 Grad
  - Regelmäßige Säuberungen, Wartung von Klimaanlagen / Luftbefeuchtern
  - Auswahl emissionsarmer Bau- und Arbeitsmaterialien
  - Einhalten von Verbrauchervorschriften und Schutzmaßnahmen

Abb. 1 (Fortsetzung)

Diagnostik: Die bereits bei den einzelnen Auslösefaktoren genannten diagnostischen Maßnahmen sind anzuwenden, sodass hier umfangreiche dermatologische, allergologische und interdisziplinär ausgerichtete Untersuchungen notwendig sind.

Abschlussgespräch und Therapie: Bei diesen Patienten lässt sich die durch verschiedene Auslösefaktoren induzierbare Symptomatik häufig nicht durch die genannten Maßnahmen in ihrer Gesamtheit erklären, doch kann in Teilaspekten eine Verbesserung der Lebensqualität erreicht werden. Der Patient ist über die Summation von Reaktionen aufzuklären.

18.2 Psychosomatische/psychiatrische Aspekte

Bei allen genannten Patientengruppen finden sich nicht selten Erkrankungen aus dem psychiatrischen (ca. 10%; z.B. Schizophrenie, Psychose, Depression, Artefakte) oder psychosomatischen (ca. 50%) Bereich, die die sonstigen fassbaren Beschwerden überlagern. (Blaschko et al., 1999; Ring et al., 1999; Tretter, 1999; Eberlein-König et al., 2000; Bornschein et al., 2000). Daher ist dieser Aspekt in die interdisziplinäre Abklärung einzubeziehen. Da diese Patientengruppe einem derartigen Zugang ihrer Beschwerden häufig ablehnend gegenübersteht, kann eine Annäherung nur auf dem Boden einer vertrauensvollen Arzt-Patient-Beziehung gelingen.

18.3 Vier-Stufen-Plan

Für die geschilderten Patientengruppen hat sich in Abhängigkeit von den Auslösefaktoren ein umweltmedizinischer 4-Stufen-Plan bewährt (Voack et al., 1997; Triendl et al., 1999), der als Diagnose-Algorithmus bei Patienten mit Öko-Syndrom folgende Schritte umfasst (siehe Abb. 1): Anamnese und Basisdiagnostik (1. Schritt), Verdachtserhärtung – Objektivierung und Quantifizierung der vermuteten krankheitsauslösenden Ursache (2. Schritt), Schadstoffmessungen – Information – Interpretation (3. Schritt), Diagnose – Risikoabschätzung – therapeutische Konsequenzen und Verlaufsbeobachtung (4. Schritt).

Literatur

AAAAI Board of Directors (1999) Position statement. Idiopathic environmental intolerances. J Allergy Clin Immunol 103: 36–40

ACOEM Position Statement (1999) Multiple chemical sensitivities: idiopathic environmental intolerance. J Occup Environ Med 41: 940–941

Blaschko S, Zilker Th, Förstl H (1999) Idiopathic Environmental Intolerances (IEI) – früher Multiple Chemical Sensitivity (MCS) – aus psychiatrischer Sicht. Fortschr Neurol Psychiat 67: 175–187

Bornschein S, Hausteiner C, Zilker T, Bickel H, Förstl H (2000) Psychiatrische und somatische Morbidität bei Patienten mit vermuteter Multiple Chemical Sensitivity (MCS). Nervenarzt 71: 737–744

Cullen MR (1987) The worker with multiple chemical hypersensitivities: an overview. Occup Med State Art Rev 2: 655–661

Eberlein-König B, Grimm V, Ruhdorfer S, Engst R, Rakoski J, Behrendt H, Ring J (2000) Charakterisierung von Patienten mit „Öko-Syndrom" im allergologisch-dermatologischen Bereich. Allergo J 9: 489–493

Kunz B (1998) „Unkonventionelle" Therapieansätze. In: Ring J (Hrsg) Neurodermitis. Expertise zur gesundheitlichen Versorgung und Vorsorge bei Kindern mit atopischem Ekzem. Ecomed, Landsberg, S. 110–133

Ring J, Gabriel G, Vieluf D, Przybilla B (1991) „Das klinische Ökologie-Syndrom" („Öko-Syndrom"): polysomatische Beschwerden bei vermuteter Allergie gegen Umweltschadstoffe. Münch med Wschr 133: 50–55

Ring J, Eberlein-König B, Behrendt H (1999) „Eco-Syndrome" („Multiple Chemical Sensitivity"-MCS). Zbl Hyg Umweltmed 202: 207–218

Ring J, Wenning J (2003) Weißbuch Allergie in Deutschland 2000. Urban und Vogel, München

Ring J (2003) Angewandte Allergologie, 3. Aufl. Urban und Vogel, München

Tretter F (1999) Probleme der Psychodiagnostik bei „Umweltpatienten". Zbl Hyg Umweltmed 202: 139–151

Triendl C, Borelli S, Rakoski J, Herschbach P, Behrendt H, Ring J (1999) Das „Öko-Syndrom" („Multiple Chemical Sensitivity"): Allergologisch-umweltmedizinisches Management. Allergologie 22: 744–760

Voack C, Borelli S, Ring J (1997) Der umweltmedizinische 4-Stufen-Plan. Münch med Wschr 139: 69–72

WHO (1996) International Program on Chemical Safety: Übersetzung des Berichtes des Workshops über Multiple Chemical Sensitivity (MCS). IPCS-Report PCS/96.29

19 Andrologische Routine-Untersuchungen

19 Andrologische Routine-Untersuchungen

Frank-Michael Köhn

19.1 Einleitung

Die Andrologie hat sich in Deutschland ursprünglich aus der Dermatologie entwickelt. Heute wird die andrologische Versorgung von Patienten von Urologen, Dermatologen und Endokrinologen wahrgenommen. Darüber hinaus werden natürlich auch Gynäkologen und Hausärzte sowie im Rahmen einer interdisziplinären reproduktionsmedizinischen Versorgung Humanmediziner, Psychosomatiker und Biologen mit andrologischen Befunden konfrontiert.

Der Erwerb andrologischer Kenntnisse ist in der Weiterbildungsordnung für Dermatologen geregelt. Ein führungsberechtigter Qualifikationsnachweis für Andrologie hat bereits breite Zustimmung in der Bundesärztekammer erfahren und ist in Vorbereitung. In reproduktionsmedizinischen Zentren wird außerdem die Mitarbeit eines andrologisch qualifizierten Arztes gefordert. Nationale Gruppierungen wie die Deutsche Gesellschaft für Andrologie haben externe Qualitätszirkel etabliert. Auch auf europäischer Ebene versucht die European Academy of Andrology, die Ausbildung von Andrologen zu standardisieren und durch zentrale Examen zum „Clinical Andrologist" zu überprüfen.

Diese Aktivitäten demonstrieren, dass die Qualität der Betreuung andrologischer Patienten stärker Berücksichtigung erfahren soll. Das folgende Kapitel vermittelt mögliche Fehlerquellen bei Anamnese, körperlicher Untersuchung, Durchführung und Beurteilung des Spermiogramms sowie den endokrinologischen Basisuntersuchungen. Dabei sollen die Belange von Dermatologen in der Weiterbildung sowie Kollegen in der Praxis oder an Kliniken berücksichtigt werden.

19.2 Andrologische Anamnese

Die andrologische Anamnese sollte sich nicht nur auf den Patienten konzentrieren, sondern auch immer relevante Informationen über Befunde der Partnerin (Alter, Zyklus, Ovulation, Tubendurchgängigkeit, Inseminationen oder In-vitro-Fertilisationen, bisherige Schwangerschaften, Aborte) erfassen. Fragen nach vorhergehenden Schwangerschaften erlauben eine Beurteilung der Fertilität zu einem anderen Zeitpunkt oder mit einer anderen Partnerin. Hierbei sollte nicht nur allgmein nach Kindern aus anderen Beziehungen, sondern gezielt nach gewollten oder ungewollten Schwangerschaften sowie Abtreibungen gefragt werden. Durch diese Angaben ist bereits eine Unterscheidung in primäre oder sekundäre männliche Infertilität möglich. Bei der Definition der sekundären männlichen Infertilität ist es unerheblich, ob eine frühere Schwangerschaft mit der derzeitigen oder einer früheren Partnerin erreicht wurde (Rowe et al., 2000). Die Kenntnis einer sekundären männlichen Infertilität hat klinische Relevanz, da somit angeborene Störungen der Fertilität unwahrscheinlich sind und nach später aufgetretenen Ursachen für eine Einschränkung der Fruchtbarkeit (eventuell bei Mann **und** Frau) gefahndet werden muss.

Insbesondere bei Angaben zur Dauer des Kinderwunsches und zur **Sexualanamnese** empfiehlt sich die Anwesenheit der Partnerin. Eine umfangreiche andrologische Abklärung nach wenigen Monaten unerfüllten Kinderwunsches ist nur dann gerechtfertigt, wenn sich aus Anamnese oder Befund Hinweis für eine mögliche Einschränkung der Fertilität ergeben. Ansonsten besteht eine Infertilität per definitionem erst dann, wenn nach 12 Monaten ungeschütztem Geschlechtsverkehr keine Schwangerschaft eingetreten ist (Rowe et al., 2000). Diese zeitliche Begrenzung ergibt sich daraus, dass bei gesunden Paaren pro Zyklus mit einer Konzeptionswahrscheinlichkeit von ca. 25% zu rechnen ist und nach einem Jahr bei ca. 85% der Paare Schwangerschaften eingetreten sind.

Die Sexualanamnese umfasst Fragen nach **Erektions-, Ejakulations- und Orgasmusstörungen** des Mannes. Diese **Sexualstörungen** werden nicht immer spontan erwähnt, können aber unter Umständen zur Veranlassung ungerechtfertigter reproduktionsmedizinischer Verfahren führen. Als Beispiel seien ausgeprägte Formen von vorzeitigem Orgasmus („ejaculatio ante portas“) oder Anorgasmie genannt, bei denen primär eine sexualmedizinische Therapie und keine Methoden der assistierten Reproduktion notwendig sind. Insgesamt sind die o.g. Störungen nur für ca. 2% der Fertilitätsstörungen von Paaren ursächlich (Rowe et al., 2000); gerade deshalb werden sie aber ohne gezielte Ansprache u.U. übersehen. Sehr selten kann eine „virgo intacta“ in Ehe oder Partnerschaft bestehen; hier müssen verschiedene Störungen bei Mann (z.B. Erektionsstörungen) oder Frau (z.B. Vaginismus) berücksichtigt werden. In seltenen Fällen sind Paare sexuell nicht aufgeklärt und über die zur Konzeption notwendige (intravaginale) Samendeposition nicht informiert.

Situative Erektionsstörungen können auch im Rahmen der psychischen Belastung, insbesondere bei der Abgabe des Ejakukates für Methoden der assistierten Reproduktion, auftreten. Erste Berichte deuten darauf hin, dass in diesen Fällen die Einnahme von 50 mg Sildenafil hilfreich sein kann (Kaplan et al., 1999). Bestehen Erektionsstörungen, sollten sich Fragen nach Bezug zu besonderen Situationen (aktbezogen, partnerbezogen, situationsbezogen, akut, chronisch) und morgendlichen Erektionen anschließen, da sich damit schon Hinweise auf psychogen oder organisch bedingte Störungen gewinnen lassen.

Um die Effektivität eines Paares, eine spontane **Konzeption** herbeizuführen, beurteilen zu können, sind gezielte Fragen zum Kenntnisstand über die Physiologie und Pathologie der Befruchtung notwendig. Zwei mögliche Fehlerquellen finden sich hierbei gehäuft:

- Unkenntnis über **Ovulation** und optimalen Zeitpunkt des Geschlechtsverkehrs,
- Irrtümer über die Häufigkeit des für eine Konzeption notwendigen **Geschlechtsverkehrs**.

Viele Paare verwenden die **Basaltemperaturkurve** zur Primärdiagnostik ihres Zyklus und Terminierung des gezielten Geschlechtsverkehrs. Durch thermogenetische Effekte des Progesterons kommt es zum Anstieg der morgendlichen Körpertemperatur um ca. 0,3–0,5°C (Freundl und Tigges, 1995; Keck et al., 1997). Eine zuverlässige Messung setzt aber regelmäßige Lebensführung, Messungen zum gleichen Zeitpunkt und Berücksichtigung interagierender Faktoren, wie z.B. Infektionen, voraus. Viele Paare berücksichtigen nicht, dass die Temperatur erst postovulatorisch ansteigt und zwei Tage später den höchsten Wert erreicht. Der ideale Zeitpunkt für gezielten Geschlechtsverkehr liegt somit noch vor dem erwarteten Temperaturanstieg. Hierbei sollte zuvor eine ausreichende, ca. 3-5tägige sexuelle Karenz eingehalten werden. Eine kontraproduktive Verhaltensweise bezüglich der Häufigkeit des Geschlechtsverkehrs findet sich nicht selten bei Paaren mit hohem Leidensdruck; in diesen Fällen wird Geschlechtsverkehr z.T. mehrfach täglich an den sog. „fruchtbaren Tagen“ durchgeführt. Mit zunehmender Frequenz des Geschlechtsverkehrs nimmt aber die Spermatozoenkonzentration durch Entleerung des Nebenhodens als Speicherorgan ab.

Patienten müssen auch darüber aufgeklärt werden, dass eine mehr als 10tägige **sexuelle Karenz** in dem Glauben, die Spermatozoenzahlen drastisch zu erhöhen, wegen der dann einsetzenden Alterungsvorgänge der Zellen und eventuell reduzierter Motilität keinen Nutzen bringt (Magnus et al., 1991). Umgekehrt nimmt die Wahrscheinlichkeit für eine Konzeption aber auch bei reduzierter Frequenz des Geschlechtsverkehrs ab, insbesondere wenn sie weniger als zweimal pro Monat beträgt.

Die Anamnese sollte auch hoch fieberhafte **Infekte** in den letzten 12 Wochen vor der Ejakulatuntersuchung erfassen, da sie zu einer vorübergehenden Suppression der Spermatogenese führen können (Schill, 1992). Ähnliches gilt für die **Medikamentenanamnese;** außer bei Zytostatika sind im Zusammenhang mit der Einnahme von Kortikosteroiden, Kolchizin, Androgenen, Immunsuppressiva, Antidepressiva, Antiemetika (Metoclopramid), Antibiotika (Nitrofurantoin, Gentamycin, Cotrimoxazol), Antiepileptika (Diphenylhydantoin) und Salazosulfapyridin vorübergehende Abnahmen der Spermatozoenkonzentration berichtet worden (Köhn und Schill, 1998). In diesen Fällen empfiehlt sich eine Wiederholung des Spermiogrammes nach 3–6 Monaten.

Weitere wichtige anamnestische Angaben betreffen die **Kinderkrankheiten** (insbesondere Mumps mit Begleitorchitis), **Hodenhochstand, Orchitis, Epididymitis, Prostatitis, Adnexitis, Geschlechtskrankheiten, Allgemeinerkrankungen, Voroperationen** (z.B. **Hodentumoren,**

Orchidopexie, Hodenbiopsie, Herniotomie), Traumen im Genitalbereich, **Hodentorsionen, Genussmittelverbrauch** (Nikotin, Alkohol), berufliche oder private **Stressfaktoren** sowie eine mögliche Exposition gegenüber **Umweltnoxen** oder Wärme.

Bei bekanntem Hodenhochstand in der Krankenvorgeschichte sollte der Patient auch noch einmal gezielt befragt werden, ob er über die Assoziation mit vermehrtem Auftreten von Hodentumoren aufgeklärt worden ist. Das relative Risiko für die Entwicklung eines Hodentumors liegt für solche Patienten zwischen 5–10; eine Abnahme dieses Risikos konnte aber beobachtet werden, wenn die Orchidopexie mehr als 15 Jahre zurücklag (Swerdlow et al., 1997).

Bei der Anamneseerhebung von jungen oder älteren Männern mit Verdacht auf **Hypogonadismus** sind besondere Aspekte zu berücksichtigen (Köhn, 2001). Symptome des Testosteronmangels sind Abnahme der Libido, Erektionsstörungen, depressive Stimmungslage, Abnahme der allgemeinen Aktivität, Lustlosigkeit, Hitzewallungen und Nachlassen der Muskelkraft. Sekundäre Körperbehaarung und Rasurfrequenz können vermindert sein. Neben der Familienanamnese sollte insbesondere bei älteren Männern auch immer gezielt nach begleitenden chronischen Erkrankungen gefragt werden, die mit Hypogonadismus assoziiert sein können (Diabetes mellitus, Niereninsuffizienz, Lebererkrankungen, Asthma bronchiale, maligne Erkrankungen).

Medikamenteneinnahme wie z.B. chronische Anwendung von Kortikosteroiden kann ebenfalls mit einem Hypogonadismus einhergehen. Die Anamnese sollte auch andere potentiell schädigende Faktoren wie Operationen oder Traumen erfassen und ebenso seltenere Symptome wie z.B. Sehstörungen bei hypophysären Tumoren mit berücksichtigen. Infertilität muss nicht zwangsläufig infolge erniedrigter Testosteronkonzentrationen im Serum auftreten, wie das Beispiel „fertiler Eunuchen" (isolierter LH-Mangel) und die vergleichsweise geringe Prävalenz von Hypogonadismus bei infertilen Männern (0–9%) belegen.

19.3 Andrologische Untersuchung

Die andrologische Untersuchung sollte ungestört in einem geheizten Raum erfolgen, da ein kälte- oder stressbedingter **Kremasterreflex** die Beurteilung des äußeren Genitales erschwert. Das Auftreten eines orthostatischen Kollapses während der andrologischen Untersuchung ist nicht selten, sodass es sich empfiehlt, auf entsprechende Symptome zu achten und die körperliche Untersuchung direkt vor einer Liege durchzuführen.

Die andrologische Befundaufnahme umfasst die Inspektion von Körperproportionen (einschließlich Körpergröße und Körpergewicht), Verteilung von Fett- und Körperbehaarung, Muskulatur, männlicher Brust und äußerem **Genitale** (Phimose, Epispadie, Hypospadie). Durch Palpation werden **Hoden** (weich, prall-elastisch, Resistenzen = V.a. Hodentumor!), **Nebenhoden** (Spermatozelen, Aplasien), **Ductus deferens** (Aplasien), **Plexus pampiniformis (Varikozele), Penis** (Induratio penis plastica) und **Prostata** beurteilt. Die **Bläschendrüsen** sind nur im Falle ausgeprägterer entzündlicher Veränderungen tastbar. Rektale Untersuchungen mit dem Finger oder der Ultraschallsonde sollten nicht umittelbar vor einer Bestimmung des prostata-spezifischen Antigens (PSA) im Serum erfolgen, da es durch Manipulationen der Prostata zu unspezifischen Erhöhungen der Werte kommen kann.

Die alleinige Inspektion des Penis ist nicht ausreichend. Der Patient sollte immer gebeten werden, das **Präputium** zu retrahieren, um Phimosen, Lageanomalien des Oreficium urethrae, Frenulum breve und relevante Hautveränderungen an Glans penis und innerem Vorhautblatt (z.B. Condylomata acuminata, bowenoide Papulosen oder frischer Primäraffekt bei Lues I) erkennen zu können. Erfolgt die Vorstellung mit der gezielten Fragestellung einer Beurteilung der Penisgröße, ist zu beachten, dass häufig ein scheinbarer Mikropenis durch Fettschürzen des Unterbauches bei gleichzeitiger Adipositas vorliegt.

Neben der Konsistenz der Hoden wird die **Hodengröße** z.B. mit dem Orchidometer nach Prader oder Hynie bestimmt (Normwert: 15–30 ml). Dabei ist diese Form der Volumenbestimmung mit einer ultrasonographischen Messung vergleichbar; die Erfahrenheit des Untersuchers hat aber bei der Benutzung des Orchidometers einen größeren Einfluss (Behre et al., 1989).

Besonderes Augenmerk ist auf die **Lage der Hoden** zu richten. Normalerweise liegen die Hoden intraskrotal; häufig ist ihre Position nicht seitengleich symmetrisch, ohne dass dies pathologische Bedeutung haben muss. Waagerecht positionierte Hoden können eine erhöhte Neigung zu Torsionen haben (Rowe et al., 2000). Die Klassifizierung von Fehllagen der Hoden sollte korrekt erfolgen. Die Beurteilung der Lage der Hoden kann nur im Stehen erfolgen! Eine **Hodenektopie** besteht bei perinealer, cruraler oder transcruraler Lage des Hodens, der sich dann als sicht- und tastbarer Tumor unter der Haut des Dammes, der Oberschenkelinnenseite, Leistenbeuge oder neben dem Skrotalansatz darstellt. **Pendelhoden** weisen normalerweise eine intraskrotale Lage auf; bei Reiz (z.B. Kälte) können sie aber durch den Kremasterreflex zum äußeren Leistenring gehoben werden. Der **Gleithoden** ist durch eine ständige Lage vor dem äußeren Leistenring definiert, wobei eine manuelle Reponierung in das Skrotalfach möglich ist, der Hoden dann aber automatisch in den Leistenkanal zurückgleitet. Ein **Leistenhoden** liegt im Leistenkanal.

Zwei weitere wichtige intraskrotale, der Palpation zugängliche Strukturen sind der **Plexus pampiniformis** und die Samenleiter. **Varikozelen** sollten gemäß dem Tastbefund nach den WHO-Richtlinien klassifiziert werden:

- Varikozele I°: nur tastbar nach Valsalva-Manöver
- Varikozele II°: tastbar, aber nicht sichtbar
- Varikozele III°: durch die Skrotalhaut sichtbar
- Subklinische Varikozele: nicht tastbar, aber nachweisbar durch Thermographie oder Dopplersonographie

Darüber hinaus empfiehlt sich eine dopplersonographische Untersuchung des Plexus pampiniformis. Hierfür stehen einfache unidirektionale Handgeräte oder bidirektionale Geräte zur Verfügung, die meist auch eine Befunddokumentation ermöglichen. Der Untersucher sitzt vor dem stehenden Patienten und platziert die Dopplersonde oberhalb der Hoden über dem Plexus pampiniformis, der medial der Arteria testicularis liegt. Auf die korrekte Lage der Sonde ist zu achten (Winkel von ca. 45° zum Gefäß; Dopplersonde ist in Richtung des zu erwartenden Refluxes positioniert). Leichter pulsierender Druck auf das Venenkonvolut erzeugt Strömungsgeräusche, die die korrekte Lage der Sonde bestätigen. Während eines Valsalva-Manövers wird der Patient gebeten, nach Einatmen die Luft anzuhalten und zu pressen. Bei Varikozelen wird über dem Plexus pampiniformis ein Strömungsgeräusch, d.h. Reflux, abgeleitet. Falsch-negative Strömungsgeräusche treten bei insuffizientem Valsalva-Manöver auf; falsch-positive Beurteilungen ergeben sich z.B. durch Kontraktionen und Entspannungen des Kremaster-Muskels.

Fehlanlagen der Samenleiter (CBAVD = kongenitale bilaterale Aplasie des Ductus deferens) sind eine abortive Variante der zystischen Fibrose und finden sich bei 1–2% aller infertilen Männer. Deshalb ist in diesen Fällen vor der Einleitung reproduktionsmedizinischer Verfahren eine humangenetische Beratung des Paares (Mann und Frau!) mit Screening auf Mutationen des CF (cystic fibrosis) -Gens notwendig. Eventuell müssen auch Schweißtests und sonographische Untersuchungen des Urogenitaltraktes (Nieren, Bläschendrüsen) veranlasst werden. Bei der Palpation der Samenleiter ist darauf zu achten, dass keine Verwechslungen mit Gefäßen auftreten. Bei Verdacht auf CBAVD empfiehlt sich auch eine exakte Palpation der Nebenhoden, da diese ebenfalls von Fehlanlagen betroffen sein können.

Aussagen zu morphologischen Veränderungen von Hoden-, Nebenhoden- und Prostataparenchym sowie zur Struktur der Bläschendrüsen sind nur durch **sonographische Untersuchung** möglich. Die Hodensonographie erlaubt außerdem eine exakte Größenbestimmung des Hodens und eine Beurteilung des Parenchyms, wenn z.B. durch Hydrozelen die Palpation erschwert ist. Da andrologische Patienten meist zur Altersgruppe mit hoher Prävalenz für Hodentumoren gehören, kann dieser pathologische Befund mit der Sonographie u.U. durch Zufall entdeckt werden. Testikuläre Neoplasien werden mit einer Häufigkeit von 0.5–1.0% bei infertilen Männern gefunden (West et al., 1985). Auch eine so genannte Mikrolithiasis testis ist nicht zu tasten, sondern nur sonographisch nachweisbar. Sie findet sich bei etwas über 2% der Männer einer andrologischen Sprechstunde. Sorgfältige Nachuntersuchungen sind notwendig, da die Wahrscheinlichkeit für das spätere Auftreten eines Hodentumors erhöht ist (Otite et al., 2001; von Eckardstein et al., 2001).

Untersuchungen der **Brust** erfolgen am besten mit erhobenen und hinter dem Kopf gehaltenen Händen des Patienten, da dadurch die Musculi pectorales entspannt und die Beurteilung des Brustdrüsengewebes erleichtert werden. Ein häufiger Fehler ist die Verwechslung einer echten Gynäkomastie mit vergrößert erscheinenden Brüsten durch Fettansammlungen bei Adipositas. Im Falle einer Gynäkomastie müssen mögliche Ursachen wie Hyperprolaktinämie, Nebennierenrindentumoren, Hodenkarzinome oder auch exogene Auslöser (Östrogene; Medikamente, z.B. Spironolakton), verschiedene Formen des Hypogonadismus (z.B. Morbus Klinefelter) oder als Rarität ein Mammakarzinom beim Mann ausgeschlossen werden. Demgegenüber ist die Gynäkomastie bei Jugendlichen in der Pubertät häufig als typische Pubertätsgynäkomastie zu klassifizieren. Nicht selten liegt gleichzeitig eine Adipositas vor, sodass eine Gewichtsreduktion oder auch sportliche Betätigung zu empfehlen sind. Außerdem ist in diesen Fällen eine gezielte Nachfrage zu familiärer Disposition von Vorteil.

Im Rahmen der Abklärung einer **erektilen Dysfunktion** sollten die paarig angelegten **Penisarterien** (Arteriae profundae penis und Arteriae dorsales penis) durch Duplexsonographie oder bidirektionale Dopplersonographie untersucht werden. Eine Lokalisation der Gefäße und die Beurteilung der Blutflüsse im flaksiden (schlaffen) Zustand des Penis ist wegen der dann geringen Strömungsgeschwindigkeiten unter Umständen problematisch. Bei den dorsalen Penisarterien bestehen dabei häufig weniger Schwierigkeiten. Auf das Auftragen ausreichender Mengen Kontaktgels ist zu achten. Auf der Dorsalseite des Penis können die Blutgefäße durch vorsichtiges Bewegen der Dopplersonde aufgesucht werden. Um sicherzustellen, dass nicht die Dopplersignale der tiefer gelegenen Arteriae profundae penis abgeleitet werden, können die Dorsalarterien proximal der Dopplersonde komprimiert werden. Das Signal sollte dann schwächer werden, da nur die Arteriae dorsales penis abgedrückt werden können (Hagemann und Stief, 1997). Die tiefen Penisarterien werden durch seitliche Position der Dopplersonde am Penisstamm dargestellt. Sind bei diesen Untersuchungen im flaksiden Zustand des Penis keine Strömungsgeräusche ableitbar, kann dies mit den geringen Blutflüssen unter diesen Bedingungen im Zusammenhang stehen. Eine aussagekräftige Beurteilung ist dann nur durch eine so genannte Pharmakodopplersonographie möglich. Hier erfolgt die o.g. Untersuchung nach intrakavernöser Injektion vasoaktiver Substanzen wie z.B. Prostaglandin E1. In der Tumeszenzphase sind die Blutflüsse in den Penisarterien stärker. Ist die volle Steifheit des Penis erreicht, nehmen die Blutflüsse wieder deutlich ab. In der Regel wird mit 5 μg PgE1 begonnen. Die Patienten müssen über eventuelle Nebenwirkungen der intrakavernösen Injektion aufgeklärt werden (prolongierte Erektion, Schmerzen, Hämatome, Infektion, Harnröhrenverletzung, Schwellkörperfibrose, Kreislaufreaktionen). Im Falle einer nicht abgeklungenen Erektion sollte der Patient noch beobachtet werden, um eine prolongierte Erektion (> 4 Stunden) oder einen Priapismus adäquat behandeln zu können.

Die Injektion vasoaktiver Substanzen hat zusätzlich den diagnostischen Nutzen, die Erektionsstärke beurteilen zu können (E0–E5):

- E0 keine Reaktion
- E1 geringe Tumeszenz
- E2 mittlere Tumeszenz
- E3 volle Tumeszenz
- E4 volle Tumeszenz, mittlere Rigidität
- E5 komplette Erektion mit voller Tumeszenz und Rigidität

Spricht der Patient bei dieser Schwellkörperinjektionstestung (SKIT) auf geringe Dosen, z.B. 5 μg PgE1 an, ist eine schwerwiegende vaskuläre Ursache für die Erektionsstörung unwahrscheinlich. Ist der Sympathikotonus des Patienten während der Untersuchung aber stark erhöht, kann es u.U. durch Vasokonstriktion der penilen Gefäße trotz ansonsten normaler Verhältnisse nicht zur Erektion im Rahmen der SKIT kommen!

19.4 Endokrinologische Untersuchungen

Die Notwendigkeit endokrinologischer Untersuchungen im Serum richtet sich bei Männern mit **Fertilitätsstörungen** primär nach der Spermaqualität. Eine Hormondiagnostik ist eigentlich nur bei reduzierter Spermatozoenkonzentration notwendig. Auch bei der Abklärung der **erektilen Dysfunktion** wird die Bedeutung endokrinologischer Ursachen häufig überschätzt. Nur weniger als 10% der Patienten mit Erektionsstörungen weisen einen echten Hypogonadismus auf, und nur ein Teil dieser Männer profitiert dann auch von einer Substitution mit Testosteron. Werden von Männern hingegen Symptome eines **Hypogonadismus** geschildert, empfiehlt sich eine frühzeitige endokrinologische Untersuchung (einschließlich Prolaktin im Falle niedriger Testosteronspiegel im Serum). Auch bei **Gynäkomastie** sollten Bestimmungen der Hormone (einschließlich Östradiol und Prolaktin) primär erfolgen.

Die **Produktion des Testosterons** unterliegt einem **Regelkreislauf**, in den Hypothalamus, Hypophyse und Leydig-Zellen eingebunden sind. Das gonadotropinfreisetzende Hormon GnRH wird pulsatil ca. alle 90 bis 120 Minuten aus dem Hypothalamus freigesetzt. Über das

Pfortadersystem gelangt dieses Dekapeptid zum Hypophysenvorderlappen, wo es nach Bindung an spezifische Rezeptoren der Zielzellen die Produktion und Sekretion der Gonadotropine FSH und LH stimuliert. Jedem GnRH-Puls folgt ein LH-Puls. LH gelangt über den Blutkreislauf zu den Leydig-Zellen des Hodens, bindet dort an einen spezifischen Rezeptor und stimuliert so die Produktion von Testosteron aus Cholesterin. Die **Testosteronwerte** im Serum weisen eine **zirkadiane Rhythmik** auf mit den höchsten Konzentrationen am Morgen und ca. 1/4 niedrigeren Werten am Abend. Diese tageszeitlichen Schwankungen sind bei älteren Männern abgeflacht.

Aus diesen physiologischen Besonderheiten leiten sich auch klinisch relevante Aspekte im Rahmen der endokrinologischen Diagnostik ab (Bestimmung des Testosterons am Morgen oder frühen Vormittag; Wiederholung der Bestimmung der Gonadotropine bei unerklärlich hohen Werten, da eine Blutabnahme exakt zum Zeitpunkt eines Pulses erfolgt sein könnte). Wenn Prolaktin bestimmt wird, sollte dies frühestens 2 Stunden nach dem Aufwachen (nächtliche Prolaktinerhöhungen), vor der Ejakulatgewinnung und nicht nach üppigen Mahlzeiten oder Geschlechtsverkehr erfolgen. Ist das Prolaktin im Serum erhöht, sollten zunächst eine zweite Untersuchung erfolgen und weitere Einflussfaktoren oder assoziierte Erkrankungen wie z.B. Einnahme von Medikamenten (Tranquilizer) oder Hypothyreose ausgeschlossen werden.

Der Symptomatik eines **Androgenmangels** können verschiedene Ursachen zugrunde liegen, die auch unterschiedliche diagnostische Schritte erfordern. In Abhängigkeit vom Ort der Schädigung des endokrinologischen Regelkreises werden ein primärer, sekundärer und tertiärer **Hypogonadismus** mit reduzierten Testosteronwerten im Serum differenziert.

Beim **primären Hypogonadismus** ist die Produktion des Testosterons in den Leydigzellen des Hodens gestört. Die LH-Konzentrationen im Serum sind im Sinne einer Gegenregulation erhöht (**hypergonadotroper Hypogonadismus**). Typische Beispiele für einen primären Hypogonadismus sind das Klinefelter-Syndrom, Hodenfunktionsstörungen nach Hodenhochstand oder erworbene Schädigungen, z.B. nach Verletzungen oder infolge Chemotherapie.

Beim **sekundären Hypogonadismus** ist die Sekretion von LH aus der Hypophyse beeinträchtigt, sodass die Stimulation der Leydig-Zellen ausbleibt, während beim **tertiären Hypogonadismus** der Hypothalamus geschädigt ist. Dadurch erfolgt keine Stimulation des Hypophysenvorderlappens durch GnRH, wodurch die Gonadotropine FSH und LH im Serum erniedrigt sind und eine Stimulation des Hodens fehlt (**hypogonadotroper Hypogonadismus**). Eine hypophysäre Schädigung liegt z.B. bei Hypophysentumoren wie Prolaktinomen vor. Das Kallmann-Syndrom und der idiopathische hypogonadotrope Hypogonadismus dagegen sind typische Beispiele für einen tertiären Hypogonadismus, bei dem die Produktion von GnRH ausbleibt.

Symptome eines Androgenmangels können aber auch in Verbindung mit erhöhten Testosteronwerten im Serum auftreten. Bei **Androgenresistenz** (Androgenrezeptor-Mangel; Androgenrezeptor-Funktionsstörung) des peripheren Gewebes sprechen die androgenabhängigen Organe nicht auf die hormonelle Stimulation an, sodass trotz normaler oder kompensatorisch erhöhter Testosteronwerte Zeichen eines Androgenmangels bestehen. Die Diagnostik basiert auf Anamnese, Klinik, Labor (endokrinologische Untersuchungen), molekularbiologischen Methoden (Androgenrezeptor-Defekte), bildgebenden Verfahren (CT/MRT bei Hypophysentumoren, Knochendichtemessungen) oder Spezialuntersuchungen (z.B. Untersuchungen des Riechvermögens bei Kallmann-Syndrom).

Bei Verdacht auf einen Hypogonadismus sollten zunächst Testosteron (Grenzbereich: 10–12 nmol/l, Normbereich: 12–35 nmol/l), LH (Normbereich: 1–8 mIU/ml) und FSH (Normbereich: 1–10 mIU/ml) bestimmt werden. Hierbei ist zu beachten, dass diese Werte in Abhängigkeit vom verwendeten Bestimmungsverfahren variieren können. Zudem müssen Besonderheiten bei der Freisetzung der Hormone berücksichtigt werden. Da die Testosteronkonzentrationen im Serum zirkadiane Schwankungen aufweisen, sollten Bestimmungen dieses Hormons bevorzugt am Vormittag zu ähnlichen Zeiten erfolgen. Gesamt-Testosteron und freies Testosteron sind miteinander gut korreliert, sodass Messungen des freien Testosterons routinemäßig nicht notwendig sind. Auch Bestimmungen des SHBG können Konstellationen wie Hyperthyreose (SHBG erhöht) oder Adipositas (SHBG erniedrigt) vorbehalten bleiben.

Die oben genannten, allgemein anerkannten Normalwerte für das Gesamt-Testosteron sind auf gesunde, junge Männer bezogen. Besteht der Verdacht auf einen Hypogonadismus bei älteren Patienten, muss beachtet werden, dass nur ca. 20% der über 65 Jahre alten Männer reduzierte Testosteronwerte aufweisen, obwohl die Testosteronkonzentrationen mit zunehmenden Alter abnehmen und auch Patienten mit noch normalen Hormonspiegeln Symptome eines Hypogonadismus aufweisen können.

In Zukunft wird daher dem Aspekt eines „relativen" Androgenmangels zunehmende Bedeutung zukommen.
Die Aussagekraft von Einzelbestimmungen des LH ist im Gegensatz zu denen des Testosterons aufgrund der pulsatilen Freisetzung des Gonadotropins nicht so hoch. Insbesondere bei erniedrigten oder niedrig-normalen LH-Konzentrationen sollte die Bestimmung daher wiederholt werden. Die LH- bzw. FSH-Werte erlauben erst die Unterscheidung in hypogonadotropen oder hypergonadotropen Hypogonadismus und damit die Differenzierung zwischen testikulären oder hypothalamisch-hypophysären Ursachen des Hypogonadismus. Prolaktin braucht nur bei Verdacht auf hypophysäre Prozesse oder bei entsprechender Klinik (z.B. Gynäkomastie) bestimmt zu werden.
Derzeit wird die diagnostische und therapeutische Bedeutung des Androgens **Dehydroepiandrosteron (DHEA)** bei altersbedingten Beschwerden von Männern diskutiert. Erste kontrollierte Studien weisen darauf hin, dass DHEA einen positiven Effekt auf Libido und Erektionsverhalten älterer Männer hat. Bis zur Vorlage weiterer Ergebnisse, insbesondere über altersbezogene Normwerte von DHEA, ist dieses Hormon aber noch nicht Bestandteil der Routinediagnostik bei Hypogonadismus.
In der Praxis werden der GnRH-Test und der HCG-Test als Funktionsteste häufig angewendet. Der **GnRH-Test** wird bei reduzierten oder niedrig-normalen Konzentrationen der Gonadotropine durchgeführt. Er dient der Unterscheidung zwischen hypothalamisch oder hypophysär bedingten verminderten Gonadotropin-Konzentrationen im Serum. Steigen die Gonadotropine nach Injektion von GnRH an, liegt ein hypothalamischer Schaden vor; bleibt der Anstieg der Gonadotropin-Konzentrationen im Serum nach Injektion von GnRH aus, ist die Störung in der Hypophyse lokalisiert. Der GnRH-Test kann in zwei modifizierten Versionen durchgeführt werden. Beim Kurzzeit-Test erfolgt die Bestimmung der Gonadotropine 30 Minuten nach Injektion von GnRH (Abb. 1). Der **Pumpentest** empfiehlt sich bei Verdacht auf hypothalamische Ursachen des hypogonadotropen Hypogonadismus (Abb. 2). Die in diesen Fällen für längere Zeit ausgebliebene Stimulation der Hypophyse kann dazu führen, dass im „Kurzzeit"-GnRH-Test ein Anstieg der Gonadotropine zunächst ausbleibt, obwohl die Hypophyse funktionsfähig ist.
Mit dem **HCG-Test** kann die Funktion der Leydig-Zellen und somit die endokrine Reservekapazität des Hodens überprüft werden (Abb. 3). Seine klinische Aussagekraft bei der weiteren Abklärung eines Hypogonadismus ist aber mit Ausnahme von Sonderindikationen (z.B. Anorchie, Pubertas tarda) eingeschränkt.
Das Gonadotropin FSH kann zusammen mit Hodengröße und Spermaqualität zur Differenzierung zwischen obstruktiver und nicht-obstruktiver Azoospermie beurteilt

Durchführung
FSH, LH
(„0-Minuten-Wert")
⇓
100 µg GnRH i.v.
⇓
FSH, LH
(„30-Minuten-Wert")

Indikation
LH, FSH erniedrigt

Ergebnisse
LH-Anstieg: 2–4 ×
FSH-Anstieg: 1.5–2 ×

Beurteilung
Regulärer LH-/FSH-Anstieg = Tertiärer Hypogonadismus
Kein LH-/FSH-Anstieg = Sekundärer Hypogonadismus
⇓
evtl. GnRH-Pumpentest (Abb. 2)

Abb. 1. „Kurzzeit" – GnRH-Test

Durchführung
FSH, LH
(„0-Minuten-Wert")
⇓
5 µg GnRH i.v. alle 90 Minuten
für 36 Stunden
(Zyklomat®-Pumpe)
⇓
GnRH-Test
(Abb. 1)

Indikation
Unterscheidung
konstitutionelle Entwicklungsverzögerung (KEV)
permanenter hypogonadotroper Hypogonadismus (HH)

Ergebnisse
ΔLH: < 3 IU/ml = permanenter HH
ΔLH: > 3 IU/ml = KEV

Abb. 2. GnRH-Pumpentest

Durchführung
Testosteron
(„0-Wert"; 8^{00}–10^{00} Uhr)
⇓
5000 IE HCG/m^2 i.m.
⇓
Testosteron
(„72-Stunden-Wert")
Indikation
Anorchie/Kryptorchismus
Intersexualität
z.B. 5α-Reduktasemangel bei Hypospadie
Ergebnisse
Präpubertäre Jungen: > 3.5 nmol/l (> 100 ng/dl)
Männer: > 31 nmol/l (> 900 ng/dl)
Anstieg des T: 1.5–2.5 ×
Testosteron/DHT-Quotient > 30 = 5α-Reduktasemangel

Abb. 3. HCG-Test

werden. Im Falle eines Hodenschadens unterbleibt die negative Rückkopplung des aus den Sertolizellen freigesetzten Inhibins auf den Hypophysenvorderlappen, sodass FSH erhöht ist. Normales FSH ist aber nicht immer mit normaler Spermatogenese assoziiert. Bei spätem Spermatogenesearrest kann trotz nicht-obstruktiver Azoospermie das FSH im Normbereich liegen. Umgekehrt kann trotz z.T. sehr stark erhöhtem FSH fokal im Hoden noch eine Restspermatogenese erhalten sein, sodass selbst bei reduziertem Hodenvolumen, Azoospermie und hohem FSH eine Hodenbiopsie mit nachfolgender testikulärer Spermatozoenextraktion möglich ist. Das FSH erlaubt auch eine Abschätzung von Erfolgsaussichten therapeutischer Bemühungen. Medikamentöse Therapieversuche oder Behandlung einer Varikozele sind bei erhöhtem FSH in der Regel nicht erfolgreich.

19.5 Spermiogramm

Einleitung: Um eine Standardisierung der Ejakulatanalyse zu gewährleisten, hat die Weltgesundheitsorganisation (WHO) ein Laborhandbuch herausgegeben (WHO 1999), in dem die Arbeitsschritte und die für das Erstellen eines Spermiogramms notwendigen Materialien sowie Normalwerte (Tabelle 1) und die zu benutzende Terminologie (Tabelle 2) genau aufgeführt sind. Darüber hinaus sind auch andere entsprechende Bücher zu empfehlen (Mortimer 1994; Ludwig et al., 1996; Ochsendorf und Beschmann, 1996; Jeyendran, 2000). Eine korrekte Befundmitteilung beginnt mit exakter Beschreibung der Befunde (beachte z.B. den Unterschied zwischen Azoospermie und Aspermie)!

Besonderheiten bei der Gewinnung: Die Ejakulatqualität weist erhebliche intraindividuelle Schwankungen auf. Es sind daher zwei Spermiogramme erforderlich, wobei der zeitliche Abstand zwischen beiden Untersuchungen nach den Empfehlungen der WHO 7 bis 21 Tage betragen sollte. Bei stark voneinander abweichenden Befunden kann manchmal auch eine dritte Untersuchung notwendig werden.
Insbesondere bei Erstuntersuchung des Patienten muss daran gedacht werden, dass die ungewohnte Umgebung

Tabelle 1. Normalwerte des Spermiogramms nach WHO

• Volumen	≥ 2 ml
• pH	≥ 7.2
• Spermatozoenkonzentration	≥ 20 × 10^6/ml
• Gesamtzahl der Spermatozoen	≥ 40 × 10^6
• Motilität	≥ 50% (WHO a + b) **oder** ≥ 25% (WHO a)
• Morphologie	≥ 15% Normalformen[1]
• Anteil vitaler Spermatozoen	≥ 50%
• Peroxidase-positive Zellen (Leukozyten)	≤ 1 × 10^6/ml

[1]Die Weltgesundheitsorganisation nennt in ihrem Laborhandbuch von 1999 nur indirekt einen Grenzwert für normale Morphologie, indem sie darauf hinweist, dass Untersuchungen eine Abnahme der Fertilisierungsraten in vitro bei weniger als 15% normal geformten Spermatozoen demonstrierten

Tabelle 2. Nomenklatur zur Beurteilung des Spermiogramms

• Normozoospermie	normale Ejakulatparameter
• Oligozoospermie	Spermatozoenkonzentration reduziert
• Asthenozoospermie	Motilität reduziert
• Teratozoospermie	Anteil von Spermatozoen mit normaler Morphologie reduziert
• Oligoasthenoteratozoospermie	Dichte, Motilität und Morphologie pathologisch
• Azoospermie	Keine Spermatozoen im Ejakulat (nach Zentrifugation!)
• Aspermie	Kein Ejakulat

der Ejakulatgewinnung zu Qualitätseinbußen des Spermas führen kann. Ist ein Patient nicht in der Lage, Ejakulat in der Praxis oder Klinik zu gewinnen, kann es auch unter häuslichen Bedingungen produziert werden. In diesem Fall muss aber sichergestellt sein, dass der Transport innerhalb einer Stunde körperwarm in das andrologische Labor erfolgt. Entsprechende Gefäße zum Auffangen des Ejakulates sollten dem Patienten zur Verfügung gestellt werden. Möchte, darf oder kann der Patient keine Masturbation durchführen, ist die Gewinnung des Ejakulates auch durch Geschlechtsverkehr möglich, wenn dafür entwickelte Spezialkondome ohne spermizide Beschichtung verwendet werden. Entsprechende Sets mit Auffanggefäßen sind kommerziell erhältlich.

Zum Zwecke der Standardisierung und Vergleichbarkeit wird dem Patienten eine sexuelle Karenz von 2–7 Tagen empfohlen. Die Patienten müssen darauf aufmerksam gemacht werden, dass „Fehler" bei der Spermagewinnung zu Verfälschungen führen können (z.B. Gewinnung durch Coitus interruptus, Benutzung von Seife als Gleitmittel bei Masturbation oder Kondomen mit spermizider Beschichtung). Für das Auffangen des Ejakulates haben sich Einmal-Plastikbecher bewährt. Diese sollten vor der Ejakulatgewinnung eindeutig beschriftet und den für den Patienten gültigen Anforderungsbögen klar zugeordnet sein.

Wenn mikrobiologische Untersuchungen im Sperma vorgesehen sind, sollte der Patient vor der Masturbation urinieren und Hände sowie die Penishaut reinigen. Hierbei ist darauf zu achten, dass keine Seifenrückstände auf der Haut verbleiben und eventuell mit dem Sperma in Kontakt kommen können. Dies würde zu einem Motilitätsverlust der Spermatozoen führen.

Nach erfolgter Verflüssigung des Ejakulates können die Spermaparameter untersucht werden. Ejakulat ist ein potentiell infektiöses Material. Auf einen entsprechend sorgfältigen Umgang im andrologischen Labor ist zu achten.

Verflüssigung und Konsistenz: Nach Verflüssigung des Ejakulates (innerhalb von 60 Minuten) und sorgfältiger Vermischung wird die von einer Plastikpipette durch einen herabfallenden Tropfen erzeugte Fadenlänge beobachtet (normalerweise nicht mehr als 2 cm, Abb. 4). Besteht eine Viskosipathie, d.h. unvollständige Verflüssigung des Ejakulates, kann vor Bestimmung der Spermatozoenkonzentration oder -motilität durch Zugabe von wenigen mg α-Chymotrypsin oder Bromelin eine

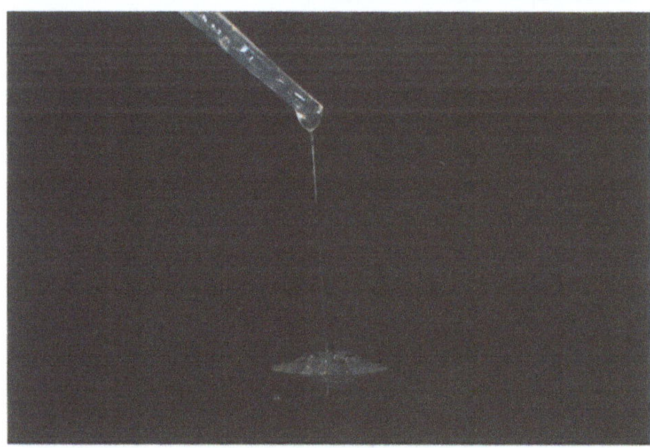

Abb. 4. Erhöhte Viskosität des Ejakulates

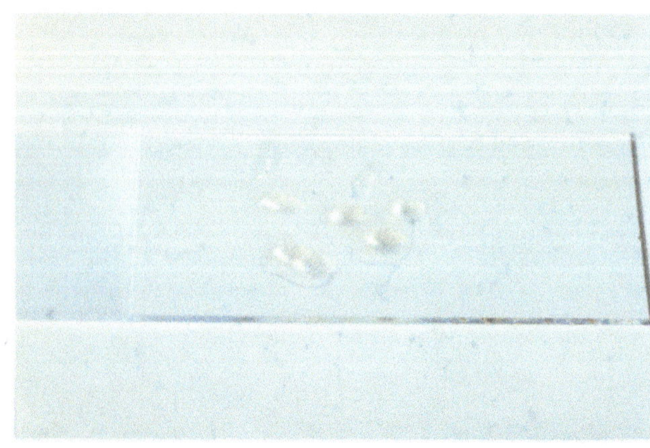

Abb. 5. Gallertartige Körperchen im Ejakulat ohne pathologische Bedeutung

rasche Verflüssigung erreicht werden. Die Verflüssigung stellt sich manchmal auch nach Verdünnung mit Medium und/oder wiederholtem Pipettieren ein. Dabei ist aber darauf zu achten, dass die Beweglichkeit der Spermatozoen nicht durch solche mechanischen Beanspruchungen reduziert wird. Wenn die Bestimmung der Spermatozoenkonzentration vor vollständiger Verflüssigung des Ejakulates durchgeführt wird, besteht die Gefahr einer unkorrekten Auszählung. Gallertartige Körper im Ejakulat scheinen hingegen ohne pathologische Bedeutung zu sein (Abb. 5). Sie können aber zu Verstopfungen von Pipettenspitzen und damit ungenauen Messvorgängen führen.

Volumen: Nach WHO-Richtlinien sollte das Volumen in einem graduierten Zylinder oder mit einer spitz zulaufenden Pipette gemessen werden. In der Praxis haben sich auch Plastik-Reagenzgläser mit eingeprägter Volumenangabe bewährt. Spritzen, in die das Ejakulat mit Hilfe einer Kanüle aufgezogen werden, sollten nicht verwendet werden, da durch mechanische Beanspruchung der Spermatozoen die Motilität reduziert wird und Kanülen eine Verletzungsgefahr darstellen. Bei reduziertem Volumen sind Fehlerquellen, aber auch pathologische Zustände in Betracht zu ziehen. Es empfiehlt sich, in diesen Fällen den Patienten danach zu fragen, ob das Ejakulat vollständig aufgefangen wurde. Wirkt der Patient durch die Abgabe unter Praxis- oder Klinikbedingungen stark beeinträchtigt und gibt höhere Ejakulatvolumina bei Masturbation unter häuslichen Bedingungen an, ist an stressbedingte Verminderung der Spermamenge zu denken.

Ein reduziertes Ejakulatvolumen kann aber auch bei partieller oder vollständiger retrograder Ejakulation, zentralen Verschlüssen (z.B. Utriculus-Zysten; Fehlanlagen der Bläschendrüsen; Aplasien der Ductus ejaculatorii im Rahmen einer CBAVD) oder herabgesetzter sekretorischer Funktion der Bläschendrüsen (z.B. bei Hypogonadismus) auftreten. Auf andere pathologische Parameter (z.B. saurer pH und niedrige Fruktosewerte im Seminalplasma bei Fehlanlagen der Bläschendrüsen oder Ductus ejaculatorii; pathologische Testosteronspiegel im Serum) ist daher zu achten. Zusätzliche Untersuchungen (z.B. postejakulatorisches Urinsediment; transrektale Prostatasonographie) können sinnvoll werden.

pH-Wert: Der pH wird innerhalb einer Stunde nach Gewinnung des Ejakulates durch den Farbumschlag eines pH-Indikatorpapiers mit der Messbreite pH 6,4–8,0 oder 6,1–10,0 bestimmt. Ein saurer pH bei Azoospermie und reduziertem Ejakulatvolumen deutet auf die Gewinnung von Prostatasekret hin. In diesem Fall muss differentialdiagnostisch auch eine Obstruktion der Samenwege oder eine Fehlanlage im Rahmen einer CBAVD in Betracht gezogen werden.

Zählung der Spermatozoen: Vor der exakten Bestimmung der Spermatozoenkonzentration empfiehlt sich eine mikroskopische Beurteilung des Nativejakulates, um eine erste Abschätzung vornehmen zu können. Dies ist wichtig, um die geeignete Verdünnung für die Auszählung der Spermatozoen wählen zu können. Außerdem ist eine Beurteilung der Spermatozoenmotilität möglich. Zur Untersuchung des Nativejakulates werden 10 µl auf einen Objektträger gegeben und mit einem Deckglas (22 × 22 mm) abgedeckt. Die dadurch entstehende Schichtdicke von ca. 20 µm erlaubt den Spermatozoen eine freie Bewegung. Mit Hilfe eines Phasenkontrastmikroskopes (400fache Vergrößerung) erfolgt die Beurteilung des Präparates unter gleich bleibenden Bedingungen bei Zimmertemperatur oder bei 37°C.

Liegt die Zahl der Spermatozoen pro Gesichtsfeld unter 1–2, kann das Ejakulat zentrifugiert werden (600 × g, 15 Minuten), um danach die Konzentration im Sediment zu bestimmen und unter Berücksichtigung des eingesetzten Volumens die Spermatozoenkonzentration in der gesamten Probe zu ermitteln. Ist dieses Verfahren zu aufwendig für das Labor, wird die Spermatozoenkonzentration nach Empfehlung der WHO mit $< 2 \times 10^6$/ml angegeben. Werden im Nativejakulat keine Spermatozoen gesichtet, kann die Diagnose einer Azoospermie erst bei fehlendem Nachweis von Samenzellen im Sediment nach Zentrifugation der Probe bei $> 3000 \times g$ für 15 Minuten gestellt werden. Die Bestimmung der Spermatozoenkonzentration sollte an unbeweglichen Spermatozoen erfolgen, um Mehrfachzählungen durch bewegliche Samenzellen zu vermeiden. Dazu schlägt die WHO (1999) eine Verdünnungslösung vor, die Natriumbikarbonat, Formalin und Trypanblau oder Gentianaviolett enthält. Alternativ kann auch eine 10% NaCl-Lösung verwendet werden. Die Verdünnung des Ejakulates mit diesen Lösungen orientiert sich an der geschätzten Spermatozoenkonzentration und beträgt z.B. für den Bereich $40–200 \times 10^6$/ml 1:20. Die WHO empfiehlt für das Pipettieren von Ejakulat „positive displacement"-Pipetten, die auch bei erhöhter Viskosität exakte Verdünnungen erlauben.

Ein kleiner Tropfen (je ca. 10 µl) des verdünnten Ejakulates wird in die Kammern des Hämozytometers gefüllt, nachdem diese zuvor mit einem Deckglas abgedeckt worden sind. Die Spermatozoensuspension wird durch Kapillarkräfte in die Kammer gesaugt. Nach ca. 5 Minuten in einer feuchten Kammer, während der die Zellen sedimentieren und in einer Ebene zu liegen kommen, werden die Spermatozoen im Phasenkontrastmikroskop bei 400-facher Vergrößerung gezählt. Sogenannte „Pinheads", d.h. meistens hochmotile Flagella mit Mittelstück, aber ohne Kopf, werden gesondert ausgezählt, aber nicht bei der Spermatozoenkonzentration berücksichtigt.

Grundätzlich sollte eine Doppelbestimmung erfolgen. In dem WHO-Laborhandbuch (WHO, 1999) finden sich einfach anzuwendende Graphiken, mit denen ermittelt werden kann, ob die Abweichungen zwischen den Doppelbestimmungen im 95%-Vertrauensbereich liegen.

Motilitätsmessung und Nachweis von Spermatozoen-Autoantikörpern: Die Beurteilung der Spermatozoenbeweglichkeit erfolgt im Nativpräparat (siehe oben). Hierzu wird ein Tropfen Ejakulat mit definiertem Volumen (10 µl) auf einem Objektträger mit einem Deckgläschen (22 × 22 mm) bedeckt, um eine gleichmäßige Tiefe der Spermatozoenpräparation zu gewährleisten (ca. 20 µm Dicke). Bei 400facher Vergrößerung wird die Motilität bei 2 × 200 Spermatozoen bestimmt und der Mittelwert errechnet. Zur besseren Standardisierung hat die WHO die Motilität in insgesamt 4 Kategorien eingeteilt:

a) schnelle progressive Motilität (≥ 25 µm/s bei 37°C; ≥ 20 µm/s bei 20°C)
b) langsame oder träge progressive Motilität
c) nicht progressive Motilität (< 5 µm/s)
d) Immotilität

Es empfiehlt sich, zunächst die motilen Spermatozoen in einem Feld zu bestimmen und danach die unbeweglichen Samenzellen auszuzählen. Auf diese Weise wird eine Überschätzung der vom Auge bevorzugt wahrgenommenen motilen Spermatozoen verhindert. Für wissenschaftliche Zwecke, z.T. aber auch für Routineuntersuchungen, kommen außerdem durch Computer (computer-assisted semen analysis = CASA) und Videosysteme gesteuerte Motilitätsgeräte zum Einsatz, mit deren Hilfe verschiedene Motilitätsparameter relativ (in Prozent) und absolut (in µm/Sekunde) gemessen werden können. In dem WHO-Laborhandbuch (WHO, 1999) finden sich einfach anzuwendende Graphiken, mit denen ermittelt werden kann, ob die Abweichungen zwischen den Doppelbestimmungen im 95%-Vertrauensbereich liegen. Weichen beide Bestimmungen zu stark voneinander ab, können Fehler beim Zählen oder eine ungleiche Verteilung der Spermatozoen auf dem Objektträger dafür die Ursache sein. In diesem Fall sollte die Messung mit neuen Proben wiederholt werden.

Eine reduzierte Beweglichkeit sollte im Zusammenhang mit den Bedingungen der Gewinnung des Ejakulates, der Vitalität der Spermatozoen, der Konsistenz des Ejakulates, seines pH-Wertes und der morphologischen Qualität der Flagella beurteilt werden. Ein zu langer Zeitraum zwischen Produktion des Ejakulates und Bestimmung der Motilität, eine Exposition der Spermatozoen gegenüber zu niedrigen Temperaturen oder toxische Einflüsse durch Seifen als Gleitmittel während der Masturbation sowie ungeeignete Auffanggefäße (Seifenrückstände in gewaschenen Glasgefäßen; Weichmacher in Plastikgefäßen) sind z.B. mögliche Ursachen für eine reduzierte Beweglichkeit der Spermatozoen.

Viskosipathien (unzureichende Verflüssigung des Ejakulates), Spermatozoenautoantikörper, entzündungsbedingtes vermehrtes Auftreten von Leukozyten (und reaktiven Sauerstoffspezies) im Ejakulat oder ein hoher Anteil morphologisch alterierter Spermatozoenschwänze sind krankheitsbedingte Gründe für eine Asthenozoospermie.

Schon bei der ersten Beurteilung des Nativejakulates muss zudem besonders auf Agglutinationen geachtet werden; in diesem Fall haften motile Spermatozoen jeweils an den Köpfen und/oder den Schwänzen aneinander. Dies kann, muss aber nicht auf einen immunologischen Sterilitätsfaktor, d.h. Vorliegen von Antikörpern gegen Spermatozoen, hinweisen. Typischerweise fällt dann auch ein sog. „shaking"-Phänomen auf, bei dem die Spermatozoen lebhafte Schwanzbewegungen ohne Raumgewinn durchführen. Der Begriff der Agglomeration wurde durch den Terminus „unspezifische Aggregation" ersetzt, der unspezifische Verklumpungen immotiler Spermatozoen untereinander und an zelluläre oder andersartige korpuskuläre Bestandteile des Ejakulates umfasst

Der gezielte Nachweis von IgG- oder IgA-Spermatozoenantikörpern auf der Spermatozoenoberfläche erfolgt mit Hilfe des Immunobead- oder MAR-Testes (Mixed Antiglobulin Reaction). Beide Tests basieren auf der im Phasenkontrastmikroskop nachweisbaren Bindung von Polyacrylamid- oder Latexkügelchen an motile Spermatozoen mit entsprechenden Antikörpern. Bei beiden Verfahren ist von einem klinisch relevanten immunologischen Sterilitätsfaktor auszugehen, wenn mehr als 50% der motilen Spermatozoen an Latexkügelchen binden. Positive Testergebnisse sollten durch Untersuchungen zur Interaktion zwischen Spermatozoen und Zervixschleim überprüft werden.

Vitalfärbungen: Da nicht jedes immotile Spermatozoon tot ist, muss der Anteil nicht mehr lebender Spermatozoen durch spezielle Färbeverfahren bestimmt werden. Hierzu eignet sich z.B. eine Supravitalfärbung mit Eosin Y (0.5% in 0.9% NaCl-Lösung). Normalerweise wird bei lebenden Spermatozoen mit intakten Membranen der Farbstoff nicht in die Zelle aufgenommen. Nach Eintreten des Zelltodes hingegen werden die Membranen durchlässig für Eosin, sodass es zur Rotfärbung des Spermatozoenkopfes kommt. Die Färbung kann innerhalb von 1–2 Minuten nach Mischen eines Tropfens Ejakulat mit gleichem Volumen Eosinlösung bei 400facher Vergrößerung im Hellfeld oder Phasenkontrast beurteilt werden. Wirkt die Eosin-Lösung zu lange auf die Spermatozoen ein, kann sie durch toxische Effekte den Anteil toter Spermatozoen artifiziell erhöhen. Eine Überprüfung der Vitalität der Spermatozoen ist insbesondere dann notwendig, wenn mehr als 50% der Spermatozoen immotil sind. Der Anteil toter Spermatozoen sollte aber nicht den der immotilen Spermatozoen übersteigen; in diesem Falle müsste von einem Zählfehler ausgegangen werden.

Ist der Prozentsatz toter Spermatozoen erhöht, sollte auch an mögliche Fehler im Rahmen der Gewinnung des Ejakulates gedacht werden (siehe bei Motilität).

Morphologie: Die Kriterien zur Beurteilung der Spermatozoenmorphologie wurden in den letzten Jahren von der WHO kontinuierlich verändert. Bei Herausgabe der deutschen Übersetzung des WHO-Manuals 1987 sollte der Anteil morphologisch normaler Spermatozoen im Ejakulat noch mindestens 50% betragen. In der dritten Ausgabe des WHO-Laborhandbuches wurde unter besonderer Berücksichtigung der Flagellummorphologie der Mindestwert für normale Spermatozoenmorphologie mit 30% angegeben. Die Weltgesundheitsorganisation nennt in ihrem Laborhandbuch von 1999 (WHO, 1999) keinen direkten cut-off-Wert für die Morphologie mehr. In einer Fußnote wird aber darauf hingewiesen, dass Untersuchungen eine Abnahme der Fertilisierungsraten in vitro bei weniger als 15% normal geformten Spermatozoen zeigten.

Um die Spermatozoen für die Färbung vorzubereiten, werden kleine Volumina des Ejakulates auf einem mit 70% Äthanol gesäuberten Objektträger ausgestrichen. Das verwendete Ejakulatvolumen richtet sich nach der Spermatozoenkonzentration ($< 20 \times 10^6$/ml: 10–20 µl; $> 20 \times 10^6$/ml: ca. 5 µl). Der Ausstrich erfolgt dann mit Hilfe der Kante eines zweiten Objektträgers. Bei sehr geringen Spermatozoenkonzentrationen hat sich das Aufbringen eines kleinen Tropfens Ejakulat bewährt, der mit einer Pipette vorsichtig über ein kleines Feld verteilt wird. Bei sehr viskösen Ejakulaten kann ein auf der Mitte des einen Objektträgers aufgetragener Ejakulattropfen durch Auflegen eines zweiten Objektträgers verteilt werden (WHO, 1999). Grundsätzlich sollten zwei Ausstriche erfolgen, um bei Problemen mit der Färbung ein zweites Präparat zur Verfügung zu haben. Typische Artefakte durch zu festes Ausstreichen der Proben sind Spermatozoen mit abgerissenen Flagella. In diesem Fall sind die Spermatozoen gleichmäßig ausgerichtet; gleichzeitig finden sich die abgescherten Flagella in Ausstrichrichtung in der Nähe der Spermatozoenköpfe.

Das WHO-Handbuch enthält detaillierte Angaben über verschiedene Färbeverfahren von Ejakulatausstrichen (Giemsa-Methode, modifizierte Papanicolaou-Färbung, Bryan-Leishman-Färbung, Shorr-Färbung) und deren entsprechende Beurteilung. Insbesondere die Spermatozoenflagellen lassen sich mit der Shorr-Färbung gut darstellen. Neben den WHO-Kriterien zur morphologischen Beurteilung menschlicher Spermatozoen haben sich die sog. „strict criteria" nach Kruger (Kruger et al., 1988) und die „Düsseldorfer Klassifikation" (Haidl und Schill, 1993) bewährt. Grundsätzlich sollten mindestens 100 bis 200 Spermatozoen eines Ausstrichs bei 1000facher Vergrößerung (Öl-Immersion!) morphologisch klassifiziert werden. Bei der differenzierten Beurteilung der Spermatozoenmorphologie hat es sich bewährt, zunächst in einem Präparat ein normal geformtes Spermatozoon zu identifizieren und danach die Morphologie der anderen Spermatozoen damit zu vergleichen und sie zu klassifizieren. Hierdurch werden Schwierigkeiten bei der Beurteilung aufgrund der großen interindividuellen Variabilität der morphologischen Qualität von Samenzellen vermieden.

Neben den Spermatozoen sollten auch andere Zellen (Spermatogenesezellen, Leukozyten, Makrophagen, Erythrozyten, Epithelzellen) beurteilt werden. So gibt ein vermehrtes Auftreten von Granulozyten trotz nicht erhöhter Zahlen peroxidase-positiver Zellen im Ejakulat einen Hinweis für entzündliche Veränderungen im Bereich des Urogenitaltraktes. Der Nachweis von Spermatogenesezellen bei Azoospermie schließt ein obstruktives Geschehen aus.

Leukozyten: Die Rundzellen in einem Ejakulat sollten in Spermatogenesezellen und Leukozyten differenziert werden, da sich hieraus auch therapeutische Konsequenzen ableiten.

Leukozyten im Ejakulat weisen auf eine Infektion der samenableitenden Wege hin. Umgekehrt kann aber mit dem fehlenden Nachweis von Leukozyten eine Infektion nicht ausgeschlossen werden. Deshalb wird die Aussagekraft einer Entzündungsdiagnostik durch die Evaluation der Granulozytenelastase erhöht. Da die exakte Bestimmung der Leukozyten mit immunologischen Methoden in der Praxis nicht durchführbar ist, erfolgt deren Identifizierung durch den Nachweis intrazellulärer Peroxidase (Abb. 6). Aktivierte polymorphkernige Zellen ohne Granula, Lymphozyten und Leukozyten ohne Peroxidase werden nicht gefärbt. Daher ist die Zahl der peroxidase-positiven Zellen meist geringer als die wirkliche Zahl der Leukozyten. Es empfiehlt sich, neben den peroxidase-positiven Zellen auch die in den Ausstrichen zur Beurteilung der Spermatozoenmorphologie gefundenen Leukozyten und Makrophagen zu beachten.

Im Falle erhöhter Leukozytenzahlen sollten gezielte (auch mikrobiologische) Untersuchungen des Ejakulates, des Erststrahl-Urines, Mittelstrahl-Urines und der Urinfraktion nach Prostatamassage erfolgen.

Fakultative Tests: Fruktose: Fruktose wird von den Bläschendrüsen produziert. Der Nachweis erfolgt photometrisch (Normwert: $> 13\,\mu M$/Ejakulat). Fruktose ist erniedrigt oder fehlend bei Verschlüssen der Ductus ejaculatorii, Fehlanlagen der Bläschendrüsen, Hypogonadismus oder Störungen des Bläschendrüsenepithels bei oder nach Infektionen. Die Fruktosekonzentration im Ejakulat sollte im Zusammenhang mit dem pH und Ejakulatvolumen beurteilt werden (siehe dort).

α-Glukosidase: Die α-Glukosidase wird in Corpus und Cauda epididymidis sezerniert und kann im Seminalplasma photometrisch bestimmt werden. Werte $< 20\,mU$/Ejakulat weisen auf Verschlüsse im Bereich der samenableitenden Wege hin. Bei Obstruktionen im Bereich des Rete testis oder sehr proximalen Nebenhodenanteilen können die α-Glukosidase-Werte im Seminalplasma aber normal sein.

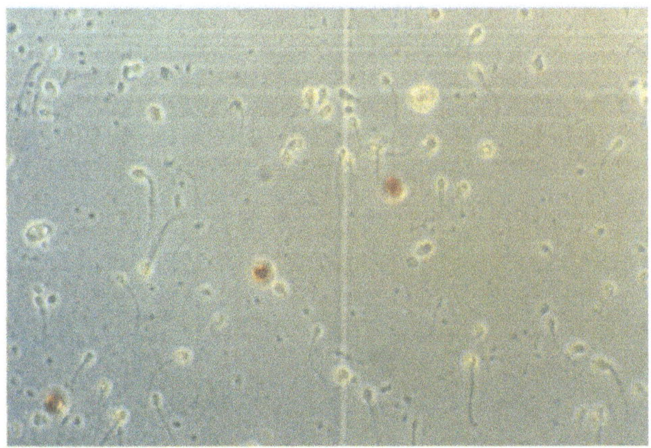

Abb. 6. Leukozyten im Ejakulat nach Peroxidase-Färbung

Granulozytenelastase: Die aus Granulozyten in das Seminalplasma sezernierte Granulozytenelastase ist ein spezifischer Marker für entzündliche Veränderungen im Bereich des Urogenitaltraktes. Werte über 250 ng/ml grenzen mit hoher Spezifität und Sensibilität entzündliche von nichtentzündlichen Störungen ab (Reinhardt et al., 1995).

Qualitätssichernde Maßnahmen im andrologischen Labor: Ringversuche sind bei der Bestimmung endokrinologischer Parameter eine Selbstverständlichkeit bzw. werden sogar offiziell für das Betreiben eines Labors gefordert. Obwohl bekannt ist, dass es erhebliche Unterschiede in der Beurteilung einer Ejakulatprobe durch verschiedene Labors gibt, hat sich die Qualitätskontrolle in andrologischen Labors noch nicht allgemein durchgesetzt. Qualitätssichernde Maßnahmen im andrologischen Labor sollten optimalerweise intern und extern erfolgen, um zufällige (z.B. Verzählen bei einer Probe) oder systematische Fehler (z.B. Verdünnungsfehler durch falsche Pipettieranweisung) zu erfassen und abzustellen.

Grundsätzlich muss eine ausreichend große Anzahl von Spermatozoen zur Beurteilung der Konzentration oder Motilität ausgezählt werden, um statistische Zählfehler zu verringern. Außerdem sollte durch Doppelbestimmungen überprüft werde, ob beide Bestimmungen im 95%-Vertrauensbereich liegen (siehe oben). Es ist stets zu berücksichtigen, dass die Spermatozoen im Ejakulat inhomogen verteilt sind und deshalb eine sorgfältige Durchmischung des Ejakulates Voraussetzung für exakte Messvorgänge ist. Die verwendeten Pipetten müssen funktionsfähig und regelmäßig gewartet sein. Zum Pipettieren von Ejakulat eignen sich sog. „positive displacement"-Pipetten am besten.

Die im andrologischen Labor beschäftigten MTAs sollten regelmäßig zur Beurteilung der intraindividuellen und interindividuellen Präzision eine Probe mehrfach auswerten. Außerdem hat es sich bewährt, die Mittelwerte wichtiger Spermatozoenparameter monatlich zu errechnen und über einen längeren Zeitraum zu vergleichen. Auf diese Weise können Abweichungen auf methodische Fehler hinweisen. Durch externe Qualitätszirkel ist ein Vergleich verschiedener Labors möglich.

Hodenbiopsie: Die Hodenbiopsie dient der Entnahme von Hodengewebe im Rahmen einer kleinen oder explorativen Biopsie mit Freilegung des gesamten Hodens. Sie kann in Lokalanästhesie, Spinalanästhesie oder Vollnarkose durchgeführt werden. Heute besteht die Indikation bei Azoospermie (unabhängig vom FSH-Wert) oder hochgradiger Oligozoospermie bei Hodenhochstand in der Vorgeschichte (Ausschluss eines Hodenkarzinoms). Durch eine fokal noch erhaltene Restspermatogenese können auch im Falle hochgradiger Hodenschäden noch testikuläre Spermatozoen gefunden werden (Abb. 7a, b). Die Wahrscheinlichkeit dafür ist aber bei höheren FSH-Werten (> 18 mU/ml) und reduzierten Hodenvolumina (< 5 ml) herabgesetzt (Glander et al., 2000). Neuere Arbeiten deuten darauf hin, dass das Inhibin B im Serum ein zuverlässigerer Marker für den Nachweis testikulärer Spermatozoen bei nicht-obstruktiver Azoospermie ist als FSH (Brugo-Olmedo et al., 2001). Da eine intrazytoplasmatische Spermatozoeninjektion mit testikulären Spermatozoen nach testikulärer Spermatozoenextraktion (TESE) möglich ist, empfiehlt sich immer die Kryokonservierung von nativem Hodengewebe oder extrahierten Spermatozoen, um dem Patienten später einen zweiten Eingriff zu ersparen. Die Hodenbiospien sollten nach Möglichkeit multilokulär, d.h. an verschiedenen Stellen des Hodens durchgeführt werden, um die Wahrscheinlichkeit für das Auffinden testikulärer Spermatozoen zu erhöhen (Hauser et al., 1998). Da in diesem Fall mehr Hodengewebe als bei einer einfachen diagnostischen Biopsie entnommen wird, sollten die Patienten über mögliche Abnahmen der Testosteronkonzentrationen im Serum nach Hodenbiospie und die Notwendigkeit von Kontrollen aufgeklärt werden.

Hodengewebe sollte niemals in Formalin, sondern z.B. in Bouin'scher Lösung fixiert werden, da nur so eine ordnungsgemäße Beurteilung der Spermatogenesezellen in den Tubuli seminiferi sichergestellt ist.

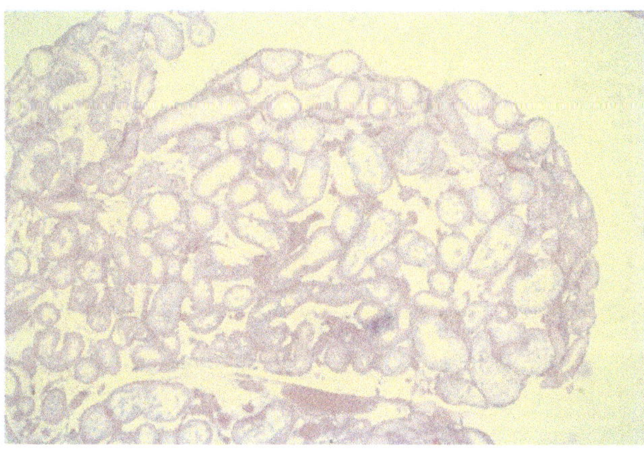

Abb. 7a. Testikuläres Gewebestückchen im Überblick. Neben überwiegend „leeren" Tubuli fallen einzelne Tubuli seminiferi mit noch erhaltenem Keimepithel auf

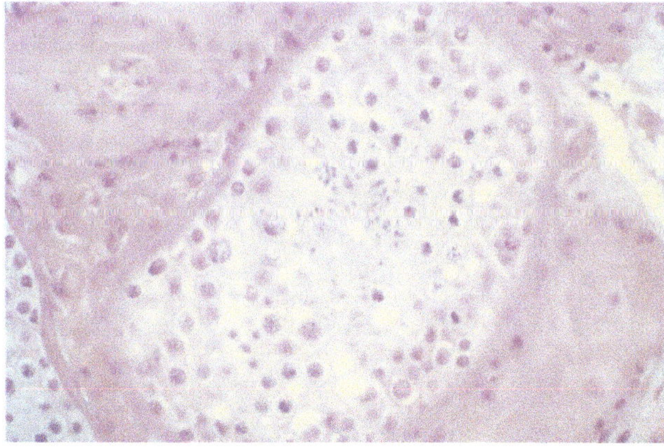

Abb. 7b. Vergrößerung aus Abb. 7a. Fokal noch vollständig erhaltene Restspermatogenese

Literatur

Behre HM, Nashan D, Nieschlag E (1989) Objective measurement of testicular volume by ultrasonography: evaluation of the technique and comparison with orchidometer estimates. Int J Androl 12: 395–403

Brugo-Olmedo S, De Vincentiis S, Calamera JC, Urrutia F, Nodar F, Acosta AA (2001) Serum inhibin B may be a reliable marker of the presence of testicular spermatozoa in patients with nonobstructive azoospermia. Fertil Steril 76: 1124–1129

Freundl G, Tigges J (1995) Gynäkologische Endokrinologie für die Praxis. Gustav Fischer Verlag, Jena Stuttgart

Glander HJ, Horn LC, Dorschner W, Paasch U, Kratzsch J (2000) Probability to retrieve testicular spermatozoa in azoospermic patients. Asian J Androl 2: 199–205

Hagemann JH, Stief CG (1997) Doppler-, Duplex- und farbkodierte Duplexuntersuchung der penilen Gefäße. In: Stief CG, Hartmann U, Höfner K, Jonas U (Hrsg) Erektile Dysfunktion. Springer, Berlin Heidelberg

Haidl G, Schill WB (1993) Sperm morphology in fertile men. Arch Androl 31: 153–157

Hauser R, Botchan A, Amit A, Ben Yosef D, Gamzu R, Paz G, Lessing JB, Yogev L, Yavetz H (1998) Multiple testicular sampling in non-obstructive azoospermia-is it necessary? Hum Reprod 13: 3081–3085

Jeyendran RS (2000) Interpretation of semen analysis results. Cambridge University Press, Cambridge

Kaplan B, Ben-Rafael Z, Peled Y, Bar-Hava I, Bar J, Orvieto R (1999) Oral sildenafil may reverse secondary ejaculatory dysfunction during infertility treatment. Fertil Steril 72: 1145–1146

Keck C, Neulen J, Breckwoldt M (1997) Endokrinologie, Reproduktionsmedizin, Andrologie. Thieme, Stuttgart New York

Köhn FM, Schill WB (1998) Iatrogene Einflüsse auf die männliche Fertilität – Medikamente. Fertilität 13: S31–S33

Köhn FM (2001) Diagnostik bei Androgenmangelsymptomatik. Z Hautkr 76: 566–568
Kruger TF, Acosta AA, Simmons KF, Swanson RJ, Matta JF, Oehninger S (1988) Predictive value of abnormal sperm morphology in vitro fertilization. Fertil Steril 49: 112–117
Ludwig G, Frick J, Rovan E (1996) Praxis der Spermatologie. Springer, Berlin Heidelberg New York
Magnus Ø, Tollefsrud A, Åbyholm T, Purvis K (1991) Effects of varying the abstinence period in the same individuals on sperm quality. Arch Androl 26: 199–203
Mortimer D (1994) Practical laboratory andrology. Oxford University Press, New York
Ochsendorf FR, Beschmann HA (1996) Männliche Infertilität. Springer, Berlin Heidelberg New York
Otite U, Webb JA, Oliver RT, Badenoch DF, Nargund VH (2001) Testicular microlithiasis: is it a benign condition with malignant potential? Eur Urol 40: 538–542
Reinhardt A, Haidl G, Schill WB (1995) Granulozytenelastase-Bedeutung für die andrologische Diagnostik. Fertilität 11: 153–157
Rowe PJ, Comhaire FH, Hargreave TB, Mahmoud AMA (2000) WHO manual for the standardized investigation, diagnosis and management of the infertile male. Cambridge University Press, Cambridge
Schill WB (1992) Faktoren von Seiten des Mannes. In: Käser O, Friedberg V, Ober KG, Thomsen K, Zander J (Hrsg) Gynäkologie und Geburtshilfe, Band I/2 Geschlechtsreife, Sterilität, Frühschwangerschaft, Alter, Psychosomatik. Thieme, Stuttgart New York
Schirren C (1995) Praktische Andrologie. Diesbach Verlag, Berlin
Swerdlow AJ, Higgins CD, Pike MC (1997) Risk of testicular cancer in cohort of boys with cryptorchidism. BMJ 314: 1507–1511
Von Eckardstein S, Tsakmakidis G, Kamischke A, Rolf C, Nieschlag E (2001) Sonographic testicular microlithiasis as an indicator of premalignant conditions in normal and infertile men. J Androl 22: 818–824
West AB, Butler MR, Fitzpatrick J, O'Brien A (1985) Testicular tumors in subfertile men: report of 4 cases with implications for management of patients presenting with infertility. J Urol 133: 107–109
World Health Organization (1999) WHO-Laborhandbuch zur Untersuchung des menschlichen Ejakulates und der Spermien-Zervikalschleim-Interaktion. Springer, Berlin Heidelberg New York

Sachverzeichnis

Autorenverzeichnis

Wir danken allen Autoren für die fachkompetente und freundliche Hilfe bei der Erstellung des Buches.

Priv.-Doz. Dr. med. Frank-Michael **Köhn**
Klinik und Poliklinik für Dermatologie
und Allergologie
Technische Universität München
Biedersteiner Str. 29
80802 München
Tel.: ++49 (0)89 4140 3178
Fax.: ++49 (0)89 4140 3127
E-mail: Frank.Koehn@lrz.tu-muenchen.de

Prof. Dr. med. Dr. phil. Johannes **Ring**
Klinik und Poliklinik für Dermatologie
und Allergologie
Technische Universität München
Biedersteiner Str. 29
80802 München
Tel.: ++49 (0)89 4140 3170
Fax.: ++49 (0)89 4140 3171
E-mail: Johannes.Ring@lrz.tu-muenchen

Prof. Dr. med. Dietrich **Abeck**
Klinik und Poliklinik für Dermatologie
und Allergologie
Technische Universität München
Biedersteiner Str. 29
80802 München

Prof. Dr. med. Heidrun **Behrendt**
Zentrum Allergie und Umwelt
Technische Universität München
Biedersteiner Str. 29
80802 München

Dr. med. Markus **Braun-Falco**
Klinik und Poliklinik für Dermatologie
und Allergologie
Technische Universität München
Biedersteiner Str. 29
80802 München

Dr. med. Tatjana **Burgdorff**
Klinik und Poliklinik für Dermatologie
Klinikum der Universität Regensburg
Franz-Josef-Strauß-Allee 11
93042 Regensburg

Priv.-Doz. Dr. med. Bernadette **Eberlein-König**
Klinik und Poliklinik für Dermatologie
und Allergologie
Technische Universität München
Biedersteiner Str. 29
80802 München

Dr. med. Claudia **El Gammal**
Dermatologische Klinik
Krankenhaus Bethesda
Euelsbruchstr. 39
57258 Freudenberg

Priv.-Doz. Dr. med. Stephan **El Gammal**
Dermatologische Klinik
Krankenhaus Bethesda
Euelsbruchstr. 39
57258 Freudenberg

Prof. Dr. med. Reinhard **Engst**
Klinik und Poliklinik für Dermatologie
und Allergologie
Technische Universität München
Biedersteiner Str. 29
80802 München

Dr. med. Anke **Gauger**
Klinik und Poliklinik für Dermatologie
und Allergologie
Technische Universität München
Biedersteiner Str. 29
80802 München

Prof. Dr. med. Rüdiger **Hein**
Klinik und Poliklinik für Dermatologie und Allergologie
Technische Universität München
Biedersteiner Str. 29
80802 München

Prof. Dr. med. Heidelore **Hofmann**
Klinik und Poliklinik für Dermatologie und Allergologie
Technische Universität München
Biedersteiner Str. 29
80802 München

Prof. Dr. med. Ulrich **Hohenleutner**
Klinik und Poliklinik für Dermatologie
Klinikum der Universität Regensburg
Franz-Josef-Strauβ-Allee 11
93042 Regensburg

Dr. med. Christiane **Holtmann**
Klinik und Poliklinik für Dermatologie und Allergologie
Technische Universität München
Biedersteiner Str. 29
80802 München

Priv.-Doz. Dr. med. Thilo **Jakob**
Klinik und Poliklinik für Dermatologie und Allergologie
Technische Universität München
Biedersteiner Str. 29
80802 München

Priv.-Doz. Dr. med. Dr. rer. nat. Berthold **Jeßberger**
Klinik und Poliklinik für Dermatologie und Allergologie
Technische Universität München
Biedersteiner Str. 29
80802 München

Dr. med. Dipl. chem. Alexander **Konstantinow**
Klinik und Poliklinik für Dermatologie und Allergologie
Technische Universität München
Biedersteiner Str. 29
80802 München

Prof. Dr. med. Michael **Landthaler**
Klinik und Poliklinik für Dermatologie
Klinikum der Universität Regensburg
Franz-Josef-Strauβ-Allee 11
93042 Regensburg

Prof. Dr. med. Wolfgang **C. Marsch**
Universitätsklinik und Poliklinik für Dermatologie
und Venerologie
Martin-Luther-Universität Halle-Wittenberg
Ernst-Kromayer-Str. 5-6
06097 Halle (Saale)

Dr. med. Martin **Mempel**
Klinik und Poliklink für Dermatologie und Allergologie
Technische Universität München
Biedersteiner Str. 29
80802 München

Dr. med. Matthias **Möhrenschlager**
Klinik und Poliklinik für Dermatologie and Allergologie
Technische Universität München
Biedersteiner Str. 29
80802 München

Prof. Dr. med. Markus **Ollert**
Klinik und Poliklinik für Dermatologie und Allergologie
Technische Universität München
Biedersteiner Str. 29
80802 München

Prof. Dr. med. Jürgen **Rakoski**
Klinik und Poliklinik für Dermatologie und Allergologie
Technische Universität München
Biedersteiner Str. 29
80802 München

Dr. med. Roland **Remling**
Klinik und Poliklinik für Dermatologie und Allergologie
Technische Universität München
Biedersteiner Str. 29
80802 München

Dr. med. Julia **Rügemer**
Klinik und Poliklinik für Dermatologie und Allergologie
Technische Universität München
Biedersteiner Str. 29
80802 München

Dr. med. Hans Peter **Seidl**
Klinik und Poliklink für Dermatologie und Allergologie
Technische Universität München
Biedersteiner Str. 29
80802 München

Prof. Dr. med. Wilhelm **Stolz**
Städtisches Krankenhaus München-Schwabing
Dermatologie und Allergologie
Kölner Platz 1
80804 München

Prof. Dr. med. Christiane **Szliska**
Dermatologische Klinik
Krankenhaus Bethesda
Euelsbruchstr. 39
57258 Freudenberg

Dr. med. Mirjam **Vogel**
Klinik und Poliklinik für Dermatologie und Allergologie
Technische Universität München
Biedersteiner Str. 29
80802 München

Prof. Dr. med. Hermann-Josef **Vogt**
Klinik und Poliklinik für Dermatologie und Allergologie
Technische Universität München
Biedersteiner Str. 29
80802 München

Prof. Dr. med. Hans **Wolff**
Klinik und Poliklinik für Dermatologie
und Allergologie
der Ludwig-Maximilians-Universität
Frauenlobstr. 9-11
80337 München

Prof. Dr. med. Wolf-Ingo **Worret**
Klinik und Poliklinik für Dermatologie
und Allergologie
Technische Universität München
Biedersteiner Str. 29
80802 München

SpringerMedicine

Michael Hertl (ed.)

Autoimmune Diseases of the Skin

Pathogenesis, Diagnosis, Management

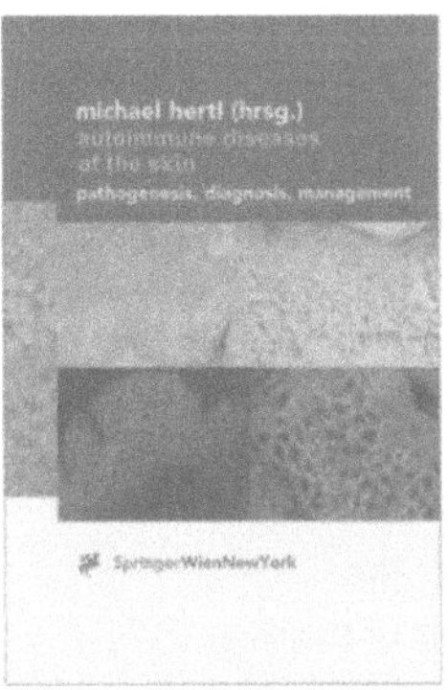

2001. XVII, 373 pages. Numerous figures, partly in colour.
Hardcover **EUR 49,–**
(Recommended retail price). Net-price subject to local VAT.
ISBN 3-211-83598-9

Cutaneous autoimmune diseases of the skin remain an enigma for many clinicians and scientists who are not familiar with these mostly severe and chronic diseases. The book presented provides an overview and the latest information on the broad spectrum of cutaneous autoimmune disorders for clinicians, scientists and practitioners in dermatology, medicine, rheumatology, ENT, pediatrics and ophthalmology.

The book is unique since it presents the state-of-the-art knowledge on pathophysiology, clinical diagnosis and management of these disorders provided by the world experts in the field. The primary intention is to broaden the understanding of the pathophysiology of cutaneous autoimmune disorders and to provide a practical guide to how to identify and handle these conditions.

The book is illustrated with many tables, illustrative figures and clinical color photographs.

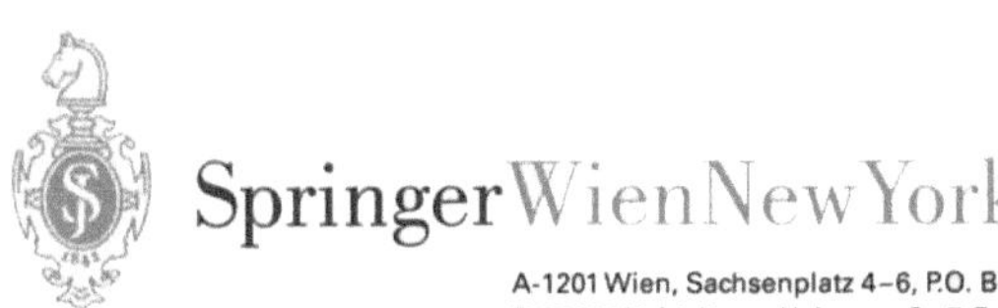

A-1201 Wien, Sachsenplatz 4–6, P.O. Box 89, Fax +43.1.330 24 26, e-mail: books@springer.at, Internet: **www.springer.at**
D-69126 Heidelberg, Haberstraße 7, Fax +49.6221.345-4229, e-mail: orders@springer.de
USA, Secaucus, NJ 07096-2485, P.O. Box 2485, Fax +1.201.348-4505, e-mail: orders@springer-ny.com
Eastern Book Service, Japan, Tokyo 113, 3–13, Hongo 3-chome, Bunkyo-ku, Fax +81.3.38 18 08 64, e-mail: orders@svt-ebs.co.jp

Springer-Verlag
und Umwelt

Als internationaler wissenschaftlicher Verlag sind wir uns unserer besonderen Verpflichtung der Umwelt gegenüber bewusst und beziehen umweltorientierte Grundsätze in Unternehmensentscheidungen mit ein.

Von unseren Geschäftspartnern (Druckereien, Papierfabriken, Verpackungsherstellern usw.) verlangen wir, dass sie sowohl beim Herstellungsprozess selbst als auch beim Einsatz der zur Verwendung kommenden Materialien ökologische Gesichtspunkte berücksichtigen.

Das für dieses Buch verwendete Papier ist aus chlorfrei hergestelltem Zellstoff gefertigt und im pH-Wert neutral.

MIX
Papier aus verantwortungsvollen Quellen
Paper from responsible sources
FSC® C105338

If you have any concerns about our products, you can contact us on
ProductSafety@springernature.com

In case Publisher is established outside the EU, the EU authorized representative is:
Springer Nature Customer Service Center GmbH
Europaplatz 3, 69115 Heidelberg, Germany

Printed by Libri Plureos GmbH
in Hamburg, Germany